슬기로운 개원생활

VOL. 2

전략, 리더십과 직원관리

김 병 국 저

노 춘 섭 감수 (경영학박사, 前 경영대학원장)

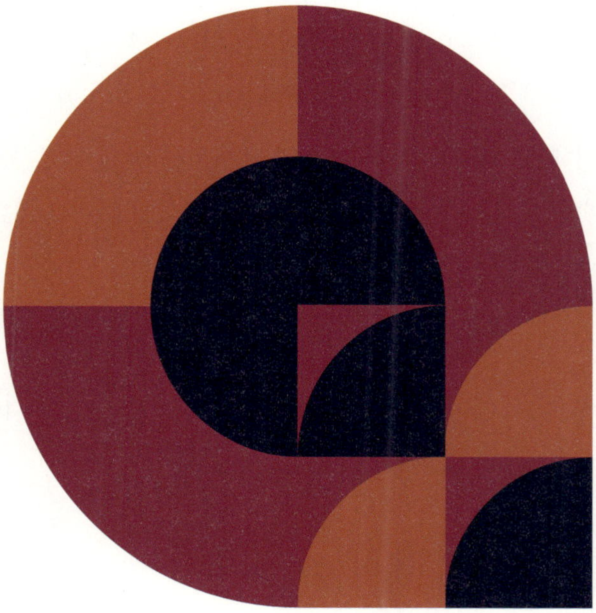

도서출판 웰

감수의 글

감수(監修)의 글

전작(前作)에 이어 재차 감수를 맡아 매우 영광스럽고 보람되었다.

'전략(strategy)'은 현대 기업 경영의 핵심이자 생존과 성공의 열쇠이다. 전략에 대한 고려 또는 고민 없이 창업하는 것은 운전면허 없이 운전대를 잡는 것이나 진배없다.

'리더십'의 유무는 결과물(output)의 차이를 낳는다. 기업들의 관심이 주로 회계, 재무, 마케팅 파트에 편중되어 있는 것이 사실이다. 실제로 고위직 임원들 중 재무와 마케팅 출신들이 가장 많은 비중을 차지한다. 그러나 해가 갈수록 리더십의 중요성이 대두되고 있다. 올바른 리더와 리더십을 갖추지 못한 기업은 결국 성장의 한계를 직면하게 되고 서서히 가라앉을 수밖에 없다.

'직원관리(HR)'는 중요하다. 인사(人事)가 만사(萬事)다. 생산자와 소비자가 직접 대면(對面)하는 3차 산업의 경우 그 중요성은 이루 말할 수 없다. 치과 역시 마찬가지다. 직원의 충원·계발·보상·복리후생·커뮤니케이션·조직설계 등에 관한 심도 깊은 논의가 필요하다.

열정 넘치는 저자에 의해 등 떠밀려 또 다른 큰 프로젝트를 함께 완수하게 되었다. 시원섭섭하다. 불경기와 무한 경쟁이 일상화되어버린 현 시점에 이 책이 대한민국 치과 선생님들께 조금이나마 도움이 되기를 바라며 감수의 글을 마친다.

2025년 1월 22일 수요일 새벽

노 춘 섭

추천사

01

김병국 원장님의 세 번째 저서인 《슬기로운 개원생활 2- 전략, 리더십과 직원관리》의 출간을 진심으로 축하드립니다. 이 책은 갈수록 힘들어지는 개원가에서의 생존전략, 치과의사의 리더십, 개원의에게 가장 큰 스트레스 중 하나인 직원 관리에 대해 김병국 원장님의 날카로운 안목과 특유의 재치를 바탕으로 기록되어 유익하면서도 흥미롭게 읽을 수 있는 치과 경영서라고 생각합니다. 개원을 준비하시는 예비 개원의 선생님들뿐만 아니라 이미 개원하신 선생님들께도 분명히 큰 도움이 될 것이라 믿으며 특히 저처럼 직원이 면담만 요청해도 등골이 서늘해지는 원장님이 계시다면 꼭 읽어보시기를 추천합니다.

목동샤인치과 원장 김 명 인 · 이 고 운

02

김병국 원장님의 첫 번째와 두 번째 책을 읽은 팬으로서, 평소 방대한 독서량을 바탕으로 한 자료수집에서 시의적절한 연결고리를 찾아 링크시키는 그의 능력이 탁월하다고 생각한다. 특히나 독자로 하여금 그 자료가 되는 책까지 읽은 느낌까지 들게 하는 요약과 정리가 참으로 대단하다. 고대하던 《슬기로운 개원생활 2- 전략, 리더십과 직원관리》는 미리 읽었더라면, 나로 하여금 지금 고민하고 있는 것들을 하지 않을 수 있었을 거 같아 읽는 내내 무릎을 여러 번 내리치며, 후회하고 또 반성했다. 학교에서 배우고 졸업했어야 할 정식과목을 개원 후에 김병국 원장님께 책으로 배워 순서가 바뀐 거 같아 아쉽지만, 동시대에 이러한 김병국 원장님과 같이 살아 숨 쉼에 감사하며, 어느덧 네 번째 책의 주제가 궁금해진다.

부산 세종치과 대표원장 김 성 언

03

김병국 원장님의 세 번째 저서 《슬기로운 개원생활 2- 전략, 리더십과 직원관리》의 출간을 진심으로 축하합니다. 우리는 학교에서 치과의사가 되기 위한 기본 소양은 배우고 나오지만, '치과 원장'이 되는 법은 개원하여 다양한 문제를 극복해나가며 하나씩 배웁니다.

개원의로서 가장 힘들어하는 부분은 아무래도 '직원' 관련이라는 것에 대부분의 원장님들이 고개를 끄덕이실 겁니다. 치과를 성공적으로 운영하기 위해서는 안타깝게도 치과의사 혼자만 잘한다고 될 수 없고 리더십을 발휘하여 조직 구성원을 잘 이끌어가야 합니다.

치과 조직 관리의 '라플(The Last Present)'과도 같은 이 책은 다독가로 알려진 김병국 원장님이 리더십과 관련한 유명한 많은 책들의 진수(essence)를 담았을 뿐만 아니라 성공한 개원의 한 사람으로서의 경험과 철학이 잘 담겨있어 많은 개원의 선생님들에게 실질적인 도움을 줍니다.

김병국 원장님의 세 번째 책 출간을 거듭 축하드립니다.

김준엽치과 대표원장 **김 준 엽**

04

김병국 원장님의 신간은 여러 권의 개원 관련 베스트셀러를 집필한 저자의 깊은 통찰과 풍부한 경험이 담긴 책으로, 개원을 준비 중인 선생님들뿐만 아니라 치열한 경쟁 속에서 경영 전략을 모색 중인 원장님들께도 유용한 치과 경영과 직원 관리에 관한 내용을 담고 있습니다.

특히, 많은 원장님들께서 마주하고 있는 원장 1명과 직원 5명 내외로 구성된 이른바 '소형치과'에 대한 현실적이면서 따뜻한 시선이 인상적이며, 이와 같은 환경에서 바로 적용할 수 있는 실질적이고 구체적인 조언들이 돋보입니다. 직원 채용과 직원 구성, 교육, 갈등 해결 등 많은 원장님들이 직면하는 문제들에 대해 유머러스하면서도 실행 가능한 방안들이 제시되어, 치과 경영과 직원 관리에 고민이 많으신 분들께 큰 도움이 될 것이라 확신합니다.

서울위더스치과 대표원장 **김 준 화**

05

김병국 원장님의 새로운 책 출간을 진심으로 축하드립니다!

리더십과 직원 관리를 주제로 한 이번 책은 개원 초기부터 겪는 어려움, 특히 직원 관리의 복잡한 모순점과 조직 내 리더십 문제를 다루며, 많은 치과 원장님들께 실질적인 도움을 제공할 것으로 기대됩니다.

특히 학교에서는 배우기 어려운 실무적인 내용과 치과 원장님들만이 공감할 수 있는 현실적인 조언들은 원장님들께 더욱 깊은 관심을 끌 수 있으리라 생각됩니다. 책을 통해 다양한 문제에 대한 명쾌한 해법을 발견하고, 개원 초기뿐만 아니라 지속적으로 더 나은 조직 문화를 만들어 나가는 데 큰 도움이 되길 바랍니다.

많은 치과 원장님들이 이 책을 통해 새로운 통찰과 용기를 얻어, 성공적인 조직 운영으로 이어지기를 진심으로 응원합니다. 다시 한 번 출간을 축하드리며, 책의 성공을 기원합니다!

충주 효치과 **김 지 홍** 올림

06

기존의 《슬기로운 개원생활》이 개원을 준비하는 원장님들의 필독서라면, 이번에 출간되는 《슬기로운 개원생활 2- 전략, 리더십과 직원관리》는 그렇게 열심히 준비하여 바야흐로 개원한 치과를 어떻게 유지 관리 발전시켜 나가야할 지에 대한 인사이트(insight)로 가득 찬 책이니 저자는 개원 과정의 A부터 Z까지를 그야말로 떠먹여 줄 생각인 듯하다. 다음으로 나올 책까지 궁금하게 만드는 《슬기로운 개원생활 2- 전략, 리더십과 직원관리》! 험난한 개원 생활의 필독서로 강력히 추천합니다.

포항 서울부부치과 원장 **김 지 훈 · 김 효 은**

07

매일같이 단톡방에서 들려오는 전국 각지 치과에서의 다양한 episode는 항상 결이 비슷합니다. 임상과 경영도 중요하지만. 돌발 변수는 결국 "직원과 환자", 결국 사람의 문제가 아닐까 생각해봅니다. 다른 선배원장님들로 부터 듣는 치과 내 각종 문제와 그 해결사례들은, 제 치과를 운영하는데 있어서도 훌륭한 오답노트가 되는 것 같습니다.

특유의 에너지와 열정으로 김병국 원장님께서 집필하신 이번 저서가, 저를 포함한 많은 초보원장님들께 실패 없는 인적자원관리와 훌륭한 리더십의 이정표가 되어, 행복한 치과 경영을 돕는 비법 노트가 되길 희망합니다.

구미 연세더편한치과 대표원장 **김 태 윤**

08

김병국. 이제는 대한민국 치과의사라면 모르는 사람이 없는, 독보적인 경영과 마케팅에 관련된 전문가로 자리 잡은 분입니다. 그의 두 번째 저서인 《누가 내 환자를 옮겼을까?》의 잉크가 아직 채 마르기 전인데 벌써 세 번째 저서를 집필하고 추천사를 부탁하는 그의 엄청난 에너지에 다시 한번 경의를 느낍니다. 광고계 종사하는 마케팅업자가 바라보는 관점이 아닌 치과의사이자 개원의가 바라보는 입장에서 독창적으로 써 내려간 그의 《슬기로운 개원생활 2- 전략, 리더십과 직원관리》는 어디에서도 제대로 가르쳐주지 않는 경영과 리더십, 직원관리에 대해 꼭 필요한 지혜와 경험을 가득 담고 있습니다. 치과 경영은 물론, 사람을 이끌고 조직을 만드는 일에 대한 고민이 있다면 이 책은 분명 든든한 나침반이 되어줄 것입니다. 개원을 준비하는 분들뿐 아니라 이미 오랜 시간 병원을 운영해온 분들까지도 이 책에서 새로운 통찰을 얻을 수 있을 거라 확신합니다. 김병국 원장님의 깊은 고민과 따뜻한 조언이 이 책을 읽는 모든 분들에게 큰 울림이 되리라 믿습니다. 개원의로서 길을 함께 걷는 후배와 동료들에게 이 책을 강력히 추천합니다.

의왕 오케이치과 대표원장 **김 환 의**

09

김병국 원장님의 새 책 발간을 축하합니다. 이 책은 치과 원장이 알아야 할 경영, 마케팅, 브랜딩, 심리, 관계, 협상, 역사, 전략, 리더십, 시사, 문화, 예능, 언론, 가십 (gossip), 고사, 격언, 동서양 고전, 신화, MBTI 등을 촘촘하게 경유하여 여러 관련 사항들을 정리·분류해 통찰하고 여기에 철학을 녹여 적절한 진단·처방까지 제시하고 있는, 가히 치과 개원생활의 백과사전이라 할 만 합니다.

저자는 '위기에 빠진 치과와 원장을 구원할 수 있는 이는 원장 자신뿐이다. 정보를 받아들이는 것(공부)만으로는 부족하다. 행동으로 변화를 유발(실행)하여 스스로를 구원하라.'고 말하고 있습니다. 여러 가지 정보들을 제공하면서 실행을 촉구하고 있습니다. 즉 저자가 '이러저러 해야 한다'고 말하고 있는 것은 사실, 원장 스스로 직접 '그렇게 할 수 있는 사람이 되어야 한다'는 것으로 독해되어야 할 것입니다. 저자의 책을 적극 추천합니다.

더블엠 구강악안면외과 치과의원 대표원장 **김 현 섭**

10

임상실력, 경영능력, 직원관리 등 모든 것을 평균 이상 해야만 하는 것이 개업이라 생각합니다. 개업을 하시는 원장님들의 목표는 조금씩 다르겠지만 남들보다 높은 목표라면 이러한 능력도 당연히 평균이상이 되어야 할 것입니다. 그리고 능력의 높고 낮음을 떠나서 최소한 개원가에 살아남아 있어야 뭐라도 할 수 있다는 생각을 저는 갖고 있습니다. 마키아벨리도 살아남기 위한 방법 중 하나가 군주론이었다는 이야기를 들은 적이 있습니다.

개업을 하고, 살아남기도 급급했던 동안에 겪었던 일들에 대한 스트레스를 되돌아보면, 개업 전에 예상했던 정도의 백만 배(?)는 됐던 거 같습니다. 예상치 못한 문제들이 끊임없이 일어나기도 했고 준비가 미숙했던 탓도 있습니다. 이제는 나름 노하우(knowhow)도 생기고 익숙해져서 큰 스트레스가 아니지만, 지금 개업을 준비하시는 분이라면 이 책을 읽고, 시행착오를 줄일 수 있을 것입니다. 이 책을 읽는다고 해서 원장에게 닥쳐올 어려움이 비켜가지는 않겠지만, 미리 대비하거나 현명하게 헤쳐 나가고, 미래를 준비하실 수 있을 것입니다. 원장으로 살아남기 원하는 혹은 원하는 목표를 이루기를 원하는 원장님들께 이 책을 추천합니다.

이인치과 대표원장 **나 동 규**

11

치과를 비롯한 현대의 모든 자영업은 총력전의 시대입니다. 한두 가지만 잘해서는 성공하기 어려운 시대가 되었고, 모든 분야에서 적어도 기본 이상의 역량을 갖추어야 합니다. 그런 의미에서, 그 완벽한 정오각형을 향해 끝없이 정진하시는 김병국 원장님의 차기작을 기대해 봅니다.

치과의사 **라 성 호** 올림

12

세 번째 책《슬기로운 개원생활 2- 전략, 리더십과 직원관리》도 전작들에 이어 호평을 받을 것이라 확신하며 기쁜 마음으로 추천의 글을 씁니다.

경영전략 확립은 병원과 더불어 주체인 원장이 원활히 진료하기 위해 꼭 필요한 일입니다. 강력한 리더십을 바탕으로 한 적절한 인적 관리 또한 병원 운영의 필수 요소로 소홀히 할 수 없습니다. 보다 전문적인 시각과 방법을 모색해야 하는 중요한 일입니다만 이에 대한 전문 서적도 접하기 어려운 상황에서 진료와 동시에 정보를 찾아 공부해 나가기란 쉽지 않은 일입니다. 결국 구체적이고 적확한 방향 구축까지 많은 시행착오를 겪어야 비로소 체득되는 어려움이 따릅니다. 깊은 고민과 연구로 이에 해결책을 제시하는 김병국 원장의《슬기로운 개원생활 2- 전략, 리더십과 직원관리》. 저자의 명쾌한 이야기는 많은 원장님들에게 좋은 지침서가 될 터이니 곁에 두시고 자주 펼쳐보시길. 일선에서 완벽한 경영자로서의 면모를 갖추어 나가며 귀감이 되어주는 김병국 원장의 건승을 기원합니다.

휴아치과 대표원장 **명 태 수**

13

"책 속에 길이 있다"라는 말이 있습니다. 책을 그다지 좋아하지도 않고 필요한 책을 알지 못해 살아오면서 보통 몸으로 부딪혀 보고 경험을 통해 깨닫게 되는 경우가 많았습니다. 치과대학 졸업 후 수련과 공보의, 그리고 페이닥터 생활을 거쳐 2008년에 첫 개원을 시작으로 직원 두 명의 점빵 단독개원부터 직원 60명이 넘는 대형치과 공동개원까지 소형·중형·대형 병의원의 개원을 경험하면서 수많은 시행착오를 겪었고 하루하루가 전쟁 같던 시절을 보냈습니다. 만약 이 책이 미리 나왔더라면 그 수많은 치과 운영의 갈림길에서 헤매지 않고 조금 더 쉬운 길을 찾을 수 있지 않았을까 생각되며 이 책이 개원 전략의 나비게이션이 될 것이라고 생각합니다.

책을 좋아하지 않는 치과 원장이 추천합니다.

연세이로운치과 대표원장 **박 상 욱**

14

少年易老 學難成 [소년이로 학난성]

一寸光陰 不可輕 [일촌광음 불가경]

소년은 늙기 쉬우나 학문을 이루기는 어렵다

순간 순간의 세월을 헛되이 보내지 마라

치과대학에서 배울 수 없었던

효과적인 병원 운영과 나만의 브랜드 창조

병원조직 내에서의 리더십에 관한 끝없는 탐구

지식은 습득보다 나누는 게 어렵습니다.

김병국 원장님의 부단한 열정과 노력으로 얻어진

그 많은 노하우를 나눔 받을 수 있어 감개무량합니다.

불특정 다수의 치과 원장님들께 맑은 미래를 보여줄 것입니다.

- 목포 **박성용** 치과 구강악안면외과 -

15

《슬기로운 개원생활 2- 전략, 리더십과 직원관리》의 출간을 축하드립니다. 본 도서는 치과 경영에서 꼭 필요한 전반적인 전략, 리더십, 그리고 직원관리에 대한 노하우를 심도 있게 다룬 책입니다. 요즘 내외적으로 여러 가지 도전을 받고 있는 것이 개원가의 현실이 아닐까 생각합니다. 여러 가지 경영에 관한 도서는 수없이 많이 있지만 슬기로운 개원생활 시리즈만큼 치과의 문제에 전문성을 가지고 치과의사의 입장에서 기술한 책은 찾아볼 수 없습니다. 저도 리뷰를 진행하면서 치과에서 발생하는 여러 가지 문제에 대한 원인에 대해서 한 번 더 객관적인 평가를 해 볼 수 있는 시간이었다는 생각이 듭니다. 특히 직원관리에 대한 부분에서는 여러 가지 실질적인 도움을 얻을 수 있어서 좋았습니다.

늘푸른치과 대표원장 **박 시 찬**

16

김병국 원장님께 많은 도움을 받고 있는 허브치과 박종환입니다. 김병국 원장님의 저서《슬기로운 개원생활》과《누가 내 환자를 옮겼을까?》를 읽고, 책에 나오는 여러 가지 꿀팁들을 제 치과에 적용해 보았습니다. 그 결과, 환자분들과의 라포(rapport) 형성에 큰 도움이 되고 있으며, 이는 곧 환자 매니지(manage)의 수월함으로 이어져 병원 경영에도 매우 긍정적인 영향을 주고 있습니다.

원장님께서 진행하시는 오프라인 세미나에 여러 번 참석했는데, 책에서 강조하신 내용들을 직접 듣고 적용할 수 있어 정말 유익했습니다. 저에게 큰 자산이 되고 있습니다.

개원 준비를 하는 젊은 치과의사들이나 개원의로 활동하는 동료들에게 필독서인 책들을 계속

해서 출간해 주시는 것에 대해 진심으로 감사드립니다. 이번에 세 번째 책 출간을 진심으로 축하드리며, '직원 관리'와 같은 영원한 개원의들의 숙제를 다룬 내용이 포함되었다니 매우 기대가 됩니다.

허브치과 원장 **박종환**(쿠바랍스터)

17

김병국 원장님의 세 번째 책《슬기로운 개원생활 2- 전략, 리더십과 직원관리》의 추천사를 쓰게 되어 개인적으로도 큰 영광입니다. 치과 경영에 관한 두 번째 서적을 출간한 지 얼마 지나지 않고 새로운 서적을 준비하는 그 열정과 부지런함에 다시 한번 놀라고 경의를 표합니다. 추천사 작성을 위해 제공된 샘플 글들을 받아 읽으면서 저의 치과 인생이 비추어 보여 부끄럽기도 하고 과거를 추억하기도 했습니다. 1995년도에 부모님 성화에 못 이겨 고향인 포항에 내려와 별 욕심 없이 '1인 오너의 작은 치과'를 오픈했고 무슨 이유인지는 모르지만 치과가 호황을 맞아 '페이닥터와 함께 하는 1인 오너의 중형 치과', 그러다가 '페이닥터 포함 치과의사 10명 이상인 대형치과'까지 경험했어요. 김병국 원장님의 새 저서에 나오는 치과의 모든 분류를 경험했네요. 현재는 다시 '1인 오너의 작은 치과'로 돌아왔고 소박한 현실에 만족하기도 하고 과거에 비해 초라한 현실에 약간은 마음 아파하면서 열심히 진료하고 또 공부도 하고 있어요. 그럼 개원의 형태는 무엇이 정답일까요? 구체적인 증례와 해답은 김병국 원장님의 이번 신간에 잘 나와 있네요. 이번 신간에서 또 한 번 놀란 것은 치과경영과 관리에 마키아벨리의 '군주론'은 융합시킨 것입니다. 보통 정치나 경영 분야에서 '군주론'을 이야기하는데 우리 치과의사의 일상에 '군주론'을 갖고 오니 어떤 내용인가 궁금해 흥미진진하게 읽었는데, 어찌나 그 비유와 표현 등이 적절하고 재밌는지 시간 가는 줄 모르고 읽었습니다. 글 솜씨와 책의 내용 등이 회를 거듭할수록 늘고 있어서 이젠 점점 전문 작가같이 느껴집니다. 아무튼, 좋은 책이 출간되어 개원을 준비하는 치과 새내기뿐만 아니라 개원을 오래 한 치과 원장님들 모두에게 큰 도움이 될 것 같아요. 김병국 원장님 큰 수고 하셨어요.

포항 타임치과 원장 **박 태 일**

18

저는 지방에 개원 중인 그것도 이제 겨우 2년을 넘긴 초보 개원의입니다. 원장님 저서에 자주 나오는 표현인 핏빛 레드오션으로 생각되는 광역시 부도심에서 개원 중입니다. 당연히 개원 과정에서도 베스트셀러인《슬기로운 개원생활》을 정독하며 개원을 준비했습니다. 제가 있는 부산이라는 곳과 포항이라는 곳의 지리(물리)적 거리를 감안한다면 김병국 원장님과 인연을 맺는다는 게 과거 같으면 쉽지 않았을 텐데 SNS가 발달하면서 이를 통해 작은 인연이 맺어지고 또 우연찮은 기회에 원장님을 오프라인에서도 뵙게 되었습니다. '첫 책을 통해 개원에 대해서 컨설팅을 해줬으니 이젠 경영이지 않니?'와 같은 마음으로 친히 두 번째 책인《누가 내 환자를 옮겼을까?》라는 책을 보내주셔서 큰 도움을 받은 기억이 있습니다. 2024년은 직원 문제로 꽤 힘든 한 해를 보냈던 것 같습니다. 역시나 원장님은 저 같은 초보개원의를 위한 맞춤형 책을 이번에 출간해 주셨습니다. 추천사를 부탁하셔서 미리 책의 내용을 살펴볼 수 있었습니다. 다른 개원의 선생님들과 대화하다 보면 늘 슬기로운 개원 생활을 방해하는 요소가 직원 문제라고 생각합니다. 김병국 원장님의 새로운 책《슬기로운 개원생활 2- 전략, 리더십과 직원관리》가 아마 풀리지 않는 숙제인 어떤 리더십을 가지고 직원 문제를 해결할 것인지에 대한 해결의 실마리를 줄 수 있는 길잡이가 될 것이라고 생각하며 이 책을 여러 분께 적극 추천합니다.

방경환동행치과 대표원장 **방 경 환**

19

정평이 난 내용의 충실함과 별개로 이 책은 쉽고 재미있다. 순식간에 다 읽고 나니 다시 개원하고 싶어지는데, 2회독 하면 또 다른 느낌이 오겠지. 3회독도 어렵지 않을 듯. 이 책은 재미있으니까.

서울강남치과 대표원장 **배 정 인**

20

《슬기로운 개원생활》, 《누가 내 환자를 옮겼을까?》에 이은 3번째 책《슬기로운 개원생활 2- 전략, 리더십과 직원관리》의 추천사를 적을 기회를 주셔서 감사합니다.

치과 개원의로, 명강의의 연자로, 바쁘신 중에도 꾸준하고 치열한 독서를 통한 사유를 지속하시는 원장님의 철학이 그대로 녹아 있는 이 세 번째 책을 읽고, 제 삶을 반추하는 유익한 시간을 가졌습니다.

저자의 치열한 삶이 응축된 이 책이 치과 개원을 꿈꾸는 분들에게, 현재 치과를 운영 중인 분들에게도, 필수적이고도 유익한 자료가 될 것입니다. 저자의 전문적인 지식과 경험을 통해 얻은 통찰력을 공유하는 유익한 시간을 페이지 페이지를 넘기며 즐겨보시기 바랍니다. 훌륭한 경험을 나눠주시느라 고생하신 김병국 원장님의 노고에 찬사를 보냅니다.

섬세한사랑니치과의원 원장 **변 성 훈**

21

치과의사는 살면서 필연적으로 적어도 한 번 이상 개원을 하게 됩니다. 대부분의 치과의사분들은 임상 경험이 쌓이면 그 자신감을 바탕으로 개원이라는 도전을 하게 됩니다. 물론 저도 마찬가지였습니다. 그러나 개원의 성공은 임상 능력 외에 병원의 경영이라는 더 큰 난관을 극복해야 이루어지는 것 같습니다. 김병국원장님의《슬기로운 개원생활 2- 전략, 리더십과 직원관리》에 현실적인 난관을 극복할 수 있는 통찰(insight)이 담겨져 있음을 믿어 의심치 않습니다. 개원을 준비하는 분들뿐만 아니라 이미 개원을 하신 분들도 꼭 읽어야 하는 책이라고 생각합니다.

대구 칠곡 레오치과 대표원장 **서 성 훈**

22

개원·경영 세미나 1타강사인 김병국 원장님의 세 번째 저서《슬기로운 개원생활 2- 전략, 리더십과 직원관리》의 출간을 축하드립니다.

이번 저서는 치과 원장이라는 자리를 단순히 의료인이 아닌 경영인으로서 가져야 할 자세에 관한 혜안을 담고 있습니다.

하나의 작은 소기업인 치과의원을 운영하게 된(또는 하게 될) 오너(owner)로서 가장 중요한 점은 환자에 대한 치료라는 것은 다들 주지하고 계실 일이라고 생각합니다. 그렇지만 이 치료만큼이나 중요한 것이 경영과 인사입니다. 그렇지만 우리 치의들은 학부 때부터 환자의 치료, 즉 치의학에 관한 것만 배웠지 경영과 인사에 관해서는 배운 적이 없습니다. 그저 어림짐작으로, 어깨너머로 '이러면 되겠지'라는 짐작만 해보다가, 아무런 준비도 없이 굶주린 사자들이 웅크리고 있는 정글 같은 개업의 현장에 내동댕이 쳐져서 말 그대로 물어뜯기고 긁히면서 피비린내 나게… 정말 피와 땀과 돈으로 점철되어 몸으로 배웠던 게 그동안의 현실이었습니다.

이번 책을 통해서 김병국 원장님은 아무 연고도 없는 곳에서 혼자 개원해서 몸으로 체득한 경영의 노하우와 직원 인사 및 노무에 관한 노하우를 아낌없이 알려주고 있습니다. 경영과 인사를 담당하는 하나의 작은 소기업을 이끄는 사람으로 이 모든 것을 가져야 할 리더십에 관해서도 원장님의 깊은 지혜를 담은 책입니다.

그저 안주거리 삼아 술자리에서 나누는 대화가 아닌, 체계적이고 이론에 근거한 evidence based 한 논리이면서도 실지 임상 전선에서 원장으로서 지내온 노하우까지 잘 녹아 있는 이 책이 우리에게 새로운 돌파구가 될 것이라고 확신합니다.

순천한국병원 치과 대표원장 **송 현 종**

23

김병국 원장님의《슬기로운 개원생활》의 초판이 나온 게 2021년도입니다. 저는 주변에서 좋은 책이 출판되었다는 이야기를 듣고 책을 구입하게 되었습니다. 우연히 기회가 되어 김병국 원장님과 개인적인 친분을 맺게 되었고 왕성하게 하시는 강의들을 듣게 되었습니다. 그리고 그 사이에 저도 개원을 하게 되었습니다. 개원을 준비하고 진행하면서《슬기로운 개원생활》을 통하여 모르고 있던 것들을 많이 배우고 준비할 수 있었습니다. 그리고 개원 자리를 찾으면서 개인적으로 묻고 많은 조언을 구해서 개원자리를 찾을 수 있었습니다. 처음 나왔던 책이 개원을 어떻게 준비하며, 어떠한 과정들이 필요한지를 다루었다면 이번에 나오게 되는 책은 이제 개원을 하고 성공적인 개원으로 이끌어

나가기 위한 방법들이 들어있습니다. 개원을 했다고 해서 끝난 게 아니라 이제 개원의로서 병원을 이끌어가면서 여러 가지 어려움과 고민들에 직면하게 됩니다. 이번 책은 이러한 고민들에 대해서 좋은 답을 제시해주는 내용들이 가득합니다. 임상에서도 좋은 모습을 보여주시고, 늘 공부하며 이런 좋은 책을 출판하는 김병국 원장님께 감탄과 감사를 표합니다. 이번에 출시되는 책이 개원을 준비하는 선생님들뿐 아니라 이미 개원 중인 선생님들께도 좋은 밑거름이 될 책이라고 확신하며, 많은 선생님들께서 꼭 읽어보시길 추천드립니다.

심영보치과보존과의원 대표원장 **심 영 보**

24

김병국 원장님의 《슬기로운 개원생활 2- 전략, 리더십과 직원관리》 출간을 진심으로 감축드립니다. 최근 외환위기 못지않은 경제 상황 속에 개원가의 경영 또한 갈수록 어려워지고 있는 것이 현실입니다. AI와 인터넷에 기반을 둔 디지털 정보를 통해 얻을 수 있는 지식과는 다르게 일상에서 부딪히고 갈등하고 고민함으로써 솔루션을 만들어내는 과정에 깊이 공감하며 삶의 지혜를 배울 수 있었습니다. 원장님의 높은 독서량을 엿볼 수 있는 방대한 자료들과 다양한 경험담을 글을 풀어가는 요소요소 적절하게 잘 배치하여 독자로부터 감탄을 자아내게 합니다. 개원가의 필독서이자 소중한 선물입니다. 훌륭한 후배님이 계셔서 행복합니다.

원광대학교 치과대학 총동창회장 **양 춘 호**

25

"치과계가 지난해는 참 힘든 시기였지요! 올해는 아마도 더 힘들 것 같아요!"

요즘 치과의사들 모임에서 가장 먼저 이구동성(異口同聲)으로 꺼내는 말들입니다. 이런 말을 들으면 개업 초반 원장님들이나 신규개원을 준비하는 원장님들은 얼마나 큰 불안감을 느낄까요?

이번에 출간될 《슬기로운 개원생활 2- 전략, 리더십과 직원관리》는 병원의 규모의 장단점이나 조직구성 및 관리에 대해 자세히 기술되어 있는 책입니다. '한치 앞도 가늠하기 어려운 요즘, 이 책을 개업 준비 전에 읽어본다면 엄청난 도움이 되겠구나'라는 생각이 들었습니다.

저는 올해 개업 25년 차가 되었습니다. 최초 개원 시 3명의 직원을 고용해서 경영을 시작했었습니다. 이후에 대형병원을 공동개원도 해봤었고 지금은 페이닥터 3명과 함께 중형의 치과를 경영하고 있습니다.

김병국 원장님의 《슬기로운 개원생활 2- 전략, 리더십과 직원관리》의 내용을 보니 저의 지난 25년의 치과 개원 시 겪었던 생활들과 일치하는 면들이 너무나 많았습니다. 마치 자서전처럼 정밀하게 기술되어 있는 것 같아서 깜짝 놀랐습니다. 책의 내용이 표면적으로 비춰 보이는 것들뿐만 아니라 속사정이 현실 그대로 기술되어 있는 것을 보면서 '이 책이 20년 전에 출간되었더라면 저의 치과 인생에 있어서 낭비와 소비적인 부분이 현저히 줄었을 텐데'라는 생각을 했습니다.

개업은 하루하루 직원과의 심리전이라고 생각합니다. 혼내면 떠날세라 눈치 보면서 조심조심. 어떻게 하면 원장과 직원이 가족 같은 공동운명체를 만들 것인가? 이것들에 대한 해법을 찾는 과정에서 상하관계와 수평관계의 합리적인 조화는 필수적입니다. 이에 대한 적절한 예시들이 포함된 책의 내용들을 통해 나름의 생각을 정리하는 과정에 큰 도움을 받았습니다.

이번 김병국 원장님의 세 번째 책 출간을 진심으로 축하하며 이 책도 치과의사들의 필독서 목록에 등재되기를 바랍니다. 동료 치과의사 여러분들의 건승을 항상 기원드립니다.

한국심는치아연구회(KDI) 前 회장, 오희영치과 대표원장 **오 희 영** 올림

26

김병국 원장의 강의는 항상 설레고 흥분된다. 다 알고 있는 내용 같지만, 전혀 생각하지 않고 지냈던, 내게 꼭 필요한 얘기들을 콕 찍어 얘기하는 것 같다.

에너지가 넘치고 발랄한 생각을 하는 김 원장이 세 번째 책을 낸다고 하니 또 궁금하고 설레고 흥분이 된다. 그간의 고민의 흔적들을 차분히 엿보고 또 배울 수 있다 하니 참으로 행복한 기회라 생각한다. 죽파 원장의 밝고 에너지 넘치는 얘기들 중에 '리더십과 직원관리'라는 주제로 정리했다 하니 기대가 되고 많은 독자들에게 실질적인 도움이 되길 바란다.

경기도치과의사회 부회장, 수원 일미치과 대표원장 **위 현 철**

27

개원의로서 환자 진료에 전념하는 것만으로도 벅찬 요즘, 치과 경영과 조직관리를 고민하고 계신 많은 원장님들께 이 책 《슬기로운 개원생활 2- 전략, 리더십과 직원관리》를 적극 추천드립니다.

본서는 단순히 이론에 머무르지 않고, 실질적이고 현실적인 해법을 제시하고 있습니다. 특히, '생존 전략'에서는 치과 경영의 기본 틀을 세우기 위한 다양한 전략적 방향을, '리더십'에서는 원장으로서 조직을 효과적으로 이끄는 데 필요한 통찰력과 실천 방안을 제공하며, '직원관리'에서는 인사 문제로 고민하는 개원의들에게 구체적이고 실용적인 해결책을 제안하고 있습니다.

저자인 죽파치과 김병국 원장님은 개원가에서의 풍부한 경험을 바탕으로 경영과 리더십, 직원 관리에 대한 깊이 있는 이해와 실질적인 조언을 아낌없이 담아내셨습니다.

이 책은 단순한 참고서가 아니라 개원가의 고민을 풀어주는 지침서이며, 혼란스러운 시대를 살아가는 모든 치과 원장님들에게 든든한 동반자가 될 것입니다.

인터서울치과 **유 기 영**

28

2년 전이었나요? 김병국 원장님께 추천사를 부탁받은 적이 있었습니다. '제가 이런 동네 작은 치과의사인데 추천사라니요?'라는 마음에 영광스럽기도 했지만, 한편으로는 '괜히 제가 적은 추천사가 책의 격을 떨어뜨리지는 않을까?' 하는 걱정도 들었습니다.

그러다 보니 김병국 원장님과 여러 자리에서 만날 일이 많아졌고, 최근에는 함께 세미나를 열기도 했습니다. 이렇게 만날 때마다 느끼는 건, 김병국 원장님은 정말 자신의 일에 진심을 다하는 분이며, 배울 점이 많은 분이라는 것입니다. 그런 김병국 원장님께서 또 새 책을 낸다니, 그 내용이 얼마나 좋을지 의심할 여지가 없습니다.

점점 어려워지는 개업 환경 속에서도 저수가에만 매몰되지 않고, 치과 본연의 가치를 중요하게 여기는 김병국 원장님의 철학이 이번 책에도 고스란히 담겨있을 것이라고 믿습니다. 다음 책이 출판될 때는 치과계 환경이 조금 더 나아져, 한층 여유 있는 내용이 담기길 진심으로 바랍니다.

대구하루치과 **유 현 상** 원장

29

《슬기로운 개원생활 2- 전략, 리더십과 직원관리》의 출간을 축하드립니다. 저자의 날카로운 통찰력이 고전을 만나 더 빛을 발하는 것 같네요. 이 책은 개원이라는 전쟁터에 뛰어드는 선생님들께 치과계의 손자병법이 될 것이라 생각합니다.

더바른 윤치과 대표원장 **윤 민 호**

30

제가 개원을 할 무렵만 해도 대부부분의 치과 원장님들께선 마케팅이라든가 경영 전략, 리더십과 같은 것에 아무런 관심이 없었습니다. 그저 환자를 위해서 열심히 진료하다 보면 돈은 저절로 따라오는 것이라고 알며 열심히 진료만 했었지요. 그리고 사실 그렇게만 해도 치과의원을 경영하고 생계를 유지하는데 전혀 걱정이 없던 시절이었습니다.

하지만 최근에 개원하는 우리 후배님들께서는 정말로 어려운 환경 속에서 치과운영을 하시고 계십니다. 이런 어려운 환경이 유발된 가장 큰 이유 중에 하나가 알게 모르게 외부자본이 MSO라는 거창한 이름으로 치과시장에 유입이 되면서 컨설팅이나 마케팅 업체가 범람하게 된 까닭이라고 저는 생각합니다. 사실상 불법인 현 상황이 어떻게 이렇게 버젓하게 자행되고 있는지 참으로 의아스럽긴 하지만 이런 어려운 과정을 거치면서 우리는 더 단련되리라 믿고 있습니다.

늘 환자의 건강을 위한 임상 공부에만 매진해온 대다수의 성실한 치과의사들은 치과 경영이 낯설고 어렵게만 느껴질 수밖에 없는 듯합니다. 하지만 자신의 치과 경영에 대한 책임은 오롯이 원장에게 있음을 꼭 주지해야 한다고 생각합니다. 여러분들의 치과에 이런저런 간섭을 하려고 하는 많은 업체들은 실상 원장의 성공에는 아무런 관심이 없고 오로지 자신들의 이익에만 혈안이 되어 있음을 아셔야 합니다. 좋은 의사가 되기 위해 최선을 다해 왔던 삶이 그런 인간들의 재주넘는 곰이 되는 결과가 되어서야 되겠습니까?

'자기 주도적인 치과경영'이 말이 치과 병의원의 경영자로서의 우리의 지향점이 되어야만 합니다. 절대로 외부 업체와 자본에 이용당하지 말고 적절히 사용하는 현명한 관리자가 되길 바랍니다. 그것이 김병국 원장님의 새 저서 《슬기로운 개원생활 2- 전략, 리더십과 직원관리》를 열심히 읽고 체화해야만 하는 이유일 것입니다.

한맥치과임상연구회 director / 울산 참치과 대표원장 **이 근 용**

31

2021년을 시작으로 개원을 준비하는 치과의사들에게 훌륭한 길라잡이 역할을 할 수 있는 《슬기로운 개원생활》과 《누가 내 환자를 옮겼을까?》를 연속해서 집필, 발간하고 또한 충실하게 본인의 역할인 진료와 강의에 매진해온 김병국 원장의 그 간의 행보에 박수를 보냅니다. 치과 임상의로서 바쁜 나날을 보내면서도 새내기 치과의사를 위시하여 많은 개원의들이 부딪히는 '치과개원과 경영'이라는 이슈에 천착하여 노력하고 연구한 결과물이 김병국 원장의 또 다른 역작인 《슬기로운 개원생활 2- 전략, 리더십과 직원관리》라는 모습으로 세상에 새롭게 나오게 되었습니다. 사실 '치과 개원과 경영'이라는 화두는 개원 30년을 넘긴 저를 포함한 많은 개원의들에게 던져진 문제이지만 과거보다 그 무게감이 가중되어 가고 있는 현실은 치과의사들에게 치과 임상 외에도 다양한 어려움을 경험하게 만듭니다. 치열함을 더해가는 경쟁 속에서 임상가로서 뿐만이 아니라 경영자로서 준비의 정도가 성공적인 개원생활에 아주 중요한 요소가 될 수 있기에 사고의 전환과 실무적 정보를 제공해주는 김병국 원장의 《슬기로운 개원생활 2- 전략, 리더십과 직원관리》라는 책은 또 한 번 많은 울림을 줄 것이라 생각합니다. 앞으로도 조카인 김병국 원장의 치과계를 위한 여러 전향적인 활동들을 기대하며 진심으로 응원합니다.

한미치과의원 **이 상 선** (前 대한턱관절교합학회 회장)

32

《슬기로운 개원생활》, 《누가 내 환자를 옮겼을까?》에 이어서 벌써 세 번째 경영에 대한 책을 출간하는군요. 진료에 대한 열정과 노력도 대단하고 강의에도 많은 시간을 할애할 텐데 그 사이에 또 이렇게 좋은 책을 집필했네요.

좀 더 나은 치료를 제공하기 위한 노력과 환자의 아픔과 불편함에 대한 공감을 바탕으로 건강한 관계를 맺어가는 것만으로도 어느 정도는 성공적으로 병원을 운영해 나가겠지만 여러 가지 진료 외적인 요소까지 고려해서 정말 신뢰하는 관계가 된다면 즐거운 개원 생활이 될 것입니다. 여기에 직원들에 대한 관리까지 잘 해서 내부고객까지 만족시킬 수 있다면 행복한 개원 생활이 될 것 같습니다.

진료와 경영과 관리를 잘 접목해서 많은 치과의사들이 성공하기를 바라는 저자의 마음이 읽혀집니다.

김병국 원장님, 항상 노력하는 모습 정말 보기 좋고 사랑하고 존경합니다.

순천미르치과 원장 **이 상 택**

33

김병국 원장의 새로운 저서 《슬기로운 개원생활 2- 전략, 리더십과 직원관리》는 치과 경영의 복잡한 미로를 헤쳐나갈 수 있도록 돕는 밝은 등대와도 같은 책입니다. 깊은 통찰력과 은유적 사례를 통해 치과경영의 본질을 일깨워줍니다. 치과의사만이 건낼 수 있는 따뜻한 위로와 함께 실천 가능한 지침은 초보원장이나 베테랑 원장 모두에게 새로운 시각과 아이디어를 선물합니다. 김병국 원장의 글에서는 치과 경영이 단순한 기술이 아니라 사람과 신뢰를 중심으로 한 소통과 성장이란 점이 잘 드러납니다. 이 책이 대한민국 치과의사들에게 치과 경영의 미래를 더 밝고 힘 있게 그려갈 용기를 주길 기대하며 적극적으로 추천드립니다.

대한치과의료관리학회 학회장 **이 재 윤**

34

치과 의료 환경의 급속한 혼란이 나타나고 있지만 치과 의료의 수요자와 공급자 그 분야를 지원해주는 기반 산업들 모두가 상생해 나아가는 방향으로 진화·발전해 가야 할 것입니다. 치과 의료서비스의 현장에서 주된 역할을 수행하는 원장과 직원의 입장에서 끊임없이 연구하고 해결책을 제시하기 위해 진료 후 그리고 주말 시간까지 할애하여 책을 집필하는 김병국 저자님께 무한한 응원을 보냅니다.

모아치과그룹 前 회장, 뉴욕모아치과 대표원장 **이 진 환**

35

개원한 지 18년이 되어가다 보니 개원을 앞둔 치과대학 후배가 병원에 견학과 인사차 찾아올 때가 많습니다. 이미 개원한 지 많은 시간이 지난 터라 개원 초에 느꼈던 두려움·고민, 개원과 확장 때 갈등했던 점들이 아련해져서 조언해주기가 쉽지 않았습니다. 하지만 김병국 원장의 신간은 이러한 후배에게 해줄 이야기를 모두 담고 있습니다. 심지어 한비자, 마키아벨리 등 군주를 포함한 역사상 유명한 경영자들의 명언들을 치과 개원과 경영에 접목하여 풀어낸 점은 단순한 개원 준비를 위한 필독서가 아닌 일반 의료 경영 지침서로서의 발돋움이 아닐까 합니다. 이렇게 또다시 다음 시리즈 신간을 기대하게 됩니다.

양지바른치과 대표원장 **이 치 중**

36

치과의사라는 직업을 가지고 오랜 시간 지내면서 염려되는 것은, 치과라는 '공간'에 갇혀서, '시간'에 얽매이고, 한정된 '사람'과의 관계(환자, 직원 등) 속에 나의 관점이 갇혀가는 것입니다. 그런 와중에 같은 치과의사이지만, 조금은 다른 관점을 가지고 열심히 노력하는 김병국 선생님(저자)을 보고 많은 동기부여를 받고 있습니다. 전작을 통해서도 많은 도움을 받았지만, 꾸준하게 업그레이드하면서, 다음 책을 준비하는 그의 삶의 태도에서 더 많은 것을 배웁니다.

어느 책의 글을 빌려 이야기해보면 "사람이 바뀌기 위해 필요한 것들 세 가지는 ①'시간'을 달리 쓰는 것, ②사는 곳을 바꾸는 것('공간'), ③'새로운 '사람'을 사귀는 것"이라고 합니다. 저는 저자의 책을 통해 저자의 서재('공간')에 초대 받아, 짧은 '시간'에, 저자('사람')와 많은 교감을 느낄 수 있었습니다. 힘든 시기를 통과하고 있는 선생님들이, 한정된 시간·공간·인간관계에서 당장 벗어나기는 힘들겠지만, 저자의 책을 통해 저와 같은 경험을 한다면 분명 많은 도움을 받을 것이라고 생각합니다.

여수모아치과 원장 **장 정 록**

37

김병국 원장님은 이미 《슬기로운 개원생활》, 《누가 내 환자를 옮겼을까?》라는 두 저서를 통하여 여러 신선한 통찰을 그만의 재치 있는 언어로 세상에 풀어낸 바 있습니다. 개원의라는 동일한 직업을 영위하며 같은 시대를 살아가고 있는 사람의 입장에서 크고 작은 긍정적 영향을 받았기에 고마운 마음을 가지게 되었습니다.

그 후로 그리 길지 않은 1년 반 정도의 시간이 지난 시점에서 또 다른 창작물을 내놓을 준비를 하신다는 소식을 들었을 때 그 거대한 열정과 능력을 새삼 체감할 수 있었습니다. 미리 접하게 된 신간을 살펴보니 개원한 치과의사라면 누구나 고민해보았을 것이고 고민하고 있을 주제들인 생존 전략, 리더십, 직원관리에 대한 고찰이 담겨있는데 하루 빨리 모든 내용이 오롯이 담긴 완전체를 만나보고 싶다는 생각이 들 따름입니다.

수많은 산업의 그 어떤 분야이든지 간에 각각의 특성과 처지와 상황이 모두 다를 것인데 2025년 현재의 치과계 역시 녹록하지 않은 상태임은 분명합니다. 그렇기 때문에 이처럼 뜻있는 성찰을 동료들과 공유하시려고 하는 것 자체가 매우 의미 있고 감사한 일이라는 생각을 다시금 하게 됩니다. 멀리서나마 축하와 응원을 보내드리고자 합니다.

'시행착오를 통해 배우는 치과 업무' 연자, 서울연세감성치과 원장 **정 기 룡**

38

김병국 원장님의 《슬기로운 개원생활 2- 전략, 리더십과 직원관리》는 치과 경영에 실질적인 도움을 줄 뿐만 아니라, 읽는 재미까지 더한 특별한 책입니다. 기존의 내용을 한층 더 발전시켜 개원 준비부터 지속 가능한 운영까지의 과정 속 노하우(knowhow)를 다루며 어려운 순간마다 유쾌한 위트와 깊은 통찰로 독자들의 마음을 사로잡습니다.

포항 죽파치과를 성공적으로 운영하며 쌓아온 생생한 경험과 독창적인 경영 전략은 그 자체로 값진 교훈입니다. 이 책은 '생존 전략', '리더십', '직원 관리' 등 개원 과정에서 마주하게 되는 난제를 흥미롭고 현실감 있게 풀어내며 독자들로 하여금 읽는 내내 고개를 끄덕이게 만듭니다.

김 원장님의 따뜻한 유머와 날카로운 통찰이 담긴 이 책은 단순한 경영 가이드를 넘어 모든 개원 준비자와 운영자들에게 용기와 웃음을 선물합니다. 책을 덮을 때쯤이면 치과 운영의 새로운 자신감을 얻게 될 것입니다.

정심는치과 대표원장 **정 영 욱**

39

《슬기로운 개원생활 2- 전략, 리더십과 직원관리》를 읽고.

사실 김병국 원장님을 개인적으로 뵌 적은 아직 없다. 단체 채팅방에서 몇 번 글을 적으시는걸 보고 포항에 개업하셨고 구강외과 전문의라는 기본적인 정보 외에 아무것도 몰랐다. 하지만 그분이《슬기로운 개원생활》,《누가 내 환자를 옮겼을까?》의 저자임을 알고는 참 반가웠던 기억이 있다. 직접 구입했던 책들인데 항상 임상 책만 보던 내게 개업에 대한 인문학적 접근과 음악을 이용한 설명이 참 인상 깊게 와 닿았다. 이번 신간도 감사하게 미리 읽어볼 수 있는 기회가 있었는데 앞선 저서의 장점들이 그대로 녹여있으면서도 한층 더 심도 깊은 직원관리와 치과경영의 노하우를 아낌없이 나눠주고 있었다. 편의점보다 치과가 더 많아 보이는 개업 과포화 현실에서 가뭄에 단비 같은 좋은 책인 것 같아서 개업을 준비 중이거나 개업 후 이런 저런 문제로 힘든 원장님들께 강력 추천할만한 책이다.

울산 니즈연합치과 대표원장 **정 형 성**

40

우선 김병국 원장님의 저서《슬기로운 개원생활 2- 전략, 리더십과 직원관리》에 추천사를 적을 수 있게 되어 너무나 영광이고 감사하단 말씀 먼저 드리고 싶습니다.

개원을 고민하던 2021년, 이근용 원장님의 한맥치과임상연구회에서 처음으로 김병국 원장님을 만나 뵈었습니다. 개원에 한창 관심이 많았을 시기였기에, 열정적으로 강의하시던 약 2시간 정도의 개원, 마케팅 주제의 세미나의 모든 내용이 제 귀에 하나도 빠짐없이 박혀 들어왔었던 것 같습니다. 신기하고 감사한 점은, 개인적인 친분이 전혀 없는 세미나 연자와 수강생의 관계였음에도 불구하고 저의 개원 준비 소식에 먼저 전화해주시어 적극적으로 상담을 해주시고, 고민해주시는 모습에서 다른 누구에게서도 느끼지 못했던 진실 된 이타심과 열정을 느낄 수 있었던 것입니다.

저는 주변 지인들로부터 제 클리닉인 레진치과의 근무시간에 대한 질문을 자주 받습니다. "월화

목 - 12시~21시 / 수금 - 10시~19시 /토일 휴무"의 다소 특이한 근무시간 형태에 그들이 의아함을 느끼기 때문입니다. 너무나 당연하게 생각하던 9 to 6의 근무형태를 생각하고 있던 저에게 근무지의 위치, 환자분의 니즈(needs)에 맞는 근무시간의 중요성을 일깨워주신 분이 바로 김병국 원장님이셨습니다. 주거단지 한가운데에 위치한 치과의 특성, 주거 연령 분포도, 퇴근 후 내원하는 환자분의 예상 비율과 인근 치과의 야간 진료 유무 등 모든 것을 고려한 결과, 주3일 야간진료를 통해 퇴근 후 내원해주시는 환자분들을 붙잡는 환자 친화적인 근무시간과 한 주의 중간인 수요일 저녁과 불금 저녁, 그리고 토요일 휴무까지 연속적으로 휴식할 수 있는 직원 친화적인 근무형태를 결정하게 된 것이 바로 그 이유입니다. 개원을 준비하다 보면 외적인 요소(개원 위치·인테리어·장비 등)에 더 많은 고민과 집중을 하게 됩니다. 사실 너무나 당연한 것이고, 이때의 선택이 비가역적인 결과를 초래하기 때문에 가장 신중해야 하는 부분이 맞을 것입니다. 이 때 정한 외적인 요소는 개원을 한 이후에는 사실 더 이상 치과의사의 스트레스 요인으로 직접적으로 다가오진 않는 반면, 개원 이후 항상 고민하고 싸워야 하는 것은, 이제부터 쌓아가야 할 내적인 요소(환자관리·직원관리·내부 시스템 등)들인 것입니다. 금전적인 계약만 성사되면 뚝딱뚝딱 해결되었던 외적인 요소와 달리 치과 진료에만 집중했던 '초보 치과의사'가 사람 관계와 내적 시스템을 모두 통달한 '사업주'가 되려고 하니 모든 것이 막막하게 되어 마케팅 업체, 컨설팅 업체를 찾아 눈을 돌리는 것이겠지요.

개원 이후에는 항상 끊임없이 고민하고 역동적으로 병원을 운영하고 있다고 생각하지만, 정작 가만히 멀리서 내 자신과 치과를 들여다보면 사실 거의 멈춰있는 것과 다름없는 이면도 발견하게 됩니다. 이번에 집필하신《슬기로운 개원생활 2- 전략, 리더십과 직원관리》에는 김병국 원장님의 이러한 고민에 대한 해답을 찾아가는 과정들이 고스란히 담겨있습니다.《슬기로운 개원생활 2- 전략, 리더십과 직원관리》를 통하여 실타래처럼 엉켜있는 복잡한 머릿속을 하나하나 풀어주시고 정리해 보신다면 개원을 준비하고 계신 원장님들은 물론이고, 이미 개원을 하신 원장님들에게도 매우 도움이 될 것이라고 확신합니다.

다시 한번 세 번째 저서《슬기로운 개원생활 2- 전략, 리더십과 직원관리》의 출간을 축하드리며 항상 응원하겠습니다. 김병국 원장님, 감사합니다.

레진치과 대표원장 조 영 지

41

이 책은 현대 개원의를 위한 필수 가이드북으로 성공적인 리더십을 발휘할 수 있는 방법을 구체적이고 실용적인 조언으로 제공한다. 직원 관리의 복잡성과 모순적인 상황을 한비자의 경청의 자세와 마키아벨리의 경멸과 미움을 피하는 군주의 지혜를 현대적 통찰과 결합한 이 책은 리더십의 예술을 이해하고 실천하는 데 귀중한 길잡이가 될 것이다.

광주광역시 굿스마일치과교정과치과의원 대표원장 조 용 화

42

현대 경영·판매·관리 등 모든 영역에서 심리학은 인간 행동의 원인을 규명하고 예측하는 과학적 근거를 제공하여 널리 사용되고 있습니다. 가끔 심리학에서 규명한 인간의 행동을 공부하다 보면 우리 인간의 행동 및 사고(思考) 알고리즘(algorithm)은 참으로 단순하다는 생각을 하게 됩니다. 우리는 우리 자신을 매우 복잡하고 신비로운 사고의 개체로 생각하지만 실상은 매우 단순한 존재들로 그 행동 예측이 쉽고 많은 부분에서 이미 우리는 심리학에 근거를 둔 판매 전략에 이미 노예가 된 상태가 아닐까 하는 우려마저 들게 됩니다. 김병국 원장님의 경영 관련 책들은 한 사람의 경험을 근간으로 하여 풀어낸 에세이 수준의 책이 아니라 수많은 행동심리학 기반의 경영서를 근거로 자신의 병원에서 실증한 경험과 함께 잘 녹여낸 서적이라고 저는 느꼈습니다. 그래서 김병국 원장님의 책을 읽다 보면 중간중간에 스스로 반성하게 됩니다. 이것은 병원의 수입을 위한 조언이나 방책에 대한 반응이라기보다는 환자를 대하는 마음과 직원과 함께 하는 생활 태도에서의 반성이고 결국 삶에 대한 근본적인 되새김을 하게 하는 일종의 성찰과도 같은 것입니다. 저는 경영서나 자기계발서를 그다지 좋아하지 않는데 김병국 원장님의 책만큼은 모든 임상가들이 한번은 읽어봐야 하지 않나 하는 생각으로 이 책을 추천합니다.

열심히 버티고 사는 벼꽃 – 수성아트라인치과 대표원장 조 상 호

43

치과대학 혹은 치의학전문대학원을 입학하고, 졸업하는 순간 거의 대부분의 치과의사들은 개원을 꿈꿉니다. 개원은 치과의사란 자격을 가진 모든 이들의 꿈이자 현실적인 목표가 됩니다. 그러나 이러한 개원이 실제로 꿈꾸던 목표에서 현실이 되어 버리는 순간 비로소 단순히 추상적으로 생각했던 모든 것이 현실 속에서는 설렘과 함께 여러 가지 혼란, 두려움 등도 동시에 생깁니다. 이러한 혼란, 두려움은 결국 개원을 하고, 여러 가지 시행착오를 거쳐 가면서 조금씩 조금씩 극복해 나가게 됩니다.

이러한 과정 속에서 시행착오를 거쳐 가는 매 순간마다 누군가의 적절한 조언을 해주었다면 좀 더 슬기롭게 대처할 수 있었을 텐데 하는 아쉬움이 늘 따를 수밖에 없습니다. 이러한 아쉬움은 누구나 겪는 그런 성장통 같다고 생각하면서 그렇게 생각합니다. 그러나 이러한 성장통을 피할 수 있는 좋은 방법이 지금은 있다고 생각합니다. 바로 김병국 원장님께서 집필하신 《슬기로운 개원생활 2- 전략, 리더십과 직원관리》라는 좋은 길잡이가 있기 때문입니다.

단순히 개원이란 추상적인 목표를 넘어, 실제 개원가에 필요한 치과 경영과 노무와 관련된 직원관리까지, 실제 개원 환경에 절실히 필요한 조언과 도움을 주는 아주 좋은 길잡이가 있기에 많은 도움을 얻을 수 있으리라 생각합니다.

이러한 좋은 길잡이가 과거에도 있었다면, 나도 시행착오를 덜 겪었을 텐데… 하는 아쉬움이 들 정도로, 이제 개원이라는 큰 꿈과 목표를 이루기 위해 첫발 내디뎠지만, 이와 동시에 개원이라는 현실에 대한 두려움과 걱정이 있는 분에게 김병국 원장님의 저서가 큰 힘이 될 거라 생각하고 그래서 추천드립니다.

김병국 원장님의 저서와 같은 좋은 길잡이가 있다면, 개원이라는 긴 여정을 시작할 즈음, 앞으로의 미래를 나아가는데 매우 좋은 나침반이 될 거라 확신합니다.

조은턱치과 **조 상 훈** 올림

❝

경험 있는 치과 원장(치과의사와는 구별되는 개념이다)들이 한결같이 이야기하는 것 중 하나는 "항상 치과는 불황이다"라는 것이다. 소위 "경기가 좋은 적"은 없었다고 한다. 그러나 그 가운데서도 누구는 성장하고 누구는 발전한다. 여기서 "성장"과 "발전"을 어떻게 바라보느냐가 참으로 많은 "차이"를 만든다고 생각한다.

내가 "차이"라는 표현을 듣고 쓰기 시작한 지는 얼마 되지 않은 것 같다. 프로야구나 프리미어리그 축구의 뛰어난 선수들의 플레이를 중계하는 해설자가 언젠가부터 "차이"라는 표현을 쓰는 걸 들으면서 "차이"라는 말을 나도 쓰기 시작한 것 같다. 그리고 그런 "차이"를 내 치과의사 생활 속에서 만들기 위해 신경을 좀 더 쓰게 된 것 같다.

김병국 선생님의 신간 《슬기로운 개원생활 2- 전략, 리더십과 직원관리》에서는 바로 이 "차이"에 대해 기술하고 있다. 본인 스스로 "차이"를 만드는 치과의사이면서, 경제학적, 경영학적인 시각으로 치과 경영을 바라보는 학자(경영학 관련 저술이 3권이면 학자 수준 아닌가 한다)로서 한 의료기관을 경영하는 경영자로서 "차이"를 만들고 연구하고 실천하는 그의 모습에 감탄과 존경을 보내지 않을 수 없다.

한국 사회 전반적으로 고질병처럼 느껴지는 것은, 자기 자신을 성장시키고 발전시키려는 노력은 너무 힘드니까, 상대방을 끌어내리고 밟고 못살게 굴어서 자기가 높아 보이려는 시도들이 사회 모든 영역, 국가 전체에 깊이 퍼져 있다는 느낌이다. 노력에 의한 보상으로 얻는 성취와 경제적 성공을 박수쳐 주는 분위기가 되어야 하는데, 상대방을 끌어내려 바닥으로 내치고 자기가 그의 이득을 착취하려는 시도들이 오히려 쉽고 성공적으로 보이도록 포장된 나머지, 많은 철없는 사람들이 그 쉬워 보이고 남의 성취를 무너뜨리는 쾌감에 편승하여 그 방향으로 나아가려고 하는, 이런 대중들의 성향이 두려워지기 시작한, 그런 시대에 살고 있는 느낌이다.

뭔가 논리적으로 정리되고 제시 가능한, 성공적인 경영으로서의 치과 경영의 방향에 대해 선배들이 이야기 해줘야 한다는 강박관념이, 늘 후배들의 현실적인 고충 토로 앞에서 입이 다물어지는 어려움과 함께, 나는 잘 하고 있나 하는 자괴감이 들기도 하여, "나"를 비추어 보고 싶은 레퍼런스가 있었으면 하는 마음이 있었다.

이에, 이번 김병국 원장님의 《슬기로운 개원생활 2- 전략, 리더십과 직원관리》는 현재 우리에게 필요한 "원장"으로서의 자질을 돌아보고 성공적인 "경영자"가 되도록 가이드를 제시해 주는 완성도 높은 저술이 되었다고 생각한다.

앞서 발간된 두 개의 저술이 너무 성공적인 인기를 얻었기에 이번 책에 대한 기대가 남달라 아마도 저자는 스트레스가 이만저만 크지 않았을까 생각된다. 그러나 평소 그의 열정과 자기관리를 아는 분들은 그가 이마저도 충분히 즐기지 않았을까 믿으실 것 같다.

남다른 재능을 가진 치과의사가 더러 있지만, 이렇게 전체 치과의사의 걱정거리를 헤아리고 해소하는 저술을 경영학적 분석과 함께 제시하는 김병국 원장님의 재능은 한국 치과계에 보물이라고 여겨진다. 부디 더욱 정진하시어 시대를 아우르는 저술을 많이 남겨주시길 바라며 추천사를 마친다.

2025년 1월, **조 승 헌** 배상

45

저자가 본인의 글에서 강조한 내용들 중에 기억에 남는 것을 먼저 적어본다. 우리는 진료하는 사람인 동시에 작은 기업을 경영하는 경영자이다. 지속 가능한 치과를 유지하기 위해 임상공부를 하고 각종 세미나를 듣는다. 이후 적극적인 태도 변화와 실행이 배운 대로 후행 되어야 한다고 한다. 그중에서도 실행(the execution)이 핵심이다. 우리는 어제도 알았었고, 오늘도 배운 것인데 당장 변화할 수 없는 복잡한 메커니즘(mechanism)의 치과를 모두들 경영하고 있을 것이다. 일상에서 환자를 보는 것이 이토록 인문학적일 줄 몰랐다. 우리는 환자가 오면 내원 이유를 적고, 문제 목록을 기록하기 시작한다. 이후 치료계획을 수립하고, 치료의 범주를 결정한다. 그리고 개인의 요구에 맞도록 치료내용과 비용을 조정한다. 치료가 마무리 될 때까지 전문지식을 활용해 원내의 조력자들과 함께 치료를 진행해 간다. 이러한 일련의 일들이 학업을 마친 후 20년에 가깝게 해내는 나의 업무이다. 매너리즘에 빠졌어도 여러 번 겪었을 경력이다. 20년의 업력에도 매일 매일 고민이 많다. 병원을 유지하는 일에 우상향의 기업 수익화의 모델이 입혀지고, 치위생사를 비롯한 조력자들의 조직화가 필요해졌으며, 수익 극대화를 위한 마케팅적 요소가 더해지면서 임상의로서의 위치가 불안해지고, 강박을 느끼게 되었다. 매번 임상을 고민하던 공적인 자리가 끝나면, 이후에는 경영 전반에 관한 고민거리들로 진지해지는 일이 반복되었다. 진료 외적인 문제가 있을 때, 연역적 혹은 귀납적 논리를 하는 치과의사들에게 사고방식의 혼란은 자명한 일이다. 이로 인해 최근에는 해답을 찾으려 여러 책을 읽고 기록하기 시작했다. 책을 읽을수록 어려운 개념과 복잡한 경영 논리가 많아 과연 내 점빵과 무슨 연관이 있을까에 대한 고민도 깊어졌다. 우리가 병원에서의 일상적인 일들이 진료이고 경영일 텐데, 경영서적을 볼수록 이렇게 복잡한 개념이었나 싶었다. 오히려 사적인 자리에서 선배와 동료에게 들었던 수많은 노하우들이 훨씬 더 병원 운영에 도움이 되었던 것을 통감한다. 전문적인 경영이론을 쉽게 알려주고, 가까운 선배와 같이 솔직한 속내를 들려주는 누가 있었으면 할 때 마침 저자의 책을 보게 되었다. '《누가 내 환자를 옮겼을까》(2023,도서출판 웰)'를 단원별로 나눠 읽으며 쉽게 풀어내는 현학적인 경영이론을 시험 기간의 요약집(summary)처럼 느껴졌다. 마케팅과 메커니즘을 주변의 스마트한 동료가 이야기하듯 알려주는 삶의 힌트에 감동하였다. 아침 시간에 원하는 단원과 내용들을 골라가며 읽어가면서 저자의 집필 목적에 가까워질수록 미소가 지어졌다. 짜임새 있는 구조와 추천 음악, 구체적 치과 메시지들에 줄을 그어가며 읽었다. 지금도 곁에 두고 해당 단원의 글들을 곱씹어 본다. '경영전문가들이 썼던 어려운 내용들을 쉽게 풀어내고 있었구나'라는 사실을 알게 되었다. 경영 경험과 지식들을 쉽고 담백하게 풀어낸 것에 대해 존경을 표한다.

저자로부터 우연히 다음 책의 추천사를 써달라고 부탁받았을 때, 흔쾌히 수락했다. 임상과 집필, 그리고 강의를 하는 김 원장의 열정에 조금이나마 힘을 보태고 싶었다. 아는 것을 공유하고 싶은 마음과, 본인만의 노하우를 아낌없이 알려주는 스마트한 사람임을 책을 통해 알았기 때문이다. 아는 것을 공유하고 싶은 마음과, 내어 주면 오히려 얻는다는 저자의 집필 의도를 깨달은 바, 이번 책을 천천히 읽어 보기를 여러분께 적극 권한다.

실제로 저자를 만나본 경험이 있었다. 2024년 말, 우리 지역 개원 경영 세미나에서 한 꼭지 발표할 기회를 가졌다. 연속된 순서였는데, 김병국 원장의 다음 순서였고, 때마침 마주치게 되어 찰나의 목례만이 있었다. 강의 후에도 새롭게 시작하는 치과의사에게 대답해주고 있었다. '열정 가득하다'라고 생각했다. 마지막으로 너무 잘 어울리는 깔끔하고 세련된 차도남의 이미지가 기억에 남는다.

남 탓 잘하고 성격이 쪼쪼쪼한 전남 화순 작은 점빵 "123플란트치과" 조 정 훈 원장 배상

46

작년 가을 치과의사들에게 경영 강의를 가장 많이 한다고 알려진 김병국 원장님의 강의를 호기심 반 기대 반으로 수강하였습니다. 강의를 듣고 개인적으로 너무 공감이 많이 되었고 한편으로는 반성도 많이 하게 되는 시간이었습니다. 강의 중에 나온 내용 중 실제 병원을 운영하며 제가 적용해오고 있었던 사항들도 있었는데 그게 어떠한 의미를 가지고 있는지 모른 채 적용해오고 있었고 어떤 부분은 전혀 생각조차 하지 못했던 부분이어서 참 신선한 자극이 되었습니다.

개인적으로 이번에 출간하는 김병국 원장님의 《슬기로운 개원생활 2- 전략, 리더십과 직원관리》는 구인난이 최고조에 달한 최근 치과계에 아주 좋은 지침서가 되어줄 거라 생각합니다. 개원의들이 경영자로서 자신을 돌아보고 가장 큰 고민거리인 직원관리 문제를 잘 해결해 나갈 수 있는 지혜를 얻으실 수 있는 좋은 책이 되어줄 거라 확신합니다.

끝으로 좋은 책을 집필해주신 김병국 원장님의 더욱 발전하시는 모습도 기대해봅니다.

윈치과 창 동 욱

47

이미 수많은 명강의로 국내 치과 경영 강연 섭외 1순위인 김병국원장님의 《슬기로운 개원생활 2- 전략, 리더십과 직원관리》 출간을 진심으로 축하드립니다.

지금까지 김병국 원장님이 쌓아온 핵심 정보들과 꿀팁들이 녹아있는 이 책이 이제 개원을 준비하시거나 개원의 중에서도 직원 문제 경영 문제로 고민이 많으신 많은 원장님들께 많은 도움이 될 거라 믿습니다. 이 책 안에는 뜬구름 잡는 이야기가 아니라 수치나 데이터를 기반으로 한 설명들과 바로 적용 가능한 디테일한 꿀팁들이 많이 들어있습니다. 안정적으로 개원을 유지하기 위해 필요한 많은 요소들 중에서 직원 및 환자와 잘 소통하고 관리할 수 있는 리더십과 병원을 이끄는 경영자로서 매출 지출 마케팅 등 필요한 핵심 요소들을 현실적으로 알기 쉽고 재미있게 설명해주는 이 책을 추천합니다.

경기도치과의사회 학술이사, 원흥본치과 대표원장 **최 근 호**

48

죽파치과 김병국 원장님의 세 번째 책 출간을 진심으로 축하드립니다. 먼저, 제가 이 책의 추천사를 쓰기에 적합한 사람인지 고민이 되었습니다. 치과 경영이라는 주제를 온전히 이해하기에는 저 역시 부족한 점이 많기에, 추천사를 올리는 마음에 무거움이 있습니다.

그럼에도, 경영이라는 복잡하고도 중요한 고민을 개원의로서 실질적으로 풀어낸 이 책을 추천하지 않을 수 없습니다.

이 책은 단순히 이론과 지식을 나열하는 데 그치지 않습니다. 저자의 실제 경험에서 우러나온 사례들과 인간적인 통찰이 녹아 있어, 읽는 이들에게 큰 울림과 함께 실질적인 도움을 선사합니다. 덤핑과 같은 단기적 접근이 아닌, 환자 중심의 경영 철학이 바탕이 된 원칙과 정공법 치과 경영의 바람직한 방향성을 제시하여, 후배들에게 귀감이 될 것이라 확신합니다.

부족한 제가 이 책의 가치를 오롯이 담아내지는 못했을지라도, 이 책이 독자 여러분의 치과 경영 여정에 있어 확고한 등대와 같은 역할을 해줄 것임은 의심의 여지가 없습니다. 김병국 원장님의 책 출간을 다시 한번 축하드리며, 이 책이 많은 분들께 길잡이가 되기를 진심으로 기원합니다.

서울시치과의사협회(38대) 정보통신이사, 서울스마트치과 대표원장 **최 민 식**

49

현재 우리나라의 개원 형태 중에서 대형, 중형, 1인 개원의 장단점을 일목요연하게 정리해주셨고 나에게 적합한 개원의 형태를 다양한 예시와 비유, 인용과 분석을 통해 명쾌한 해답을 주셨습니다. 또한 원장의 책임과 역할, 리더십, 그리고 직원관리 등에 대해 상세하게 기술해주셨습니다. 신규 개원하시는 분들께도 많은 도움이 되겠지만 이미 개원하고 계시는 분들, 특히 치과 시스템을 점검하고 문제점을 개선하는 데에도 큰 도움이 되리라 생각됩니다. 감사합니다.

파스텔치과 **최 성 백** 배상

50

여러 가지 치과계의 소식을 전하는 치과관련 신문에서 최근 김병국 원장님의 경영 세미나를 많이 접하게 됩니다. 김 원장님의 경영 관련 강의가 훌륭해서 강의를 찾는 선생님들이 많은 것이 주된 이유지만 그만큼 요즘 개원가의 상황이 녹록치 않음을 반영하는 것이 아닌가 하는 생각이 듭니다. 무한경쟁의 개원가에서 자신의 임상을 나누고 전해주는 여러 선생님들의 강의도 큰 가치와 의미가 있지만, 오랜 기간 개원을 준비하고 치과를 이끌어오면서 익힌 개원 및 경영 노하우를 나누는 것 또한 또 다른 의미의 큰 가치가 있다고 생각합니다. 또한, 김 원장님의 다양한 경험과 독서에서 묻어나오는 인문학적인 깊이는 책의 흥미와 신뢰를 배가시켜 주었습니다. 《슬기로운 개원생활》, 《누가 내 환자를 옮겼을까?》에 이은 세 번째 책 《슬기로운 개원생활 2- 전략. 리더십과 직원관리》의 출간을 진심으로 축하드리며 이 책이 깜깜하고 무서운 밤바다를 밝혀주는 등대같이 어둡고 힘든 개원가에서 좋은 길잡이가 되어주길 진심으로 바랍니다. 좋은 책 출간 해주셔서 감사합니다.

엘에이치과 원장 **최 용 관**

51

병의원 개원 생활이란 매일 매일이 스트레스와 고난의 연속입니다. 보건소, 환자분들과의 관계 설정도 어렵지만 어느 정도 궤도에 올라도 고민은 상존(尙存)합니다. 첫째, 현 상태에서 병원을 어떻게 발전시킬 것인가? 둘째, 쉽게 퇴사하는 직원부터 장기 충성직원까지의 다양한 직원 관리는 어떻게 할 것인가? 이상의 두 가지는 현업을 내려놓는 날까지 멈출 수가 없습니다.

같은 구강악안면외과 전문의로서 일반 치과의 체계적 시스템(system)을 이룩한 김병국 원장님의 저서가 '이런 고민들을 나 혼자만 하는 것이 아니구나'라는 위로와 더불어 앞으로 나아가는데 큰 힘을 줍니다. 구체적인 방법론을 제공해주는 것은 물론입니다. 저서 곳곳에 김 원장님의 개인적 경험과 경영학 식견이 녹아 있습니다. 한비자(韓非子)부터 최근의 CEO들까지 구체적으로 언급한 갖가지 사례들은 조직의 리더(leader)가 어떤 사람이어야 하는지 다시금 생각하게 합니다.

"군주가 대신을 모욕하면서도 때로는 너무 허물없이 대우하고, 아래 백성에게 함부로 형벌을 가하거나 하면, 그들의 원한은 그칠 줄 모를 것이고, 그렇게 되면 도처에서 난동이 일어나고, 그 나라는 망한다."

때로는 사자처럼, 때로는 양처럼 멋지게 직원관리하며 병원 운영에 일가를 이룬 김병국 원장님과 죽파치과를 항상 응원합니다.

제트 구강악안면외과 대표원장 **최 재 평**

52

일요일 오전에 김병국 원장님으로부터 카톡을 받았습니다. "존경하는 선배님..."으로 시작되는 글의 주 내용은 본인이 준비하는 저서《슬기로운 개원생활 2- 전략. 리더십과 직원관리》의 추천사를 부탁하는 내용이었습니다. 추천사를 수락하고 저서의 본문을 전달받아 읽어보면서 살짝 충격에 빠지게 되었습니다. 이 책은 과연 개업 치과원장들을 위한 교양 도서인가? 아니면 철학서인가? 초반에 듣지도 보지도 못했던 각종 이론들이 다양한 도서를 근거로 열거되고 설명되었으며 심지어는 군주론까지 등장하는 것을 보고는 내가 지금 무슨 책을 보고 있는 것인가? 하는 의문을 가지게 되어 메모지에 책 내용을 요약하면서 읽고 있는 자신을 인지하게 되었습니다.

저는 91학번이며 구강악안면외과 수련 후 공직생활을 3년 정도 하다가 2006년부터 대형병원(600평/원장 8명)을 정확하게 10년 공동개원을 하면서 대표원장으로 병원의 외적 성장을 위해 동분서주했습니다. 사실 제가 치과건강보험에 관심을 가지게 된 것도 병원의 수입을 늘려보려고 했던 여러 가지 노력 중 하나에 불과(?)한 결과일 뿐이었습니다. 월 500만 원을 겨우 청구하던 때에 치과동기의사들의 회식자리에서 보험 청구 금액 이야기를 하다가 치주과 동기원장이 800만 원을 청구한다는 이야기를 듣고서 구강악안면외과가 더 잘, 더 많이 해야 하지 않겠냐는 객기에 치과건강보험을 공부하고 임상에 적용하기 시작한 것이 그 출발이었습니다. 짧은 기간 만에 월 500만 원의 청구 금액이 월 1천만 원이 되고 곧 2천만 원이 되는 것을 경험하고서는 같이 근무하는 동료 원장들에게 치과건강보험을 권유 드렸으나 다른 원장님들은 아무도 관심을 가지고 열심히 해주지 않으셨습니다. 그래서 '1천만 원 마이너스 인센티브 제도'를 만들어서 적용했습니다. 보험청구금액이 1천만 원이 되지 않으면 100만 원의 한도로 본인의 월급에서 마이너스를 하겠다는 것이었습니다. 참고로 대표원장이었던 저는 기준을 2천만 원으로 하였습니다. 그래야 저항을 줄일 수 있을 거라 생각했기 때문입니다. 그런데 결과는 정말 깜놀이었습니다. 마이너스 인센티브를 적용한 다음 달에 교정과를 제외한 모든 원장님들이 월 1천만 원을 넘겨서 청구하는 사건이 발생하였습니다. 이때부터 "월천(月千)" 최희수가 탄생하게 된 것입니다.

10년째가 되는 해에 건물주가 건물을 재건축하겠다고 나가라고 하는 바람에 갑자기 쫓겨나게 되었는데 같이 일하는 동료들과의 이견으로 더 이상 같이 하지 못하고 2016년에 단독으로 개업을 하게 되었습니다. 입원실에 수술방을 갖추고 양악수술까지 직접 집도하면서 대표원장의 지위에 있다가 하루아침에 페이원장 1명 모시고 체어 58대에서 8대로 줄여서 진료를 하려니 정말 죽을 맛이었습니다. 대형병원일 때 오던 모 탤런트는 이전한 병원에 한번 오고는 다시 오지 않더군요. '아~ 이게 나의 한계구나!' 싶었습니다. 같이 근무하던 기존 페이원장의 출산으로 페이원장님을 새로 뽑았는데 출산휴가 후 복귀한 원장으로 인하여 엉겁결에 계획하지도 않은 '원장 3인'의 치과가 되었습니다. 2018년도에는 월매출 2억 원을 넘기는 기념비를 세울 수도 있었습니다.

코로나가 몰아닥친 2020년 3월에 과감하게 치과를 확장하고 '원장 4인'의 치과로 그 규모를 늘렸습니다. 그리고 정말 힘든 시기를 겪었습니다. 코로나가 그렇게 길게 이어질 거라고 예상하지 못했으며 확장된 치과를 소아치과로 꾸몄는데 최근에 출산율이 떨어져 환자도 없고, 무엇보다 페이원장 구하기가 하늘의 별따기 만큼 힘들어서 결국 소아치과는 없애버리고 노인치과를 만들게 되었습니다. 중장년이나 어르신들이 더 오실 수 있는 환경의 치과를 만들었던 것입니다. 결과는 좋았습니다. 원내

기공실에서 부러진 틀니를 당일에 고쳐드리고 발치 후 임시의치도 당일에 만들어 드림으로써 동네 어르신들의 관심을 집중 받고 매출도 수직 상승하여 2023년에는 월매출 3억 원을 찍을 수 있었습니다.

그런데 이런 호기는 얼마 가지 못했습니다. 갑자기 건강에 문제가 생겨서(죽을 수도 있다는 말까지 듣게 되어) 태어나서 처음으로 대학병원에 입원하고 퇴원 이후 진료시간을 줄이고 페이원장의 진료를 늘렸습니다. 한동안은 큰 변화가 없는 듯 했습니다. 그러나 대표원장의 진료가 줄어듦에 따라 조금씩 단골 환자의 발길이 뜸해졌고 페이원장님들도 너무 짧게 교체되면서 진료에 대한 불만들이 생기면서 갑자기 매출이 급락하게 되었습니다. 최근에는 근처에 치과가 새로 개업을 하면서(같은 건물 바로 위층에도 치과가 들어오고 옆 건물에도 들어오고) 매출은 그 끝을 모르게 떨어졌습니다. 그 사이에 직원들의 인건비는 계속 오르고 증가 된 병원 규모로 임차료나 각종 경비는 다시 줄이기 힘든 수준으로 상승한 상태입니다.

이 책은 제가 겪은 모든 경험을 다 설명하고 있는 듯합니다. 그 해결책까지 제안하고 있는데 제가 얼마나 받아들이고 실천할 수 있을지는 솔직히 잘 모르겠습니다. 그렇지만 나만 이런 고민을 하고 있는 것이 아니라는 것으로도 큰 힘을 얻게 됩니다. 이 책을 읽게 되는 여러 원장님들은 부디 처음부터 끝까지 꼼꼼하게 읽고 내 것으로 만들어 보시기 바랍니다.

2025.1.17. 주천(週千) **최 희 수**

상동21세기치과의원 대표원장
구강악안면외과 전문의
대한치과보험학회 차기회장

53

"좋은 치과의사가 되는 것은 개인의 노력으로 어느 정도는 가능하다. 좋은 치과 원장이 되기 위해서는 함께 일하는 사람들의 도움이 필요하고, 훌륭한 치과 원장이 되기 위해서는 많은 노력과 전략, 미래에 대한 비전 그리고 리더십이 필요하다."

누구나 공감할 수 있는 이러한 내용들을 개인적인 경험에서 시작하여 다양한 예시를 들어서 이야기하는, 점점 어려워지는 개원환경을 헤쳐나갈 수 있게 도와주는 개원의의 참고서 같은 책이 나와서 또 한 번 반갑습니다.

어디에나 있는, 평범한, 그저 그런 치과가 되지 않기 위해서 꼭 필요한 책.

명학하나치과 대표원장 **한 종 목**

목차 | Contents

01

생존 전략 - 35

02

리더십 - 131

03

직원관리 - 303

Appendices - 415

Prologue

그렉 포포비치(Gregg Popovich)는 NBA(미 프로농구) 최다승에 빛나는 리그를 대표하는 명감독이다. 샌안토니오 스퍼스(San Antonio Spurs) 역사상 플레이오프 우승은 모두 다섯 차례다. 모두 포포비치의 손을 거쳤다. 이 덕분에 스퍼스는 "2000년대를 대표하는 왕조(dynasty)"라는 타이틀을 얻었다. 다섯 개의 반지만큼 빛나는 업적은 "22년 연속 플레이오프진출"이다. 이는 부침(浮沈)이 심한 프로팀들의 성적을 고려했을 때 포포비치 특유의 시스템농구가 아니었다면 이룰 수 없었던 위업이다.

'현대 경영학의 아버지', '경영학 구루(guru)'로 불리는 피터 드러커(Peter Drucker)는 '당대의 역작'으로 꼽히는 책 《매니지먼트》를 통해 "사람을 매니지한다는 것은 그 사람의 장점을 발휘하게 만드는 일이다."라고 했다. 이와 더불어 "조직의 목적은 평범한 사람이 비범한 일을 하게 만드는 데 있다. 천재에게 기댈 수는 없다. 천재는 드물다."라고도 했다. "원장님, 저희 다 그만둘게요."라는 날벼락을 매일 그리고 매 순간 뒤통수에 둔 채 생활하는 이 땅의 원장들의 소망을 피터는 저격한다. 일부 또는 전부 직원들의 입사 · 퇴사에 흔들리지 않는 견고한 시스템을 갖춘 치과를 만드는 것은 모든 원장들의 꿈이다. '평범한 인물을 받아 비범한 인재로 만든다! 키운다!'는 상상만으로도 짜릿하다.

나의 첫 번째 책인 《슬기로운 개원생활》은 개원과 치과 경영에 관한 기초(basic) 내용을, 두 번째 책인 《누가 내 환자를 옮겼을까?》은 브랜딩과 마케팅을 두 축으로 한 치과 경영에 관한 심화(advanced) 내용을 담고 있다. 세 번째 작품인 이 책을 통해서는 피터 드러커가 언급했던 매니지먼트를 포함한 경영에 관한 내용을 필두로 생존 전략, 리더십, 직원관리(HR, 인적자원관리)에 관하여 이야기하고자 한다.

불경기, 치과의사(이하 '치의') 수(數)의 과도한 증가, 동료 의식 결여 등 여러 악재들이 겹치면서 치과 업계의 경쟁이 그 어느 때보다 치열하다. 이로 인한 치의들의 스트레스도 극심한 수준이다. 이 책이 나의 소중한 정파(正派) 치의 동료들의 치과 시스템 구축, 경영 효율 개선을 위한 밑거름이 되기를 간절히 바란다.

2024년 1월 21일

죽파치과 원장실에서 **김 병 국** 올림

"조직의 역할은 사람의 약점을 무의미하게 만드는 것이다." - 피터 드러커

슬기로운 개원생활

VOL. 2

전략, 리더십과 직원관리

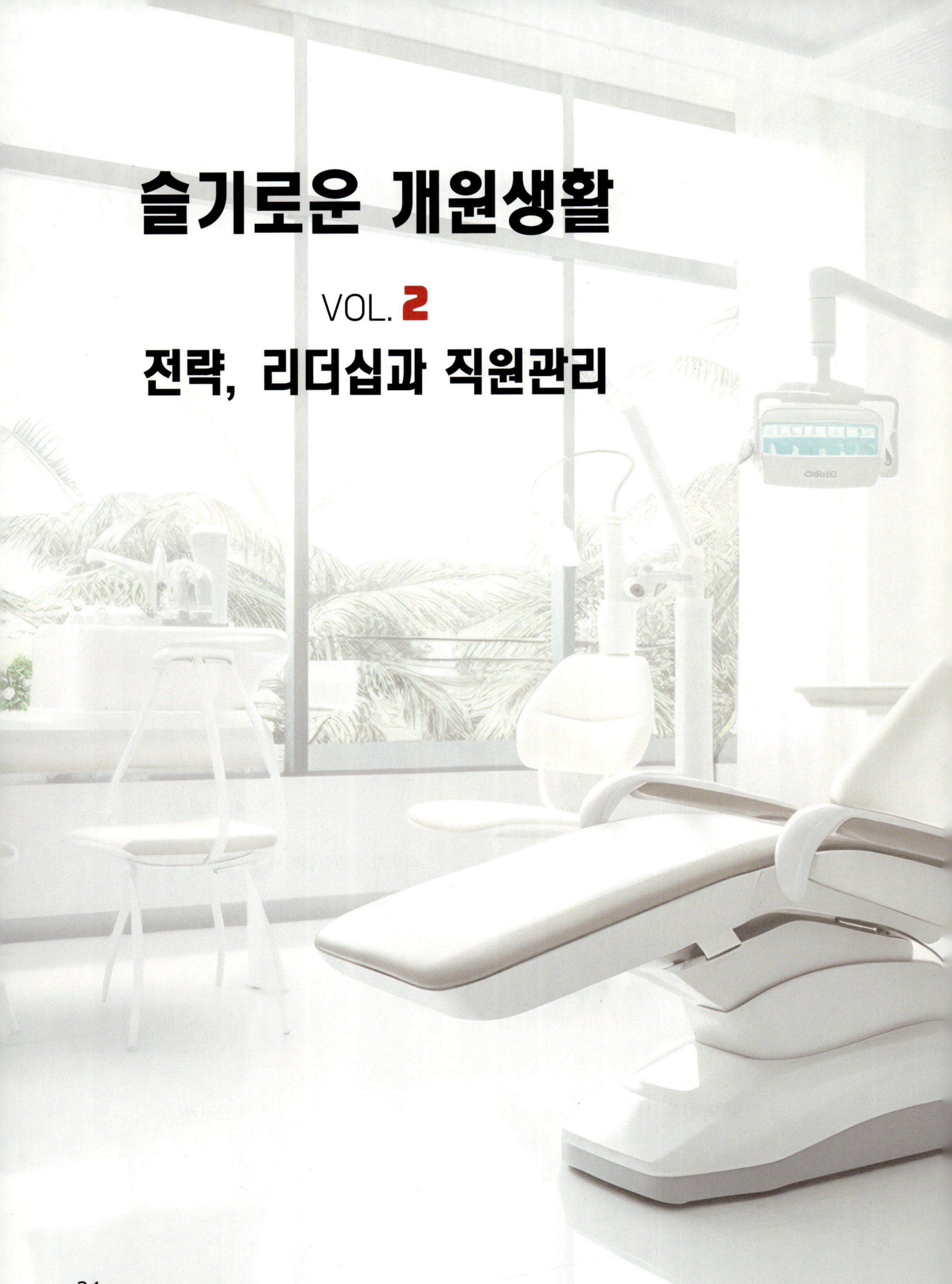

I _ 생존 전략

01 난 누군가 우리 여긴 어딘가

추천곡 **우리는** - 듀스(DEUX)

영감을 주는 한마디

> "우주의 중심을 발견하는 날, 많은 사람들이 자신이 그 중심이 아님을 깨닫고 실망하게 될 것이다(When they discover the center of the universe, a lot of people will be disappointed to discover they are not it)."
>
> – 버나드 베일리(Bernard Bailey)

[brain storming with hashtags]

#세상에뿌려진사랑만큼 #인구수 #치과의사수 #과잉 #어물전망신은꼴뚜기가시킨다 #빈수레가요란하다 #조용한물이깊이흐른다 #무지는확신하게한다 #찰스다윈 #CharlesDarwin #더닝-크루거효과 #Dunning-KrugerEffect #데이비드더닝 #DavidDunning #저스틴크루거 #JustinKruger #필립코틀러 #PhilipKotler #마케팅의아버지 #고객유입경로 #5A #인지 #Aware #호감 #Appeal #질문 #Ask #행동 #Act #옹호 #Advocate #차별화 #differentiation #전략 #strategy #전술 #tactic #붉은나폴레옹 #보응우옌잡 #단테존스 #DontaeJones #각자에게어울리는무대

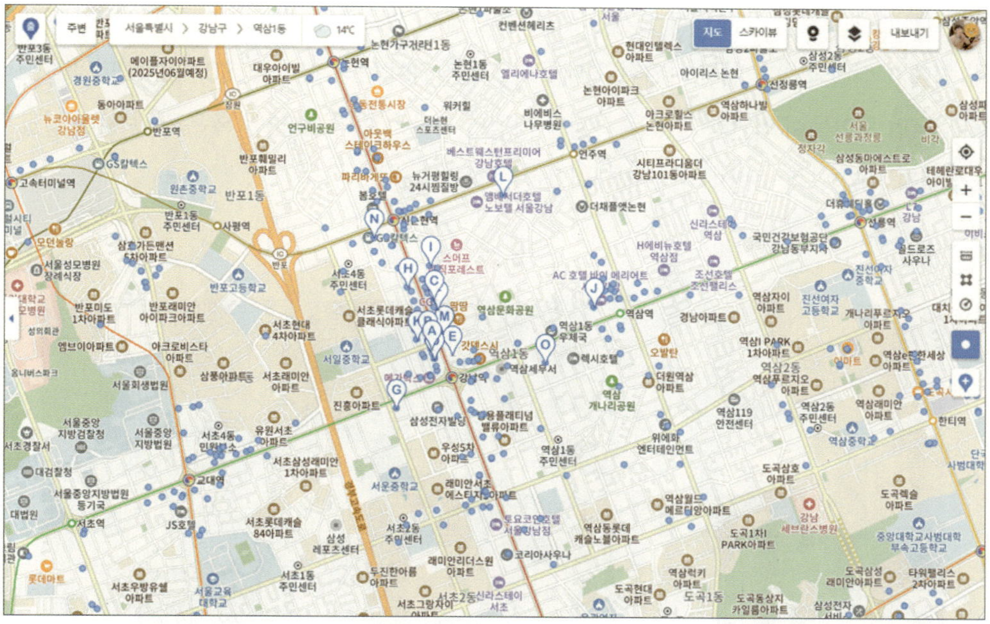

〈카카오맵에서 "강남역 치과"로 검색한 결과〉

KOSIS

1) 시도별 종별 요양기관 현황

「건강보험통계」 국민건강보험공단 건강보험심사평가원 (자료문의처: 033-739-4807)

수록기간 : 월, 분기 2003.01 ~ 2023 4/4 / 자료갱신일: 2024-03-07

(단위: 개소)

시도별(1)	2023.4/4 계 소계	의료기관 상급종합병원	종합병원	병원	요양병원	정신병원	의원	치과병원	치과의원	조산원	한방병원	한의원
계	101,762	45	331	1,403	1,392	257	35,717	239	19,032	15	559	14,592
서울특별시	24,364	14	42	230	110	12	9,715	60	4,879	3	85	3,628
부산광역시	7,209	3	26	142	162	23	2,597	25	1,335	1	27	1,140
대구광역시	5,461	5	14	91	71	16	1,980	13	937	0	18	898
인천광역시	4,971	3	18	57	62	18	1,772	11	991	1	48	682
광주광역시	3,023	2	22	77	63	9	1,050	14	641	0	88	316
대전광역시	3,086	1	9	46	47	7	1,111	7	552	1	17	498
울산광역시	1,865	1	8	34	38	6	637	4	389	0	7	275
세종특별자치시	619	0	2	3	4	1	229	1	99	0	4	97
경기도	23,007	5	66	286	302	50	8,086	43	4,698	5	139	3,306
강원특별자치도	2,657	2	14	36	31	9	796	3	430	0	6	379
충청북도	2,923	1	12	35	38	12	936	4	474	1	11	407
충청남도	3,791	2	11	46	68	17	1,112	11	606	0	13	513
전라북도	3,911	2	12	60	79	10	1,215	3	604	0	35	502
전라남도	3,476	1	25	73	80	10	970	6	513	0	28	356
경상북도	4,472	0	21	52	107	26	1,299	11	696	1	8	618
경상남도	5,574	3	23	127	119	29	1,715	22	944	1	24	781
제주특별자치도	1,353	0	6	8	11	2	497	1	244	1	1	196

〈시도별 의료종별 요양기관 현황(2023년 4/4분기)〉 출처: KOSIS 국가통계포털

세상에 뿌려진 사랑만큼

서울역, 고속터미널역, 사당역, 신도림역 등 서울지하철 환승역을 지나칠 때마다 드는 생각이 있다. '누가 이렇게 많은 사람들을 낳았을까? 옛 어른들은 참으로 뜨겁게도 사랑을 나누었구나!'라는 생각이 바로 그것이다. 세상에 뿌려진 사랑만큼 많은 새 생명들이 태어났다. 우리나라 인구는 증가

I 생존 전략

II 리더십

III 직원관리

했다. 치과의사 수 역시 가파르게 증가했다. 1979년에 4개(부산·원광·전남·전북), 1980년에 1개(단국) 치대가 신설되었다. 앞서 나열한 치대들의 모집정원이 각각 80, 80, 70, 40, 70명임을 고려하면 현재 우리 치의들이 직면하고 있는 극심한 경쟁의 씨앗은 이미 1979년 혹은 신규 치대 설립 인허가가 떨어진 1970년대 중반에 이미 잉태되었던 것이다.

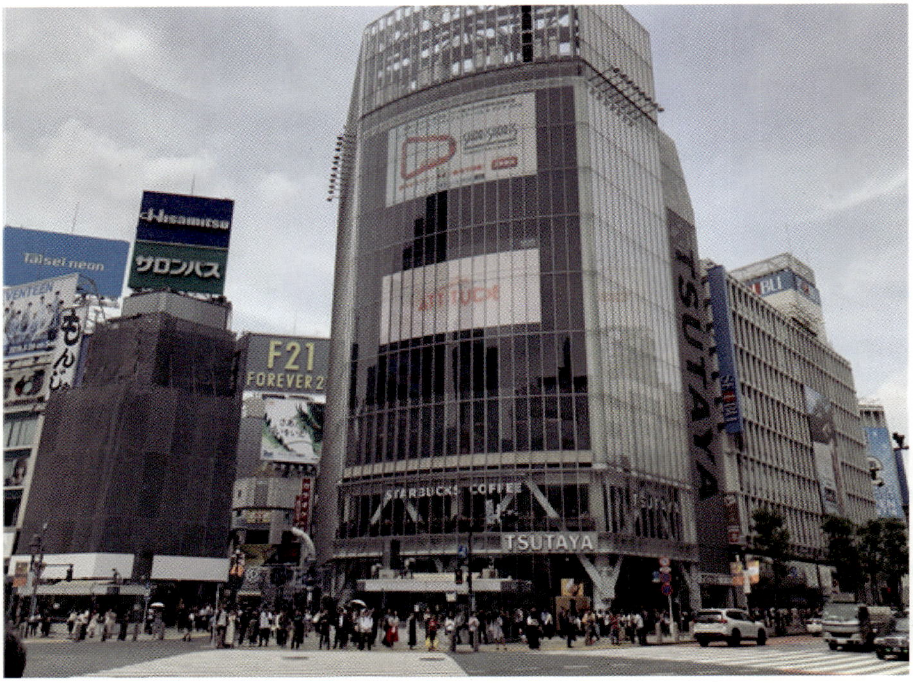

〈일본 도쿄 시부야 스크램블스퀘어 앞 횡단보도〉 사진제공: 박범수 님

서울역 못지않은 유동인구를 자랑하는 일본 도쿄 시부야 스크램블스퀘어 앞 횡단보도

KBS, MBC, SBS 등 방송사 뉴스 프로그램에서 일본 또는 도쿄 관련 소식을 전할 때 주로 등장하는 장소다. 츠타야 서점과 같은 건물에 위치한 스타벅스에 앉아 사방팔방으로 연결된 횡단보도를 동시에 지나가는 개미 떼 같은 사람들을 보고 있노라면 '일본의 부모님들도 우리나라의 부모님들 못지않게 뜨겁게 사랑을 나눴구나'라는 생각이 절로 든다. 성(性)과 선진국(先進國)을 합성한 '성진국(性進國)'이란 일본의 별명에 고개가 끄덕여진다.

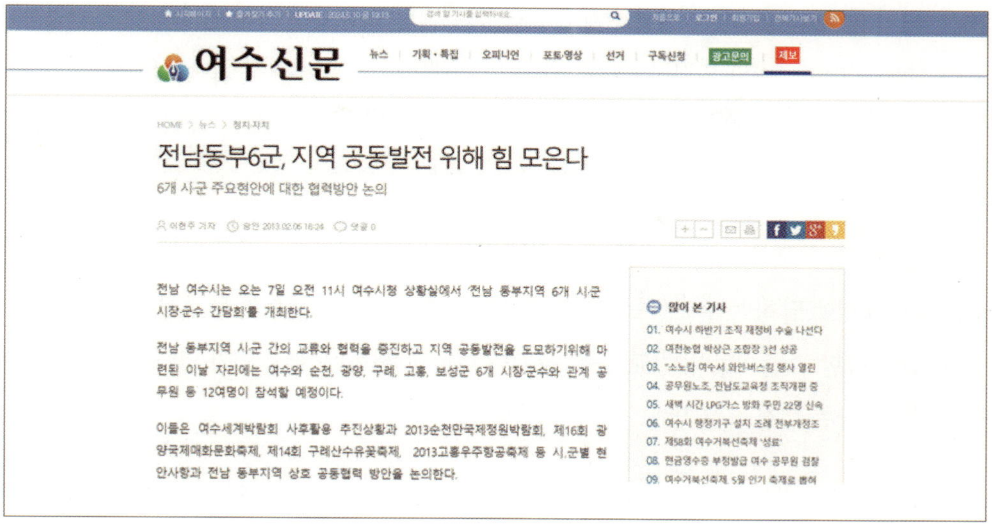

여수신문

뉴스 | 기획·특집 | 오피니언 | 포토/영상 | 선거 | 구독신청 | 광고문의 | 제보

HOME > 뉴스 > 정치·자치

전남동부6군, 지역 공동발전 위해 힘 모은다

6개 시군 주요현안에 대한 협력방안 논의

이현주 기자 승인 2013.02.06 16:24 댓글 0

전남 여수시는 오는 7일 오전 11시 여수시청 상황실에서 '전남 동부지역 6개 시군 시장·군수 간담회'를 개최한다.

전남 동부지역 시군 간의 교류와 협력을 증진하고 지역 공동발전을 도모하기위해 마련된 이날 자리에는 여수와 순천, 광양, 구례, 고흥, 보성군 6개 시장·군수와 관계 공무원 등 12여명이 참석할 예정이다.

이들은 여수세계박람회 사후활용 추진상황과 2013순천만국제정원박람회, 제16회 광양국제매화문화축제, 제14회 구례산수유꽃축제, 2013고흥우주항공축제 등 시.군별 현안사항과 전남 동부지역 상호 공동협력 방안을 논의한다.

많이 본 기사

01. 여수시 하반기 조직 재정비 수술 나선다
02. 여천농협 박상근 조합장 3선 성공
03. "소노캄 여수서 와인버스킹 행사 열린
04. 공무원노조, 전남도교육청 조직개편 중
05. 새벽 시간 LPG가스 방화 주민 22명 신속
06. 여수시 행정기구 설치 조례 전부개정조
07. 제58회 여수거북선축제 '성료'
08. 현금영수증 부정발급 여수 공무원 검찰
09. 여수거북선축제 5월 인기 축제로 뽑혀

〈전남동부6군 관련 기사〉

전남동부육군(army)? 전남동부6군!

축약(縮約)과 동음(同音)이 종종 오해를 낳는 경우가 있다. '전남 동부지역 6개 시·군'을 편의상 '전남동부6군'으로 줄여서 칭하면 이 용어를 처음 듣는 이들은 한 번에 이해하기 어렵다. 서울에서 '부대[1] 앞에 맛집이 많다'라고 말하면 듣는 입장에서는 '어디에 있는 군부대(軍部隊,troops)길래 그 앞에 맛있는 식당들이 즐비하다는 거지?'라고 생각할 수 있다. 서울에서 '우리 아버지는 경대[2] 출신이야'라고 말하면 듣는 입장에서는 '경찰대? 경희대? 확실히 물어볼까?'라고 고민하게 될 수 있다.

달라진 시대
달라진 위상

나는 1982년생으로 순천고등학교(이하 '순고') 50회 졸업생이다. 택시 기사 아저씨들을 위시한 지역민들은 '전남 동부 6군 최고의 학교'이자 '전국구 명문'이라고 추켜세웠지만 학창 시절 내 생각은 달랐다. 그 근거는 다음과 같았다.

1) 부산·울산·경남 사람들 사이에서는 부산대
2) 대구·경북 사람들 사이에서는 경북대

첫째, 과거 중고교 비평준화 시절 경기고 또는 광주제일고(광주일고)의 지역 기반보다 현저히 좁다. 인재 풀(pool)의 크기와 인적자원의 양과 질은 비례한다. 삼국지에서 위나라의 세력이 가장 강성했던 이유이다. 올림픽 때마다 육상, 수영 등과 같은 기초 종목에서 미국, 중국 등 인적자원이 풍부한 나라가 늘 1, 2위를 다투는 것 또한 같은 맥락이다.

둘째, 순천고등학교의 모든 학생들이 우수한 것은 아니다. 정원 550명에 정원 외 운동부 학생들까지 총 600여 명에 달하는 전교생들 중 500등 밖 학생들의 학력은 전혀 우수하지 않았다. 솔직히 이야기하면 처참한 수준이었다. 전교 등수 500등 이하 학생들은 당시 인기 있던 학습지의 이름을 따서 '블랙박스'라는 별칭 혹은 멸칭으로 불리었다.

고교 입학시험을 앞두고 모의고사 성적이 합격선과 아주 친밀하게 붙어있던 커트라인 주변 중학생들은 둘 중 하나로 갈렸다. 한 그룹은 아슬아슬하게 순고에 합격해서 다른 상위권 친구들의 내신 성적을 올려주었다. 다른 그룹은 불합격의 고배를 마시고 고교 대신 재수학원에 입학했다.

'전교생 500명 중 200명은 서울대, 100명은 연세대, 100명은 고려대, 나머지는 의치한의대에 진학했다'던 과거 명문 고등학교(경기고, 광주일고, 대전고, 경남고 등)들의 입시 결과는 말 그대로 신화이자 전설에 불과했다.

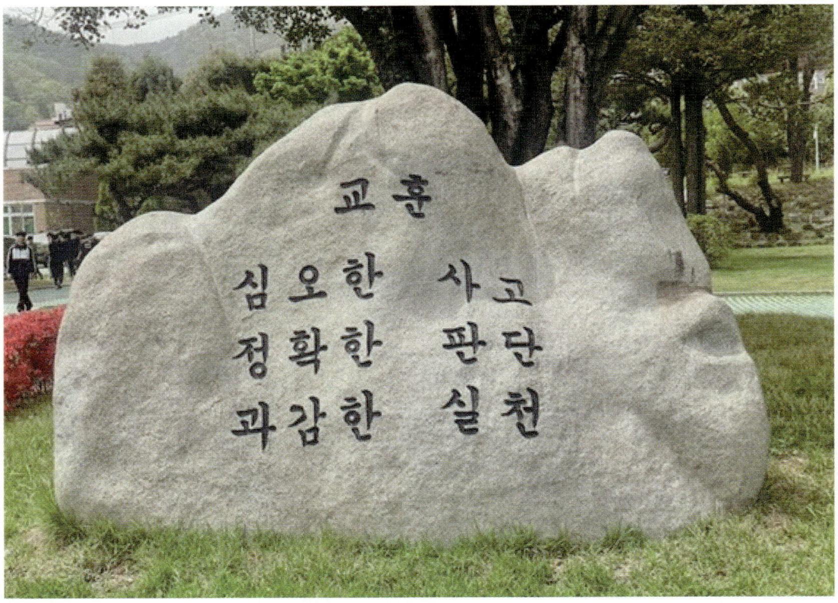

〈순천고등학교 교정과 교훈〉 사진: 김병국

전교 꼴등의 자랑

블랙박스 학생들은 공부만 못한 것이 아니었다. 각종 사건·사고들의 중심에는 늘 블랙박스 애들이 있었다. 음주, 흡연, 무면허 운전[3], 정문 건너편에 위치한 중국집 신화루 가는 길에 무단횡단 등 나쁜 짓들을 하다 걸리면 블랙박스 학생들이 던지는 단골 멘트는 늘 똑같았다.

"저 순고생이에요. 한 번만 봐주세요!"

모교의 명예를 드높이는 건 상위권 친구들인 반면, 정작 밖에 나가서 자랑은 블랙박스 친구들이 다 하고 돌아다녔다. '빈 수레가 요란하다', '조용한 물이 깊이 흐른다'는 격언을 피부로 느낄 수 있었던 학창 시절이었다. '어물전 망신은 꼴뚜기가 시킨다'는 속담의 뜻은 덤으로 깨달을 수 있었다.

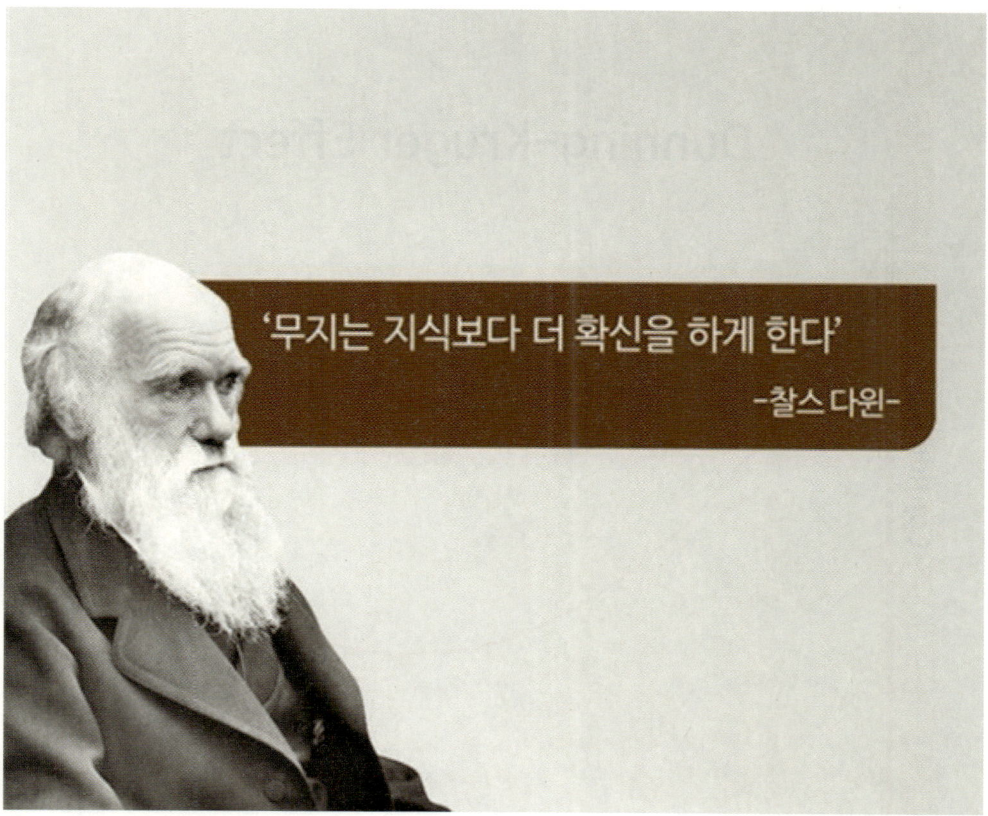

〈찰스 다윈의 명언〉

3) 1999~2000년 고교 2·3학년 시절 같은 학년 블랙박스 학생들이 부모가 잠든 새벽을 틈 타 아버지 차를 운전하다 접촉 사고를 내 파장을 일으킨 사건들이 있었다.

더닝-크루거 효과

'더닝-크루거 효과(Dunning-Kruger Effect)'란 잘못된 결론에 도달하더라도 능력이 없기 때문에 실수를 알아차리지 못하는 현상을 지칭한다. 코넬대 대학원생 데이비드 더닝(David Dunning)과 그의 지도교수인 저스틴 크루거(Justin Kruger)는 학부생들을 대상으로 인지편향(cognitive bias)에 관한 실험을 시행했다. 학부생 45인에게 논리적 사고에 관한 문제 스무 개를 풀게 한 다음 자신의 예상 성적과 순위를 제출하도록 주문했다. 그 결과 실제 성적이 높은 학생은 스스로의 순위를 낮게, 실제 성적이 낮은 학생은 스스로의 순위를 높게 예상했다. 이 결과를 기반으로 더닝과 크루거는 "능력이 없는 사람의 착오는 자신에 대한 오해에서 기인하고 능력이 있는 사람의 착오는 다른 사람이 더 잘 할 것이라는 오해에서 기인하다"는 결론을 내렸다.

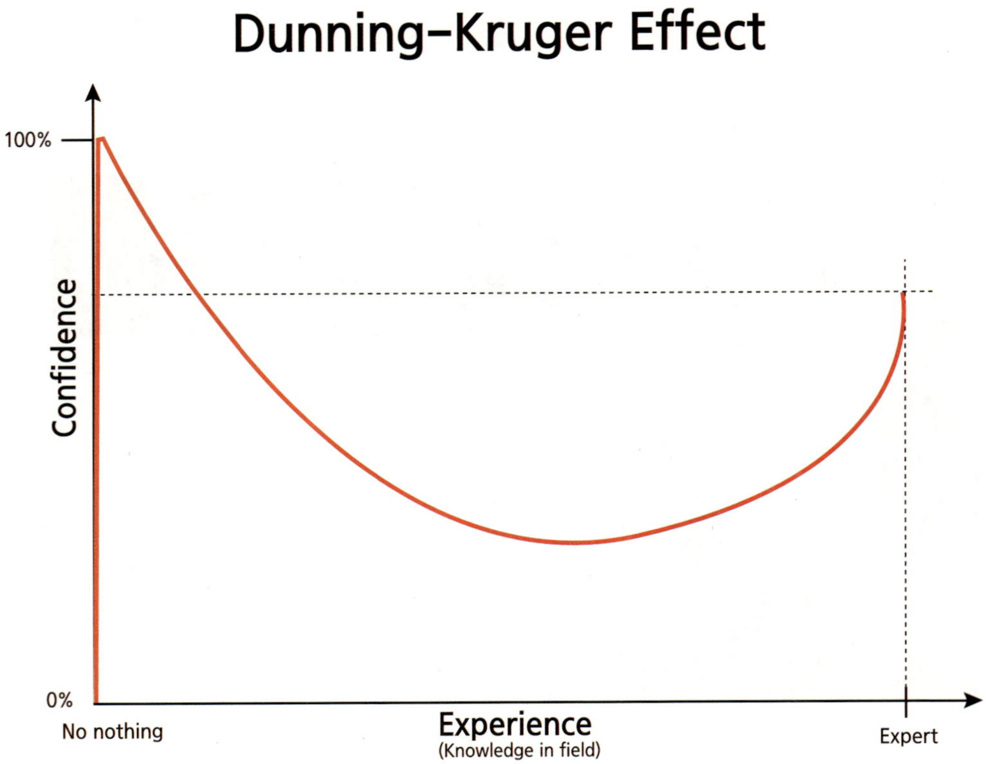

대고 동문회

치대에서는 매 학기 시작과 거의 동시에 각 고교 별로 동문회가 열린다. 이 시기가 되면 게판에는 동문회를 알리는 형형색색의 포스터들로 가득 채워진다. 치대 학창시절 의구심이 들었던 상황은 처음 이름을 접하는 생소한 고등학교들 이름 앞에 '대(大)'라는 글자가 적혀있는 것이었다. 국내 최고 명문인 서울과학고, 한성과학고, 대원외고, 한영외고 이름 앞에는 '대(大)' 자(字)가 붙어있지 않았다. 반면에 고여사 뱃속에서 나온 이후 그 이름을 처음 들어보는 학교들 앞에는 대부분 '대(大)' 자가 붙어있었다. 도무지 이해할 수 없는 상황이었다.

나는 특별하지 않을지도 모른다

대학교 신입생들은 입학과 동시에 선배들에 이끌려 수많은 미팅에 참전한다. 나 역시 크게 다르지 않았다. 내 첫 미팅은 2001년으로 거슬러 올라간다. 서강대학교 법학과에 입학하자마자 00학번 선배 형들의 보살핌으로 홍익대 불문과 01학번과 무려 8대8 미팅을 했다. 당시 홍대 불문 최고 퀸카는 연규리 양이었다. 미팅 결과는 참담했다. 나는 연규리 양 뿐만 아니라 그 누구의 선택도 받지 못했다. 이화여대 무용과의 두 번째 미팅, 건국대 인문학부와의 세 번째 미팅 결과도 동일했다. 나는 '0표 클럽' 붙박이였다. 세 번째로 0표를 받았을 때는 스타크래프트리그 EVER 스타리그 4강전에서 임요환에게 3세트 연속 벙커링을 당해 총 경기 시간 22분 42초 만에 패했을 당시 홍진호의 표정이 저절로 나왔다. 세 차례 미팅을 통해 '나는 특별하지 않을지도 모른다'는 깨달음을 얻었다.

끝이 아닌 또 다른 시작

많은 이들이 미성숙한 시절에는 '합격'을 '끝, 성취, 업적, 면류관, 자랑거리' 등과 같은 것이라 생각하는 우(愚)를 범한다. 하지만 우리들의 삶을 복기(復碁)해 보면 치대합격(입학), 치의면허 취득, 전문의 취득, 봉직의(페이닥터)로 취직, 개원 등이 모두 또 다른 경쟁의 시작이었음을 확인할 수 있다. '저 목표에만 도달하면 장밋빛 미래가 펼쳐질거야'라는 생각은 착각에 불과했다. 목표에 도달했다는 것은 또 다른 목표, 다음 목표를 설정하고 이를 위해 전력질주해야 함을 뜻한다. 현대인이라면 관속에 들어갈 때까지 경쟁을 피할 수 없다. 치의도 예외는 아니다. 개원의들 사이의 경쟁은 그것이 선의(善意)든 악의(惡意)든 피할 수 없는 숙명(宿命)이 된 지 오래다. 아래층의 천장과 위층의 바닥은 맞닿아 있다. 이 사실을 절대 잊어서는 안 된다.

면허 없는 치의는 없다

대한민국의 치의 증가율은 OECD 국가들 중 1위다. 이렇게 치의 수와 치과 수가 폭발적으로 증가하는 상황 속에서 단지 '치의면허를 가지고 있다'는 사실만으로 환자 및 보호자들에게 소구(訴求, appeal)할 수 있는 시대는 이미 지나간 지 오래다. 한 이삼십 년 전쯤에. 그저 그런 실력과 서비스에 치의면허만 덩그러니 가지고선 환자들의 선택을 받을 수 없는 시대가 되었다. 대한민국에 치의면허 없는 치의는 없다.

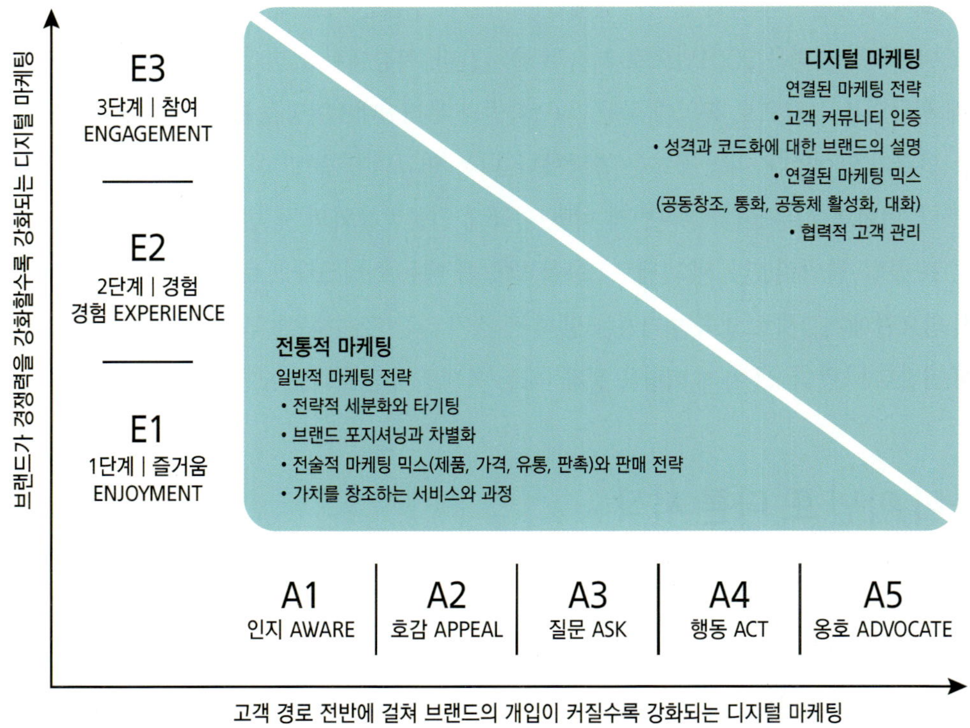

〈필립 코틀러의 고객 유입 경로 '5A'〉

필립 코틀러의 고객 유입 경로 '5A'

'마케팅의 아버지' 필립 코틀러(Philip Kotler)는 디지털 시대의 고객 유입 경로를 '5A'라 주창한다. 이를 치과 영역에 대입하면 다음과 같다.

① 인지(Aware)

김병국이 죽파치과를 개원하기 한 달 전에 인스타그램과 페이스북에 치과 전용 비즈니스 계정을 생성한다. 게시물을 올리고 포항 시민들과 맞팔(서로 팔로우)을 하는 과정을 통해 소통을 시작한다. 이를 통해 잠재 고객들은 죽파치과의 존재를 인지하게 된다.

② 호감(Appeal)

김병국 원장이 인스타그램과 페이스북을 통해 치과 상식, 치료 전·후 사진들 등을 담은 게시물을 공유하기 시작한다. 고객들은 정보를 얻고 죽파치과 계정과 '좋아요'를 서로 눌러주는 과정을 통해 죽파치과에 대한 호감을 가지게 된다.

③ 질문(Ask)

고객들은 "오른쪽 아래 사랑니 주변 잇몸이 아픈데 이 사랑니를 꼭 뽑아야 할까요?"와 같은 질문을 소셜미디어 쪽지(DM, direct message) 또는 '네이버톡톡'을 통해 죽파치과 계정에 던진다. 이러한 온라인 상담을 통해 고객들은 치과 관련 궁금증을 해결함과 동시에 치과 측의 답변 태도, 반응 속도, 내용 등을 체크한다.

④ 행동(Act)

앞선 단계들을 통해 의료서비스를 소비하기로(치과 진료를 받기로) 결심한 고객이 소비 행동을 강행한다. '네이버예약'을 활용하여 예약을 한 후 평소 불편감을 유발하던 사랑니를 뺀다.

⑤ 옹호(Advocate)

의료서비스에 만족한 고객은 해당 치과의 든든한 옹호자가 된다. 지인들이 잘하는 치과를 찾을 때면 어김없이 추천함은 물론이고 온오프라인 상에서 부정적인 소문에 휩싸였을 때 해당 치과의 변호사를 자처하며 적극적으로 변호한다.

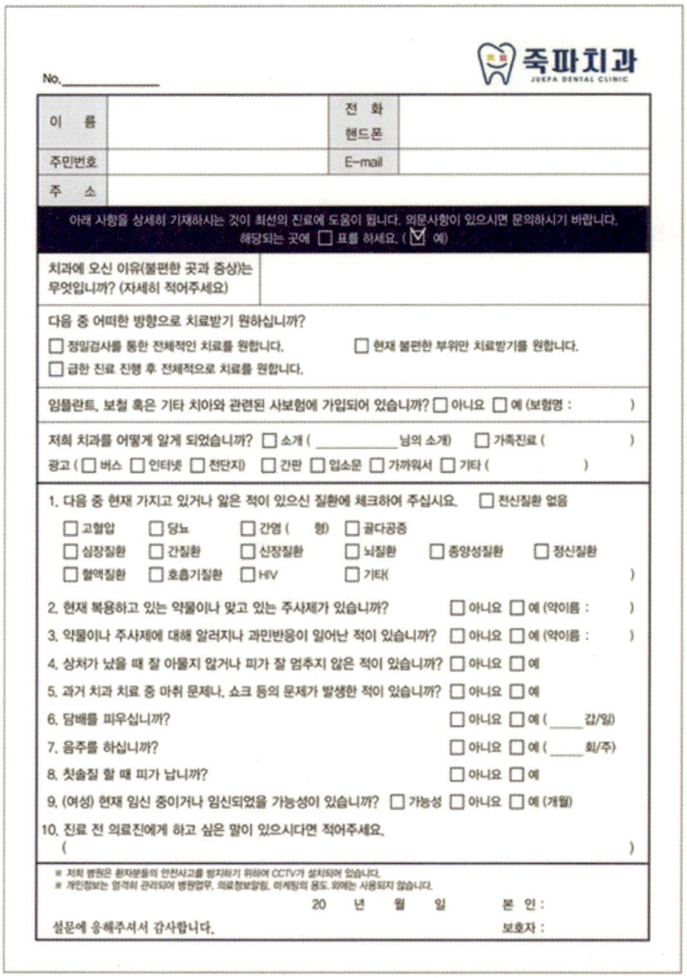

죽파치과
JUKPA DENTAL CLINIC

No.__________

이 름		전 화 핸드폰	
주민번호		E-mail	
주 소			

아래 사항을 상세히 기재하시는 것이 최선의 진료에 도움이 됩니다. 의문사항이 있으시면 문의하시기 바랍니다.
해당되는 곳에 ☐ 표를 하세요. (☑ 예)

치과에 오신 이유(불편한 곳과 증상)는 무엇입니까? (자세히 적어주세요)	

다음 중 어떠한 방향으로 치료받기 원하십니까?
☐ 정밀검사를 통한 전체적인 치료를 원합니다. ☐ 현재 불편한 부위만 치료받기를 원합니다.
☐ 급한 진료 진행 후 전체적으로 치료를 원합니다.

임플란트, 보철 혹은 기타 치아와 관련된 사보험에 가입되어 있습니까? ☐ 아니요 ☐ 예 (보험명 :)

저희 치과를 어떻게 알게 되었습니까? ☐ 소개 (________ 님의 소개) ☐ 가족진료 ( )
광고 (☐ 버스 ☐ 인터넷 ☐ 전단지) ☐ 간판 ☐ 입소문 ☐ 가까워서 ☐ 기타 ( )

1. 다음 중 현재 가지고 있거나 앓은 적이 있으신 질환에 체크하여 주십시오. ☐ 전신질환 없음
   ☐ 고혈압 ☐ 당뇨 ☐ 간염 (형) ☐ 골다공증
   ☐ 심장질환 ☐ 간질환 ☐ 신장질환 ☐ 뇌질환 ☐ 종양성질환 ☐ 정신질환
   ☐ 혈액질환 ☐ 호흡기질환 ☐ HIV ☐ 기타( )
2. 현재 복용하고 있는 약물이나 맞고 있는 주사제가 있습니까? ☐ 아니요 ☐ 예 (약이름 :)
3. 약물이나 주사제에 대해 알러지나 과민반응이 일어난 적이 있습니까? ☐ 아니요 ☐ 예 (약이름 :)
4. 상처가 났을 때 잘 아물지 않거나 피가 잘 멈추지 않은 적이 있습니까? ☐ 아니요 ☐ 예
5. 과거 치과 치료 중 마취 문제나, 쇼크 등의 문제가 발생한 적이 있습니까? ☐ 아니요 ☐ 예
6. 담배를 피우십니까? ☐ 아니요 ☐ 예 (____ 갑/일)
7. 음주를 하십니까? ☐ 아니요 ☐ 예 (____ 회/주)
8. 칫솔질 할 때 피가 납니까? ☐ 아니요 ☐ 예
9. (여성) 현재 임신 중이거나 임신되었을 가능성이 있습니까? ☐ 가능성 ☐ 아니요 ☐ 예 (개월)
10. 진료 전 의료진에게 하고 싶은 말이 있으시다면 적어주세요.
( )

※ 저희 병원은 환자분들의 안전사고를 방지하기 위하여 CCTV가 설치되어 있습니다.
※ 개인정보는 엄격히 관리되어 병원업무, 의료정보알림, 마케팅의 용도 외에는 사용되지 않습니다.

20 년 월 일 본 인 :

설문에 응해주셔서 감사합니다. 보호자 :

〈죽파치과 초진설문지: '내원경로'에 대한 질문을 포함하고 있다.〉

요즘 남자 요즘 여자 요즘 고객

어떤 경로를 통해 내원하든 십중팔구 기본적인 검색은 다들 한 다음 내원한다. 네이버 검색을 통해 치과 홈페이지, 소셜미디어 등을 확인함은 물론이다. 원장의 학력, 약력(출신학교, 수련 여부, 수련 기관, 수상 내역, 기타 등등), 비급여 진료비, 시설 등에 관한 정보들도 샅샅이 탐색한 다음 내원하는 것이 현대 의료 소비자들의 일반적인 행태이다. 뒤집어서 생각해보면 홍길동이라는 환자가 내 치과에 내원해서 파노라마를 찍은 다음 검진을 받는다는 것은 '근처 수많은 치과들을 검색·탐

색한 결과 여러 후보군 중 내 치과가 최소 세 손가락 또는 다섯 손가락 안에 들었다'는 사실을 의미한다. 치과 의료서비스의 잠재 고객들에게 주목을 받고 검색의 객체가 되기 위해서는 다른 원장, 다른 치과와 명확히 구분되는(확실히 다른) 무언가를 가지고 있어야 한다. 이렇듯 '경쟁자들과 확연한 차이를 만드는 과정(making a difference)'이 바로 많은 경영, 마케팅, 브랜딩 전문가들이 강조하는 '차별화(differentiation)'이다. 그 생존을 위한 차별화 전략에 관해서는 이후에 자세히 기술하겠다.

이 단락에서 저자가 강조하고픈 핵심은 치과 원장 입장에서 '요즘 고객'들에 의해 검색을 당하는 승은(承恩)[4] 을 입기 위해서는 두 가지 전제조건이 성립되어야 한다는 것이다.

첫째, 치과 원장이 진짜 실력(능력)을 갖추어야 한다. 특정 진료 영역에서 개원 지역 주변의 경쟁자들을 압도할만한 실력을 꼭 갖추어야 한다. 이를 뛰어넘어 전국구 인지도(유명세)와 실력을 갖춘다면 더할 나위 없이 좋다. 광고·홍보·PR(public relation) 대행업체들이 만들어낸 실제와 무관한 이미지는 허상(ghost image)이자 환각(hallucination)이다.

둘째, 경쟁이 극심한 지역 또는 나의 주력 진료 영역 강자들이 이미 좋은 자리(실제 입지, 소비자 뇌리에 포지셔닝을 모두 포함하는 개념-저자 주)에 후발주자로 진입해서는 절대 안 된다. 아무리 빛나는 별도 태양 옆에서는 눈에 띄지 않는다. 농구·축구 동호회 에이스들도 선수 출신들 앞에서는 찌그러진다. 동네에서 손꼽히는 미녀도 미스코리아 옆에 서면 무수리가 된다. 출중한 진료 능력을 갖춘 치의가 지방 소도시에 100번째 치과로 개원한다면 인터넷 또는 소셜미디어 검색을 통해 환자들이 찾아올 가능성은 굉장히 높다. 그의 실력과 인지도가 해당지역 치의들 중 상위 3%라고 가정했을 때 환자들의 검색 러시(rush)를 피할 수 있는 방도는 없다. 네이버에 '지역+치과명' 검색 시 한눈에 들어오는(한 페이지에 담긴) 치과 수는 PC에서는 6개, 스마트폰에서는 5개에 불과하다(파워링크, 광고 제외). 반대로 동일한 치의가 서울에 개원할 경우 4,939개(2023년 4/4분기 기준 서울 내 치과병원 60개와 치과의원 4,879개를 합한 숫자) 치과 병의원 중 3%의 인지도를 갖고 있다고 가정했을 때 검색 순위는 약 148위다. 이 정도 순위면 잠재 고객들이 해당 치과가 지구상에 존재하는 것을 미처 인지하지 못하고 스쳐 지나갈 가능성이 아주 높다. 첨언하자면 나는 '서울 개원을 강력히 반대[5]'하는 사람들 중 하나다.

4) 신하가 임금에게서 특별한 은혜를 받음. 또는 여자가 임금에게서 사랑을 받아 밤에 모심.

5) 이미 '서울에 개원한 원장들'과 '서울'이라는 도시는 부부 사이나 다름없다. 서울이라는 도시가 치과 개원지로서 이미 포화상태를 지나 과포화상태인 것은 치과 종사자라면 누구나 아는 사실이다. 이런 상황에서 서울 개원을 추진하는 것은 '요람을 흔드는 손'이라고 생각한다.
서울 개원을 반대하는 논거는 《누가 내 환자를 옮겼을까?》 238쪽 '제갈량의 천하삼분지계와 김병국의 지방개원론'을 통해 확인 가능하다. 굳이 구입을 권하지 않는다. 이미 책을 구입한 주변 치의들 또는 도서관을 통해 대여해서 확인하거나 각종 치과 행사장 내 도서 부스에서 이 부분만 읽어봐도 무방하다.

꼬리에 꼬리를 무는 이야기

〈성공 개원이란?〉

한 줄로 정리하면 → 사람의 마음을 얻는 것
두 줄로 정리하면 → 신환을 유치하고,
구환을 유지하는 것

전략과 전술

전쟁(war)이 국가들의 사활을 건 큰 싸움이라면 전투(battle)는 전쟁 중 수없이 자주 발생하는 국지전과 같은 작은 싸움이다. 브랜다임앤파트너스의 황부영 대표는 그의 저서《마케터의 생각법》을 통해 "전략은 '방향성', 전술은 '액션플랜'이다"라고 했다.

전략(strategy)과 전술(tactic)의 상관관계는 전쟁과 전투의 상관관계와 유사하다. 군사학 교본에 따르면 전략이란 "전쟁을 승리로 이끌기 위해 대국적이고 종합적인 견지에서 전쟁을 준비하고 계획하고 운영하는 방책"이며, 전술이란 "작전이나 전투를 가장 효과적으로 수행하기 위한 방책"이다. 비즈니스와 마케팅 영역에서 전략과 전술의 의미 역시 유사하다. Businessdictionary.com은 "strategy(전략)"를 "A method or plan chosen to bring about a desired future, such as achievement of a goal or solution to a problem(목적성취 또는 문제해결과 같은 갈망하는 미래를 이루기 위해 선택된 방법이나 계획)", "tactic(전술)"을 "Means by which a strategy is carried out(전략을 실행할 때 사용되는 수단)"이라고 각각 정의하고 있다.

붉은 나폴레옹

미국은 여러 개의 별명들을 가지고 있다. 그 중 하나는 '천조국(千兆國)'이다. 한 해 국방 예산만 1,000조 원이 넘는다고 알려진 이후 붙은 별명이다. 예산 규모 면에서 볼 때 세계 2위인 중국으로부터 10위 한국까지의 국방예산을 모두 합친 것보다 더 많은 금액이다. 세계 유일 초강대국 미국이 이처럼 막대한 국방예산을 투입하는 이유는 패권국의 위치를 확고히 유지하면서 자국 이익을 지켜내기 위해서이다.

이런 초강대국 미국과의 전쟁에서 유일하게 승리한 나라가 베트남이다. 베트남 승리의 배경에는 20세기 최고의 전략가로 꼽히는 '붉은 나폴레옹' 보응우옌잡 장군이 있었다. 보응우옌잡 장군의 필승 공식은 '3불(不) 전략'이었다.

첫째, 적들이 원하는 시간에 싸우지 않는다.

둘째, 적들이 원하는 장소에서 싸우지 않는다.

셋째, 적들이 생각하는 방법으로 싸우지 않는다.

치과 개원의 입장에서 '3불 전략'을 치과 업계에 대입해보면 다음과 같다.

첫째, 경쟁자들이 쉬면서 환자들이 치료를 원하는 평일 퇴근 이후 또는 토·일요일을 적극적으로 공략한다. 단, 농번기와 농한기를 타는 농촌 지역에 개원한 경우 오히려 오전 8시와 같이 이른 시각에 진료를 시작하는 근무시간 시프트(shift)를 고려한다(적들이 원하는 시간에 싸우지 않는다).

둘째, 뛰어난 실력 또는(그리고) 거대한 규모를 갖춘 경쟁자들이 이미 자리를 잡고 있는 대도시(수도권과 광역시)를 피해 중소도시를 공략한다(적들이 원하는 장소에서 싸우지 않는다). '서울에는 강자가 많으니까 지방 치대 출신에 대학병원에서 수련을 받지 않은 나는 경기도 수원 정도에 개원하면 괜찮지 않을까?'라는 안일한 생각을 가진 치의들이 있다. 이는 오산(烏山)이 아니라 오산(誤算)이다. 수원시는 약 120만 명의 인구[6](2024년 4월 기준)를 자랑하는 경기도청 소재지다. 수원시 치과의사회에 등록된 회원만 470명이 넘는다. 많은 인구에 혹해서 특별한 무기 없이 원장 1인, 직원 4인의 규모로 그저 그런 위치에 개원했다가는 3년 안에 손 털고 나오기 십상이다.

셋째, 임플란트 최저가 정책에 부화뇌동(附和雷同)하지 않는다(적들이 생각하는 방법으로 싸우지 않는다). 우리의 진료는 싸구려가 아니다. 최저가 정책은 공멸(共滅)의 치킨게임이다. 우리 정파(正派) 치과의사들은 '자신만의 무기를 만들고 특기를 단련하여(차별화를 통해)' 경쟁에서 승리하는 방식을 취해야 한다.

6) 기초자치단체 중 인구가 가장 많으며. 광역자치단체인 울산광역시보다도 많다.

꼬리에 꼬리를 무는 이야기

〈각자에게 어울리는 무대가 있다〉

인생이란 원래 공평하지 못하다. 각 개인의 출생과 동시에 부여되는 선천적 재능(육체적 능력과 지능 등을 포괄), 사회적 지위, 부모의 재력 등은 천차만별이다. 그런 현실에 대하여 불평할 생각하지 말고 받아들이는 자세가 필요하다. 치과 원장뿐만 아니라 우리 사회의 구성원으로서 성공하기 위해서는 '각자의 시작점이 다름을 인정하는 것'과 더불어 '자기객관화'가 필요하다.

어설픈 재능은 재앙이다. 이는 예체능 영역에서 더욱 더 확연히 드러나는 사실이다. 체육 영역을 자세히 들여다보면 '생활체육'이란 개인 또는 단체가 일상생활에서 더 나은 삶을 위하여 참여하는 자발적인 신체 활동. 체육·스포츠 활동을 일상생활 내용으로 하는 것이다. 학교 클럽 활동으로 축구를 하거나, 농구 동호회에 스스로 가입하여 활동하는 것은 생활체육의 예이다. 생활체육과 대비되는 '엘리트 체육[7)]'이라는 용어가 있다. 재능이 있는 정예를 차출하여 전문적인 체육 지도자에게 집중적이고 체계적인 교육을 받도록 하는 체육을 말한다. 엘리트 체육의 목표들 중 하나는 최고 수준의 프로 스포츠 선수들을 양성하는데 있다. 즉, 경복고 농구부, 휘문고 야구부처럼 학생 선수들을 양성하여 프로에 진출시키는 것은 엘리트 체육의 영역이다.

엘리트 체육은 범인, 둔재들의 무덤이다. 엘리트 체육은 소수 천재들의 경연장이다. 각급 학교 지도자들(소위 운동부 코치들)에게 물으면 선수별로 재능에 따라 그 한계가 명확하게 보인다고 이야기한다. 이 학생은 고교 레벨(고교 운동선수까지는 가능하지만 자력으로 대학 진학은 어려운 재능과 실력을 소유함을 의미-저자 주), 저 학생은 대학 레벨, 팀의 에이스인 또 다른 학생은 잘 키우면 프로를 넘어 국가대표까지도 가능한 레벨 등으로 구분이 가능하다고 이야기한다. 특정 종목에 소질이 없는 학생이 본인 또는 부모의 욕심, 정직하지 않은 코치의 무분별한 권유(펌프질) 등으로 인해 엘리트 선수 커리어(career)를 질질질 연명하는 것은 대참사(catastrophe, disaster)로 귀결될 가능성이 농후하다. 우리나라 교육 시스템 안에서 학생 엘리트 운동선수들의 학습량은 일반 학생들의 학습량에 비해 턱없이 부족하기 때문이다. 이런 상황에서 프로 선수가 되지 못한다면 해당 학생 엘리트 운동선수가 지원할 수 있는 직업군은 거의 없다. 이는 과거에도 지금도 수많은 교육자들과 체육인들의 골칫거리다.

이와 동일한 맥락으로 능력과 학벌이 우수하지 않은 치과의사가 본인의 과욕과 오판, 자기객관화 결여, 자본 부족이라는 악조건들을 떠안고 개원 관련 업체들이나 치과업계 영업사원의 감언이설에 현혹되어 본인의 능력에 비해 과분한(비용은 높고 경쟁은 극심한) 자리에 개원을 한다면 그 결과는 명약관화(明若觀火)하다. 3년을 채 버티지 못하고 폐업할 가능성이 농후하다.

---

7) 본 용어는 한국의 체육 문화를 비난하기 위해 만든 조어(措語)로, 영어권에서는 의미가 전달되지 않는다. 사실 '정부 주도 체육'이라고 하는 게 맞는 표현일 수도 있지만 마땅히 사용할 말이 없어서 사용하고 있다.

꼬리에 꼬리를 무는 이야기

단테 존스(Dontae Jones)를 아는가? 국내 프로농구리그인 KBL을 거쳐 간 외국인 선수들 중 선풍적 인기로 가히 '단선생', '단교수'라는 신조어까지 만들어낸 인물이다. 04-05 시즌 안양 SBS는 중하위권을 전전하며 고전하던 안양 SBS 스타즈에 외국인 대체 선수로 들어 와 농구황제 마이클 조던을 연상시키는 활약으로 팀에게 15연승을 선물했다. 플레이오프 진출을 위한 커트라인인 6위를 겨우 유지할까 말까 하던 안양 SBS 스타즈는 단테 존스 덕분에 3위로 시즌을 마무리하며 플레이오프 진출에 성공한다. 시즌 기록은 16경기, 29.38득점 12.1리바운드 3.4어시스트. 기록도 기록이지만 04-05시즌 당시 단테 존스는 그야말로 미스터 언터쳐블(Mr.Untouchable)이었다. 당시 타 팀의 주포로 활약하던 문경은의 말을 빌리자면 'KBL에 단테 존스를 들여놓은 것은 애완동물들 노는 곳에 맹수를 풀어 놓은 격'이었다. 단테 존스는 NBA에서나 보여주던 기술들을 연일 쏟아내며 차원이 다른 기량을 과시했다. 당시 최고 전성기를 구가하던 원주 동부의 김주성마저 어린아이 손목 비틀듯 간단히 제압했다.

단테 존스가 늘 꽃길만 걸었던 것은 아니었다. 미시시피 주립대학 재학시절, 당대 최강이었던 켄터키 대학교를 꺾는 파란을 일으키며 모교를 NCAA 파이널 4(미국대학농구 4강)에 올려놓으며 1996년 NBA드래프트 1라운드 21순위로 뉴욕 닉스에 선발될 때까지는 좋았다. 그러나 데뷔 시즌은 발 부상으로 한 경기도 뛰지 못했으며, 2년차인 97-98시즌 시작 직전에 보스턴과의 트레이드에 포함되며 셀틱스에서 첫 프로 데뷔를 한다. 그러나 스몰포워드치고 작은 키, 수비력 등의 문제로 별다른 활약을 보이지 못했다. NBA에서 통산기록은 97-98 15경기 동안 평균 6.1분 2.9점 0.3어시스트 0.6리바운드 0.2블럭 0.1스틸, 야투율 33.3%, 3점슛 성공률 26.1% (자유투 시도/성공 없음)란 초라한 성적만을 남기고 한 시즌 만에 방출되었다. 이후 다른 여러 해외 리그를 보따리장수처럼 전전했다. 그러다가 04-05 시즌에 KBL에 입성하여 리그 팬들뿐만 아니라 전 국민의 관심을 한 몸에 받는 별들 중 최고로 빛나는 별(The brightest star among The Anyang SBS Stars)이 되었다. 그가 남긴 어록 중 가장 유명한 말은 다음과 같다.

"KBL is my NBA!"

단테 존스의 말처럼 각자에게 어울리는 무대가 있다.

02 전략에 관한 고민들

추천곡 Time-Bomb by All Time Low

영감을 주는 한마디

> " 성공은 준비된 사람과 기회가 만났을 때 일어난다. "
>
> – 존 D. 록펠러(John D. Rockefeller)

[brain storming with hashtags]

#전략 #strategy #다리 #bridge #대가 #구루 #guru #헨리민츠버그 #HenryMintzberg #마이클포터 #MichaelPorter #개리해멀 #GaryHamel #전술 #tactic #책략 #ploy #카잔의기적 #MiracleOfKazan #DOandDON'Ts #후발주자 #불리

괴리(乖離): 서로 어그러져 동떨어짐.

전략과 다리

경영 전략과 치과 운영에 대한 고찰에 앞서 이미 존재하는 괴리들을 미리 인지해야만 그 간극(space)에 적합한 다리를 놓을 수 있다.

첫째, 이론과 실제 사이의 괴리. 경영 전략의 대가 또는 구루(guru)로 손꼽히는 헨리 민츠버그(Henry Mintzberg), 마이클 포터(Michael Porter), 개리 해멀(Gary Hamel) 등의 대표 저서들에 실린 유명한 이론들이라 할지라도, 그것을 막상 실행했을 때 가시적이면서 즉각적인 성과 또는 개선을 이끌어낼 수 있다고 보장할 수 있는 사람은 없다. 심지어 앞서 언급한 3명 역시 본인들의 이론이 모든 상황에서 효과를 발휘한다고 장담할 수는 없을 것이다.

둘째, 경영학과 치과 병의원 경영 실무 사이의 괴리. 경영학은 조직행동론, 경영(기업) 전략, 회계, 금융재무, 마케팅, 영업, 물류, 경제학, 법학, 생산관리, 서비스운영관리, 구매, 품질경영, 기술경영, 녹색경영, 사회학, 심리학, 수학 등 기업의 문제를 해결하기 위해 다양한 학문을 융합시킨 응용과학이다. 경영학의 존재의의가 '기업을 경영하는 과정에서 기반이 되는 지식을 제공함'에 있기에 경영학이 가정(상정)하는 기업은 2차 산업 또는 3차 산업에 속하는(재화 또는 서비스)를 생산하는 통상적인 회사이다. 업태는 의료업, 종목은 치과에 해당하는 치과 병의원만을 위한 경영학 또는 경영 전략을 가르쳐주는 사상가는 거의 찾기 힘들다. 즉, 경영학 자체가 일반 기업들을 전제한 상황에서 확립된 학문이기에 특화된 의료 서비스를 제공하는 사업체인 치과 병의원의 경영 실무에 직접 대입하는 데는 다소 어려움이 따른다.

셋째, 보편성과 특수성. 우리는 현재 '대한민국 개원 치과 병의원 도합 2만호 시대'를 코앞에 두고 있다. 2만 개소에 가까운 치과들의 '개원 지역과 형태(인적·물적 구성)'는 실로 다양하다. 그중에서도 가장 흔한 형태인 '원장 1인과 직원 5인 내외의 인적구성'을 갖춘 치과의 생존에 도움이 될 만한 전략·전술에 초점 맞춰 기술할 예정이다. 여기까지는 치과 경영 전략의 보편성을 고려한 내용이다. 다음으로 개원 지역에 따라 전략의 특수성이 발생한다. 즉, 서울특별시(대도시), 천안시(중소도시), 금산군(시골) 등 치과가 자리 잡은 지역에 따라 활용 가능한(효과적인) 전략들은 차이를 보인다.

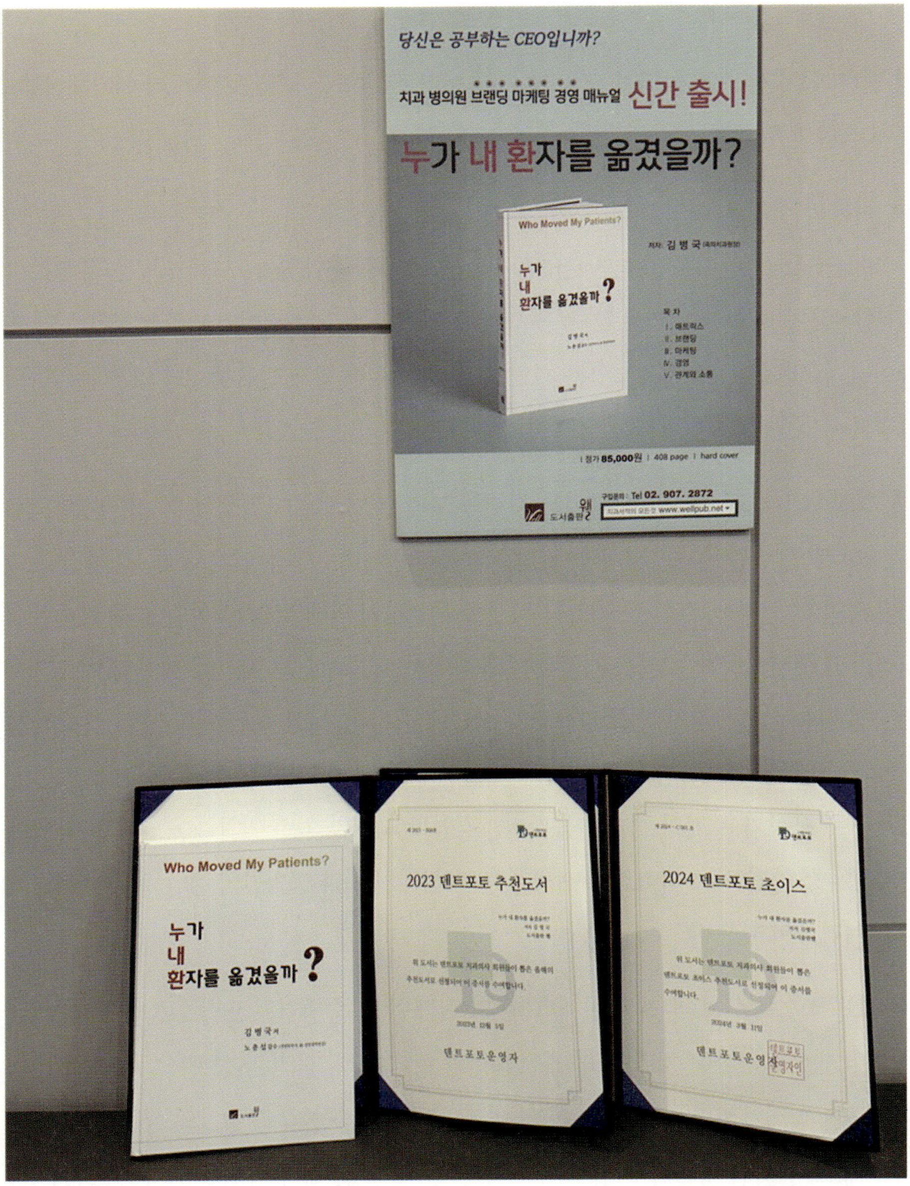

〈서울개원과 공동개원을 만류하는 내용을 담은《누가 내 환자를 옮겼을까?》〉

2023년 7월 15일에 출간된 이후, 탁월한 안목을 갖춘 독자님들 덕분에 '2023 덴트포토 추천도서', '2024 덴트포토 초이스'에 연이어 선정되는 과분한 영예를 누렸다. 마음 깊이 감사드린다.

꼬리에 꼬리를 무는 이야기

<'원장 1인과 직원 5인 내외 치과' 위주로 전략을 구상하는 이유>

대형 치과는 어떻게든 살아남는다. 이와 관련해서는 저자의 전작(前作)인《누가 내 환자를 옮겼을까?》에서 '란체스터 법칙', '빅(BIG)3 법칙' 등을 근거로 자세히 기술한 바 있다. 소형 치과 원장들이 대형 치과 원장들을 걱정하는 것은 '숙자재용(노숙자가 삼성 이재용 회장을 걱정하는 형국을 표현한 사자성어 전혀 쓸모없는 일이라는 뜻-저자 주)'이나 다름없다. 실제로 경쟁 지역에서 규모 기준 1위를 자랑하는 치과가 망하는 경우는 없다. 실제 실력(임상 능력, 치료 결과의 질 등)과는 무관하게 '해당 지역에서 가장 큰 치과'라는 타이틀 하나만으로도 누릴 수 있는 후광효과는 상당하다. 단, 규모가 커질수록 업무효율과 수익성은 줄어든다. 이러한 단점들은 극명하다. 이에 대해서는 그 누구보다 공동개원한 치과의 원장들이 절감하고 있는 동시에 잘 알고 있다. 그럼에도 불구하고 그들이 공동개원을 유지하는 이유는 뭐냐고? 크게 두 가지다. 첫째, 공동개원 시 장점·강점이 단점·약점에 비해 크다고 판단하기 때문이다. 이해하기 쉽게 바꿔서 이야기하자면 공동개원 시 월 수익이 밖에 나가 단독개원 시 월 수익을 상회한다고 판단하고 있기 때문이다. 재밌는 진실 하나는 공동개원한 치과의사들 중 에이스(가장 높은 매출과 수익을 올리는 원장)는 십중팔구 그룹에서 이탈하기 마련이다. 에이스 입장에서는 단독 개원 시 수익이 공동개원 시 수익보다 훨씬 더 높다고 판단하기 때문이다. 둘째, 공동개원 그룹에서 단독 이탈 시 투자한 비용을 온전히 보전받기 어려운 상황이기 때문이다. 이는 공동개원 시 맺은 계약과 연관이 있다.

개인적으로 공동개원과 서울(대도시)개원은 도시락을 싸들고 다니면서라도 말리자'는 철학을 가지고 있다. 공동개원의 끝판왕(만화 <드래곤볼>의 등장인물인 프리저의 변신 최종단계)이라 할 수 있는 대형치과가 활용할 수 있는 전략에 대해서는 하고픈 말이 많지 않다. 서울(대도시)개원 치과의 경우 전략 운신의 폭이 매우 좁다. 권투에서 체급이 더 높고 기술이 더 뛰어난 상대에게 사용할 수 있는 전략은 거의 없는 것과 마찬가지다. 앞으로의 서술 방향을 정리하자면, 소형 치과 위주의 전략들을 기술하되 상황에 따라 중대형 치과들이나 특정 입지에 개원한 치과들이 활용할 수 있는 전략들을 MSG처럼 섞을 예정이다.

당신에게는 전략이 필요하다

정작 본인들은 모르고 있을 수도 있지만 경영 전략을 꼭 필요로 하는 치과 원장들은 다음과 같다.

1) 후발 주자

선발 주자들이 유리한 고지를 선점하고 있는 상황에서 뒤늦게 해당 지역에 개원한 후발 주자들은 반드시 개원 전에 생존을 위한 경영 전략들을 마련해야 한다. 그렇지 않으면 3년 이내에 또 다시 페이닥터로 돌아가거나 본인의 고향(기혼자라면 배우자의 고향)에 두 번째 개원을 준비하게 될지도 모른다.

의과에 비해 비급여 진료들의 비중이 높은 치과 특성상 전환 비용(switching cost)이 높다. 이는 환자들이 웬만해서는(치과 원장과 서로 멱살을 잡고 싸우거나 육두문자를 내뱉는 언쟁을 벌이지 않는 이상) 다니던 치과에 다닐 가능성이 높다는 것을 의미한다. 먼저 개원한 치과들은 충성 고객들을 다수 확보하고 있는 반면 늦게 개원한 치과들은 충성 고객이 0(zero)인 상태에서 본인만의 팬들을 새로 확보해야 하는 이런 상황에서 전략 없이 들이대는 것은 폐업을 자초하는 행위다.

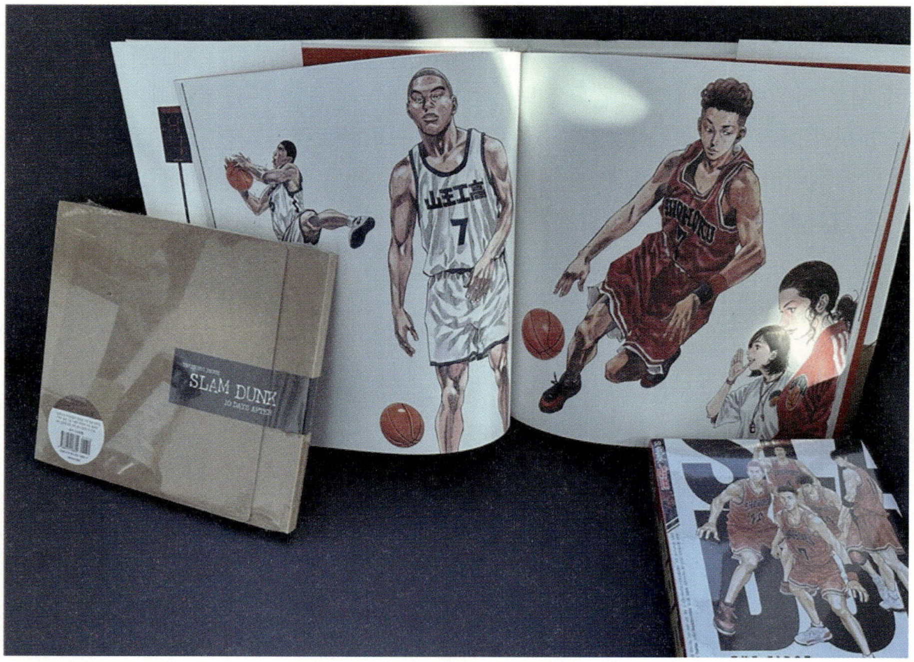

《슬램덩크》 관련 서적들〉 사진: 김병국

스포츠에서 둘 중 객관적 전력이 더 강한 팀을 탑독(top dog), 더 약한 팀을 언더독(underdog)이라 한다. 《슬램덩크》에서 산왕공고는 탑독, 북산고는 언더독이다. 언더독이 탑독을 상대할 때 전략(특히 변칙작전) 없이 밋밋하게 경기에 임하면 물 흐르듯 자연스럽게 패하게 된다. 이것은 축구, 농구, 야구, 배구 등 종목을 가리지 않는다.

최정예 특수부대 출신 예비역들이 팀을 이뤄 각 부대의 명예를 걸고 싸우는 밀리터리 서바이벌 프로그램 <강철부대> 시즌1에서 전략·전술의 중요성을 보여준 장면이 하나 있었다. 진흙탕 속 타이어 격투 미션을 수행하는 중 박준우(트로트가수 '박군')가 본인보다 체중이 많이 나가면서 힘도 더 센 상대인 김상욱에게 승리하기 위해 특별한 비책 사용했다. 바로 반동(bounce) 활용하기! 단순히 줄다리기처럼 타이어를 잡고 당기는 것이 아니라 타이어를 위, 아래로 움직여 김상욱의 무게 중심을 흔들었다.

위와 같이 책략이 빛을 발한 것은 '카잔의 기적(Miracle of Kazan)' 때도 마찬가지였다. 2018년 6월 27일, 러시아 카잔의 아크 바르스 아레나에서 열린 2018 FIFA 월드컵 러시아 본선 조별리그 F조의 마지막 경기인 대한민국과 독일의 경기가 열렸다. 경기 직전, 대한민국은 이미 2패로 16강 진출 가능성이 사실상 0에 수렴하는 상황이었던 반면 독일은 1승1패로 대한민국만 잡으면 가볍게 16강에 진출하는 상황이었다. 당시 독일대표팀은 자타공인 세계 최강팀의 위용을 자랑했다. 전 대회인 2014 브라질 월드컵 우승은 물론이고 2017 FIFA 컨페더레이션스컵 우승, 2018 러시아 월드컵 유럽 예선 10전 전승으로 1위로 본선 진출 확정, 2018년 FIFA 랭킹 1위의 주인공이 바로 당시의 독일이었다. 이런 엄청난 팀을 우리 한국대표님이 잡았다. 그것도 2대0으로! '카잔의 기적'을 탄생시킨 삼총사는 조현우, 김영권, 손흥민이었다. 조현우는 신들린 선방(super saves)을 수십 차례 선보이며 독일의 점수를 0으로 묶었다. 김영권은 정규시간을 넘긴 후반 연장 3분(93분)에 독일 골문 앞 혼전 상황에서 흘러나온 성층권으로 펴 올리지 않고 침착하게 밀어 넣으며 우리 팀에 첫 골을 선물했다. 경기 종료가 임박한 상황에서 다급해진 독일 골키퍼 노이어는 무리하게 공격에 가담하지만 우리나라 주세종에게 공을 빼앗기고 만다. 주세종은 지체 없이 최전방에 있던 손흥민에게 마켓컬리 새벽 배송 버금가는 택배 패스를 전달했다. 이후 손흥민은 노이어가 자리를 비운 독일 골문 안으로 축구공을 배달하며 배송을 마무리했다. 만약 한국대표팀이 아무 전략 없이 평범하게 독일대표팀과 중원(mid field) 싸움을 했더라면 세계 최정상급 기량을 갖춘 독일 선수들에게 자연스럽게 밀리면서 세 골에서 다섯 골 정도 헌납했을 것이다. '철벽 수비와 역습'이라는 전략이 주효했다.

결국 언더독이 승리하기 위해서는 전략이 반드시 필요하다. 즉, 안정된 판을 흔들어서 탑독으로부터 야금야금 포인트를 빼앗아와야 한다. 마치 어린 시절의 '땅 따먹기' 게임처럼.

꼬리에 꼬리를 무는 이야기

〈제약이 많을수록 후발주자가 불리하다!〉

제약이 많을수록 후발주자가 불리하다! 이것은 신규 원장들이 반드시 기억해야 할 사항이다. 한 지역 분회에서 사전에 의결된 '치과 간판 점등 금지, 현수막·전단지·물티슈 등을 활용한 홍보 금지 등' 여러 제약 조건들을 신규 회원(원장)들에게까지 강권한다고 가정해보자. 모두가 자중하는 경쟁이니 공정하다 할 수 있을까? 절대 그렇지 않다. 곳간에 곡식을 충분히 쌓아둔 집과 곳간에 쌀이 한 톨도 없는 집이 동시에 굶기 시작하면 어느 쪽이 먼저 나가떨어질까? 답은 자명하다. 있는 집이 절대적으로 유리하다. 제약이 많을수록 이미 구환을 많이 확보한 기존 치과(선발·선두 주자)들이 절대적으로 유리하다.

2) 특별한 강점이 없는 치과의 원장

하드웨어(hardware)와 소프트웨어(software) 중 어느 쪽도 두드러지지 않은 치과의 원장에게는 전략이 꼭 필요하다. 즉, 규모 또는 실력 중 한 가지도 확실하게 갖추지 못했다면 자신만의 전략을 반드시 수립·실행해야 한다. 즉, 개원 지역에서 규모를 기준으로 세 손가락 안에 들지 못하거나('BIG3의 법칙') 특정 진료 분야(임플란트, 사랑니, 심미보철, 틀니, 레진 등)에서 지역 1위 또는 전국 최상위권의 실력과 명성을 갖추지 못했다면 해당 치과와 원장은 고전할 가능성이 매우 높다. 이런 상황에서는 경영 전략을 활용하여 주변 조건·상황들을 본인에게 유리하게 만들어야 경쟁에서 승리할 수 있다.

3) 정체 또는 도태되고 있는 치과의 원장

"닭이 먼저냐? 달걀이 먼저냐?"

"전략이 없어서 정체·도태되는 것이냐? 정체·도태되기에 전략이 필요한 것이냐?"

어느 쪽이 선행하든 해법은 동일하다. 적확(的確)한 전략을 수립·실행해야 위기에서 벗어나 도약할 수 있다. 즉, 전략은 반등의 발판이다. 물론 전략 수립 과정에서 문제의 원인을 진단하는 것은 필수적이다. 모든 질병(문제)들은 정확한 진단이 선행되어야 그에 적합한 치료계획이 수립될 수 있다.

앞으로 마주하게 될 지식의 파도(흐름) – 서술 방향

독자들이 마주하게 될 지식의 흐름은 다음과 같다.

첫째, 현재 두 분야(일반 기업 경영과 치과 경영) 모두에서 유용하고 가치 있는 경영 전략들을 함께 살펴볼 예정이다. 일반 기업 경영에서 실제로 실효성이 높다고 이미 판명된 전략들을 치과 경영에 접목·활용하는 것이 목표다. 단순히 유명하다고 해서 언급하지는 않을 예정이다. 치과 경영 전략의 총론 또는 일반론으로 볼 수 있다.

둘째, 개원을 준비하거나 치과를 운영하는 과정에서 도입(활용)을 고려해봄직한 전략·전술들을 독자 여러분들과 함께 확인하겠다.

03 치과 경영 전략 - 가장 이상적인 치과 규모는?

추천곡 **덩그러니** - 이수영

영감을 주는 한마디

> "18년 동안 아마존을 성공으로 이끈 3가지 큰 전략이 있다. 그것은 고객을 우선으로 생각하고, 발명하고, 인내하는 것이다."
>
> - 제프 베조스(Jeff Bezos)

[brain storming with hashtags]

#이상적 #치과 #규모 #치의 #수 #數 #numbers #소중대 #小中大 #소형 #중형 #대형 #스틱스강 #오르페우스 #Orpheus #에우리디케 #Eurydice #앨런피즈 #바바라피즈 #피즈부부 #부부작가 #남녀차이 #부부치과 #따로치과 #공동개원 #감정배제 #냉철한분석 #dry #superdry #빅3법칙 #잭디시세스 #JagdishSheth #라젠드라시소디어 #RajendraSisodia #차별화 #differentiation #가용성 #리스틱 #availability #heuristic #인지적구두쇠 #cognitive #miser #셸리테일러 #ShelleyTaylor #UCLA #심리학과 #수잔피스크 #SusanFiske #Princeton #psychology #밴드왜건효과 #bandwagon #effect #입소문마케팅 #바이럴마케팅 #비가역적 #불가역적 #irreversible #링겔만효과 #RingelmannEffect

치과의 규모에 따른 분류

편의상 상주하는 치의 수에 따라 치과를 다음과 같이 분류할 수 있다.

치과의 규모에 따른 분류

- ▶ 치의 1~2인 → 소형 치과
- ▶ 치의 3~5인 → 중형 치과
- ▶ 치의 6인 이상 → 대형 치과

출처: 《누가 내 환자를 옮겼을까?》 251쪽

최선(最先) – 1인 오너가 운영하는 중형 치과

1) 의의(意義)

최선 또는 가장 이상적인 치과 규모는 "중형"이다. 여기에는 전제조건이 하나 붙는다. 오너(owner)가 반드시 한 명이어야 한다. 정리하자면 "1인 오너가 운영하는 중형 치과"가 최선의 형태다.

2005년 개봉했던 영화 <아일랜드(The Island)> 중 스칼렛 요한슨(Scarlett Johansson)이 이완 맥그리거(Ewan McGregor)에게 이렇게 말하는 장면이 있다.

"See you in The Island!"

여기서 아일랜드가 극 중 인물들이 갈망하는 이상향(理想鄕)이듯 1인 오너가 운영하는 중형 치과는 대부분의 치의들이 꿈꾸는 치과의 형태이다. 최상위권 수능 응시자들이 꿈꾸는 서울 의대, 서울 법대(과거 학부가 존재하던 시절을 지칭함. 현재는 법학전문대학원으로 전환되었음.-저자 주)랄까.

2) 장점

① 높은 업무 효율과 수익성

페이닥터들이 노동·시간 집약적인 진료들을 맡는 사이에 오너(대표원장)는 고부가가치를 창출하는 진료에 집중할 수 있다. 원내 기공실을 운용 시 수익성, 편의성, 신속성 등의 동시 향상을 기대할 수 있다. 재료 대량 매입을 통해 구입 단가를 낮춰 '규모의 경제(생산량이 늘어남에 따라 평균 비용이 줄어드는 현상)'에서 오는 이득을 취할 수도 있다.

② 오너가 원하던 진료에 매진 가능

의사가 1명뿐인 치과에서는 근관(신경)치료부터 임플란트, 교정치료까지 모든 진료를 원장이 할 수밖에 없다. 하지만 중형 치과에서는 업무 분장을 통해 오너가 평소 희망하던 진료 영역에만 몰입할 수 있다.

③ 규모로 소구(어필) 가능

가수 케이윌[1](K.Will, 본명 김형수)의 노래 <오늘부터 1일> 중 '못생긴 애들 중에 내가 제일 잘 생긴 것 같대'라는 가사가 있다. 작고 고만고만한 치과들 사이에서는 중형 치과도 규모로 소구(訴求, appeal)할 수 있다. 이는 '호랑이 없는 골에 토끼가 왕 노릇 한다'는 우리나라 속담이나 '무호동중이[2]작호(無虎洞中狸作虎)'라는 고사성어(故事成語)와 일맥상통하는 부분이다. 모든 경쟁은 상대성을 가진다.

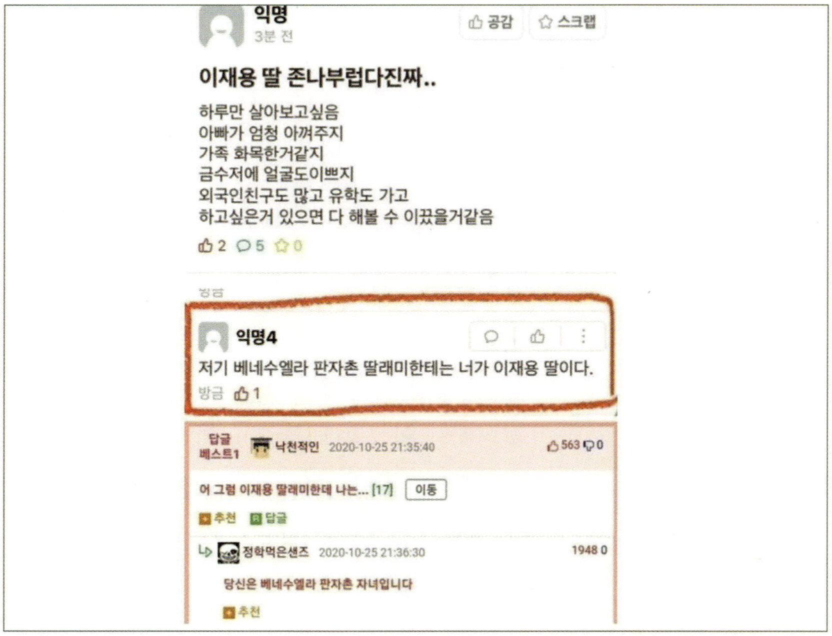

<상대성에 대한 통찰을 제공하는 "이재용 딸과 베네수엘라 판자촌 딸" 유머>

---

1) 가수 케이윌은 2017년 KBS '불후의 명곡-전설을 노래하다'에 출연하여 자신의 별명을 밝힌 바 있다. 그는 "팬들이 지어준 내 별명은 '뱀의 머리'다. 못생긴 애들 중 제일 잘 생겨서."라고 고백해 웃음을 자아냈다. 뒤이어 케이윌은 "못생긴 애는 누구냐"는 질문에 김태우, 윤민수 등을 직접 언급해 한 번 더 주변의 웃음을 이끌어냈다.

2) 이(狸): 이리, 삵, 너구리

3) 단점

① 직원 구인·관리 어려움

직원(치위생사·치기공사·서비스 코디네이터 등)들을 구인·관리하는 것이 참 어렵다. 페이닥터들을 구인·관리하는 것은 더욱 더 어렵다. 페이닥터들의 경우, 실력·경력이 쌓이면 으레[3] 개원하러 나간다. 이는 직원들, 특히 페이닥터들의 재계약 시점 가까워질수록 오너의 걱정과 근심은 깊어지는 주요 원인이다.

② 돌이킬 수 없음(irreversible)

병원을 확장하면 이를 돌이킬 수 없다. 그리스 신화 중 스틱스(Styx)[4] 강을 건너는 것과 같다. 혼자 병원을 운영할 때보다 더 큰 면적을 임차하고, 더 많은 기자재를 도입(구입)하고, 더 많은 직원들을 고용하면 다시 돌이키는 것은 불가능에 가깝다(되돌리기 위해서는 엄청나게 큰 매몰비용을 감수해야하기 때문에). 치과를 확장하는 것은 배수진(背水陣)[5]을 치는 것과 같다. 후퇴는 할 수 없고 오직 전진(유지 또는 대형으로 확장)만 할 수 있다.

경영학에 'stuck in the middle'이라는 용어가 있다. 마이클 포터가 생명력을 불어넣은 말이다. 그는 중간에 갇혀 이도 저도 아닌(어찌할 바를 모르는) 상황을 해당 용어로 표현했다. 페이닥터들이 모두 그만두고 치위생사·치기공사·서비스 코디네이터 등 직원 15명 내외에 의사라고는 오너 원장 1명만 '덩그러니' 남겨진 중형 치과의 상황은 그야말로 'stuck in the middle', 진퇴양난(進退兩難) 그 자체다.

③ 더 큰 스트레스 상존

앞서 언급한 두 가지 단점으로 인해 중형 치과의 원장은 소형 치과를 운영할 때 발생하는 스트레스보다 더 큰 스트레스를 늘 안고 살 수밖에 없다. '가지 많은 나무에 바람 잘 날 없다'는 속담처럼 직원들이 많을수록, 치과의 규모가 클수록 오너 원장이 받는 스트레스는 커진다.

3) 두말할 것 없이 당연히, 틀림없이 언제나.

4) 그리스 신화에서 저승을 휘감고 흐르는 강.

5) 물을 등지는 형태의 군진. 사기와 훈련 정도가 낮아 군대가 와해 될 위험이 클 때 사용하는 '모 아니면 도'식의 도박성이 큰 전술.

꼬리에 꼬리를 무는 이야기

〈스틱스 강과 오르페우스(Orpheus)〉

신과 인간 사이에서 태어난 오르페우스(Orpheus)는 그리스 신화에 나오는 이들 가운데 가장 유명한 시인이자 음악가로 전해진다. 그는 특히 현악기의 일종인 리라를 다루는 솜씨가 탁월했는데, 그가 아폴론으로부터 선물 받은 황금 리라를 연주하면 초목도 감동을 받고 사나운 맹수들 역시 얌전해졌다고 한다. 나중에 아르고호 원정대에 참여해서는 리라 연주로 바다의 폭풍을 잠재우고, 괴조 세이레네스의 유혹하는 노래 소리를 제압하였다. 또 원정대가 목적지인 콜키스에 도착했을 때는 그가 리라 연주로 아레스의 숲을 지키는 용을 잠재운 덕분에 무사히 황금 양털을 손에 넣을 수 있었다는 설도 있다.

오르페우스는 숲의 요정 에우리디케(Eurydice)를 보고 첫눈에 반해 결혼했다. 그러나 슬픔 예감은 왜 틀린 적이 없나? 신혼의 단꿈도 잠시, 어느 날 들판으로 놀러 나간 에우리디케는 양치기 아리스타이오스(Aristaeus)의 끈질긴 구애를 피해 도망가다 그만 독사에게 복숭아뼈를 물려 죽게 된다.

견딜 수 없는 슬픔에 발버둥 치던 오르페우스는 마침내 저승 세계로 내려가 에우리디케를 데려오기로 결심한다. 그는 스틱스 강의 뱃사공 카론과 저승 문 입구를 지키는 머리 셋 달린 괴물 케르베로스(Kerberos)를 리라 연주와 노랫소리로 사로잡아 무사히 저승의 신이자 왕 하데스와 왕비 페르세포네 앞에 도달할 수 있었다.

하데스와 그의 아내 페르세포네는 오르페우스가 들려주는 천상의 소리에 감동해 에우리디케를 데려갈 수 있도록 허락했다. 단, 이승에 도달하기 전까지 오르페우스가 절대 에우리디케를 뒤돌아봐서는 안 된다는 조건을 붙였다. 오르페우스는 지상을 향해 열심히 올라갔다. 드디어 어두운 저승 세계를 거의 다 벗어났음을 알리는 이승의 빛이 희미하게 비쳤다. 빛을 보고 방심한 오르페우스는 에우리디케를 돌아보고야 말았다. 그 순간 에우리디케는 칠흑 같은 어둠 속으로 빨려 들어가 버렸다.

오르페우스는 다시금 지하로 내려가 하데스에게 사정해보려 했으나 저승 세계의 문은 두 번 다시 열리지 않았다. 홀로 고향에 돌아온 오르페우스는 실의에 빠져 아무것도 할 수 없었고, 죽음을 맞이하여 결국 그토록 그리던 에우리디케 곁으로 갔다.

차선 – 원장 1명 + 직원 5명 내외의 치과

1) 의의(意義)

대한민국 치과계에서 흔한 개원 형태이다. 근로기준법 상 '5인 미만 사업장'과 '5인 이상 사업장'에 준용되는 법적 기준의 차이로 인해 개원 초에는 흔히 2~4인의 직원들을 고용한다(직원 관리에 관한 세부적인 내용들을 추후 '직원 관리' 파트에서 기술 예정-저자 주). 그 이후 충원을 결단하는 것은 원장의 성향에 따라 갈린다.

2) 장점

① 높은 업무 효율

신속한 의사 결정이 가능하므로 업무 효율이 높다.

② 적은 스트레스

공동개원 시 발생하는 수익 배분 갈등, 의견 충돌, 다른 원장이 망친 케이스의 뒷수습 등으로 인한 스트레스가 없다. 원장의 스트레스는 직원 수에 비례하기에 직원 수가 적은 것 또한 스트레스 측면에서는 장점으로 작용한다고 볼 수 있다.

③ 쉬운 턴어라운드(turn around)

경영학에서 '턴어라운드'란 조직개혁과 경영혁신을 통해 실적이 개선되는 것을 의미한다. '턴어라운드'는 넓은 의미의 기업회생을 뜻한다. 여기에는 구조조정(Structural Regulation)과 리스트럭처링(Restructuring), 리엔지니어링(Reengineering) 등이 포함된다.

중·대형 치과들에 비해 원장 1인이 운영하는 소형 치과는 팬데믹[6](pandemic), 강력한 경쟁 치과의 출현 등 여러 요인들로 인해 치과의 매출·수익 등 경영 지표들이 추락할 때 조직개혁과 경영혁신을 통해 반등을 꾀하기 쉽다. 축구에서 리오넬 메시(Lionel Messi) 같이 키 작은 선수들이 갖고 있는 몇 안 되는 신체적 장점들 중 하나가 회전 반경이 짧다는 것이다. 작은 선수들은 큰 선수들에 비해 훨씬 더 좁은 공간만 있어도 방향을 바꿔 슛을 때리거나 드리블 할 수 있다. 더 적은 시간이 소요되는 것은 물론이다.

6) 코로나바이러스-19(COVID-19)와 같이 사람들이 면역력을 갖고 있지 않은 질병이 전 세계로 전염·확산되는 현상.

④ 불경기 시 적은 충격파

고정비용이 상대적으로 적기 때문에 불경기 시 부담 또한 적다.

3) 단점

① 과중한 업무량

진료는 물론 행정업무, 치과 관련 대금 결제, 기타 잡일 등 치과 내(內) 거의 모든 일(A to Z)을 손수 해야만 한다.

② 휴식 부족

'주 6일' 근무하는 경우, 토요일 근무시간이 아무리 짧더라도 마음 편히 쉴 수 있는 날은 일주일에 단 하루뿐이다. 휴식이 부족할수록 스트레스는 커지고 번아웃(burnout) 가능성은 높아진다.

③ 상대적으로 낮은 선호도

급여(보험) 임플란트 환자들의 경우 '같은 값이라면 규모가 큰 치과에서 심자'는 생각을 갖고 있는 경우가 꽤 흔하다. 일반 대중들은 '만65세 이상 급여 임플란트 2개' 혜택을 일종의 바우처(voucher)로 인식하는 경향이 있다.

④ 진료 영역의 한계

교정치료 등 특정 진료 분야에서 한계에 봉착한다.

⑤ 자본력의 한계

고가(高價) 장비 구입이 어렵다.

⑥ 성장의 한계

성장 한계(유리천장)가 존재한다.

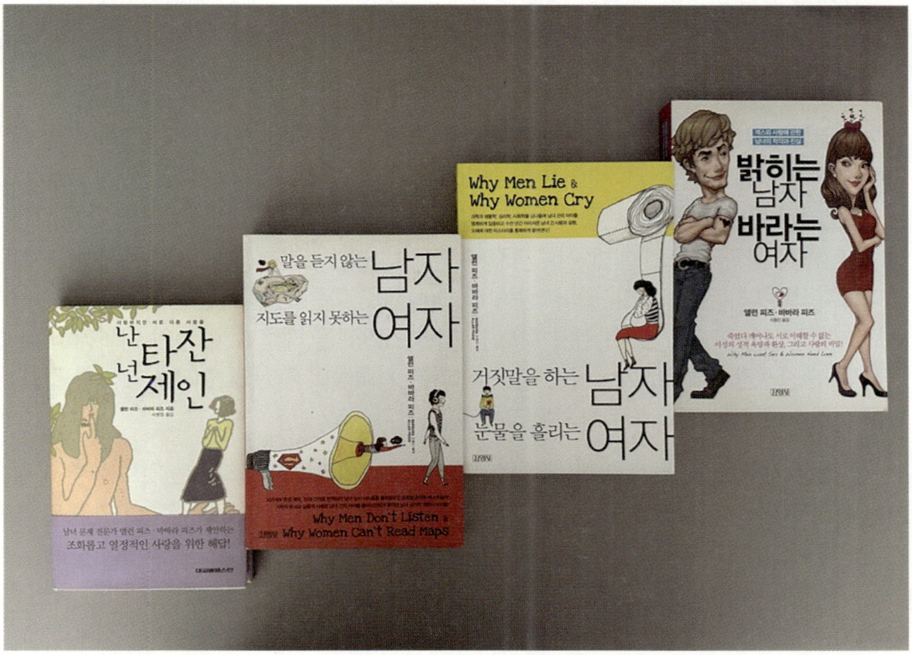

<〈앨런 피즈·바바라 피즈 작가 부부의 남녀 차이와 관계에 관한 책들〉

네 권이나 되는 책들을 쓴 사실만 보더라도 남녀 차이와 관계가 얼마나 복잡·오묘한지 유추할 수 있다.

꼬리에 꼬리를 무는 이야기

<부부치과 보다 '따로'치과>

치과의사의 부부의 경우 함께 개원·근무하는 쪽보다 '따로' 개원·근무하는 편이 여러모로 더 낫다고 생각한다. 부부가 따로 개원했을 때의 장점은 다음과 같다.

① **신환 확보 유리함**: 개원한 곳을 중심으로 일정한 반경 내에서 영향을 미치고 환자를 끌어들이는 치과 특성상 치의 두 명이 한 곳에 있는 것보다 거리를 두고 각자 개원하는 쪽이 더 많은 신환을 확보할 수 있다.

② **의뢰 받기 유리함**: 2013년 QTV에서 방송된 <순위 정하는 여자>는 프로그램 촬영 중 순발력 좋기로 유명한 연예인 신동엽이 도발적인 발언으로 주목을 받았던 적이 있다. 그는 "흑인에게 한 번 간 여자는 절대 돌아오지 않는다"는 발언을 해 스튜디오를 발칵 뒤집었다. 대한민국 치과계에도 "일반 진료까지 수행(커버)하는 교정치과에 의뢰한 환자는 절대 돌아오지 않는다"라는 속설이 있다. 한쪽이 교정 진료, 다른 한쪽이 일반 진료를 하는 시스템의 부부치과는 '의뢰(refer) 환자 확보'를 기준으로 봤을 때 따로 개원한 치과에 비해 하루하루, 순간순간 손해를 보는 있는 셈이다. 다른 치의들이 자신의 환자를 빼앗길 것을 우려한 나머지 환자를 거의 의뢰하지 않고 있으니까.

③ **높은 업무 효율**: 특정 의제(agenda)들이 존재할 때 둘이 협의하는 것보다 혼자 결정하는 쪽이 훨씬 더 빠르고 효율적이다. 부부치과의 경우, 치과 업무와 관련하여 의견 일치 또는 원만한 합의가 이루어지지 않을 경우, 부부싸움으로까지 발전할 가능성이 상존(尙存)한다. 부부가 함께 근무하는 경우 의사 결정 과정에서 배제되었다고 생각하는 쪽(더 화난 쪽)이 묵언(黙言) 신공(神功), 퇴근할 때 혼자 먼저 귀가하기 신공 등을 사용하는 경우가 있다. 이러한 공격을 받는 쪽은 굉장히 난감해지며 극심한 압박감 하에 놓이게 된다.

꼬리에 꼬리를 무는 이야기

④ **위기(risk) 관리**: 불경기, 팬데믹, 구인난, 이혼 등을 치과 안팎의 나쁜 상황들을 고려할 때 따로 개원하는 편이 위기에 빠르게 대응할 수 있다. 이미 한 차례 이상 이혼을 경험한 치과의사들의 전언(傳言)에 따르면 '결혼의 결합력은 사람들이 생각하는 것보다 약하다'고 한다. 부부가 함께 개원하여 근무하다 이혼할 경우 다음 사항들에 대한 정리가 필요하다. 첫째, 누가 남고 누가 떠날 것인가? 둘째, 치과 내 지분을 환산한 금액(떠나는 이에게 남는 이가 얼마를 지불할 것인가?). 셋째, 향후 환자 진료 및 관리[7]. 넷째, 기타 등등.

⑤ **스트레스 완화**: 2022년 5월 16일부터 매주 월요일 밤 10시 45분에 방영되는 MBC <오은영 리포트 - 결혼 지옥>은 부부들의 위태로운 일상을 관찰하고, 그들이 스튜디오에 직접 출연, 정신건강의학과 전문의 오은영 박사에게 그간 말 못한 고민을 털어놓고 해법을 찾아가는 리얼리티 공감 토크 프로그램이다. 같은 일에 종사하느라 24시간 내내 함께 하는 부부들이 꽤나 자주 고민 상담을 위해 출연한다. '코로나바이러스감염증-19(COVID-19)'이라는 팬데믹의 긴 터널을 지나는 동안 우리는 전염(contagion)으로 인한 피해를 최소화하기 위해 사회적 거리두기(social distancing)에 매진(邁進)했다. 부부, 가족, 절친 등 아무리 가까운 사이라도 서로간의 적정거리를 유지하는 것이 스트레스를 줄이고 행복한 관계를 유지하는 지름길(첩경)이다. 적당한 물리적·시간적 거리는 갈등, 싸움, 전쟁을 막아주는 완충 지대(緩衝地帶, buffer zone)이기에 모든 관계에서 필수적이다.

추천되지 않는 형태 - '대형'치과를 '공동'개원하는 경우

0) 양해를 구하는 글

본론에 앞서 이미 공동개원(부부치과 포함) 중인 정파(正派) 치과의사 동료들의 성공, 화합, 번영을 진심으로 기원한다. 이하의 내용들은 경영학적 측면에서 객관적(감정을 배제한 dry한-저자 주) 분석임을 미리 밝힌다. 너른 마음으로 양해해주시길 부탁드린다.

7) 이혼 전까지 과목 또는 영역을 세분화하여 진료했던 경우 떠나는 치의가 맡았던 파트는 공중에 붕 뜨게 된다. 예를 들어 치의 부부 중 한쪽이 수술, 다른 한쪽이 보철을 담당했던 경우 수술을 담당했던 치의가 떠나게 되면 치과 입장에서는 향후 임플란트, 매복 사랑니 발치 등 수술과 연관된 진료를 예전과 동일한 속도로 진행하는 것이 불가능해진다. 풀타임 또는 파트타임 페이닥터를 고용하는 경우, 추가 비용이 발생할뿐더러 부부가 협진할 때의 performance를 기대하기 어렵다. 둘 중 한 명이 교정 진료를 담당했다면 상황은 극도로 복잡하다. 이혼 후 남겨진 치의가 치과를 어렵게 운영하다 결국 양도 또는 폐업하는 사례도 적지 않다.

1) 의의(意義)

1980년대까지는 단독개원이 대세였다. 당시 치과의사 수(數)는 지금과 비교할 수 없을 정도로 적었다. 1979년에 개교한 부산·원광·전남·전북치대와 1980년에 개교한 단국치대가 졸업생을 배출하기 시작한 시점이 1980년대 중반이기 때문이다(1993년에 개교한 정원 40명의 강릉원주치대의 1회 졸업생 배출은 한참 뒤의 일이다).

1990년대부터 2000년대 초반까지는 바야흐로 '공동개원 전성시대'였다. 이때는 치과의사들이 '공동개원의 시너지효과[8)](synergy effect)를 발견하고 이에 매료되었던 시기였다. 공동개원한 치과들이 주목을 받으며 각 지역의 선두로 치고 나갔다. 서울특별시나 부산을 비롯한 광역시의 경우 공동출자한 오너 10명에 페이닥터 10명(치의 20명 내외)이면 해당 지역의 '빅3(규모를 기준으로 세 손가락 안에 드는 것-저자 주)'로 주목 받기에 부족함이 없었다. 중소도시의 경우 그 절반 규모(오너 5명에 페이닥터 5명으로 구성된 치의 10명 내외)면 충분했다.

공동개원은 늘 갈등의 씨앗을 품고 있다. 그 시작과 끝이 판이(判異)[9)]하기 때문이다. 시작은 도원결의(桃園結義)인데 끝은 상호반목(相互反目)이다. 시작은 호감인데 끝은 혐오다. 시작은 감정적인데 끝은 이성적이다. 시작은 즉흥적인데 끝은 계획적이다.

앞서 방점을 '공동'에 찍었다. 여기에는 특별한 이유가 존재한다. 대형치과를 혼자 개원하는 것, 즉 대형치과의 오너가 한 사람인 경우 '공동'개원에 비해 장점은 더 많고, 단점은 더 적다. 하지만 치의 한 명이 빈손으로 시작해(수백억 원을 증여받지 않고) 대전의 P치과[10)], 대구의 D치과(창립자는 몇 해 전에 作故[작고]-저자 주)와 같은 대형 치과를 일구어내는 것은 이제 힘든 시대가 되었다. 전설의 시대, 낭만의 시대는 지나갔다.

'만약 수백억 원을 증여받아서 혼자 초대형 치과를 개원하는 이가 있으면요?'라는 질문을 던지는 이가 있을 수도 있겠다. '그렇게 막대한 자본을 무한경쟁, 불안정한 직원 수급, 불확실한 미래, 끊임없는 진상들 등 많은 스트레스 요인들이 상존하는 의료업(업태는 의료업, 종목은 치과)에 투자하는 것은 현명한 선택이 아니다'라고 답해주고 싶다. 축약하자면 '그 큰돈을 현 시점에서 치과에 투자

8) 두 개 이상의 요소들이 서로 상호 작용을 하여 발생한 효과를 의미하는 것으로, 이 요소들의 합하여진 효과가 개별 요소들의 합보다 큰 효과를 발생시키는 현상을 말한다(출처:국립국어원). 그리스어인 'Syn-ergo(함께 일하다)'에서 유래된 단어인 시너지(Synergy)는 개별 요소들이 서로 적응하여 통합되어 가는 과정을 뜻한다. 1+1=2가 아닌 1+1=3 또는 그 이상의 효과를 내는 상황이 시너지효과의 예이다.

9) 너무나도 다르기

10) 치과 창립자인 손외수 원장님은 모교인 원광치대에 거액의 발전기금을 기탁했고 이에 원광치대는 제2치의학관을 설립하며 대강당을 "손외수홀(Hall)"로 이름지었다.

하는 이는 바보·멍청이다'라 할 수 있다. 치과보다 훨씬 더 안정적이고 수익성이 좋은 동시에 스트레스가 좋은 투자처는 널려 있기 때문이다. 현재 대한민국 치과는 핏빛 레드오션이다.

꼬리에 꼬리를 무는 이야기

<빅3 법칙>

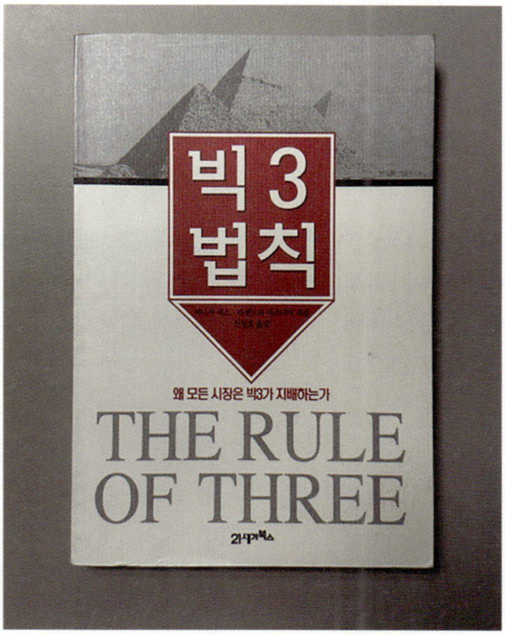

<빅3 법칙(The Rule Of Three)> 사진: 김병국

빅3 법칙

한국 방송국 빅3는 KBS, MBC, SBS다. 한국 명문대 빅3는 서울대, 연세대, 고려대다. 한국 햄버거 시장의 빅3는 롯데리아, 맥도날드, 버거킹이다. 미국으로 눈을 돌려도 상황은 흡사하다. 미국 자동차 시장의 빅3는 제너럴모터스(GM), 포드, 크라이슬러다. 미국 방송업계의 빅3는 NBC, ABC, CBS다. 글로벌 스포츠 브랜드 빅3는 나이키, 아디다스 언더아머다.

이 책의 공저자인 잭디시 세스(Jagdish Sheth)와 라젠드라 시소디어(Rajendra Sisodia)는 시장이 성숙화되면 각 산업 분야별로 빅3 기업들이 시장의 70~90%를 장악한다는 경험 법칙을 찾아내어 '빅3 법칙(The rule of three)'이라 불렀다.

국문판 325쪽의 적지 않은 지면을 통해 저자들이 전하고자 하는 핵심 메시지는 "제너럴리스트(generalist) 빅3 또는 스페셜리스트(specialist)가 되지 못한 이들의 남은 운명은 실패자 혹은 패배자(losers)가 되는 것 뿐"이라는 것이다.

꼬리에 꼬리를 무는 이야기

거대한 자본을 투자하여 규모 측면에서 특정(개원) 지역의 빅3가 되는 것은 실현 가능성이 낮고(누구나 통장에 수백 억 원을 쌓아놓고 살지는 않음), 위험부담이 크며(대형 치과 본연의 risk), 상시(常時) 불안정성을 내포하고 있다. 특히나 빅3 중 3위는 늘 그 지위를 위협받는다. '내가 1·2위까지 되지는 못하더라도 3위 저놈만 제치면 새로운 빅3로 급부상할 수 있다'는 생각을 가진 경쟁자들이 부지기수(不知其數)다. 게다가 하드웨어에 대한 투자(예를 들면 병원 증축 또는 최신 구강스캐너 구입 등)는 경쟁자들이 가장 따라 하기 쉬운 차별화 방법이라는 것은 이미 널리 알려진 사실이다[11].

이런 각박한 현실 속에서 '어찌합니까? 어떻게 할까요?'라고 묻는 치의들이 많을 것으로 예상한다. 저자들이 제시한 생존 전략에 따르면 우리 치의들은 스페셜리스트가 되어야만 한다. 이 때 '스페셜리스트'란 전문의를 의미하는 것이 아니라 '틈새시장(niche market)을 장악한 대체불가능한(irreplaceable) 존재'를 의미한다.

다음 질문은 당연히 '어떻게(How)?'될 것이라 예상한다. 그 해법은 '차별화(differentiation)'이다. '차별화'라는 단어를 풀어서 설명하자면 '(경쟁자들과)차이를 만드는(격차를 벌리는) 것'이다. 현재 무한경쟁 중인 대한민국 치과계에서 스페셜리스트가 되기 위해서 치의는 반드시 스스로를 차별화해야 한다.

차별화

차별화는 두 경로(2 track)로 진행되어야 한다. 실질적(substantial) 차별화와 인식적·관념적(perceptual) 차별화. 신주섭 원장님의 프렙(preparation), 첫째, 실질적 차별화는 재화 및 서비스 차원에서 경쟁자들에 비해 우위를 점하는 것이다. 조상호 원장님의 레진, 이근용 원장님의 치근면 피개술(root coverage) 등을 연상하면 쉽게 이해가 되리라 믿는다. 인식적·관념적 차별화는 고객들의 인식 속에 '다름'을 인식시키는 것이다. 인식적·관념적 차별화를 위한 가장 중요한 원칙은 '가장 우수한 점 하나만 지속적으로 강조하는 것'이다. 대중들은 절대로 두 가지 특징을 동시에 기억하지 못한다. 차별화의 최종 목표는 포지셔닝이다. 고객의 인식 속에서 특정 카테고리의 1등, 절대강자, 첫 번째 선택으로 자리매김하는 것이다. 뒤집어 이야기하자면 포지셔닝을 위한 결정적 수단이자 무기가 바로 차별화다.

빅3법칙은 치과 시장에서도 유효하다

빅3법칙은 치과 시장에서도 유효하다. 이러한 현상은 가용성 휴리스틱(availability heuristic)과 밴드왜건효과(bandwagon effect)라는 두 가지 편향(bias) 때문에 발생한다.

11) 속칭 "장비빨"은 경쟁자들이 따라 하기 가장 쉬운 차별화다.

꼬리에 꼬리를 무는 이야기

빅3에게 유리하게 작용하는 가용성 휴리스틱

가용성 휴리스틱을 설명하기에 앞서 휴리스틱의 뜻을 살펴보자. 휴리스틱이란 '발견하다(to find)'는 뜻을 가진 그리스어 'heutiskein'에서 파생된 단어로 직관, 어림감정, 어림짐작, 경험법칙, 직관적 판단, 쉬운 발견법, 경험에 의한 추측 등을 뜻한다. 이처럼 휴리스틱이란 논리적 추론을 거치지 않은 사고의 과정 및 결과를 의미한다. 긴 시간과 많은 노력을 들여 깊게 생각하는 것을 싫어하는 인지적 구두쇠(cognitive miser)[12]들이 주로 사용한다. 휴리스틱을 세분화하자면 닻 내림과 조정(anchoring and adjustment), 가용성 휴리스틱, 대표성 휴리스틱(representativeness heuristic), 감정 휴리스틱(affective heuristic)로 나눌 수 있다.

가용성 휴리스틱이란 객관적이고 정확한 자료 또는 통계에 근거하지 않고 뇌에서 쉽게 꺼내 쓸 수 있는(접할 수 있는) 정보 또는 사례를 기반으로 섣불리 판단해버리는 편향의 일종이다. 리차드 탈러(Richard Thaler)와 캐스 선스타인(Cass Sunstein)은 자신들이 공저한 세계적 베스트셀러 《넛지(Nudge)》를 통해 '가용성'이라는 용어를 '입수 가능성'이라는 말로 대체하고 있다. 사실 '가용성'이라는 용어는 저명한 행동경제학자인 대니얼 카너먼(Daniel Kahneman)이 즐겨쓰는 단어다. '가용성'은 '특정 정보를 떠올리기거나 활용하기 쉽다'는 사실에 초점을 맞춘 단어인 반면 '입수 가능성'은 '특정 매체(특히 언론)를 통해 또는 시기적으로 최근에(인간은 최근에 접한 정보를 과거에 접한 정보에 비해 잘 기억하고 가중치를 두는 편향을 가지고 있음-저자 주) 입수한 정보'라는 사실을 강조하는 용어다. 강조하는 바는 다르지만 뜻은 같다.

가용성 휴리스틱은 환자가 치료받을 치과를 탐색하는 과정에서 대형 치과에서 유리한 방향으로 작동한다. 예를 들어 홍길동이라는 성인 남성이 퇴근 후 집에서 삼겹살을 먹다 실수로 오도독뼈(오돌뼈[13])를 씹은 직후 치통을 느낀다면 '치과를 가야겠다'는 생각을 본능적으로 하게 될 것이다. 이때 홍길동이 원래 다니던 치과가 따로 없는 사람이라면 온·오프라인을 총동원하여 내원할 치과 후보군을 3곳 내외로 압축할 것이다. 규모가 클수록 평소 대중들에게 더 빈번하게 노출되기 때문에 환자들은 규모가 큰 치과들을 쉽고 빠르게 떠올리는 경향이 있다.

12) '인지적 구두쇠 이론'은 1984년 미국 UCLA의 셸리 테일러 교수와 프린스턴대 수잔 피스크 교수가 공동으로 발표한 내용으로, 사람들은 최대한 간단하고 두뇌의 에너지를 적게 쓰는 방식으로 문제를 해결한다는 것을 골자로 한다. 이는 현대인들의 깊게 생각하기 싫어하는 성향을 나타내는 용어다. 마치 구두쇠가 돈을 절약하듯이 사람은 '생각'을 아낀다는 뜻이다. 우리가 정확한 판단을 내리기 위해서는 모든 정보를 탐색하고 수집하고 추론하고 결정하는 과정 등을 거쳐야 하지만, 상당수 사람들은 생각하고 판단하는 데 있어 과도한 에너지나 자원을 사용하는 것을 원치 않는다. 즉, 이러한 과정들을 번거롭게 생각하기 때문에 쉬운 방법으로 대충 가볍게 판단을 내리는 경우가 많다는 것이다.
이에 인지적 구두쇠 이론은 사회 전반에서 발견되는 사람들의 비이성적인 결정을 설명하는 데 자주 활용된다. 특히 인지적 구두쇠 행위의 대표적인 예로 편견, 편향, 고정관념 등을 들 수 있습니다.

13) 오돌뼈: '오도독뼈'의 비표준어.

꼬리에 꼬리를 무는 이야기

빅3에게 유리하게 작용하는 밴드왜건효과

밴드왜건효과란 유행에 따라 상품을 구입하는 소비 현상을 뜻하는 경제 용어로, 곡예나 퍼레이드의 맨 앞에서 행렬을 선도하는 악대차(樂隊車), 즉 밴드왜건이 사람들의 관심을 끄는 효과를 내는 데에서 유래한다. 특정 상품에 대한 어떤 사람의 수요가 다른 사람들의 수요에 의해 영향을 받는 현상으로, 편승효과라고도 한다.

미국의 하비 라이벤스타인(Harvey Leibenstein)이 1950년에 발표한 네트워크효과(network effect)의 일종으로, 서부개척시대의 역마차 밴드왜건에서 힌트를 얻은 것이다. 밴드왜건은 악대를 선두에 세우고 다니는 운송수단으로 요란한 음악을 연주하여 사람들을 모았으며, 금광이 발견되었다는 소식을 들으면 많은 사람들을 이끌고 몰려갔다. 이(齒) 또는 잇몸에 문제가 발생했을 때 사람들은 대부분 가장 먼저 주변 지인들에게 "어느 치과 다녀?"라고 묻는 경향이 있다. '치과의 규모'와 '환자 수'는 비례한다는 가정 하에 앞선 질문에 대한 답변으로 해당 지역에서 규모가 큰 치과들의 이름이 자주 나올 수밖에 없다. "빅(BIG) 치과 다닌다고? 나도 거기 한 번 가볼까?"라는 반응이 자연스럽게 도출된다. 밴드왜건효과가 규모가 큰 치과들에게 유리하게 작용하는 것이다.

밴드왜건효과는 '친구 따라 강남 간다'는 속담처럼 결국 유행에 동조함으로써 타인들과의 관계에서 소외되지 않으려는 비이성적인 심리에서 비롯된다. 미시경제학적 측면에서 분석했을 때 밴드왜건효과는 수요와 선호의 상호작용으로 나타난다. 이런 상호작용은 경제학의 기본 법칙인 수요와 공급의 법칙(소비자의 구매결정은 가격과 개인적 선호에 의해 결정)을 왜곡한다. 가상화폐시장, 주식시장, 부동산시장 등의 거품형성과 붕괴 현상도 밴드왜건효과로 설명할 수 있다.

일반 대중들은 어느 치과의사가 진료를 잘하는지 전혀 모른다. 즉, 일반 의료 소비자들에게는 치과 진료의 결과, 퀄리티(quality)를 평가할 수 있는 능력이 없다. 질(質)을 평가할 수 없는 상황에서 치과의 잠재 고객들은 결국 양(量)을 판단기준으로 삼는 경우가 비일비재(非一非再)하다. 소비자들은 치료 받을 치과를 결정하는 과정에서 결국 주변 지인들의 영향을 받을 수밖에 없다. 즉, 실제로 환자들 중에는 지인 따라 치과 다니는 이들이 적지 않다. 치과 소비자들 입장에서는 밴드왜건효과를 피하기 쉽지 않다. 이를 의료서비스 생산자(치과의사) 입장에서 역이용하는 것이 바로 '입소문(바이럴) 마케팅'이다.

2) 장점

① 신환 확보(모객, 募客)에 유리함

큰 규모로 인한 높은 인지도 덕분에 소형, 중형 치과들에 비해 신환을 확보하기 유리하다. 이를 통해 알 수 있는 중요한 사실 하나는 '대형치과는 본질적으로 신환 확보가 유리하다는 장점을 통해 수익률(收益率, earning rate)이 낮다는 단점을 커버하는 시스템'이라는 것이다.

② 전략 운용의 폭이 넓다.

소형·중형 치과들에 비해 압도적인 인적·물적 자원을 바탕으로 진료 및 진료 외적인 영역에서 어떤 전략이든 시도할 수 있다. 대형치과는 토·일요일 전일(8시간 또는 그 이상) 진료, 365일 진료, 프로야구팀 협찬 및 프로야구장 내 광고, 버스·택시·지하철 등 대중교통수단을 활용한 광고, 유튜브 채널 운용[14] 등 큰 투자(재원)를 요하는 경영 전략들을 능히 시도할 여력을 갖고 있다.

③ 위험부담 분산

대마불사(大馬不死, Too big to die). 대형 치과가 망하는 것은 소형 치과가 망하는 것보다 훨씬 더 어렵다. 전략적인 관점에서 냉정하게 이야기하자면, 실력이 다소 부족한 의사가 착한 동료들과의 좋은 유대 관계를 기반으로 대형 치과에 오너로 참여하면 따로 개원했을 때보다 높은 안정성과 높은 수익(급여)이라는 두 마리 토끼를 동시에 잡을 수 있다. 이 같은 행운을 잡은 주인공은 본인이 몸담은 대형 치과의 오너들의 화합(파트너십이 깨지지 않도록)에 열과 성을 다해야 한다. 대형 치과의 최대 수혜자는 본인이기 때문이다. 뒤집어 이야기하자면, 대형 치과의 에이스(최고 실력자이자 최고 매출 기록자)는 늘 희생을 감내(재능을 기부하고 수익을 나눔)하고 있다.

④ 시간 여유

의사가 여러 명이기 때문에 돌아가면서 쉴 수 있다. 특히 안식년(安息年)은 꿀 중의 꿀이다(최고로 달콤하고 좋다는 뜻-저자 주). 하지만 기억하라. 안식년 직후(본인의 안식년을 챙겨 먹고) 조직을 떠나는 사례가 비일비재하다.

⑤ 잡일로부터의 자유로움

14) '소형 치과도 원장 혼자 유튜브 채널을 운용할 수 있지 않나?'라고 생각하면 오산(誤算)이다. 5분 또는 10분 내외의 짧은 동영상이라도 절대로 뚝딱 만들어지는 법은 없다. 하나의 영상물을 위해서는 각본(스토리 구축), 대본, 촬영, 편집이라는 과정이 필요하며 이는 굉장히 노동·시간 집약적이다. 혼자 치과를 운영하는 원장이 혼자 10분짜리 유튜브 콘텐츠를 만들기 위해서는 그날의 수면을 포기해야할지도 모른다. 다음날 진료의 질은 바닥으로 추락할 것이 뻔하다.

재무, 노무, 행정, 경영 관련 전문 인력 고용 시 잡일로부터의 자유롭다.

⑥ 전문성 강화

진료과목 별 전문의들을 확보·배치하여 전문성 강화할 수 있다. 그러나 의사들이 각자의 전문 과목 진료에 매진하지 않고 각개전투를 할 경우(각 팀 별로 A to Z, GI부터 임플란트까지 싹 다 하는 일반진료 시행 시) 해당 대형치과에게 이러한 장점은 없다.

3) 단점

① 경영의 비효율성

막대한 고정비용으로 인해 수익성 측면에서 소형·중형 치과들에 비해 불리하다. 또한, 링겔만 효과[15]로 인해 조직의 규모가 클수록 직원들의 업무 효율 또한 불량하다. 대형 치과는 결국 이러한 경영의 비효율성을 '높은 모객 능력'이라는 큰 장점으로 커버하는 시스템이다.

② 횡령·배임

조직이 비대해지면 누가 뭘 빼가도 절대 알 수 없다. 종종 '규모가 엄청나게 커서 매출이 엄청나게 높으면 일정 부분 횡령·배임이 발생해도 용인할 수 있는 거 아니에요?'라는 반문을 던지는 이들이 종종 있다. 기생충을 갖고 있는 이가 영양학적으로 건강할 가능성은 극히 낮다. 또한 급발진 자동차 또는 '핸들이 고장 난 8톤 트럭'은 이동수단이 아니라 도로 위의 흉기다.

③ 위기에 취약

팬데믹, 불경기 등이 1년 이상 지속 시 버틸 수 있는 대형 치과는 많지 않다. 대형 치과의는 COVID-19이 맹위를 떨치던 시절처럼 '오전에 2명, 오후에 3명'을 진료해서는 버틸 수 없는 수익 구조를 가지고 있다.

④ 중형 치과들의 단점들과 동일한 단점들(직원 구인·관리 어려움, 돌이킬 수 없음)을 가지고 있다. 심지어 더 크고, 더 치명적, 더 스트레스풀(stressful)하다.

---

15) 집단 속에 참여하는 사람의 수가 늘어갈수록 성과에 대한 1인당 공헌도가 오히려 떨어지는 집단적 심리현상을 말한다. 독일 심리학자 링겔만이 집단 내 개인 공헌도를 측정하기 위해 줄다리기 실험을 했는데 그 결과, 참가자가 늘수록 한 사람이 내는 힘의 크기가 줄어드는 것으로 나타났다. 즉, 1대1 게임에서 1명이 내는 힘을 100으로 가정할 때, 2명이 참가하면 93, 3명일 때는 85, 8명일 때는 49로 떨어진 것이다. 이러한 효과를 심리학자 링겔만의 이름을 따 링겔만효과라 부른다. 조직 속에서 개인의 가치를 발견하지 못할 때, 여러 명 중 단지 한 명에 지나지 않는다는 생각이 링겔만효과로 나타난다고 추측된다. (출처: 시사경제용어사전, 2017. 11., 기획재정부)

⑤ 수익 배분 시 불만·갈등

대형 치과와 관련된 재밌는 사실 하나는 원장들이 각자 '본인의 기여도가 높다'고 생각한다는 점이다. 이는 수익 배분과 관련하여 갈등의 씨앗으로 작용한다. 이와 관련하여 춘천 예치과 김동석·송호용 원장님이 공저한《성공병원의 비밀노트》에 아주 유익한 교훈이 담겨 있다. '원장들은 각자의 배우자에게 병원과 관련된 사항들을 일절 전하지 않는다'는 룰(rule)을 작동시키는 것이다. 이 작은 약속(규정)만으로도 갈등을 원천 봉쇄할 수 있다.

비의료인 배우자들은 치의학(齒醫學)과 치과에 대해 아는 것이 거의 없다(They know nothing about dentistry and dental clinic). 그들은 사실 여부와 무관하게(사실무근) 본인들의 배우자가 뛰어난 치과의사이자 대형 치과 내의 에이스라고 막연히 생각하는 경향이 있다.

(교정 진료를 하지 못하는 배우자에게) "오빠, 내 친구 아름이 교정치료 하고 싶다는데 오빠가 좀 해주면 안 돼? 학생 때 다 배우고 나오는 거 아니야?"

(아래 사랑니가 하악 하연과 동일한 높이에 존재하는 상황에서) "오빠, 결혼 전에 다른 치과에서 엑스레이 찍어봤는데 내 아래 사랑니가 좀 많이 깊은 곳에 있다고 들었어. 오빠가 좀 빼주면 안 돼?"

위의 발언들에서 유추할 수 있듯이 치과의사의 비의료인 배우자는 본인들의 남편 또는 아내의 역량을 객관적으로 파악할 수 없다. 그렇기 때문에 "오빠 같은 에이스가 대형 치과 공동 개원해서 우리가 손해 보고 있는 거 아니야? 오빠, 그냥 나가서 따로 차리자!"라는 발언은 갈등을 조장하는 불쏘시개이자 요람을 흔드는 손이다. 그 자체로 백해무익(百害無益)하다.

⑥ 느리고 복잡한 의사 결정(decision making)

치과의사들 중 대부분은 학력과 무관하게 '본인이 세상에서 가장 똑똑하다'는 근거 없는 자신감에 휩싸여 있다. 그렇기 때문에 의견 충돌 상황에서 가뭄에 콩 나듯 양보한다. 즉, 거의 양보하지 않는다.

⑦ 퇴사 또는 청산 시 초기 투자금 대비 환수액 적음

결론 - 반드시 기억해야할 것들

1) '1인 오너가 운영하는 중형 치과'가 가장 이상적인 규모이다. 단, 비가역적(irreversible)임을 반드시 기억해야 한다(NEVER GO BACK).

2) 치과는 '혼자 하는 게' 의외로 차선책이다. 혼자 진료·경영하면 몸은 힘들어도 마음은 편하다.

3) 시대가 바뀌었다. 전설의 시대, 낭만의 시대는 지나갔다. 자력(自力)으로 대형 치과의 유일한 오너가 되는 것은 현 시점에는 불가능에 가깝다. '만약 치의의 부자가 엄청난 재력가라서 수백 억 원을 치과에 투자하여 자신의 자식을 1인 오너에 등극시킨다면?'이라는 질문을 하는 독자가 있을지도 모르겠다. 통찰력을 가진 부자 부모는 이미 레드오션이자 위험부담이 큰 치과에서 그렇게 큰돈을 투자하지 않을 것이라 확신한다. 부자들은 그렇게 어리석지 않다. 아울러 수백억, 수천억 자산가의 자식이 치과대학(치전원)에 진학하는 것부터가 넌센스다. 치과의사는 대표적인 3D 업종이자 단명(短命)하는 직종이기 때문이다.

4) 대형 치과의 경우 모객과 관련해서는 시너지 효과, 업무 효율과 수익률 관련해서는 링겔만 효과가 발휘된다.

04 전략 이전의 전략 그리고 시간

추천곡 Love Yourself by Justin Bieber

영감을 주는 한마디

" 모든 일이 당신 뜻대로 흘러가지 않을 때면 이 말을 기억하라. 비행기는 바람을 가르며 이륙하는 것이지, 바람에 의지하며 날아오르는 것이 아니다. "

- 헨리 포드(Henry Ford)

[brain storming with hashtags]

#전략 #strategy #스트라테고스 #strategos #스트라테게마톤 #strategematon #그리스 # 쟁 #중장보병대 #팔랑크스 #phalanx #레욱트라전투 #테베 #필승전술 #사선대형 #시간쪼개기 #시간차공격 #진료시간 #time #shift #일주기리듬 #CradianRhythm #스스로를구원하라 #save #yourself #워런버핏 #WarrenBuffett #투자원칙 #두가지 #치과원장 #경영원칙 #두가지

경영 전략 이전의 전략

오늘날 경영 전략은 회계, 금융·재무, 마케팅, 인사 등과 함께 경영학의 중요한 부분을 차지하고 있다. 하지만 그 역사를 들여다보면 전략이 경영의 일부로 인식되기 시작한 것은 제2차 세계대전 이후이다. 즉, 경영 전략의 역사는 아직 한 세기(100년)이 채 되지 않은 셈이다.

전략(strategy)이라는 단어의 형태적 어원은 '군사 지도자'라는 의미를 가진 고대(기원전 5세기) 그리스어 스트라테고스(strategos)다. 의미적 어원은 '군대의 전략·전술 또는 지휘법'이라는 뜻을 가진 로마어 스트라테게마톤(strategematon)[1)] 이다. 어원에서 유추할 수 있듯이 전략은 경영학에 편입되기 수천 년 전부터 이미 전장(戰場, battleground)에 존재했다.

1) 이 단어는 기원전 1세기 경 로마제국의 프론티누스가 쓴 책 《스트라테게마톤(strategematon)》의 이름에서 유래되었다.

그리스 전쟁의 부대 배치와 운용

고대 그리스의 전쟁은 중장보병대(팔랑크스, phalanx)의 정렬과 배치로 시작한다. 이들이 전력과 전략의 핵심이기 때문이다. 전통적으로 부대의 우익(오른쪽 날개, 대형 중 우측에 위치한 부대)은 전진하고 좌익은 수비한다. 그리스군은 오른손에 무기, 왼손에 방패를 들고 자신의 왼쪽 반만 가린다. 몸의 우측 절반을 지켜주는 것은 오른쪽 동료의 방패다. 이러다 보니 오른쪽 사람 쪽으로 자연스레 의지하게 되기 때문에 대형이 전방으로 평행이동하지 못하고 오른쪽으로 치우친 채로 전진하게 된다. 이로 인해 우익은 적의 좌익과 정면이 아니라 약간 비스듬한 방향으로 충돌하게 되었다. 이 과정에서 우익은 자연스레 적 좌익의 측면을 감싸게 된다. 승부의 관건은 어느 쪽이 보다 더 빠르게 날개 모양으로 적의 측면을 감싸며 좌익 대형을 더 먼저 파괴하느냐에 달려있다. 우군 다수 대 적군 소수의 대치 상황을 유도하여 적에게 단위 시간 당 많은 타격을 가함으로써 승리를 쟁취한다는 기본 원리 차원에서 이순신 장군의 학익진(鶴翼陣), 스타크래프트의 '쌈 싸먹기'와 본질적으로 유사하다.

강(强) 대 강 대격돌

부모님이 군인 또는 경찰이었던 탓에 어린 시절 자주 전학을 다녀야만 했던 남자 독자들은 필시 공감할 것이다. 전학 직후 싸움을 피하는 것은 매우 어렵다는 사실을. 전학생 입장에서 기존 강자를 제압하든, 그 힘에 굴복하든 힘겨루기는 필연이다. 남자들의 세계는 서열 정리 후에야 평화가 찾아온다.

남자 대 남자 사이의 주먹다짐처럼 국가 대 국가 사이의 전쟁은 갈등이 가장 극단적 형태로 표출된 것이다. 모든 싸움과 전쟁의 본질은 '일어날 사건은 반드시 일어나고야 만다'는 것이다. 사실 명분은 갖다 붙이기 나름인 것이다. 싸움 또는 전쟁을 갈망하는 쪽은 없는 명분을 만들어서(조작해서)라도 사건을 일으키고야 만다. 1·2차 세계대전이 모두 그런 식으로 발발했다.

기원전 431년부터 기원전 404년까지 아테네 주도의 델로스 동맹과 스파르타 주도의 펠로폰네소스 동맹이 그리스의 패권을 두고 크게 한 판 붙었다. 이 격돌이 바로 펠로폰네소스 전쟁이다. 결과는 펠로폰네소스 동맹의 승리로 막을 내렸고 그리스는 쇠락의 길을, 스파르타는 번영의 길을 걸었다. 이후 코린토스 전쟁을 통해 아테네, 코린토스, 테베, 아르고스 등 반(反) 스파르타 동맹은 역전을 시도했지만 스파르타와 그 동맹국들(펠로폰네소스 동맹)에 의해 다시금 저지당하고 만다.

"끝날 때까지 끝난 게 아니다(It ain't over 'til it's over)."라는 요기 베라(Lawrence Peter "Yogi" Berra)[2)]의 말처럼 갈등은 완전히 해소되지 않는 이상 호시탐탐 수면 위로 올라올 기회를 엿보고 있다. 반(反) 스파르타 세력들은 테베(Thebes)를 중심으로 뭉쳐 기원전 378년부터 또 스타르타와 벌였다. 이것이 바로 보이오티아 전쟁(테베 전쟁)이다. 이 전쟁은 기원전 371년 7월 6일 그 유명한 레욱트라 전투(Battle of Leuctra)를 하이트라이트로 마무리된다.

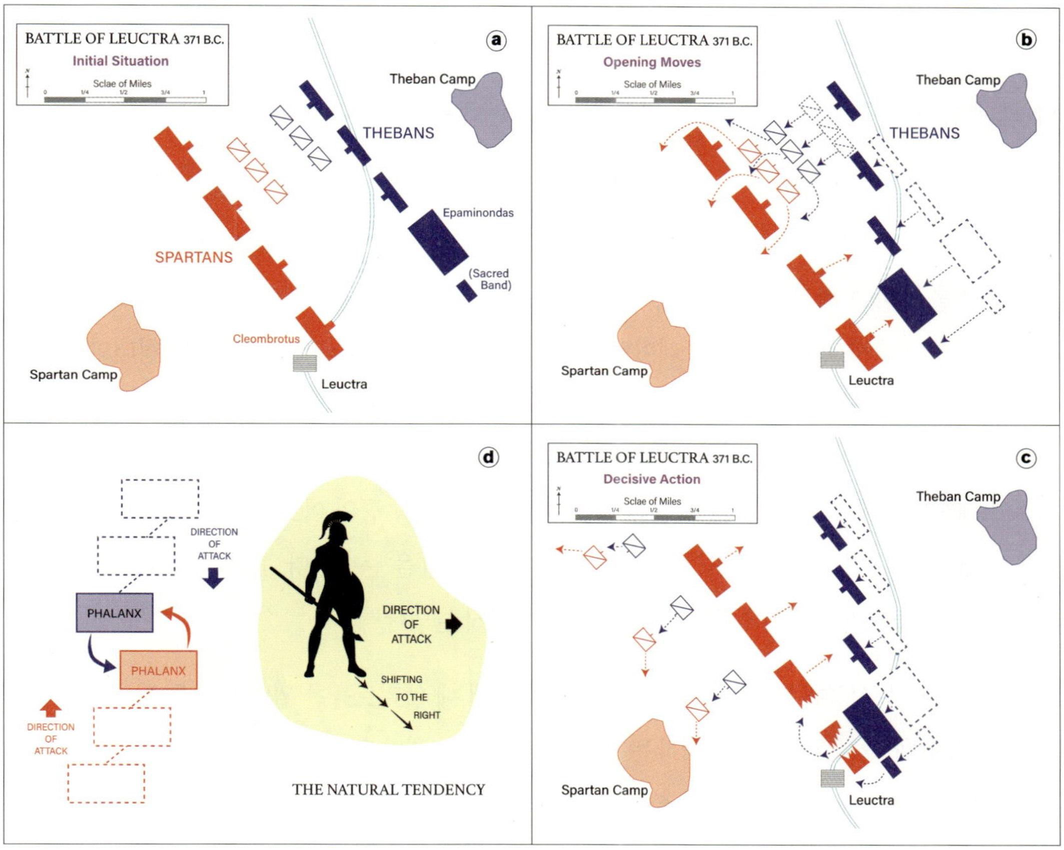

〈레욱트라 전투〉

레욱트라 전투와 필승 전술

기원전 371년, 테베는 보이오티아 동맹(Boeotian League)의 재건을 선언하고 연맹의 집정관인 '보이오타르크' 7인을 뽑아 중부 그리스에 영향력을 끼치기 시작했다. 하지만 당시 전 그리스의 패자(霸者)이자 펠로폰네소스 동맹의 맹주였던 스파르타는 이를 반대했고, 보이오티아 대표 에파미

2) 미국 프로야구 메이저리그 뉴욕 양키즈의 전설적인 선수

논다스에게 보이오티아 대표가 아닌 테베 대표라고 할 것이 아니면 조약에 서명하지 말라며 강하게 나온다. 테베의 총사령관 에파미논다스는 애초에 스파르타의 의견을 들을 마음이 없었을 것이다. 스파르타 역시 상대측이 받아들이기 힘든 제안을 함으로써 무력 충돌을 위한 군불을 지폈다. 마침 중부 그리스까지 영향력을 넓히고 싶었던 스파르타는 상대의 거절 소식을 접하자마자 테베로 번개같이 진군하여 요새를 점령하고 군함을 노획한 후, 레욱트라로 진군한다.

객관적 전력은 스파르타 동맹군의 우위였다. 중장보병, 경보병 전력은 압도적으로 우세했고 기병 전력은 비슷한 수준이었다. 하지만 전투의 결과는 객관적 전력과 세인(世人)들의 예상을 뒤엎었다. 테베 동맹군이 승리한 것이다. 이 대역전극에는 테베의 총사령관 에파미논다스의 세 가지 전술이 크게 기여했다.

첫째, 좌익 극단적 강화. 앞서 설명했듯이 당시 전투는 우익에 최정예 중장보병을 배치한 다음 상대의 좌익을 얼마나 빠르게 분쇄하느냐에 따라 승패가 갈렸다. 즉, 권투에서 양 선수 모두 오른손잡이인 상황에서 서로 라이트 스트레이트 펀치(right straight punch)를 교환하는 형태와 유사하다. 현대 축구에서 공격과 수비 역할에 따라 선수들의 포지션을 정하듯 고대 그리스 전투에서 우익은 공격, 좌익은 수비를 맡는다는 것이 당시 통념이었다. 하지만 테베 총사령관 에파미논다스는 현 시점에 대한민국에서 모기업 하이브(대표 방시혁)와 법적 공방 중인 어도어 엔터테인먼트의 민희진 전(前) 대표가 첫 번째 기자회견에서 뱉었던 말처럼 '맞대결'을 준비했다. 12열 종열 대형의 스파르타 동맹군 우익에 맞서 테베 동맹군은 좌익을 50열까지 늘렸다.

둘째, 정예군 '신성대'를 별도로 활용했다. 당시 군대 내 엘리트들은 일반 병사들 사이에 배치하여 전투 상황에서 지휘·감독·독려하는 역할을 수행하는 것이 일반적이었다. '참깨 빵 위에 순 쇠고기 패티 두 장, 특별한 소스, 양상추, 치즈, 피클, 양파까지'라는 가사를 가진 맥도날드 햄버거 송(song)에서 식감을 향상시켜주는 양상추 역할을 엘리트 군인들은 대형 안에서 수행하고 있었다. 하지만 레욱트라 전투에서 에파미논다스는 '신성대'라는 명칭의 최정예부대 300명을 좌익 앞에 별도로 편성하고 그 앞에 기병을 추가로 배치했다. 신성대는 기병들과 함께 레욱트라 전투 중 테베 동맹군 좌익 50열의 인해전술을 버티고 버티다 스파르타 동맹군 우측 12열의 대형이 무너지는 순간 쏜살같이 튀어나가 적진을 휘저으며 승기를 가져왔다.

셋째, 사선대형(斜線隊形). 에파미논다스는 '극단적으로 강화된 좌익과 그로 인해 약화된 우익'이라는 약점을 해결하기 위해 '사선대형'이라는 전술을 창안해냈다. 전군이 좌우측 부대와 횡렬을 맞추며 동일한 속도로 진군하는 것이 아니라 좌익은 빠르게, 우익은 천천히 진군토록 명령했다.

그 결과 전체적인 대형이 수평이 아니라 비스듬한 형태(사선)가 된다. 이는 전력의 핵심인 좌익이 앞서서 전진하게 함으로써, 테베의 좌익이 스파르타의 우익을 공격하는 동안 상대적으로 약한 테베의 우익이 적의 좌익과 마주치는 시간을 최대한 늦추려는 묘책이었다. 레욱트라 전투는 사선대형이 세상에 처음 등장한 선투였다. 그리고 그 결과는 대성공이었다. 에파미논다스와 테베 동맹군은 모두가 패배를 예상한 전투에서 대승·완승·압승을 거두었다. 이 전투의 결과 테베는 보이오티아 전쟁을 승리로 이끌며 그리스의 새로운 맹주로 급부상했다. 반면 스파르타는 힘을 잃고 그리스를 대표하는 도시 국가에서 별 볼 일 없는 약소국으로 몰락했다. 레욱트라 전투는 그리스의 힘의 균형을 영구히 바꾸어 놓은 중요한 일전이었다.

<테베의 필승 전술>

1 좌익 극단적 강화 (50열) - 선택과 집중, 차별화
2 신성대 (정예군, 특공대)
3 사선대형 - 4차원 전술, 시간을 쪼갠다(시간차 공격)

시간에 관한 고민들

레욱트라 전투를 통해 우리는 에파미논다스가 사선대형을 활용한 시간차 공격과 수비로 전장에 시간이라는 4차원적 변수를 화두로 던진 사실을 확인했다. 전술의 기초적 원리는 적군은 쪼개지고 나뉘게끔 유도하고 아군은 집중하여 강타하는 것이다. 규모에서 열세라도 집중적 운용을 통해 객관적으로 열세인 쪽도 승리를 거둘 수 있다.

나는 4년 동안 페이닥터로 근무하면서 '환자가 많은(몰리는) 시간대와 환자가 적은 시간대가 따로 있나?'라는 의구심을 해소하기 위해 노력했다. 내 진료일정표뿐만 아니라 직장 내 다른 의사들의 진료일정표, 단톡방(단체 카카오톡 방)을 통해 타 지역 다른 치과의사들의 진료일정표들을 장기간에 걸쳐 비교·분석한 결과 다음과 같은 결론에 도달했다.

첫째, 월요일 오전은 신환이 가장 많이 내원하는 시간대다. 치아, 입, 턱, 얼굴 부위에 통증 또는 불편감이 하필 대부분의 치과가 문을 닫는 토요일 오후부터 일요일 사이에 발생한 환자들이 주말 내내 진통제로 버티다 찾아오는 경우가 대부분이다. 치과 매출과 경영을 걱정한다면 절대로 월요일

오전에 휴진해서는 안 된다. 또 다른 관점에서 기술하자면 일요일 진료를 하지 않는 치과의 대기실이 월요일 오전부터 휑하다는 것은 그 자체로 매우 강력한 위기 경보이다. 그 자체로 해당 치과의 매출과 경영(영업·모객·광고·홍보·PR 등)이 위태롭다는 강력한 메시지다.

둘째, 평일 야간과 토요일에는 꼭 그 시간대에만 내원 가능한 환자들이 온다(응급환자를 제외). 불량한 구강 상태를 보고 '왜 이제야 왔냐?'고 물으면 '그동안 바빠서 평일 낮 시간대에 내원하지 못했다. 오늘도 너무 아파서 온 거다. 이 시간대 밖에 치과 올 시간이 없다.'라고 마치 다들 약속이나 한 것처럼 답한다. 결론적으로 야간과 토요일은 환자 수요가 존재하는 시간대다.

셋째, 일요일 진료는 희소성이 있다. 토요일에 문을 여는 치과는 적지 않고 일요일에 문을 여는 치과는 많지 않다. 다시 말해, 대부분의 치과들은 월요일부터 토요일까지 문을 열고 일요일에는 문을 닫는다. 토요일 오후부터 일요일 사이에 치통이 발생하면 환자는 둘 중 하나를 골라야만 한다. 진통제를 먹고 월요일 아침까지 버티든지 일요일에도 진료를 하는 치과를 찾아가든지. 이러한 응급환자들뿐만 아니라 평일에는 내원하기 어려운 사정을 가진 환자들 또한 일요일에도 진료하는 치과를 찾는다. 그들에게는 일요일에 문을 여는 치과가 유일한 선택지이기 때문이다. 실제로 일요일에 진료하는 A원장은 "일요일에 진료하면 정말 환자를 원 없이 볼 수 있다. 예약환자들에 더해 신환들이 특히 많이 몰리는 날에는 몇 시간 동안 화장실 갈 시간도 없이 일하는 경우도 있다."고 말했다. 처음 개원한 치과가 잘 되지 않아 폐업 후 재차 개원하면서 일요일 진료를 시작한 B원장은 "일요일 진료를 한 이후로 경영에 숨통이 트이는 느낌이다. 일요일 하루 매출이 평일 이틀 치 매출을 상회할 때도 종종 있다. 이제는 일요일 진료를 하지 않으면 당장이라도 치과 매출이 곤두박질칠 것만 같다."[3]는 소회를 남겼다.

넷째, 수요일과 목요일은 환자들이 비교적 덜 찾아오는 요일이다. 특히 오전은 그러하다.

다섯째, 하루 중 오전보다는 오후에 환자들이 몰리는 경향이 있다. 따지고 보면 치과뿐만 아니라 타 병의원, 은행, 관공서 등을 오전에 자유롭게 드나들 수 있는 연령대와 직군은 제한적일 수밖에 없다. 여유 시간이 많은 노인들, 시간을 자유롭게 쓸 수 있는 자영업자들을 제외하면 오전에 치과 체어에 누울 수 있는 이들은 많지 않다. 중고교생들만 하더라도 학교 수업에 지장을 주지 않는 오후 늦은 시각에 조퇴를 하고 내원하거나 아예 토요일에 치과를 찾는 경우가 대부분이다.

3) 장소(개원 입지)에 관해 유사한 코멘트를 남긴 다른 원장도 있다. C원장은 "서울에서 망하고 처가 동네(지방)로 왔다. 처가 버프 덕분에 이제 좀 살 것 같다."고 말했다.

4) 평일 중 하루를 쉬는 치과들 중 대부분이 수요일 또는 목요일을 오프데이(off day)로 선택한다는 사실이 이를 뒷받침한다.

<핵심 정리> 시간에 관한 고민들

1 신환이 많은 시간대 → 월요일 오전, 평일 야간, 토 · 일요일

2 월요일 오전인데 대기실이 텅텅 비었다? → '당신의 치과 경영은 안녕하지 않다!'는 강력한 신호 → 특단의 조치가 필요하다!

3 환자들이 드문 시간대 → 수 · 목요일[4](특히 오전)

솔루션 제안

"예견된 위협은 더 이상 위협이 아니다(The predicted threat is no longer a threat)."이라는 격언이 있다. 앞서 함께 살펴본 치과 진료 시간에 관한 고민들 역시 파해법(破解法)이 존재하리라 믿는다. 의학적 문제(질병)가 정확한 진단(diagnosis)과 적절한 치료 계획(treatment plan) 앞에 해소되는 것처럼 말이다. 시간과 관련된 치과의사들의 고민들에 대해 다음의 솔루션들을 제안한다.

첫째, 혜택(benefit) 제공을 통한 진료 일정의 효율적 배분. 교정치과의 성수기는 학생들의 여름·겨울 방학과 일치한다. 인기 있는 교정치과의 경우 방학 때는 치과의 모든 구성원들이 화장실 갈 시간, 물 한 모금 마실 시간이 없을 정도로 바쁘다. 그야말로 문전성시(門前成市)를 이룬다. 반대로 교정치과의 비수기는 학기 중이다. 비수기는 성수기와 정반대로 지나치게 한가하다. 교정치과가 가장 바쁜 요일은 토요일, 평일 하루 중 가장 바쁜 시간대는 야간이다. 이러한 불균형을 해소하기 위해 일부 교정 치과에서는 환자가 적은 비수기, 평일, 낮에 내원하는 환자들에게 별도의 혜택을 제공한다. 비급여(비보험) 진료비를 일정 부분 배려해줌으로써 환자 쏠림 현상을 완화시키는 것이다. 일반 치과에서도 충분히 참고할만한 부분이다.

둘째, 인적 자원의 집중. 환자가 몰리는 시간대에 인적 자원(직원들) 집중적으로 배치하는 전략이다. 치과가 정신없이 바쁜 순간에는 정말 직원 한 명이 아쉽다. 바쁜 시간대에는 이미 사용된 기구들을 치우고 세척·정리해주는 파트타임(아르바이트) 직원 또는 치위생과 학생 한 명이 천군만마(千軍萬馬)와 같다. 자동세척기는 시간과 노동력을 아껴주는 동시에 직원들의 직무 피로도 낮춰 만족도는 높이고 이직률은 낮추는 효과를 발휘하므로 도입을 고려해봄직 하다.

셋째, 진료 시간 시프트(shift). 야구에서 수비 시에 각 타자에 맞춰서 수비하기 용이하도록 수비 위치를 조정하는 것을 '수비 시프트'라 한다. 진료 시간 역시 환자들의 수요와 수익성이 높은 시간대로 시프트 하는 것이 치과 경영에 큰 도움을 준다. 경영 3대 구루이자 경영 전략의 대가로 꼽히는 마

I 생존 전략

II 리더십

III 직원관리

이클 포터는 '돈을 몰리는(높은 매출과 수익을 올릴 수 있는) 산업은 따로 있다'는 견해를 피력한 바 있다. 수입(income)을 기준으로 전국 1등 구두닦이 또는 일용직 노동자가 전국 꼴등 변호사 또는 변리사를 앞서는 것은 불가능하다. 산업뿐만 아니라 시간대는 어떠할까? 시간대 역시 마찬가지다. 시간이라는 4차원적 요소의 빈틈을 쪼개고 들어감으로써 블루오션을 선점할 수 있다. 즉, 환자들의 수요가 높고(환자들이 몰리고), 경쟁이 적은 시간대가 분명히 존재한다.

꼬리에 꼬리를 무는 이야기

<진료 시간 시프트에 관한 고찰(考察)>

① 신규 개원 또는 리뉴얼(renewal), 리브랜딩(rebranding) 하는 치과들은 다음 둘 중 최소 한 가지 전략은 택하는 편이 생존 가능성을 높이고 경영 지표를 개선할 수 있다.

평일 5일 야간 진료: 근무시간 8시간(식사 및 휴게시간까지 포함하면 총 9시간)을 11~20시, 12~21시, 13~22시로 시프트(shift)[5], 실제로 일하는 시간은 8시간으로 동일

토·일요일 8시간 근무 (주휴일은 월~금 중 하루)

② 말 달리자

<말 달리자>는 밴드 크라잉넛(CRYING NUT)의 대표곡이다. 자가용(자차)을 갖지 못한 10대 또는 20대 시절, 여자친구를 집에 데려다 준 다음 귀가하는 길에 자정을 넘겨 잡아탄 택시의 미터기에 표시된 말이 바람처럼 빨리 달리던 모습을 기억하는가? 적토마(赤兎馬)가 따로 없었다. 20% 할증이 그렇게 무섭다. 대한민국에서는 병의원 진료 관련하여 평일 18시부터 익일 09시까지, 토·일요일은 하루 종일(0~24시) 급여 진료 환자 본인부담금 30% 할증 제도가 운용되고 있다. 동일한 잇몸치료, 동일한 발치를 하더라도 전술(前述)한 시간대에는 평일 일과 시간대(09~18시)보다 높은 매출과 수익을 올릴 수 있다.

넷째, 명절 근무는 기혼 직원들을 위한 복지다. "며느리들은 시금치를 먹지 않는다. '시댁'처럼 '시'자(字)가 들어가기 때문에"라는 우스갯소리가 있다. 그 정도로 대한민국 며느리들에게 시댁은 피하고픈 곳이다. 이러한 사실에 근거했을 때 명절 연휴 중 하루 또는 이틀 근무하는 것은 기혼 직원들에게는 굉장히 매력적인 복지가 될 수 있다. 시댁에 가지 않아도 되는 공식적인 명분을 제공해 주기 때문이다.

5) 아이디어를 제공해준 부천 설명잘하는솔치과(솔치과) 이현중 원장님과 저자를 믿고 과감하게 실행해준 동료들(울산 섬세한사랑니치과 변성훈 원장님, 부산 레진치과 조영지 원장님, 광주광역시 오후의치과 김소진·이학현 원장님)에게 깊은 감사를 표하며 앞으로 더욱 더 승승장구하시길 늘 기도하고 있다.

다섯째, 노인 시프트(senior shift, silver shift). "새로 맞춘 틀니가 불편하다고 호소하는 할아버지(할머니)가 치과 문 열기 한 두 시간 전부터 와서 기다린다"는 치과의사 선후배 또는 동료들의 푸념을 한 번쯤은 들어봤을 것이다. 실제로 나이가 듦에 따라 새벽잠(아침잠)이 없어지는 현상에 대한 의학적 근거[6)]가 존재한다. 노인 환자들이 큰 비중을 차지하는 치과의 경우 진료 시작 시간을 한 두 시간 정도 앞당기는 전략을 고려해봄직 하다.

---

6) 일주기리듬(cradian rhythm)이란 24시간의 주기성을 갖는 모든 생리현상을 의미한다. 대표적인 일주기 현상으로 수면-각성 리듬(sleep-wake rhythm)이 있으며, 소화기, 내분비, 심혈관계도 일주기리듬을 갖는다. 일주기 리듬을 조절하는 생체조직을 생체시계(biological clock)라고 하며, 시상하부(hypothalamus)의 시신경교차상핵 (suprachiasmatic nucleus, SCN)이 일주기의 리듬성을 조절하는 가장 중요한 내인성 요인이며, 외인성 요인에는 환경과 개인의 행동양식 등이 포함된다. 일반적으로 나이가 듦어 따라 새벽잠(아침잠)이 없어진다. 이렇게 일주기리듬이 앞당겨지는 것을 위상전진(advanced sleep phase syndrome, ASPS)이라고 한다. 이 같은 현상은 생체 시계의 변화로 인해 발생한다.
나이가 들면 전반적인 신체 기능이 저하되는데, 생체시계인 SCN도 마찬가지다. SCN의 노화를 노인 수면변화의 주요 원인으로 보는 견해가 있다(Yamazaki et al., 2002).
멜라토닌(melatonin)은 개체의 생체 주기를 조절하는 지용성 호르몬으로 빛에 반응하여 낮 동안에는 억제되어 있다가 밤이 되면 점차 그 농도가 상승하는데, 이에 의해 수면이 유도된다. 그런데 나이가 들면 멜라토닌의 야간 분비도 점차 줄어든다(Hardeland, 2012). 노인들은 은퇴 후 집이나 요양원에 머무는 경우가 많아 일광 노출이 충분하지 않은 경우가 많고, 노화로 인해 SCN가 위축되면 빛에 대한 민감도가 떨어지므로 멜라토닌 분비에 영향을 주어 수면장애를 일으키기 쉬운 상태가 되는 것이다.
코티솔(cortisol)은 부신 피질에서 생성되며 시상하부-뇌하수체-부신 축(HPA axis)의 조절을 받아 분비되는 호르몬으로 낮에는 저하되어 있다가 자정 무렵에 가장 낮은 수준으로 떨어지고 아침에 일어날 무렵 최대치에 도달하여 일주기리듬을 조절한다. 노인들의 코티솔 분비는 젊은이에 비해 더 이른 아침에 최고치에 도달하여 일주기 위상도 함께 당겨지게 된다(J Kor Sleep Soc 2006). 이것은 노화로 HPA 축의 피드백 기능이 저하되면서 코티솔의 분비에 영향을 미치기 때문으로 여겨진다.

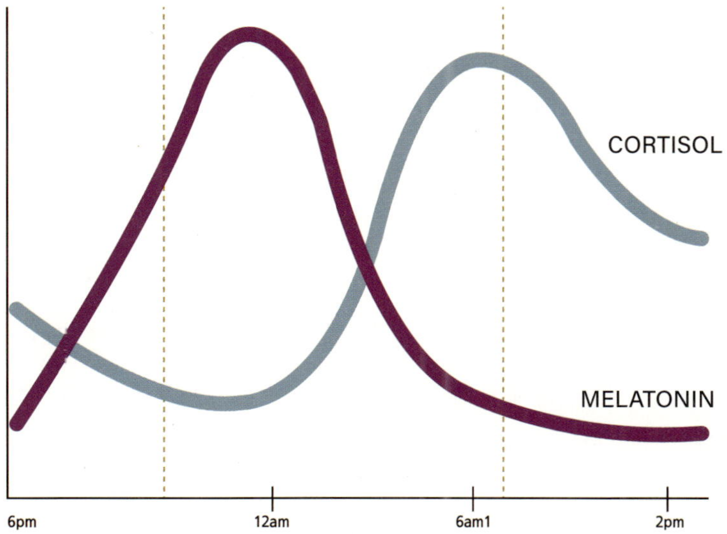

<멜라토닌-콜티솔 곡선(melatonin and cortisol curves)>

<핵심 정리> 시간 고민에 대한 솔루션

1 혜택(benefit) 제공을 통해 진료 일정을 효율적 배분한다.
2 환자가 몰리는 시간대에 인적 자원(직원들) 집중적으로 배치한다.
3 환자들의 수요가 높고(환자들이 몰리고), 경쟁이 적은 시간대로 진료 시간을 설정한다.
4 기혼 직원들을 위해 명절 연휴 중 하루 또는 이틀 근무를 고려한다.
5 노인 환자들을 위해 한 두 시간 일찍 문을 여는 실버 시프트(senior shift, silver shift)를 고려한다.

걱정과 기우 사이 – 걱정인형들을 위해

저자의 제언(提言)들을 접하고 걱정을 잔뜩 품게 되었을 독자들을 위해 아래의 자문자답(自問自答)들을 준비했다.

Q1) 진료(근무) 시간을 다른 치과들과 다르게 설정하면 근로계약 맺기 어렵지 않나?

A1) 근로계약은 어차피 토털 패키지(total package)다. 피용자가 세부조건들을 수용할 의사(意思)가 있으면 계약이 성립되고, 그렇지 않으면 계약 자체가 성립되지 않는다. 진료 시간은 한 번 정하면 바꾸기 어렵다. '혁신의 가장 큰 방해물은 기존의 합리적 시스템이다'라는 격언을 반드시 명심하기 바란다. 현상 유지 편향(status quo bias), 디폴트 효과(default effect) 등 많은 심리학적·행동경제학적 이론들이 변화를 싫어하는 인간 본성을 지적한다. 그러므로 타 치과들의 진료 시간과 다른 진료 시간으로 차별화를 꾀한다면 개원과 동시에 세팅(setting)하기를 권한다.

Q2) 토·일요일에 8시간씩 근무하면 가족들이 싫어하지 않을까?

A2) 가족들은 이 글을 읽고 있는 당신을 당신의 생각만큼 사랑하지 않을지도 모른다. 농담 반 진담 반이다. '주말부부가 되기 위해서는 삼대(三代)가 덕을 쌓아야 한다'는 격언이 버젓이 통용(通用)되는 대한민국에서 치과의사인 아버지(남편) 또는 어머니(아내)가 토·일요일 8시간 근무한다는 사실을 슬퍼할 식구는 많지 않을지도(아예 없을지도) 모른다. 오히려 좋아할 수도 있다.

Q3) 개원 전인데 일요일 진료를 고려하고 있다고 하니 지금 다니고 있는 교회의 목사님이 탐탁지 않게 여기시는데 어떻게 해야 할까?

A3) 목사님이 당신의 치과 경영과 적자를 책임져주지 않는다. 신은 일요일 진료를 금한 적이 없다. 나는 모태(母胎) 신앙인이며 나의 모친은 현재 모 교회의 권사로 재직 중이다.

스스로를 구원하라(Save yourself)

한 치과의사가 본인보다 더 좋은 학력 및 경력(스펙), 더 많은 경험, 더 좋은 실력, 더 많은 구환(기존 환자들)을 가진 치과의사들과 월~금 오전 9시~오후 6시(nine to six), 토요일 오전 9~오후 1시 또는 2시까지 점심시간 없이 진료하는 시간표(time table)를 가지고 개원하여 경쟁하면 그 결과는 어떠할까? 아마도 우리나라 축구 국가대표팀이 월드컵에서 세계 최정상급 팀들(브라질·스페인·이태리·독일·프랑스 등)에게 밀리듯이 너무나 자연스럽게 쫙 밀릴 거라 예상한다.

경영난, 경영 위기에 봉착한 원장을 구해줄 이는 누굴까? 영화 <베이워치(Baywatch>의 알렉산드라 다드다리오(Alexandra Daddario)? No! 본인만이 스스로를 구원할 수 있다. 용기를 가지고 치과 경영에 도움이 되는 전략들을 과감하게 실행해야만 한다.

두 가지 원칙

세계적 투자가인 워런 버핏(Warren Buffett)은 본인이 꼭 지키는 투자 원칙 두 가지를 밝혔다. 첫째, 원금을 반드시 보존한다. 둘째, 첫 번째 원칙을 절대 잊지 않는다.

워런 버핏의 조언을 참고했을 때 반드시 염두에 두어야 할 '치과 원장의 경영 원칙 두 가지'는 다음과 같다. 첫째, 반드시 생존한다. 둘째, 첫 번째 원칙을 절대 잊지 않는다.

일단 생존한 다음에야 성공을 꿈꿀 수 있다. 치과 안팎에 수많은 장애물들이 존재하지만 원장은 치과의 생존과 성공을 위해 할 수 있는 모든 노력들을 다 해야만 한다. 치과 경영은 모든 날 모든 순간이 총력전(總力戰)이다.

05 전략의 아버지 이고르 앤소프

추천곡 Satisfied by GALANTIS (feat.MAX)

영감을 주는 한마디

“새로운 아이디어를 가진 사람은 그 아이디어가 성공하기 전까지는 괴짜로 취급받기 마련이다.”

– 마크 트웨인(Mark Twain)

[brain storming with hashtags]

#전략 #strategy #아버지 #father #경영전략의아버지 #이고르앤소프 #IgorAnsoff #기업전략 #CorporateStrategy #전략적의사결정의네가지요소 #포지셔닝학파 #positioning #마이클포터 #MichaelPorter #시장지향전략 #Market-viewBasedStrategy #앤소프매트릭스 #Ansoff Matrix #경쟁우위 #CompetitiveAdvantage #개리하멜 #GaryHamel #CK프라할라드 #Prahalad #문화학파 #자원기반이론 #ResourceBasedTheory #성장벡터 #vector #성장전략 #시장침투 #MarketPenetration #제품개발 #ProductDevelopment #시장개척 #MarketDevelopment #다각화 #Diversification

아버지는 다르다

아버지는 남다르다. 실제 아버지들의 각 가정에서의 희생과 업적은 말로 표현할 수 없을 정도로 크다. 이 같은 사실을 반영하듯 특정 학문 분야에서 '아버지'라는 수식어가 붙는 이들의 업적과 통찰력은 선대(先代) 혹은 당대(當代) 경쟁자들의 추종(追從)을 불허한다. 다시 말해, 그 전까지 허공을 둥둥 떠다니던 관념들을 정리하여 뼈대를 세우고 살을 붙여 비로소 하나의 학문을 바로 확립한 이들에게만 특정 학문의 '아버지'라는 수식어가 허락된다. 경영의 아버지 피터 드러커, 마케팅의 아버지 필립 코틀러, 브랜딩의 아버지 데이비드 아커가 그러하듯 말이다.

전략의 아버지 이고르 앤소프

이고르 앤소프(Igor Ansoff)는 1965년《기업 전략(Corporate Strategy)》라는 책을 출간했다. 그는 이 책을 통해 학계 최초로 영리 조직의 경영 전략을 체계적으로 분석한 공로를 인정받아 '경영 전략의 아버지'라는 별명을 얻게 되었다. 앤소프는 조직의 의사결정을 크게 세 가지(업무적·관리적·전략적)로 분류했다. 이 중에서도 특히 전략적 의사결정의 중요성을 강조했다.

앤소프가 체계화한 경영 전략은 후학(後學)들에게 많은 영감을 제공했다. 많은 이론들 중에서도 특히 이하의 '전략적 의사결정의 네 가지 요소'는 현재 들여다보더라도 경영자로 하여금 많은 생각할 거리를 제공한다.

<이고르 앤소프가 제안한 '전략적 의사결정의 네 가지 요소'>

① 제품-시장 영역(어떤 시장을 사업 영역으로 삼을 것인가?)
② 성장 벡터(기업의 성장을 위해 어떻게 행동할 것인가?)
③ 경쟁우위(무엇을 경쟁우위의 원천으로 삼을 것인가?)
④ 시너지(기업의 사업 영역 사이에 상승효과를 어떻게 만들어낼 것인가?)

이 내용들을 통해 현대 경영 전략의 원류(原流)가 앤소프임을 다시금 확인할 수 있다. 경영 전략에 관한 핵심 이론들이 위 박스 안에 다 들어있기 때문이다. 첫째, '제품-시장 영역'에 관한 고민은 후일 하버드 대학의 마이클 포터로 대표되는 '포지셔닝(positioning) 학파' 또는 '시장 지향 전략(market-view based strategy)'으로 진화 · 발전한다. 둘째, '성장 벡터'는 기업이 성장을 위해 나아갈 수 있는 방향을 두루 고려한다. 성장 벡터에 대한 고민은 '앤소프 매트릭스(Ansoff Matrix)'로 이어진다. 셋째, '경쟁우위'는 개리 하멜(Gary Hamel)과 C.K.프라할라드(Prahalad)로 대표되는 '문화 학파'또는 '자원기반이론(resource based theory)'에 의해 더욱 더 견고한 학문적 체계를 갖추게 된다. 이들은 자원과 핵심역량을 활용하여 경쟁우위를 획득하는 것을 강조한다. 넷째, '시너지'는 다각화한 조직의 경영에 필수불가결한 기본 요소다.

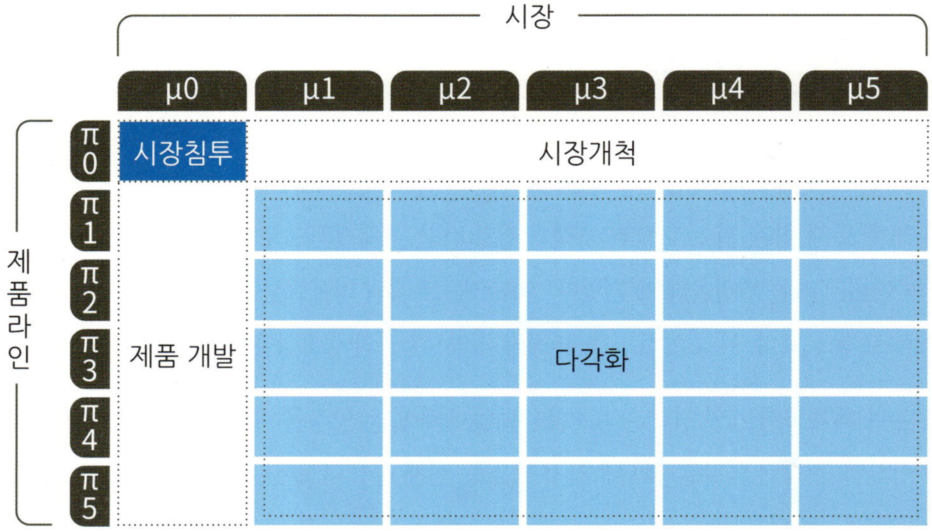

〈앤소프 매트릭스〉

성장 벡터에 관한 이론 – 앤소프 매트릭스

1957, 앤소프는 군사 전략에 기반을 두었던 기존 이론들과 '현대' 경영 전략을 가르는 기준이 되는 이론을 발표한다. 이것이 네 가지 성장 벡터를 해설한 '앤소프 매트릭스'다. 앤소프 매트릭스는 가로축에 시장(보다 정확히는 시장에 존재하는 고객들의 니즈), 세로축에 제품 라인(자사가 제공하는 제품 특성)을 각각 놓고 성장 벡터를 시장 침투(market penetration), 제품 개발(product development), 시장 개척(market development), 다각화(diversification)의 네 개의 카테고리(전략)로 분류한다.

시장 침투 전략

기존 상품(서비스)으로 기존 시장에 진입하는 전략이다. 기존 경쟁자들(강자들)이 이미 시장을 선점하고 있는 상황에서 기존 상품(유사 상품)을 들고 후발주자로 진입하는 상황이기 때문에 초반에 시장점유율을 끌어올리는 것이 기업의 생사(生死), 존망(存亡), 성공과 직결된다. 네 가지 성장 벡터 중 가장 기본적이면서 가장 흔하게 활용되는 전략이지만 한계 역시 명확하다. 치과뿐만 아니라 다른 산업 및 시장들 역시 포화 상태에 이미 도달해 있고 유리한 고지를 선점한 경쟁자들이 기존의 위치(시장 지위)를 순순히 내놓지 않기 때문이다. 이러한 한계와 치열한 경쟁[1]에도 불구하고 시장 침투 전략이 가진 가장 큰 장점은 '네 가지 성장 벡터 중 성공 가능성이 가장 높고 위험도가 가장 낮다'는 데 있다.

시장 침투 전략의 실행 방법들은 다음과 같다. ①할인 또는 이벤트 마케팅, ②추가 제품 제공, ③광고 확대, ④판매망 또는 활동지역 확대, ⑤고객충성도 프로그램 가동 및 강화, ⑥고객 유지 관리, ⑦직원 훈련을 통한 판매 강화, ⑧상품의 활용도 증가, ⑨고객 재확보를 위한 특별 이벤트 등이다. 신규 개원 치과들이 '오픈 이벤트'에 열을 올리는 것 역시 시장 침투 전략의 일환이다.

제품 개발 전략

신제품으로 기존 시장을 공략하는 전략이다. 기업들은 기술혁신 또는 새 제품 개발을 통해 신상품을 소비자들 앞에 내놓을 수 있다. 신제품을 통해 고객들의 미처 충족되지 않은 필요와 욕구를 채우는 전략이다. 앞서 이야기했듯이 네 가지 성장 벡터 중 성공 가능성(안전성)이 가장 높은 것은 시장 침투 전략이다. 즉, 제품 개발 전략을 비롯한 다른 전략들은 시장 침투 전략에 비해 실패할 확률이 높다. 신제품 개발을 위한 핵심 도구는 혁신과 차별화이다.

일반 기업에서 제품 개발 전략의 실행 방법들은 ①혁신과 연구개발 능력 제고(提高), ②분리(unbundling) 판매, ③제품 교체, ④특허 등이다.

치과 산업과 관련하여 제품 개발 전략의 대표적인 예는 임플란트다. 설측 교정 또는 투명 교정 역시 수요(고객들의 니즈), 희소성, 고(高)부가가치 등을 지니고 있지만 그 영향력이 임플란트에 비할

1) 경쟁 양상이 원메이크 레이스(one-make race)와 매우 흡사하다. 원메이크 레이스란 한 회사에서 생산한 단일 차종 또는 동일한 차체구조를 가진 자동차로 겨루는 경주다. 동일한 부품·엔진·타이어 등을 사용하는 것이 기본 조건이다. 하드웨어의 스펙이 거의 비슷하기에 그만큼 경쟁이 치열할 수밖에 없다.

바는 아니다. 임플란트, 투명 교정 등과 같은 의료 신제품 또는 신기술은 환자들의 삶의 질과 의료기관의 매출 · 수익을 동반 상승시키는 강력한 모멘텀(momentum)을 가지고 있다.

하나의 술식(procedure or skill) 역시 일반화(상용화)되기 전까지 일정 기간 동안 충분히 신제품 역할을 수행할 수 있다. 측방 접근법을 통한 상악동 거상술(sinus elevation via lateral approach)이 그 예다. 1990년대에서 2000년대 초반, 이 술식을 펼칠 수 있는 치과의사가 많지 않던 시절에 해당 수술을 시행할 수 있는 치과는 여기저기서 몰려드는 환자들로 북새통을 이뤘다. 그도 그럴 것이 상악골(위턱뼈)가 심하게 흡수되어 뼈의 높이가 부족한 상황에서 상악동 거상술을 못하는 치과의사가 선택할 수 있는 치료 옵션은 극히 제한적이다(틀니 또는 의뢰[2]). 정반대로 위 시기에 상악동 거상술 스킬을 갖추고 있던 치과의사는 쓰나미처럼 몰려드는 환자들(본인을 찾는 환자들 + 타 치과에서 의뢰된 환자들) 때문에 행복한 비명을 질렀다고 한다.

경쟁자들이 못하는 것을 할 줄 아는 능력 또는 동일한 술식을 경쟁자들보다 훨씬 더 빠르고 안전하고 안정적[3] 으로 수행하는 능력은 예나 지금이나 강력한 경쟁력의 원천이다.

시장 개발 전략

기존 제품으로 새로운 시장을 공략하는 전략이다. 이 때 '새로운 시장'이란 기존의 것과 다른 지역 또는 고객군을 의미한다. 이렇기 때문에 일반 기업에서 제품 개발 전략의 실행 방법들은 ①해외시장 개척, ②새로운 목표 고객군 개발(발굴) 등이다.

치과 업계에서는 포화 상태의 시장(서울, 부산 등 대도시)을 피해 개원하는 것은 그 자체로 생존 가능성과 성공 가능성을 높여주는 훌륭한 전략이다. 자동차, 휴대전화, 옷 등 재화(제품)를 취급(생산 · 판매)하는 기업들과 달리 의료 서비스를 제공하는 치과 입장에서 해외 진출은 넘어야할 장벽들이 높고 많다. 한 때 반짝했던 중국 또는 베트남 진출 유행도 현재는 거품이 빠진 맥주처럼 되어버렸다. 유행 당시 해외에 진출했던 치과의사들의 상당수가 다시 한국으로 복귀했다는 것은 해당 해외 시장들이 실제로는 그다지 매력적이지 않다는 증거다. 미국, 싱가포르 등 우리나라보다 의료수가가 높은 선진국에 진출하는 것은 해당 국가 치과의사면허와 영주권(시민권) 취득을 선결 조건으로

2) 타 치과 병의원에 치료의 전부를 의뢰하거나 상악동 거상술만 의뢰 후 임플란트 식립은 본인이 하는 치과의사들도 있다. 의뢰를 통해 케이스를 진행·해결하더라도 환자의 불편감은 증가하고 환자의 신뢰도와 의료기관의 수익성이 감소되는 것은 피할 수 없다.

3) 맥락상 '객관적으로 아름답고 주관적으로 만족스러운'이라는 의미로 사용하였음.

하기에 중국 또는 베트남에 치과 병의원을 개설하는 것과는 전혀 다른 차원의 문제다.

보톡스, 필러, 라미네이트 등을 앞세워 아름다움을 추구하는 고객군을 공략하는 전략은 주목할 만하다. 특히 라미네이트의 경우 최근 대중들의 큰 관심을 받고 있다. 교정치료에 비해 단기간에 아름다움을 배가시켜주는 라미네이트 치료의 큰 효용[4] 등을 반영한 현실적인 진료수가는 치과의사 입장에서 희망의 증거이다.

다각화

신제품으로 새로운 시장을 공략하는 전략이다. 제품과 시장 측면에서 변수(미지수)가 이중으로 존재하기 때문에 다른 전략들에 비해 위험(risk)이 현저히 큰 전략이다. 다시 말해, 경험과 정보가 전무(全無)하기 때문이다.

꼬리에 꼬리를 무는 이야기

<네 가지 성장 벡터(전략)의 자원과 성패(成敗)>

미국의 유명 컨설팅 회사 베인앤드컴퍼니(Bain&Company)는 2천6백 개 일반 기업들의 사례를 통해 앞서 살펴 본 네 가지 성장 벡터(전략)에 투여된 자원과 성공·실패를 산술적으로 풀어냈다.

첫째, 시장 침투 전략을 시행했을 때 성공 대 실패의 비율은 1:1이었다.

둘째, 제품 개발 전략을 시행했을 때 시장 침투 전략에 비해 8배의 자원이 투여되었다. 이에 반해 성공 대 실패의 비율은 1:5였다.

셋째, 시장 개발 전략을 시행했을 때 시장 침투 전략에 비해 4배의 자원이 투여되었다. 이에 반해 성공 대 실패의 비율은 1:3이었다.

넷째, 다각화 전략을 시행했을 때 시장 침투 전략에 비해 적게는 12배, 많게는 16배의 자원이 투여되었다. 이에 반해 성공 대 실패의 비율은 1:20이었다.

4) 소비자가 재화를 소비할 때 거기서 얻어지는 주관적인 욕망의 충족 정도

여러 전략들의 조합

시장 침투 전략에서 출발하여 시장 개발 전략, 제품 개발 전략, 다각화 전략으로 갈수록 더 위험하면서 더 많은 자원(비용)이 투여되는 경향이 있다. 그렇기 때문에 일반 기업들은 여러 가지 성장 전략들을 조합해서 구사한다. 치과 역시 그래야 한다.

06 전략의 일타강사 마이클 포터

추천곡 Cake By The Ocean by DNCE

영감을 주는 한마디

“비즈니스에서 전략의 핵심은 경쟁사와 다르게 행동하는 것이다.”

- 마이클 포터(Michael Porter)

[brain storming with hashtags]

#전략 #strategy #일타강사 #마이클포터 #MichaelPorter #경영학석사 #경제학박사 #전략그룹 #전략군 #StrategicGroup #세분시장 #segments #표적고객군 #TargetCustomerGroup #이동장벽 #MobilityBarrier #진입장벽 #EntryBarrier #SCP #model #산업구조 #structure #기업행동 #conduct #성과 #performance #에드워드메이슨 #EdwardMason #조베인 #JoeBain #flcjem케이브스 #RichardCaves #다섯세력모델 #FiveForcesModel #하버드비즈니스리뷰 #HBR #경쟁전략 #CompetitiveStrategy #경쟁우위 #CompetitiveAdvantage #가격선도전략 #차별화전략 #집중화전략 #어디서싸울것인가? #어떻게이길것인가? #중간에낀상태 #StuckInTheMiddle

---

전략의 일타강사 마이클 포터

'일타강사'란 '1등 스타 강사'의 줄임말로, 학원이나 인터넷 강의에서 가장 인기가 많거나 제일 먼저 수강 신청이 마감되는 강사를 가리키는 말로 사용되고 있다. 경영 전략과 관련하여 마이클 포터는 일타강사에 비견될만하다. 농구계에 마이클 조던이 있다면 전략계에는 마이클 포터가 있다.

경제 이론과 경영 이론의 접목

포터는 경영학 석사, 경제학 박사 학위를 취득한 특이한 이력의 소유자답게 이 둘을 접목시킨 이론으로 학계의 주목을 받기 시작했다. 1979년 그는 <산업조직론이 경영 전략에 끼친 공헌(The Contributions of Industrial Organization to Strategic Management)>라는 논문을 통해 산업조직론을 경영 전략에 도입하면서 학계와 경영계의 호평과 찬사를 받았다. 산업조직론이란 특정한 시장과 산업을 둘러싼 기업끼리의 경쟁관계로 야기되는 문제들을 시정하기 위해 어떠한 정책적 조치가 필요한가를 연구하는 응용 경제학의 한 분야이다.

전략그룹

전략그룹(strategic group)[1)]이란 유사한 전략을 추구하는 산업 내 기업집단을 가리키는 용어로서 전략군이라고도 부른다. 동일한 전략그룹에 속한 기업들은 동종 업계에서 비슷한 능률로 동일한 세분시장(segments) 또는 표적고객군(target customer group)을 대상으로 활동하기 때문에 서로 경쟁 관계에 있다. 즉, '전략그룹'이란 용어를 '경쟁사' 또는 '경쟁기업군'으로 이해해도 무방하다. 예를 들어, 같은 항공산업 내에서도 기존의 항공사(Full Service Carrier)와 저가항공사(Low Cost Carrier)들은 서로 다른 전략그룹을 형성한다. 자동차산업에서 소위 '독일 삼총사'로 묶여서 불리는 벤츠, BMW, 아우디는 한 전략그룹에 속해 있다. 서로 다른 전략그룹 사이에서 이동을 어렵게 하는 장애요소들을 이동장벽(mobility barrier)라 한다. 이동장벽은 산업 간 진입장벽(entry barrier)과는 구별되는 개념이다.

---

1) 마이클 헌트가 1972년에 발표한 논문 <Competition in the Major Home Appliance Industry 1960-1970>에서 처음 사용된 용어

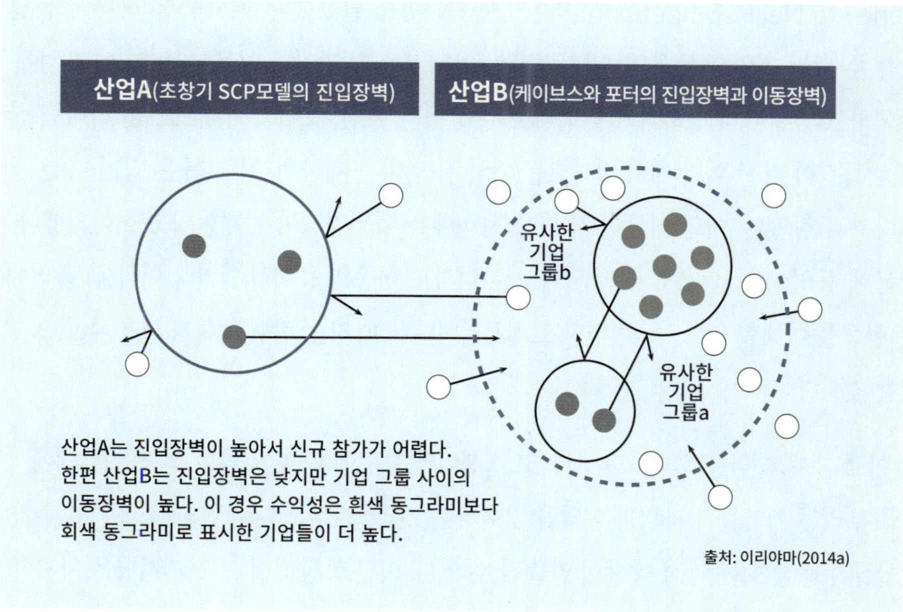

〈초창기 SCP모델과 케이브스·포터의 이론 비교〉

초기 SCP모델과 이를 응용·발전시킨 포터와 케이브스

SCP모델은 산업 구조(structure), 기업 행동(conduct), 성과(performance)가 어떻게 연결되어 있는지를 연구하는 틀이다. SCP모델은 1939년 에드워드 메이슨(Edward S. Mason)의 논문 <Price and Production Policies of Large-Scale Enterprise>를 통해 처음으로 소개되었다. 이후 1956년 발간된 조 베인(Joe Bain)의 저서 《Barriers to New Competition: Their Character and Consequences in Manufacturing Industries》를 통해 보다 더 견고한 이론적 체계를 갖추게 되었다.

초기 SCP모델의 전제 조건은 '산업 구조가 기업의 행동을 제약한다'는 것이었다. 기업은 일정한 제약 조건들 안에서 최적(최상)의 결정(선택)을 해야 하기 때문에 그 성과는 장기적으로 봤을 때 업계 전체 평균에 수렴한다고 초기 SCP모델은 이야기했다. 이는 기업 구조와 기업 이윤의 관계를 수리 모델로 분석하는 전통적인 산업조직론의 견해와도 일치한다. 또한, 초기 SCP모델은 산업 구조는 기업이 통제할 수 있는 변수가 아니라는 입장을 취했다.

포터는 리처드 케이브스(Richard E. Caves)는 기존의 SCP모델을 진일보(進一步)시켰다. 이들은 1977년 <From Entry Barriers to Mobility Barriers: Conjectural Decisions and Contrived

Deterrence to New Competition>라는 논문을 함께 발표했다. 저자들은 하나의 산업 구조에서 기대할 수 있는 기업 행동은 한 가지뿐만이 아니라 여러 가지가 있을 수 있기 에 끼업에 어떤 행동을 선택하느냐에 따라 성과가 달라진다고 주장했다. 또한, 포터와 케이브스는 하나의 산업 내에서도 행동 특성이 다른 여러 개의 전략그룹(기업 집단)이 존재하며, 각 그룹은 각기 다른 경쟁 구조에 놓인다고 주장했다. 이와 더불어 각 그룹 사이에는 이동장벽이 존재한다고 이야기했다. 이 이동장벽 때문에 동일한 산업 구조 안에 있다고 하더라도 이동의 용이성(쉽거나 어려움) 측면에서 차이가 나는 현상을 이해할 있다. 즉, 어떠한 포지셔닝이냐에 따라 들락날락하기 쉬울 수도 있고 어려울 수도 있는 것이다.

시간이 흐름에 따라 산업이 고도화되고 경쟁이 심화됨에 따라 동일한 전략그룹 안에서도 생존과 번영을 누리는 기업들과 사멸과 폐업을 맞이하는 기업들로 나뉠 수 있다. 이 때 기업 수가 점차 줄어들면 실질적 독점 또는 과점 상황이 연출될 수 있다. 이런 상황에서 그 포지셔닝을 차지한 소수 기업들은 높은 이윤을 획득하게 된다. 즉, 동일한 산업 구조 안에서도 기업의 포지셔닝에 따라 성과가 달라질 수 있다는 가설이 사실임을 포터와 케이브스는 증명했다. 이들은 결론적으로 '가급적 이동장벽이 높고 기업의 수(숫자)가 적은 전략그룹을 선택해야 한다'고 주장했다.

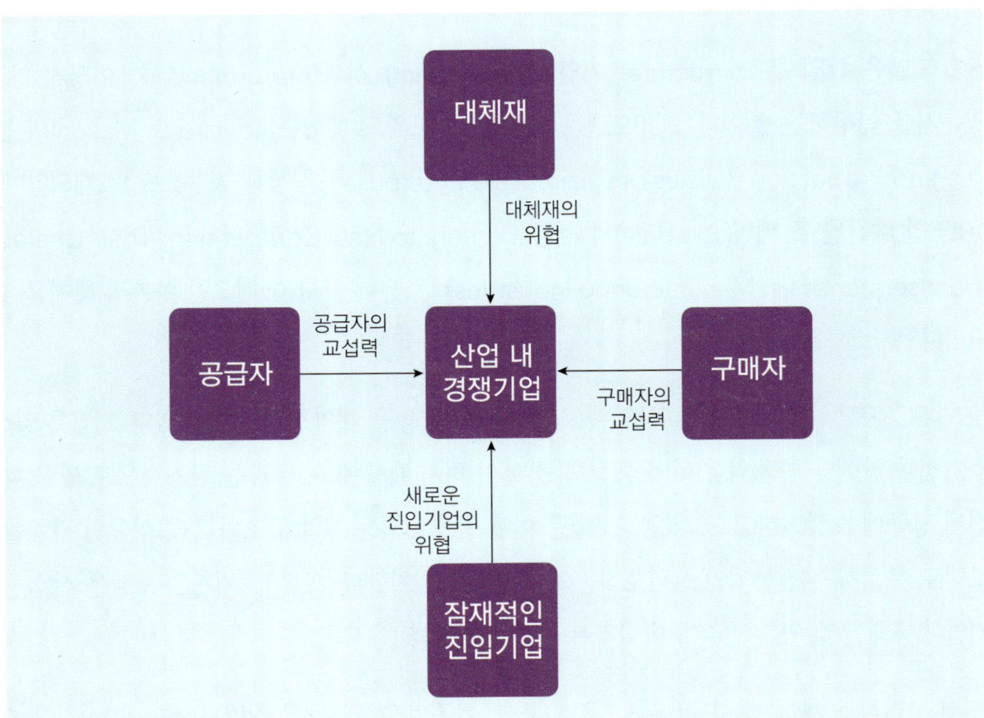

<다섯 세력 모델(Five Forces Model)>

다섯 세력 모델

포터는 1979년 <하버드 비즈니스 리뷰(HBR)>에 <어떻게 경쟁 요소들이 전략을 형성하는가(How Competitive Forces Shape Strategy)>라는 논문을 기고했다. 이를 통해 '다섯 세력 모델(Five Forces Model)'을 세상에 처음으로 소개했다. 포터는 이론의 독창성과 가치를 인정받은 결과 <하버드 비즈니스 리뷰>가 최우수 논문에 수여하는 맥킨지상을 수상하기도 했다. 이후 1980년에 《경쟁 전략(Competitive Strategy)》, 1985년에 《경쟁 우위(Competitive Advantage)[2]》를 각각 출간과 동시에 세계적인 베스트셀러 반열에 올렸다.

'다섯 세력 모델'은 ①산업 내 경쟁, ②공급자의 교섭력(협상력), ③구매자의 교섭력, ④새로운 진입기업의 위협, ⑤대체재의 위협이라는 다섯 세력(힘)을 이해함으로써 자사가 뛰어들(또는 이미 속해있는) 산업의 구조적인 수익성을 분석한다는 논리를 핵심으로 한다. 이에 더해 포터는 그 구조 속에서 각 기업에게 가장 적합한 '포지셔닝'을 취함으로써 경쟁사에 대해 경쟁 우위를 점할 수 있다고 주장한다. 이 때문에 마이클 포터는 '포지셔닝 학파'의 대표적인 인물로 꼽힌다. 시장의 매력도와 자사(自社)의 경쟁 위치를 근거로 전략적 선택(트레이드오프: 취할 것은 취하고 버릴 것은 확실히 버리는 것-저자 주)을 하는 것이 기업의 지속적인 경쟁 우위를 확보·유지하기 위한 최선이라고 보는 이러한 관점을 시장중심적 관점(market based view)라고 한다.

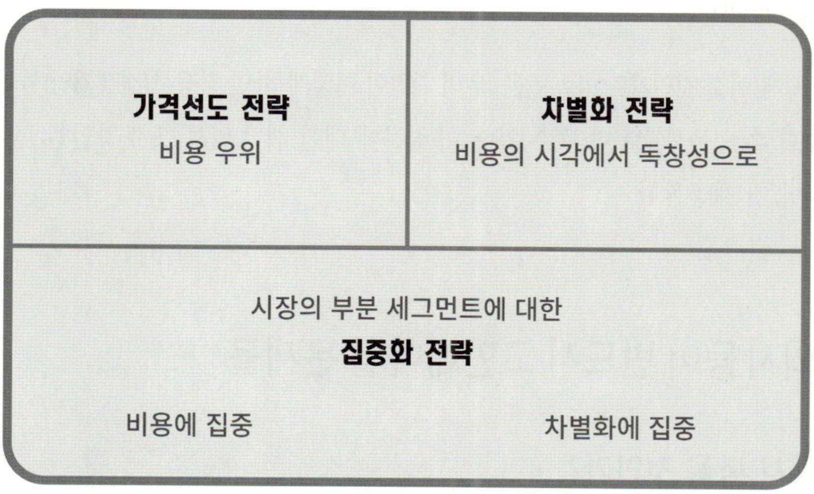

〈경쟁전략 매트릭스(경쟁우위를 위한 전략)〉

2) 이 책을 통해 그는 전작(前作)인 《경쟁 전략》에 제기된 의문, 질문, 약점들에 대해 답변했다.

경쟁우위를 위한 전략

기업은 포지셔닝(시장에서 성공적으로 자리매김)할 수 있는 전략으로 다음 셋 중 하나를 선택할 수 있다. 첫째, 가격 선도(price leadership) 전략으로 낮은 비용 지위를 앞세워 저가(低價)로 승부를 거는 전략이다. 이는 비용 우위 전략 또는 저비용(low cost leadership) 전략으로도 불린다. 둘째, 차별화(differentiation) 전략으로 경쟁 기업보다 더 좋은 제품을 생산하는 것을 목표로 한다. 차별화 전략은 앞서 소개한 가격선도 전략과 정반대의 길을 간다. 셋째, 집중화(focus) 전략이다. 이는 '고객의 범위를 좁혀'서 가격선도 전략 또는 차별화 전략을 제공하는 것이다.

포터가 던지는 본질적인 질문 두 가지

우리들의 학창 시절, 과목을 불문하고 각 교과서 매 단원의 첫머리에는 '학습목표'라는 것이 명시되어 있었다. '학생 자네가 공부를 하면서 최소한 이것만은 머리에 넣고 지나가라'는 강력한 메시지였다. 포터 역시 기업가들과 독자들에게 경쟁 전략과 관련하여 본질적이고 근원적인 질문 두 개를 던진다. 그리고 그것들에 대한 답을 제시한다.

첫째, 어디서 싸울 것인가? 이 질문은 '우리 기업이 진입하려고 하는 또는 몸담고 있는 시장이 얼마나 매력적인가?'로 바꿀 수 있다. 시장매력도를 묻는 이 질문에 대한 해답은 그가 창안한 '다섯 세력 모델'이 제공한다.

둘째, 어떻게 이길 것인가? 이 질문은 '우리 기업이 어떻게 하면 경쟁사(경쟁기업)들에 대한 비교우위를 확보할 수 있을까?'로 바꿀 수 있다. 이 질문에 대한 해답 역시 그가 창안한 '경쟁전략 매트릭스(포지셔닝)'가 제공한다.

치과의사들이 반드시 고민해야할 문제들

1) 어디서 싸울 것인가?

'어디서'라는 질문 속 용어에 대해 말 그대로 '장소(자리 또는 입지)'와 '(진료)영역'으로 세분화하여 이야기하겠다.

① 자리(입지)

"성공 개원을 위한 세 가지 조건은 첫째 자리, 둘째 입지, 셋째 포지션(위치)이다."라는 말장난 같은 치과계의 격언이 있다. 이처럼 성공 개원에 있어서 자리가 원장(치의)의 실력보다도 더 중요한 최우선 선결 조건이라고 생각하는 이들이 적지 않다. 자리와 관련하여 개원 전에 반드시 심사숙고해야 할 항목들은 다음과 같다.

i) 대도시? 중소도시? 시골?

가. 대도시

여기에서 '대도시'란 '서울특별시를 포함한 수도권과 광역시들'을 지칭하는 용어로 쓰였다. 인구가 50만 명 미만이더라도 서울에 인접한 경기도 내 시·군이라면 대도시에 포함시키는 편이 옳다. 왜냐하면 전국에서 가장 낮은 진료수가(진료비)가 일상화 되어버린 서울로의 환자 유출이 심각하기 때문이다. 서울로 환자들이 빠져나간다는 것은 서울의 치과들과 경쟁 중이라는 것과 동일한 의미이다.

대도시는 치의 1인이 직원 4~6인을 채용하여 단독 개원한다고 가정했을 때 가장 신규 개원지로서 가장 위험부담(risk)이 큰 지역이다. 고비용(치과 내: 임차료, 급여, 복지, 직원숙소 등/ 치과 외: 주거를 위해 소요되는 비용, 생활비 등), 저수가, 심한 경쟁으로 인해 서울은 치과 개원지로서 포화 상태를 지나 이미 과포화 상태이다. 치대 학창 시절, 교과서 표지에 본인의 이름을 게시했던 전설적인 교수님들이 명예퇴직 후에는 개원하여 본인 치과 간판에 이름을 걸고 있는 곳이 서울이다. 치대 교수님들뿐만 아니라 서울·연세·경희 치대 졸업생들과 그 외 전국 치대 에이스들이 가장 많이 개원하고 있는 곳 역시 서울이다. 서울치대 졸업, 서울대치과병원 구강악안면외과 수련, 서울치대 구강악안면외과 교수를 역임하다 개원한 S원장이 있다고 가정해보자. 바로 그 옆에 지방 치대 졸업 후 일반의로 3년 페이닥터를 하다 개원한 J원장이 있다고 또 가정해보자. 사랑니 통증을 느낀 홍길동 환자가 S원장과 J원장 중 누구에게 본인의 사랑니 발치를 맡길까? 답은 자명하다.

경기도의 개원 환경은 서울의 개원 환경보다는 나은 편이다. 서울 아래 지방으로 가는 관문이 되는 경기 남부의 경쟁이 가장 치열하고, 북한과 인접한 경기 북부의 경쟁이 가정 덜한 편이다. 경기 동부와 서부의 경쟁은 중간 수준이다. 그럼에도 불구하고 경기도 안에 위치한 도시의 개원 환경은 같은 인구를 가진 지방 도시의 개원 환경에 비해 나쁘다. 경기도에 개원한 치의들 역시 고비용, 저수가, 극심한 경쟁으로 고통 받고 있다.

부산·대구·대전·인천·광주·울산광역시 내 치과들의 경쟁 역시 치열하다. 그러나 서울 내 치과들의 경쟁에 비하면 조금 낫다. 각 광역시 중심상권에는 이미 여러 개의 대형 덤핑 치과들이 영업 중이다.

꼬리에 꼬리를 무는 이야기

〈2024년 서울 신규 개원의의 일기[3)]〉

너무 답답하고 우울하고 속이 터질 것 같아 동료들에게 이렇게 하소연을 해봅니다.

저는 사람들이 인정해주는 명문 치대 졸업 후 5년 가까이 페이닥터를 하다 서울 지하철 두 개 노선이 교차하는 소위 '더블 역세권'에 2024년 5월 2일에 개원했습니다. 개인적인 사정 때문에 수련을 받지는 못한 점이 아쉽습니다. 그래도 평소 진료 깔끔하게 한다는 칭찬은 자주 듣는 편이었고 개원 전에 통합치의학과 전문의도 취득하여 '개원하면 대박은 아니더라도 중박은 칠 수 있겠지?'라는 막연한 자신감을 갖고 있었던 것이 사실입니다. 하지만 그 자신감은 근자감('근거 없는 자신감'의 줄임말)이었습니다. 얼마 전 개원한 지 만 2개월이 되었습니다. 퇴근하며 차트 번호를 다시 확인했더니 50번이 채 되지 않았습니다. 가족, 지인 등을 모두 포함한 수치였습니다. 하루 평균 1명도 내원하지 않은 셈입니다.

치과가 이렇게 되다 보니 스트레스가 극심합니다. 아내와 자식 볼 면목이 없습니다. 이러다가 우울증에 걸릴까 두렵습니다. '개업비용 보전해주면 지금 당장이라도 그만 두고 싶다.'던 어느 편의점주의 인터뷰가 가슴 절절히 공감됩니다.

영화 <박하사탕> 중 설경구 배우의 대사를 소리치고 싶습니다!

"나 다시 돌아갈래!"

3) 최근 들은 실제 하소연을 일기 형식으로 각색했습니다.

4) 이화여대나 아주대처럼 산하에 의대만 있고 치대는 없는 경우가 이에 해당함.

꼬리에 꼬리를 무는 이야기

〈오히려 서울 개원에 적합한 치과의사들〉

사랑니 발치(구강내 소수술 포함), 악교정 수술, 턱관절, 심미보철(특히 라미네이트), 틀니(의치) 등 특정 영역만 진료하는 치과들의 경우 다른 지역보다 서울에서 개원하는 편이 유리하다. 많은 인구에서 발생하는 충분한 수요 덕분에 성공이 가능한 지역이 바로 서울이다. 단, 이때 전제조건이 하나 있다. 해당 치의의 실력이 경쟁(진료) 영역에서 전국 최고 수준이어야만 살아남을 수 있다. 서울은 실력 없이는 결코 성공할 수 없는 곳이다.

충분한 실력이 뒷받침되지 않은 치의가 과도한 욕심을 부려 무리하게 서울에 개원할 경우, 3년 안에 손을 털고 일어날 가능성이 농후하다. 그 이후 고를 수 있는 선택지는 두 가지이다. 또다시 다른 원장 밑으로 페이닥터로 들어가든가, 본인(또는 배우자)의 고향에서 두 번째 개원을 하든가.

꼬리에 꼬리를 무는 이야기

〈등잔 밑이 어둡다! - 대도시 속 숨은 대박 자리〉

등잔 밑이 어둡다. 대도시 속에 아직 대박 자리들이 숨어있다.

첫째, 종합병원 바로 앞. 대도시 곳곳에 위치한 2·3차 의료기관(병원 또는 상급종합병원)의 경우, 당연히 내과, 외과, 산부인과, 소아과, 정형외과, 신경외과 등 의과(medicine)를 중심으로 운영된다(돌아간다). 심지어, 3차 의료기관으로 많은 병상을 자랑하는 의과대학 부속병원[4]의 경우에도 치과 내 8개 분과(구강악안면외과·구강내과·보존과·보철과·치주과·소아치과·교정과·영상치의학과)를 모두 갖추고 있는 곳은 단 한 곳도 없다. 실제로 2024년 8월 현재, 이대목동병원에는 소아치과, 구강내과, 영상치의학과가 개설되어 있지 않은 상태다. 종합병원 바로 앞은 해당 병원에서 시행하지 않는 치과 진료를 특기로 하는 치의들에게 마지막으로 남은 대박 자리이자 틈새시장(niche market)이다.

둘째, 치과병원 바로 앞. 서울·연세·경희치대 출신이라면 모교 치과(치대)병원 바로 앞도 숨은 명당이다. 일반인이 아무런 소개나 연줄 없이 치과대학병원에서 교수 진료를 받기 위해 얼마나 긴 세월을 기다려야 하는지 아는가? 일례로 구강내과 명의로 명성이 높은 연세대학교 치과대학병원 김성택 교수님의 진료를 받기 위해서는 짧게는 6개월, 길게는 1년을 기다려야만 한다. 이런 상황에서 연세대학교 치과대학병원 구강내과에서 수련을 받은 김성택 교수님의 제자가 신촌 인근에 구강내과를 개원한다면 환자들이 그곳을 방문할까? 방문하지 않을까? 대체재로서 꽤 강력한 흡인력을 발휘할거라 생각한다. 양질의 진료를 빠른 시간 안에 받을 수 있는 치과는 사랑받을 수밖에 없다.

나. 중소도시

중소도시에도 기존 강자들은 이미 자리를 잡고 있다. 이에 더해 덤핑치과 없는 중소도시 없다. 중소도시에 개원하더라도 경쟁은 피할 수 없다. 하지만 대도시에서 시작하는 치과에 비해 중소도시에서 시작하는 치과는 생존·성공 가능성이 현저히 높다.

다. 시골

일정 수 이상의 인구와 일정 수준 이상의 경제력을 가진 군 또는 읍·면의 중심상권은 굉장히 매력적인 개원 자리다. 지역 기반 산업이 탄탄한 시골의 경우 현금이 강물처럼 흐른다. 그러나 단점도 명확하다. 첫째, 직원을 구하기 어렵다. 둘째, 정주 여건이 열악하다. 셋째, 출퇴근 거리가 먼 경우 운전에 따른 피로도와 정신적 부담이 크다.

ii) 중심상권? 주변상권? 주거상권?

각자의 성향에 맞는 행정구역 내 세부입지를 결정하는 것이 좋다. 즉, 원장과 세부입지의 궁합이 잘 맞아야 직무 스트레스가 적고 해당 입지에서 롱런(long run)할 수 있다. 경제적 여유가 있고 경쟁을 즐기는 호전(好戰)적 성격이라면 중심상권에 개원하는 것이 좋다. 보수적 성격의 소유자나 소아치과 전문의라면 주거상권에 개원하는 것이 적합하다.

② 진료 영역

i) 수련(training)을 받을 것인가? 받지 않을 것인가?

사실 이 질문은 치대(치전원) 졸업반 학생 또는 소집해제(전역)를 앞둔 미(未)수련 공중보건의(군의관)에게 하는 것이 옳다. 하지만 수련을 받을지 말지(받는다면 어떤 과목을 전공할지) 결정하는 것은 한 치과의사의 커리어(career)에서 어쩌면 가장 중요한 결정일지도 모른다.

각 개인의 수련에 대한 선호도, 경제적 상황, 시간적 여유, 성적 등에 따라 결정은 달라질 수 있다. 다만, 모두가 반드시 유념해야 할 것은 "셀프 트레이닝은 결코 녹록치 않다."는 사실이다. 강제력에 의해 수련받는 상황과 비슷한 수준으로 스스로를 몰아칠 수 있는 사람은 거의 없다.

모두가 천재는 아니라는 평범한 진리를 모르는 사람은 없다. 한 치의가 임상 천재일 가능성보다 임상 천재가 아닐 가능성이 현저히 높다. 빙빙빙 돌리지 않고 스트레이트하게 말하자면 손재주가 좋지 않은(곰손 또는 똥손) 치의가 수련을 받지 않는 상태에서 제대로 된 스승 또는 치과임상연구회를 찾지 못하고 방황하다간 할 줄 아는 것이라고는 구강검진 밖에 없는 한낱 치의면허 소지자로 전락할 가능성이 있다.

개인적으로 치대 동아리 후배들 등 예비 치의들에게 수련을 추천하는 입장이다. 수련을 받으면 치의 커리어 동안 평생 활용 가능한 주무기(主武器)와 인맥을 함께 얻을 수 있다. 수련은 인생을 길게 봤을 때 4년(인턴1년+레지던트3년)이라는 시간을 투자할 가치가 있다. 분명히!

한국은 인맥이 참으로 강력한 힘을 발휘하는 사회다. 그렇기 때문에 동일한 과목이라도 의국원이 많을수록 그 의국의 힘은 더욱 더 강할 수밖에 없다. 일부 비인기 과목을 제외하고 한 과의 전공의 정원은 '전속지도의(교수) 수–1'로 계산된다. 예를 들어 한 치과병원의 구강악안면외과에 전속지도의 요건을 갖춘 교수가 6명 있다면 이들이 한 해에 받을 수 있는 전공의 수는 5명이다. 즉, 전속지도의가 많을수록 뽑을 수 있는 전공의 수와 한 해 배출되는 전공의 수가 많다는 의미다. 전공의 정원은 의국 출신 치과의사들의 수와 비례한다. 이 때문에 동일한 과목을 수련받는다고 하더라도 A병원 구강악안면외과와 B병원 구강악안면외과의 전공의 모집정원 5명 대 1명이라면 10년 후에 배출된 의국원의 수는 50:10으로 벌어진다. 맨파워가 강한(배출 인원이 많은) 의국은 학술대회 등 대규모 행사 행사를 치를 때 풍부한 재정과 빠른 업무 처리 속도를 보여준다. 수련을 희망하는 과(과목)를 결정했다면 모집정원이 많은 수련기관(병원)에 지원하는 것이 보다 더 넓은 인맥 형성에 유리하다.

ii) **주요 진료 과목** (one thing strategy or killer contents)

우리가 어떤 민족입니까? 배달의 민족? 그것도 아주 틀린 답은 아니다. 하지만 이 상황에서 내가 바라는 답은 아니다. 우리는 교육의 민족이다. 그것도 사교육에 특화된 민족이다. 드라마 <스카이캐슬> 속의 삶이 일상인 민족이다. '맹모삼천지교(孟母三遷之敎)'로 유명한 맹자의 어머니도 한국에서 환생한다면 교육열 랭킹이 중간 또는 그 이하일지도 모르겠다. 치과 사교육 역시 세계 최고 수준이다. 부족한 건 치과 사교육의 양(量)과 질(質)이 아니라 수강하는 이들의 열정과 노력일지도 모르겠다. "시간이 없다는 말은 핑계에 불과하다."는 명제는 참(진실)임이 입증된 지 오래다. 술, 담배, 이성(연애), 쇼핑, 취미 등을 즐길 시간은 있고 공부할 시간이 없다는 것은 비겁한 변명에 불과하다.

치의 본인의 재능과 흥미가 둘 다 있는 분야를 주요 진료 과목으로 삼는 것이 가장 좋다. 그런 다음 알찬 커리큘럼으로 유명한 연구회들(한맥, ATC, BDPG, DeArK, SKCD 등)의 장기 연수회를 수강하기를 추천한다. '특정 진료 영역에서 탁월한 실력을 갖추는 것'은 치과의사로서 평생 활용 가능한 '강력한 무기'를 갖게 되는 일이다. 이 '강력한 무기'는 치과의사를 덤핑, 불법광고, 지나친 경쟁 등 부정적 요소들로부터 '보호'함과 동시에 '성공'으로 이끌어준다.

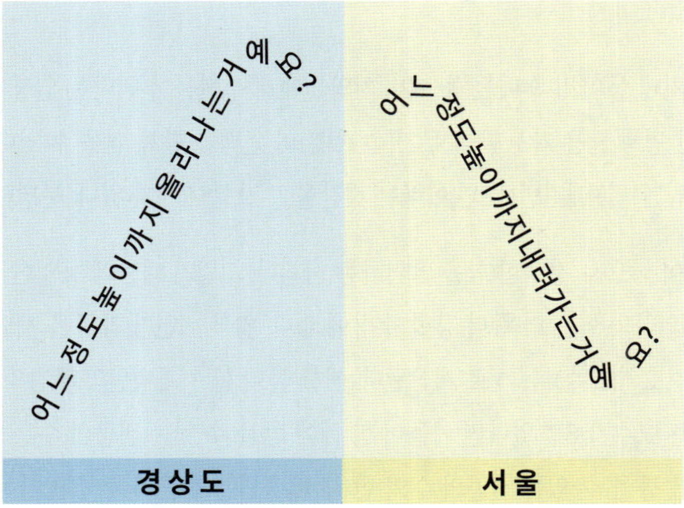

<경상도와 서울의 억양 차이를 보여주는 인터넷 밈(internet meme)[5)]>
임플란트 가격은 과연 어디까지 내려갈까?

2) 어떻게 싸울 것인가? 가격선도(저가) 전략, 차별화 전략, 집중화 전략

① 저가(低價) 전략

치과에서 무분별한 저가 전략은 가망이 없음은 이미 판명 났다. 최근 불거진 대형 덤핑 치과들의 줄도산이 그 증거다. 치과 관련 산업에서 저가 전략은 의료 서비스의 질을 하향 평준화시키는 주범이자 공멸(共滅)의 지름길이다.

5) 인터넷 커뮤니티나 SNS 등지에서 퍼져나가는 여러 문화의 유행과 파생·모방의 경향, 또는 그러한 창작물이나 작품의 요소를 총칭하는 용어

메가젠임플란트 MEGAGEN IMPLANT
치의신보
대한치과의사협회 발행
제3019호
2024년 7월 8일
www.dailydental.co.kr

'밑천' 드러난 싼 임플란트 치과…안전성 '도마 위'

소비자원 2021~2023년 접수 피해 구제신청 집계 결과
50~100만 원 저가 진료비 부작용·계약 피해 41% 차지
경영 전문가, 박리다매식 운영 사후관리 부실로 이어져

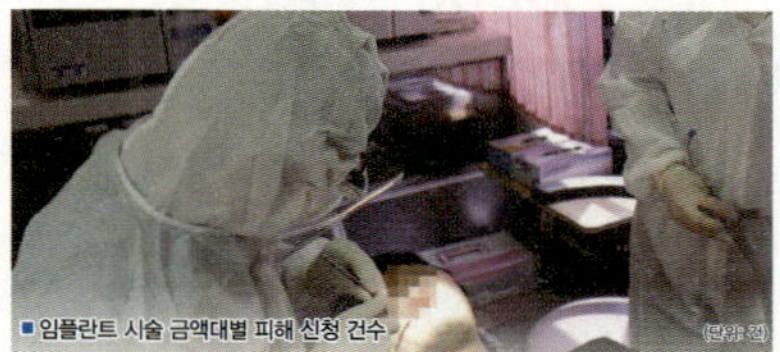

■ 임플란트 시술 금액대별 피해 신청 건수 (단위: 건)

구분	50만 원 이하	50만 원 초과~100만 원 이하	100만 원 초과~150만 원 이하	150만 원 초과	시술비 확인 불가	합계
시술 부작용	14	47	37	5	16	119
계약 관련	8	28	12	0	12	60
계(비율)	22(12.3%)	75(41.9%)	49(27.4%)	5(2.8%)	28(15.6%)	179(100%)

치과의 근본은 결국 돈보다 의료의 질, 환자 관리에 있었다. 50~60만 원대 임플란트 등 건강보험 의료수가보다 싼 진료비를 앞세운 치과가 여타 다른 치과에 비해 치료 부작용은 물론, 계약 문제가 많은 것으로 나타났다.

한국소비자원(이하 소비자원)은 지난 2021년부터 2023년까지 최근 3년간 접수된 치과 임플란트 시술 관련 피해구제 신청 현황을 집계·발표했다. 조사에 따르면 3년간 피해 접수된 사건은 총 179건이며, 2021년 41건, 2022년 60건, 2023년 78건으로 해마다 증가했다.

이중 시술 금액대별로는 ▲50만 원 초과 100만 원 이하가 41.9%(75건)로 가장 많았고 ▲100만 원 초과 150만 원 이하 27.4%(49건) ▲50만 원 이하 12.3%(22건) ▲150만 원 초과 2.85%(5건) 순으로, 임플란트 치료비가 낮은 치과들로부터 문제가 다수 발생했다.〈표. 임플란트 시술 금액대별 피해 신청 건수 참조〉

아울러 임플란트 치료 관련 피해 유형으로는 '임플란트 시술 관련 부작용'이 63.7%(114건), '계약 관련'이 33.5%(60건) 등으로 다수를 차지했다. 임플란트 시술 부작용 유형을 세부적으로 살펴보면 '교합이상' 21.8%(39건), '고정체·보철물 탈락' 15%(27건), '임플란트 주위염' 14%(25건) 등으로 집계됐다.

이에 대해 소비자원은 임플란트 50만 원 이하 시술 건수가 건강보험 적용 시술인 점을 고려하면, 건강보험 임플란트 치료비(2022년 기준 121만2070원) 대비 많이 낮은 치료비의 임플란트 시술에서 부작용 및 환급 관련 피해가 상대적으로 더 많다고 전했다.

실제로 지나치게 싼 임플란트 진료비를 내세웠던 치과 중에는 환자에게 당일 선납을 유도했다가 이후 환급 문제로 갈등이 발생한 경우가 더러 있다. 또 하지 않아도 될 임플란트를 식립한다던가, 임플란트는 본인 치과에서 하되, 나머지 치료는 근처 다른 치과에 가서 치료받도록 했다가 의료분쟁까지 이어진 사례도 있었다.

한국소비자원은 소비자에게 "임플란트 시술 계약 전 과도한 이벤트 할인 및 시술비 전액 선납을 요구하는 의료기관을 주의해야 한다"며 "또 잇몸뼈 및 구강상태에 대해 치과의사와 직접 상담하고 시술을 계획하고, 뼈이식 여부나 임플란트 및 보철물 종류, 사후 관리 기간 등 계약 내용을 꼼꼼히 확인해야 한다"고 강조했다.

환자 사후관리 힘써야 경영 안전

다만 이 같은 임플란트 피해 현황을 개원가 입장에서 해석하면, 무작정 저수가 임플란트 치료비 비중을 높이는 것보다는 사후관리에 힘을 쏟는 것이 시술 부작용 발생률을 줄이는 것은 물론 경영상으로도 안전하다는 분석이 나온다.

보통 치과 내 임플란트 진료비에는 사후관리가 포함돼 의료사고 등 문제 발생률을 낮춰준다. 그러나 싼 임플란트 가격을 내세우는 치과는 박리다매 전략으로 운영해 여타 다른 치과에 비해 환자 관리가 부실하다는 지적을 받고 있다. 이로인해 임플란트 시술 부작용이 발생한다. 이는 결국 최저가 임플란트에는 치료 안정성을 위한 유지·관리 비용이 포함돼 있지 않다는 사실을 의미한다.

경영 전문가도 예시로 알리익스프레스(Ailexpress)와 테무(Temu) 등 싼 가격으로 이름을 날린 중국 전자상거래 업체가 최근 제품 안정성과 품질 논란에 흔들리고 있다는 점을 꼬집으며, 치과가 이와 유사함을 강조했다.

경영 전문가 김병국 원장(죽파치과의원)은 "'광어 3만9900원'이라고 적힌 현수막을 보고 횟집에 들어간 이들 중 그 가격을 주고 광어를 먹은 사람은 세상에 존재하지 않는다. 임플란트 역시 마찬가지다. 최근 임플란트 치료 관련 시술 부작용과 계약 피해의 대부분은 선정적 문구를 남발한 치과들과 연관이 있었다"고 꼬집었다.

치과 경영 전문가로 활동 중인 강익제 원장(NY치과의원)은 "통상적으로 나라에서 인정하는 사후 관리 기간은 1년으로 알고 있다. 그러나 건강보험 임플란트 치료비에 맞춰 운영하는 다수 치과에서는 1년이 지나도 도의적으로 관리를 해주는 경우가 많다. 이는 결국 환자에 대한 책임감과 신뢰 관계가 지역사회 내 치과의 이미지에 긍정적 역할을 줄 수 있다는 신념 때문"이라고 역설했다.

정현중 기자 hjreport@dailydental.co.kr

〈저가 전략의 폐해를 고발하는 기사〉

② 차별화 전략

i) **차별화 전략이 성공하려면 실질적(substantial) 차별화와 인식적·관념적(perceptual) 차별화가 둘 다 이루어져야 한다.** 즉, 치의(원장)가 진료 자체를 잘해야 함은 물론이거나 이러한 우수성이 잠재 고객들(의료 소비자들)의 뇌리에 강하게 각인·포지셔닝 되어야 한다.

★ 실질적 차별화 없는 인식적·관념적 차별화'

→ 속 빈 강정, 허풍쟁이, "빈 수레가 요란하다!"

★ 인식적·관념적 차별화 없는 실질적 차별화'

→ 고요 속의 외침, 은둔 고수, 원장의 탁월한 임상 실력이 치과의 매출·수익과 연계되지 않아 경영난에 허덕일 가능성이 농후함

ii) **진료(내)적 차별화와 진료 외 기타 영역(환자들의 편의성을 증대시켜주는 서비스의 형식과 내용, 위치, 규모, 진료시간 등)에서의 차별화를 나누어 생각·추진할 수 있다.** 진료(내)적 차별화는 치의(원장)의 탁월한 임상(진료) 능력을 통해 경쟁자들과 격차를 벌리는 것이다. 탁월한 의술(醫術)은 치과뿐만 아니라 모든 병의원의 핵심역량(核心力量, core competence)이자 경쟁 우위의 원천이다.

③ 집중화 전략

집중화 전략은 앞서 언급한 두 전략(가격선도 전략과 차별화 전략) 중 하나를 선택하여 보다 좁고 특별한 고객군에게 어필하는 방식이다. 즉, 가격선도 전략과 차별화 전략과 본질적으로 같으며 그 연장선 위에 있다. 다만, 표적 고객군(target customer group)을 보다 더 좁힌 다음 그들에게 기업(치과)의 역량을 쏟아붓는 방식으로 이루어진다. 치과 외 산업에서는 곤충에 관심이 많은 청소년들을 공략하는 곤충체험관이 그 예이다. 치과계에서는 전공과목만 진료하는 부산 첫사랑니치과, 울산 섬세한사랑니치과, 광주 더블엠구강악안면외과치과, 울산 조은턱치과 등이 집중화 전략의 예이다.

꼬리에 꼬리를 무는 이야기

<중간에 낀 상태(stuck in the middle)>

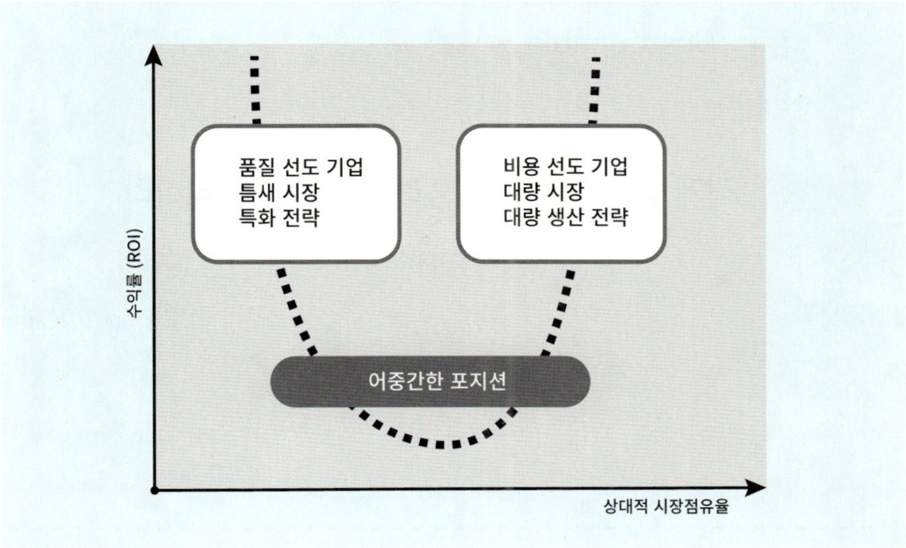

마이클 포터에 의하면 가격선도 전략과 차별화 전략 중에서 하나의 전략을 취해 소비자의 뇌리에 확고하게 자리매김(포지셔닝, positioning)하지 못한 기업은 애매한 위치에서 어려움에 봉착하게 될 수밖에 없다. 포터는 이런 기업의 처지를 '중간에 낀 상태(stuck in the middle)'이라고 표현했다. 어느 한쪽으로 오도 가도 못하는 처지를 절묘(絶妙)하게 묘사(描寫)했다. 중간에 끼어있는 기업들에게 소비자들은 매력을 느끼지 못한다. 품질이 압도적으로 우수하지도 않고, 가격이 특별히 저렴하지도 않기 때문이다. 명확한 차별성을 갖추지 못한 상태에서 어중간한 시장 지위, 낮은 시장점유율이 결합되면 기업의 수익성은 곤두박질치게 된다.

일반 기업들뿐만 아니라 치과들 사이에서도 '중간에 낀 상태(stuck in the middle)'인 치과는 위태롭기 짝이 없다. 경쟁자들을 압도할만한 자신 있는 진료 과목이 없는 상태에서 치과의 규모(인적·물적 구성)마저 애매한 치과에 내원할 환자가 있을까? 제 아무리 전문직이라고 해도 자신만의 특별한 무기 없이는 생존하기 힘든 시대가 되어버렸다.

07 핵심역량

추천곡 Unstoppable by Sia

영감을 주는 한마디

"작게 승리하고, 일찍 승리하고, 자주 승리하라
(Win small, win early, win often)."

- 게리 하멜(Gary P. Hamel)

[brain storming with hashtags]

#게리하멜 #GaryHamel #프라할라드 #Prahalad #핵심역량 #CoreCompetence

1) 핵심역량이란?

마이클 포터 이후 특별히 주목할 만한 스타 없이 정체기[1]를 거듭하던 경영 전략 분야에 1990년부터 새로운 바람이 불기 시작했다. 1994년, 게리 하멜(Gary Hamel)과 프라할라드(Prahalad)가 공저한 《미래를 위한 경쟁(Competing for the future)》의 출간이 그 원동력이었다. 당시 학계는 포터를 중심으로 한 포지셔닝 학파의 "시장"기반전략(market based strategy)이 지배하고 있었다. 이와는 대조적으로 하멜과 프라할라드는 "자원"기반이론(resource base theory)이라는 참신한 아이디어를 제안하며 많은 이들의 지지와 공감을 불러일으켰다. 포터의 관점은 외부에서 내부를 바라본다. 즉, 시장을 중시한다. 반면 하멜과 프라할라드의 관점은 내부에서 외부를 바라본다. 이 둘은 전통적인 전략 접근 방식을 뒤집어 놓았다.

하멜과 프라할라드의 정의(定義,definition)에 따르면 '핵심역량(core competence)'이란 '기업이 상품을 통해 고객들에게 효용[2](utility)을 제공할 수 있도록 해주는 능력'이다. 이 핵심역량이 경쟁우위(competitive advantage)의 원천이자 원동력이다. 핵심역량은 물질적인 자산과는 대조적으로 시간이 흘러도 그 가치가 소실되지 않는 집단이성, 집단지식, 소프트웨어, 시스템 등으로 바꿔서 표현할 수 있다. 하멜과 프라할라드의 핵심 주장은 경쟁에서 선두를 차지·유지하길 바라는 기업은 지속적으로 특별한 핵심역량을 양성해야 한다는 것이다.

핵심역량은 자연스럽게 '자원'에 대한 이야기로 연결된다. 여기서 '자원'이란 기업이 활용할 수 있는 모든 고정자산과 운용자산의 총칭(總稱)이다. 자원은 이하의 네 가지로 세분화할 수 있다.

1) 이 시기에 저명한 경영전문가이자 전략학 교수인 헨리 민츠버그(Henry Mintzberg)가 전략경영의 역할을 비판하며 새로운 관점을 제시하기도 했다. 하지만 민츠버그의 아이디어 또는 제안의 경우 대부분 기존의 주류 경영학에 대한 비판하면서 제시하는 대안 또는 해결책이 중간적 입장(양 극단의 절충)을 취하기에 기존의 이론 또는 시스템을 완전히 대체하기에는 부족(애매함 또는 밋밋함으로 인해)한 것이 사실이다. 축구로 비유하자면 상대편 골대 앞까지의 전개와 돌파 과정은 부드럽고 아름답지만 골 결정력이 부족한 선수와 비슷하다. 의사로 비유하자면 정확하고 참신한 진단에 비해 치료계획은 고개를 갸우뚱하게 만드는 이와 비슷하다. 고정관념, 다수설(多數說)에 대한 반박 또는 비판은 등장 또는 제안만으로 매력적으로(섹시하게) 느껴진다. 하지만 민츠버그의 이론과 견해를 살펴보면 방법론(how to) 부분에서 2% 부족하게 느껴진다. 민츠버그는 전략과 관련하여 5P, 즉 미래예측(플랜·Plan), 과거분석(패턴·Pattern), 외부환경(포지션·Position), 내부요인(퍼스펙티브·Perspetive), 책략(플로이·Ploy) 등이 필요하다고 이야기한다. 플랜과 패턴는 경영전략이란 무엇인가, 포지션·퍼스펙티브·플로이는 경영전략을 어떻게 실현하는가라는 것과 관련된다.

2) 경제학에서 효용이란, 의사결정자가 어떤 행동의 결과로 얻는 주관적인 기쁨이나 만족감을 의미한다.

<핵심정리> 자원의 네 가지 유형(type)

① 물질적 자산(유형 자원, tangible resource)

기업이 보유한 실제 생산능력

치명적 단점이자 한계: 경쟁자가 가장 쉽게 따라 하거나 따라잡을 수 있는 자산. 예를 들어 고가(高價)의 치과 장비(레이저, CT, 구강스캐너, 3D 프린터 등)로 이룩한 차별화는 경쟁자들이 동일한 또는 더 좋은(비싼) 장비를 구입하는 순간 사라진다.

② 비물질적 자산(무형 자원, intangible resource)

저작권, 특허권, 브랜드 이미지, 사업 계획, 영업 노하우, 라이선스(licence) 등

성공과 차별화에 있어서 중추적 역할 수행

③ 금융자산

현금 유동성(cash flow), 채권, 자기자본, 위험자본 등

④ 조직자산

조직구조, 시스템(관리·정보·제어·커뮤니케이션 등)

꼬리에 꼬리를 무는 이야기

<기업이 확보해야 할 자원을 평가하는 프레임워크(framework) VRIO 분석(VRIO Analysis) made by Jay Barney>

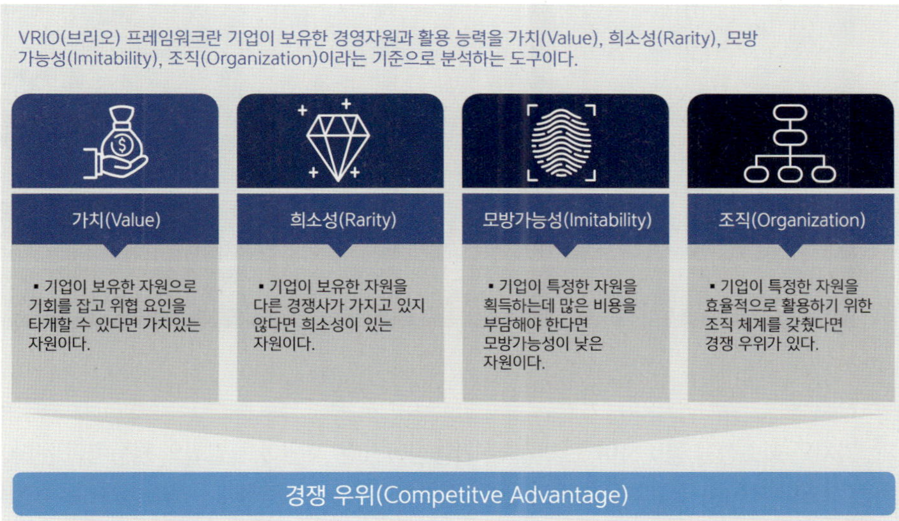
VRIO(브리오) 프레임워크란 기업이 보유한 경영자원과 활용 능력을 가치(Value), 희소성(Rarity), 모방가능성(Imitability), 조직(Organization)이라는 기준으로 분석하는 도구이다.
가치(Value)
▪ 기업이 보유한 자원으로 기회를 잡고 위협 요인을 타개할 수 있다면 가치있는 자원이다.
희소성(Rarity)
▪ 기업이 보유한 자원을 다른 경쟁사가 가지고 있지 않다면 희소성이 있는 자원이다.
모방가능성(Imitability)
▪ 기업이 특정한 자원을 획득하는데 많은 비용을 부담해야 한다면 모방가능성이 낮은 자원이다.
조직(Organization)
▪ 기업이 특정한 자원을 효율적으로 활용하기 위한 조직 체계를 갖췄다면 경쟁 우위가 있다.
경쟁 우위(Competitve Advantage)

VRIO	분석 항목
경제 가치 (Value)	· 이 자원을 확보하면서 사업 기회를 얻을 수 있는가? · 경쟁사를 무력화시킬 수 있는가? · 신규기업에 지지 않을 매력을 가지고 있는가?
희소성 (Rarity)	· 비슷한 자원을 지니고 있는 기업이 많지는 않은가? · 소수의 경쟁기업들만이 이 자원을 통제하고 있는가? · 유사상품이 시장에 얼마나 되는가?
모방 가능성 (Imitability)	· 남들이 따라하기 쉬운 자원인가? · 이 자원을 획득하는데 들어가는 비용이 얼마나 큰가? · 이 자원을 유지하기 위한 비용 부담은 얼마나 되는가?
조직 (Organization)	· 자원을 효율적으로 활용하는 조직 구조를 갖췄는가? · 자원을 살릴 수 있는 조직이 있는가? · 비효율적으로 자원을 낭비하는 조직은 어디인가?

꼬리에 꼬리를 무는 이야기

V 가치가 있는가?	R 희귀한가?	I 모방하기 어려운가?	O 체계적으로 조직되어 있는가?	
NO				**경쟁 열위** (Competitive Disadvantage)
YES	NO			**경쟁 평등** (Competitive Equality)
YES	YES	NO		**일시적 경쟁 우위** (Temporary Competitive Advantage)
YES	YES	YES	NO	**유휴 경쟁 우위** (Unused Competitive Advantage)
YES	YES	YES	YES	**지속가능한 경쟁 우위** (Long-term Competitive Advantage)

가치와 희소성을 겸비하며 모방(대체) 가능성이 낮은 자원이 차별화의 원동력이 된다. 이러한 자원이 체계적 조직에 의해 운용될 때 기업은 지속 가능한 경쟁 우위를 쟁취할 수 있다.

2) 치과 영역에서의 핵심역량

① 왜 핵심역량을 갖추어야 하는가?

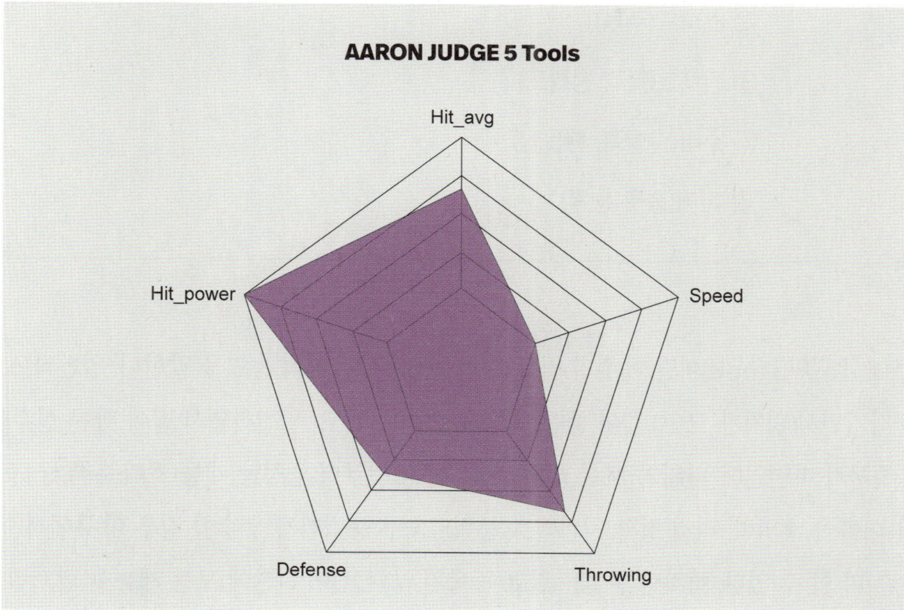

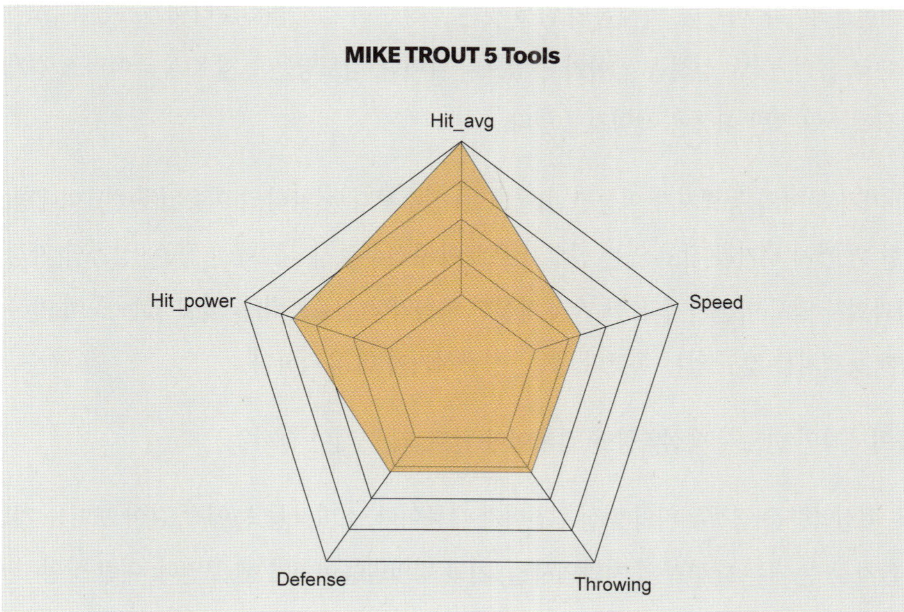

<5툴 (5 tools)

① 파워(장타력)

② 스피드(주루)

③ 컨택트(타격 정확도)

④ 수비(순발력, 핸들링)

⑤ 어깨(송구 능력)

야구에서 5툴(5 tools)이란 야수가 필요로 하는 5가지 육체적 능력을 말한다. 일반적으로 체중이 많이 나가면서(덩치가 크고) 힘이 좋은 거포는 발이 느리고, 날씬하면서 발이 빠른 선수들은 파워가 부족하기 마련인데 파워와 빠른 발을 모두 갖춘 것부터 엄청난 재능(호타준족,好打俊足)이다. 이와 더불어 수비력, 타격 정확도(컨택트 능력), 송구 능력까지 우수할 경우 야구에서 이상적인 선수(야수)라 할 수 있다. 하지만 현실은 결코 녹록치 않다. 신이 인간에 모든 재능을 한꺼번에 주는 일은 거의 없기 때문이다. 즉, 다섯 분야를 다 잘하는 것이 가장 좋지만 그런 일은 지극히 이상적인 동시에 비현실적이다. 이종범, 박재홍의 뒤를 잇는 호타준족 김도영(KIA 타이거즈 3루수)만 봐도 엄청난 속도로 홈런, 도루, 실책을 쌓아가고 있으니 말이다. 김도영은 현재 KIA 타이거즈 경기에서 발생하는 실책들의 절반 이상을 책임지고 있다.

다섯 가지 분야의 능력치가 어중간한(애매한) 선수보다는 차라리 이승엽(홈런), 이대형(도루)처럼 확실한 한 가지 무기를 갖고 있는 선수가 프로야구선수로서 리그에서 생존·성공할 가능성이 더 높다. 치과의사 역시 마찬가지다. 한 가지 확실한 핵심역량(진료능력)을 갖고 있는 쪽이 여러 분야에서 애매한 능력치를 갖고 있는 쪽보다 생존·성공하기에 더 유리하다.

치과의사라면 반드시 핵심역량을 갖추어야 한다. 왜 그래야 할까?

첫째, 핵심역량은 경쟁우위의 핵심 원천이기 때문이다. 소비자들 눈에 똑같아 보이는 계란, 골프공처럼 환자들 눈에는 대부분의 치과의사들, 치과 병의원들이 비슷해 보인다. 이런 상황 속에서 확실한 핵심역량을 보유한 치의와 치과는 낭중지추(囊中之錐)다. 환자들 입장에서는 마음이 확 끌릴 수밖에 없다.

<핵심역량을 갖춘 치과의사의 예> 심미 레진

신주섭 원장님(전주 미치과, 인스타그램 @shin_joo_sub__)

조상호 원장님(대구 수성아트라인치과, 인스타그램 @suseong_artline_dental)

송재근 원장님(청주 송재근치과, 인스타그램 @ssongdoc)

조영지 원장님(부산 레진치과, 인스타그램 @_dr.zzi_)

<Case Report> 레진치과 조영지 원장님 레진 수복 증례

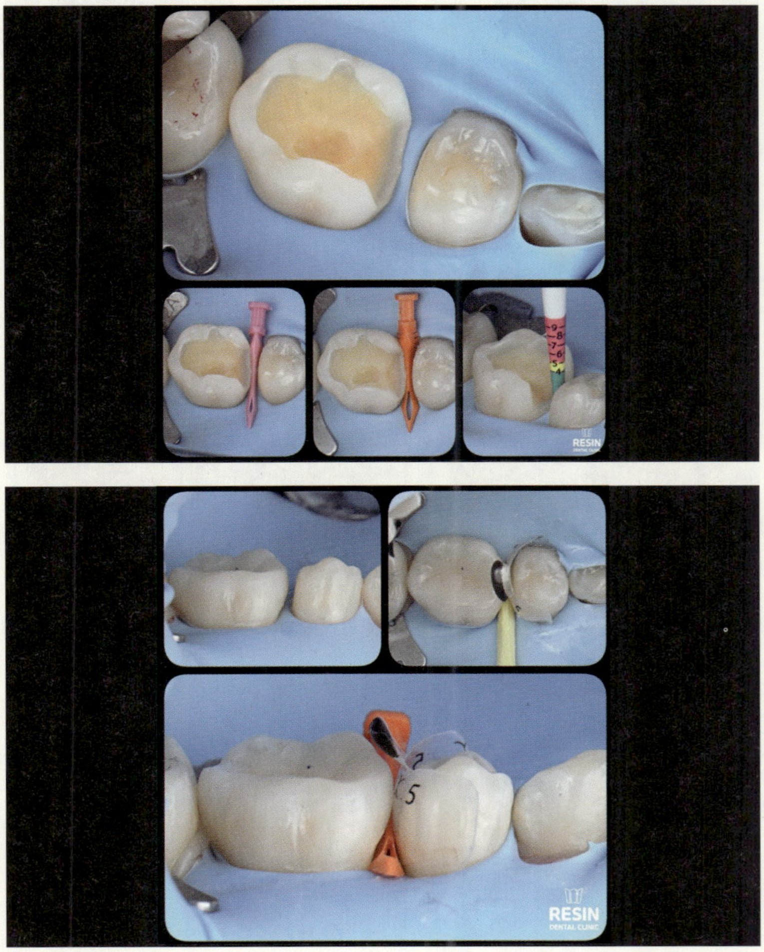

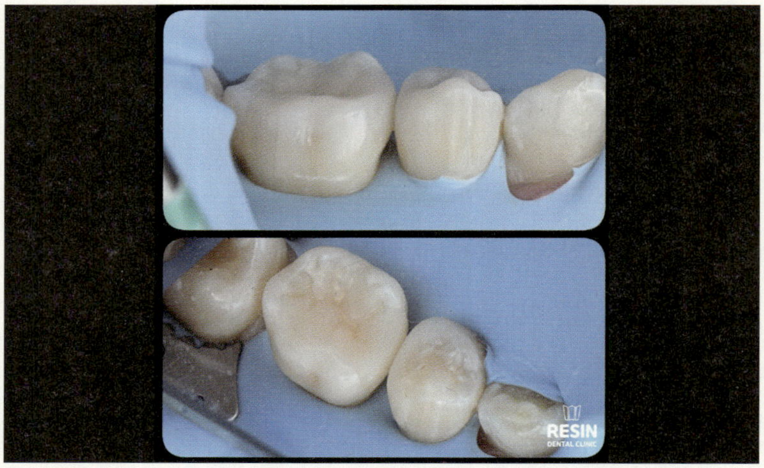

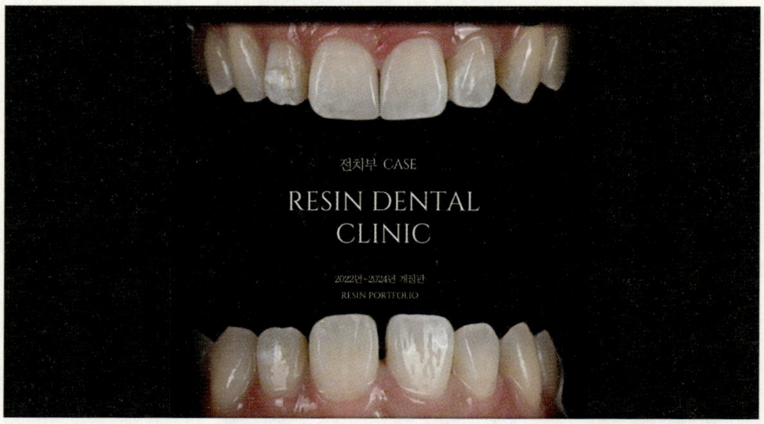

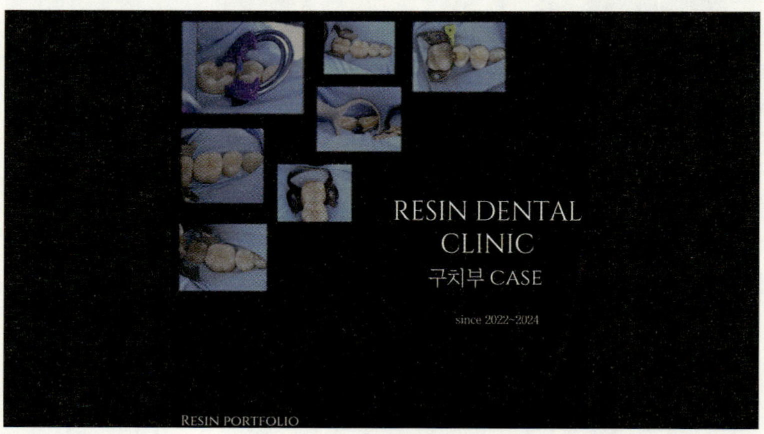

〈사진제공: 레진치과 조영지 원장님〉

레진치과 대기실에 비치된 레진 포트폴리오(케이스북)는 자연스레 입소문을 유발하는 강력한 마케팅 도구다.

둘째, 탁월한 핵심역량은 경영(업무) 효율성 증대시킨다. 사랑니, 임플란트, 레진, 라미네이트 등 특정 진료를 잘한다고 소문 난 치과에는 환자들이 몰리기 마련이다. 재밌는 사실은 쉬운 케이스들 역시 몰린다는 점이다. 치의가 어려운 케이스들을 멋지게 해결하면 시간이 지남에 따라 자연스레 명성·평판이 올라가게 된다(명불허전, 名不虛傳). 이렇게 되면 탁월한 진료 영역의 환자들이 줄을 잇는다. 이 케이스들 중에는 '어? 이건 누가해도 잘할 수밖에 없다!'라는 생각이 들 정도로 쉬운 증례들도 상당수 섞여 있다. 이들을 빠른 시간 내에 멋지게 해결하면 치과의 매출·수익·명성은 눈덩이처럼 불어난다(snowball effect). 이 눈덩이가 굴러갈수록 환자가 환자를 불러들이는 선순환(善循環, virtuous circle)이 발생한다.

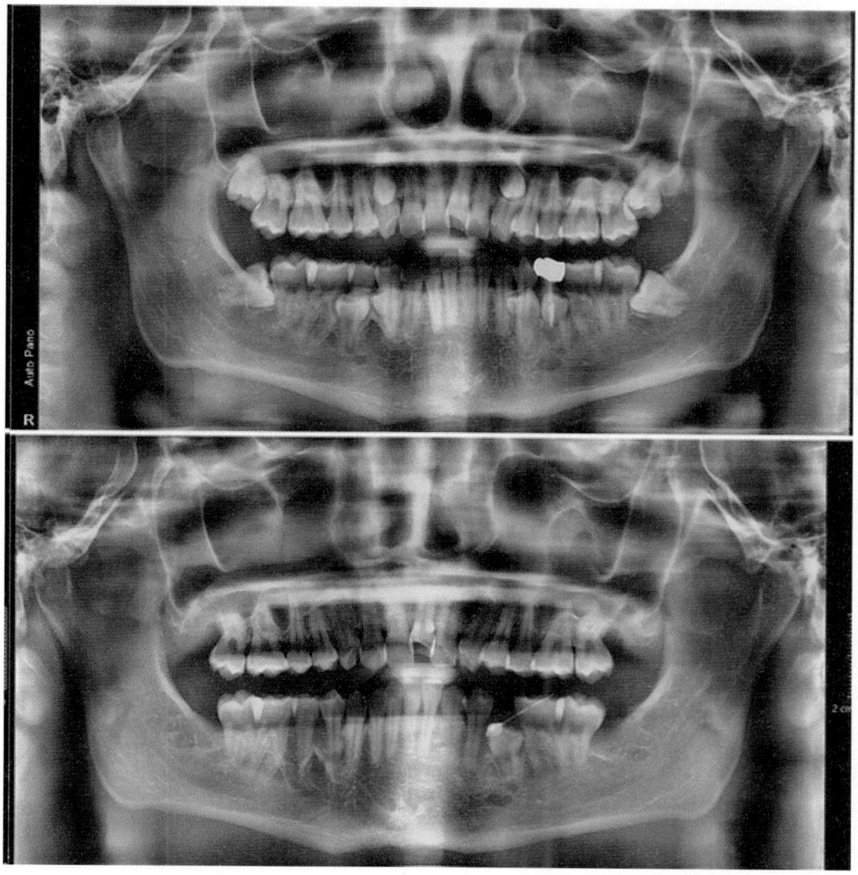

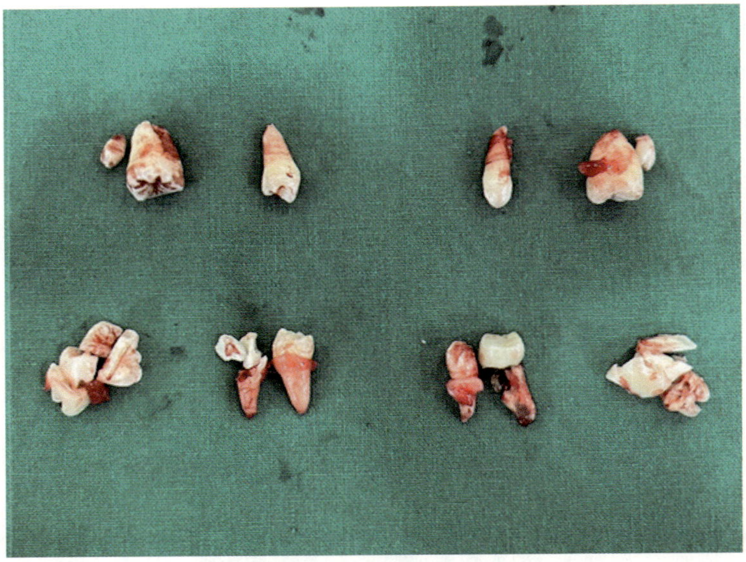

<사진: 김병국>

어려운 케이스

포항 제일치과 오준기 원장님으로부터 의뢰받은 교정 전 발치 케이스. 발거를 요하는 치아들의 수(數)가 많고 뼈 안쪽에 깊숙이 매복되어 있어 쉽지 않은 케이스였다. 다만 20세 초반의 건강한 남자 환자라 사전에 충분한 설명과 협의를 통해 한 번에 모두 제거했다.

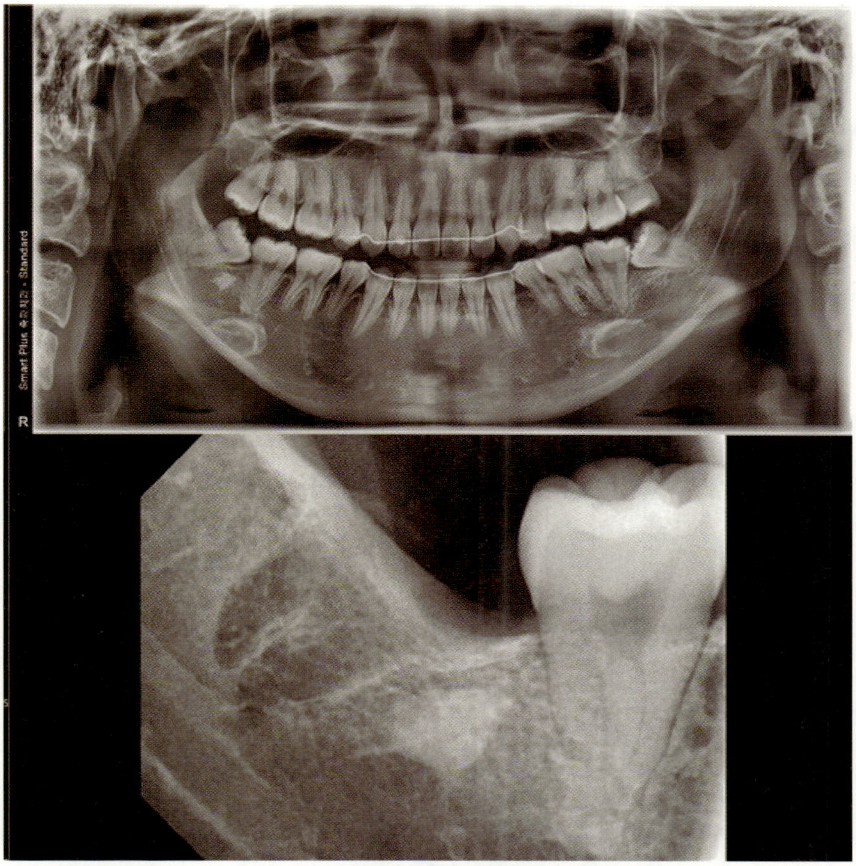

〈사진: 김병국〉

쉬운 케이스

가로로 누워있는 사랑니라도 치관이 잇몸 밖으로 많이 드러나 있으면서 술자가 활용할 수 있는 공간(하악 제2대구치 원심~상행지 전연 사이의 거리)이 충분한 경우 굳이 절개하지 않고 기술적으로 치아를 분할(section)하여 뺄 수 있다. 이런 쉬운 케이스들은 사랑니를 빠르고 안전하며 아프지 않게 뺄 수 있기 때문에 치의, 어시스턴트, 환자 모두 행복해지는 증례이다. 진료에 만족한 환자와 보호자는 주치의가 삼성전자 이재용 회장처럼 "쉿! 제발 소문내지 말아 달라!"고 부탁해도 입소문을 내는 방송국 역할을 자처하게 된다.

② 무엇을 핵심역량으로 키울 것인가?

치대(치전원) 학창시절을 돌이켜보면 학교마다 많은 교수님들 중 '수면제 폭격기'라는 별명을 가진 분들이 존재한다. 특유의 지루한 톤(tone)으로 목소리 크기, 성조(聲調)의 변화 없이 교과서에 적힌 글자들을 그저 읽는 분들이다. 이 수면제 폭격기들이 지나가고 나면 학생들 중 대다수는 책상 위에 뻗어있다. 이런 지루한 수업과는 반대로 재미있는 영화를 감상하거나 좋아하는 운동을 할 때면 시간이 쏜살 또는 유수(流水)처럼 빠르게 지나가 있다.

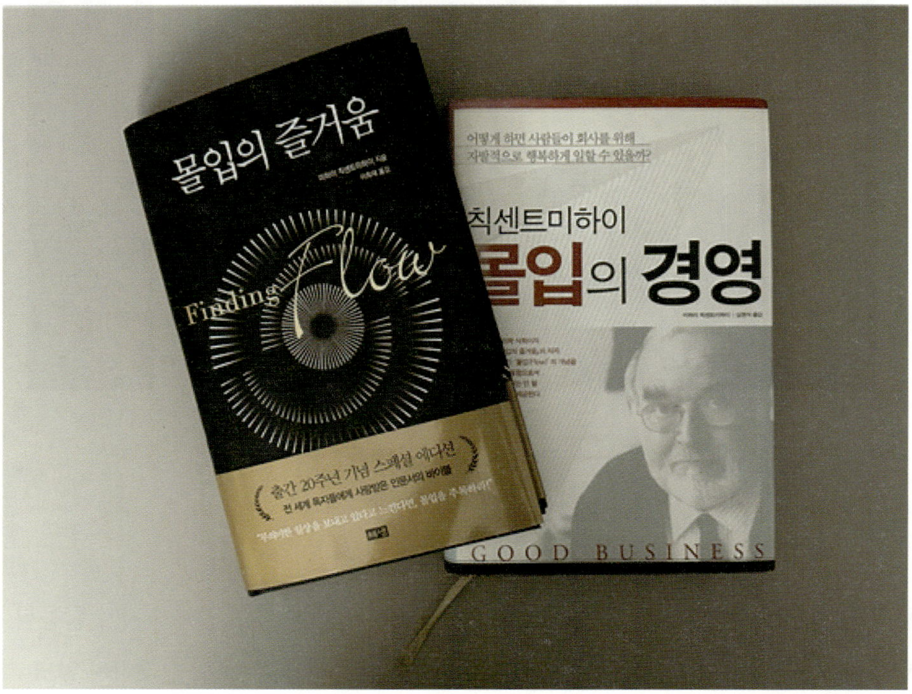

〈미하이 칙센트미하이(Mihaly Csikszentmihalyi)의 책들〉 사진: 김병국

심리학자 칙센트 미하이[3] (Mihaly Csikszentmihalyi) 박사는 '몰입(flow)' 이론의 창시자로 유명하다. 그에 따르면 몰입(flow)이란 머릿속의 생각과 목표, 행동 등 모든 정신이 하나로 통일되는 상태다. 이렇게 되면 개인 시간의 흐름과 자아를 잊는다고 그는 말한다. 즉, 몰입이란 모든 잡념이나 방해물을 차단하고 원하는 어느 한 곳에 자신의 모든 정신을 집중하는 것이다. 사람이 온전하게 몰입하게 되면 에너지가 한 방향으로 쏠리면서 '물 흐르는 것처럼 편안한 느낌'이기도 하고 '하늘을 날아오르는 자유로운 느낌'을 체험한다. 그렇게 몰입하는 순간 시간의 개념도 바뀐다. 몰입 정도에 따라 시간을 짧게 느끼기도, 길게 느낄 수도 있다. 몰입은 그에 따른 외부적인 보상도 필요 없다. 그 일을 하는 것 자체가 좋기 때문이다.

그가 말하는 몰입의 즐거움을 느낄 수 있는 조건은, 명확한 목표가 주어지고 활동의 효과를 곧바로 확인할 수 있으며, 과제의 난이도와 역량이 알맞게 균형을 이루고 있느냐이다. 그 조건을 갖추면 누구나 어떤 활동에서도 몰입을 끌어 올릴 수 있다는 것이다.

3) 시카고대학 심리학·교육학과 교수를 역임하고, 클레어몬트대학 심리학과 및 피터 드러커 경영대학원 석좌교수이자 '삶의 질 연구소' 소장으로 재직 중이다. '몰입(flow)' 이론의 창시자로 유명한 그는 오랫동안 인간의 창의성과 행복에 대해 연구해온 세계적 석학이다. 칙센트미하이 교수의 연구에 대한 관심과 적용은 학계는 물론 교육 및 비즈니스 등 다양한 분야에 걸쳐 나타나고 있다. 주요 저서로는 《몰입(flow)》, 《몰입의 경영》, 《창의성의 즐거움》, 《십대의 재능은 어떻게 발달하고 어떻게 감소하는가》, 《칙센트미하이의 몰입과 진로》, 《달리기, 몰입의 즐거움》 등이 있다.

칙센크 미하이 몰입 모델 - 플로우 3채널 모델

몰입(flow)은 지루함(boredom)과 압도감(overwhelm) 사이에서 유동적으로 움직인다. 높은 실력(개인의 역량)으로 너무 쉬운 과제(과제의 난이도)을 수행할 경우 개인은 지루함을 느끼게 되어 몰입할 수 없게 된다. 반대로 낮은 실력으로 지나치게 어려운 과제에 도전할 경우 압도당하여 결국 포기하게 된다. 즉, 칙센트미하이는 개인의 실력과 과제의 수준 사이의 균형을 강조했다.

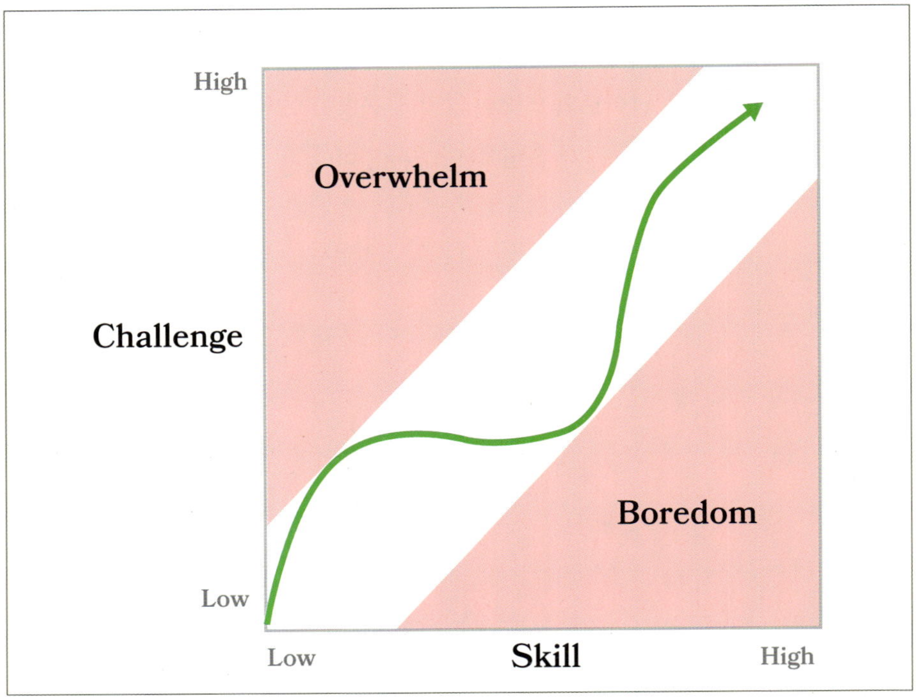

〈칙센트미하이 - 플로우 3채널 모델〉

칙센크 미하이 몰입 모델 – 플로우 8채널 모델

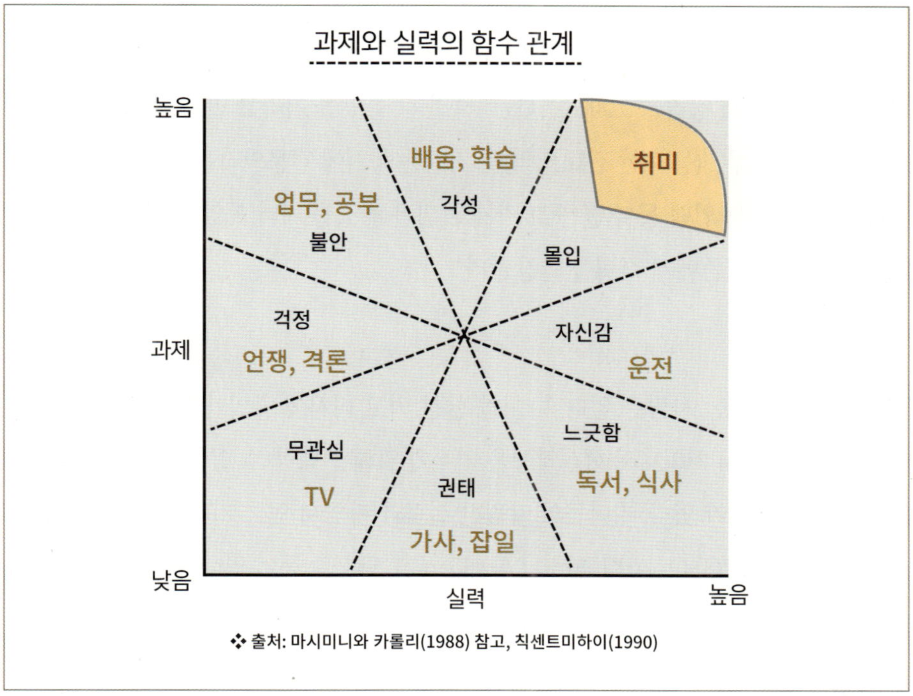

〈칙센트미하이 - 플로우 8채널 모델〉

다시 처음의 질문으로 돌아가자. 치과의사로서 무엇을 핵심역량으로 키울 것인가?

첫째, 앞서 확인한 '몰입을 위한 조건들을 충족'시키는 진료 영역.

둘째, 치의 각자가 '재능과 흥미'를 모두 느끼는 진료 영역. 재능이 부족하면 중도에 포기하게 되고, 흥미가 없으면 애초부터 몰입이 불가능하다.

셋째, 치과 마케팅적 관점에서 표적시장 선택의 세 가지 전제조건을 충족시키는 진료 영역. 표적시장 선택의 세 가지 전제조건은 i) 해당 세분시장의 높은 매력도, ii) 경쟁우위(competitive advantage), iii) 기업(치과)와 세분시장의 높은 적합도이다(보다 상세한 설명은 《누가 내 환자를 옮겼을까?》 225쪽에 잘 되어있음-저자 주).

③ 어떻게 핵심역량을 키우고 활용할 것인가? – 핵심역량의 획득과 활용

i) 핵심역량의 획득

a. 수련 (인턴·레지던트 과정 수료하고 전문의 취득)

'지금 알았던 것을 그때도 알았더라면'이라는 유명한 문구(文句)처럼 지금에서야 절실히 느끼는 수련 및 전문의 취득의 장점을 그때도 알았더라면 참 좋았을 거라고 말하는 치의들을 자주 본다. 진료 영역에서 확실한 무기(능숙한 진료 영역)를 가지는 동시에 전문의라는 브랜드와 시간이 지날수록 누적되는 선후배라는 인맥 등 수련은 그 자체로 많은 장점을 지니고 있다. 저자는 많은 치대생(치전원생)들과 공중보건의들에게 수련을 권장한다.

b. 연구회 가입

시간을 되돌릴 수 있는 사람은 없다. 나이를 한참 먹고 다시 전공의가 되는 것은 현실적으로 불가능하다. 이런 상황에서 치의로서 핵심역량을 키우기 위해 선택할 수 있는 훌륭한 대안(plan B)로 연구회(치과임상연구회)가 있다. 리더들의 탁월한 실력과 짜임새 있는 커리큘럼으로 인정받는 연구회로는 한맥, ATC, BDPG, DeArK(Dental Art Korea), SKCD 등이 있다. 삼인행필유아사(三人行必有我師)라 했다. 그곳에 가면 반드시 스승을 찾을 수 있을 것이다.

"빨리 가려면 혼자 가고, 멀리 가려면 함께 가라." - 남아프리카공화국 최초의 흑인 대통령인 넬슨 만델라가 자주 인용한 아프리카 격언이다. 좋은 연구회에서 열심히 활동하다보면 핵심역량을 꾸준히 쌓을 수 있다.

c. 혼자서 할 수 있는 노력들을 멈추지 않기

책, 세미나(특히 '실습'), 동영상 강연 등 배움의 기회와 도구들이 넘쳐나는 시대다. 강력한 의지로 발전을 위한 노력을 멈추지 않는 자세·태도가 필요하다. 진짜로 중요한 건 실행이다. 목표설정이나 계획이 아니라.

ii) 핵심역량의 활용

a. 진료

치과의사는 본인의 핵심역량을 환자의 상태를 보다 좋은 방향으로 변화시키는데 적극 활용할 수 있다. 교정진료에 능숙한 치의는 최후방 구치가 전방경사된 경우 교정력을 가해 이를 바로 세움으로써 입속 환경을 임플란트 식립에 보다 더 유리한 조건으로 변화시킬 수 있다. 근관치료에 능숙한 치의는 다른 치의들이 재근관치료하기 꺼려하는 치아들을 거침없이 치료하고 살려낼 수 있다.

수술에 능숙한 치의는 의도적 재식술, 치근단 절제술, 치관확장술, 치조골 성형술, 유리치은이식술 등을 통해 환자의 입 안 환경을 개선시킬 수 있다.

b. 브랜딩·마케팅에의 활용

치과의사는 본인의 핵심역량을 브랜딩·마케팅에 활용할 수 있다. 다들 알다시피 광고, 홍보, PR 등은 모두 브랜딩과 마케팅의 일부분이다. 치의는 본인이 잘하는 것(핵심역량)을 소셜미디어(SNS), 블로그, 유튜브, 강연, 책 등을 통해 동료들 또는 대중들에게 적극적으로 알릴 수 있다. 이러한 노력들 하나하나가 입소문을 타고 신환 창출로 이어진다.

슬기로운 개원생활

VOL. 2

전략, 리더십과 직원관리

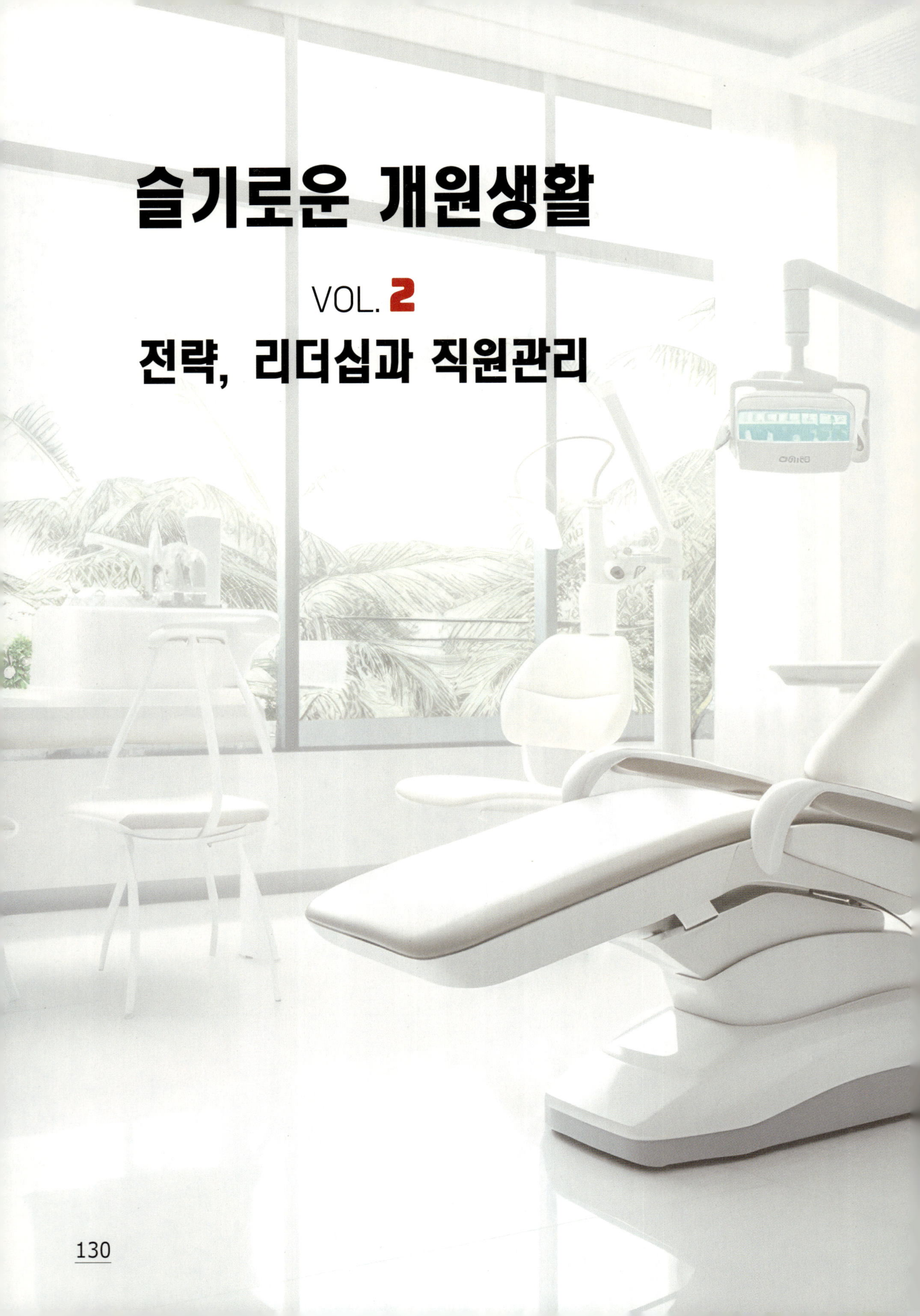

II_ 리더십

01 리더십이란?

추천곡 The Phoenix by Fall Out Boy

영감을 주는 한마디

" 유능한 리더는 사랑받고 칭찬받는 사람이 아니다.
그를 따르는 사람들이 제대로 일하게 하는 사람이다.
인기는 리더십이 아니다. 리더십은 성과다. "

– 피터 드러커(Peter Drucker)

[brain storming with hashtags]

#리더십 #leadership #역할 #role #역할갈등 #역할기대 #흑화 #黑化 #리더십홍수의시대 #선천성 #congenital #후천성 #acquired #트레이닝 #training #훈련 #선을넘는녀석들 #김병지 #히딩크 #벌 #punishment #읍참마속 #泣斬馬謖

29년만의 우승

2023년 프로야구 한국시리즈에서 서울LG트윈스가 수원KT위즈를 제압하고 프랜차이즈 사상 세 번째 우승을 차지했다. 직전 우승이 1994년이었으니 무려 29년만이다. 1994년 당시 국민학교(현 초등학교) 6학년이던 한 엘린이(엘지팬 어린이)는 어느덧 중년이 되어버렸다. 우리나라 LG트윈스는 미국 시카고 컵스에 비하면 양반이다. 시카고 컵스는 1908년(순종2년)에 메이저리그 두 번째 우승 이후 '염소의 저주'에 걸려 무려 108년이 지난 2016년에야 세 번째 우승을 차지했다. 자이언츠와 이글스 팬들, 힘내라!

조금씩 어른이 되어간다

인간은 누구나 엄마 뱃속에서 나온 직후에는 천둥벌거숭이다. 하루하루 이상과 현실의 차이를 깨달으며 조금씩 어른이 되어간다. 대표적인 깨달음들은 다음과 같다.

첫째, 스포츠에서 내가 응원하는 팀(개인)이 늘 승리하는 것은 아니다.

둘째, 정의(justice)가 늘 승리하는 것은 아니다.

셋째, 나이가 많다고 다 어른이 아니다.

넷째, 인간은 합리적인 동물이 아니다. 합리화하는 동물이다[1].

다섯째, 둘 중 하나만 해야 한다. 좋은 사람 아니면 좋은 사장.

둘 중 하나만 해라

둘 중 하나만 해라. 좋은 사람 또는 좋은 사장.

초등학교 사회 시간에 교사들은 학생들에게 '역할갈등'에 대해 가르친다. 사회 구성원으로서의 개인은 동시에 여러 가지 지위를 가지며 각각의 주어진 지위에 따라 사회적 행위를 하는데, 한 개인이 가지는 서로 다른 지위에 따른 역할기대(役割期待)가 다양할 경우 역할 기대들 간에 발생하는

1) 레온 페스팅거(Leon Festinger). 미국의 심리학자.

긴장 또는 갈등을 역할갈등이라 한다.

좋은 사람은 가족, 배우자, 연인(배우자를 가진 이는 해당 사항 없음), 친구들 사이에서 기대되는 역할이다. 좋은 사장은 사업체를 이끌어 나가는 이에게 기대되는 역할이다. 좋은 원장이란 최소한 두 가지를 잘해야 한다. 양질의 진료와 수익 창출. 착함(kindness)은 원장의 필수 덕목에 포함되지 않는다.

좋은 사람과 좋은 사장이라는 두 마리 토끼를 쫓다가 한 마리도 잡지 못하는 이가 부지기수(不知其數)다. 사장이 '좋은 사람 코스프레'를 하다가는 사업체라는 배는 어느새 산 중턱에 가 있을 것이다.

흑화(黑化)

직장 내에서 '좋은 사람'이라는 헛된 꿈을 꾼 사장(원장)들의 흑화 과정은 다음과 같다.

1단계, 직원들에게 환심을 사기 위해 노력한다.

2단계, 사장의 인기지상주의에 편승하여 조직의 위계 또는 시스템은 붕괴된다.

3단계, 날이 갈수록 직원들은 당나라 군대가 되어간다. 이에 따라 업무 효율, 매출, 수익은 바닥을 모르고 추락한다.

4단계, 사장이 위기를 깨닫고 개혁과 혁신을 주장한다. 하지만 이 드라이브는 이미 할머니 고쟁이 고무줄마냥 해이(解弛)해진 기강 속에서 직원들의 강력한 반발에 부딪힌다.

5단계, 직원들이 대거 퇴사하고 사장은 '역시 직원들에게 잘해줄 필요가 없다'는 어리석은 결론에 도달한다.

6단계, 직원들의 집단 퇴사라는 눈앞의 불을 끄지 못할 경우 해당 업체의 사장은 다른 이(또는 회사)의 직원이 될 수밖에 없다.

리더십 홍수의 시대

'리드(lead)'는 '앞장서서 안내하다, 이끌다, 데리고 가다'란 뜻을 가지고 있다. 여기서 파생된 '리더십(leadership)'이란 '조직체를 이끌어 나가는 지도자의 역량'을 의미한다.

가설이 많다는 것은 확정된 학설이 없다는 방증이다. 우리는 바야흐로 '리더십 홍수의 시대'에 살고 있다. 대한민국 3대 인터넷 서점인 예스24, 교보문고, 알라딘의 홈페이지 검색창에 '리더십'이란 단어를 입력해보자. 방금 저자가 직접 예스24 홈페이지 검색창에 '리더십'을 입력 후 엔터키를 누르자마자 4만여 건의 검색결과와 3천 6백여 가지 상품이 쏟아져 나왔다.

이는 사람들이 각기 처한 환경과 상황이 다르고 각자가 생각하는 이상적인 리더십이 다르기에 발생한 결과이다.

실소(失笑)를 유발하는 것은 유행에 따라 빠르게 나타났다 더 빠르게 사라지는 패스트푸드 같은 리더십들이다. 2002년 월드컵 4강 신화 이후 반짝했었던 히딩크 리더십, 김한민 감독의 영화 <명량>·<한산>·<노량>이 개봉할 때마다 주목 받는 이순신 리더십, MBTI의 유행을 타고 고개를 들이미는 공감 리더십과 감성 리더십 등이 그 예이다. 리더십의 본질보다 책 팔이에 눈이 빨갛게 된(혈안이 된) 작가들과 출판사들의 날갯짓이 수컷 공작새의 그것보다 더 격정적이다. 보는 입장에서 애처롭기까지 할 정도다. 이러다간 최근 '가사 3대 도우미(이모님)'로 각광 받는 건조기·로봇청소기·식기세척기 리더십까지 나오지는 않을까 걱정되는 수준이다. 듣기 그럴싸한 단어를 붙인다고 다 리더십이 되는 게 아니다.

우리에게 필요한 리더십

현 시점에서 우리 치의들에게 필요한 리더십은 어떤 것일까?

첫째, 옳은 내용을 담고 있어야 한다. 시류에 편승한 아류 리더십은 불필요하다.

둘째, 제대로 기능해야 한다. 팔로워들(직원들)을 통솔함에 있어서 기능할 수 있는 리더십이어야만 한다.

셋째, 치과 병의원에 적용 가능해야 한다. 많은 경우 리더십의 모범을 군대, 스포츠팀, 회사 등에서 찾는다. 이들 중 전부가 아닌 일부만이 우리 치의들의 일터에 적용(접목) 가능하다.

선천적 리더십? 후천적 리더십!
트레이닝과 향상

리더십 트레이닝은 마치 운동기구로 전성기 권상우의 식스팩과 같은 멋진 근육을 만드는 웨이트 트레이닝과 같다. 엄마 뱃속에서부터 빨래판 복근을 장착하고 나오는 이는 없다. 즉, 리더십은 타고 나는 것이 아니라 학습과 훈련에 의해 얻어지고 길러지는 것이다. 리더십은 선천성(congenital)이 아니라 후천성(acquired)이다. 지속적인 학습과 훈련을 통해 리더십을 향상시킬 수 있다.

꼬리에 꼬리를 무는 이야기

〈서번트 리더십〉

헛다리를 제대로 짚은 리더십 중 대표적인 것이 바로 서번트 리더십이다. '종, 하인, 종업원'을 뜻하는 서번트(servant)와 리더십을 결합시키려는 시도는 그 시작부터 실패이자 망작(亡作)이다. 리더가 받들고 팔로워가 이끈다? '꿈보다 해몽'이라는 속담도 서번트 리더십 앞에서는 힘을 잃고 내뺄 수밖에 없다. 답이 없다. 답이.

우리 치의들이 치과대학(치의학전문대학원) 졸업과 동시에 면허를 취득한 후 수련을 받는 과정을 상기해보자. 치과병원 구강악안면외과 외래를 통해 구강암 환자가 걸어 들어왔다. 수술에 능한 주임교수가 암 수술을 집도하고, 수술 후 레지던트 1년차 또는 인턴이 봉합사(실밥)을 제거하는 과정은 누가 봐도 자연스럽다. 그러나 서번트 리더십이 추구하는 조직의 모습은 정반대이다. 서번트 리더십은 아무것도 모르는 인턴이 암 수술을 집도하고, 주임교수가 실밥을 제거하는 엉터리 조직을 이상형으로 제시한다.

본말전도(本末顚倒), 주객전도(主客顚倒)의 전형이다. 서번트 리더십은.

꼬리에 꼬리를 무는 이야기

<선을 넘은 김병지, 철퇴를 내린 히딩크>

'2002년 한·일 월드컵 4강 신화'는 그 이후 태어난 아이들조차 인지하고 있을 정도의 대(大)사건이다. 심지어 그 당시 월드컵 응원을 통해 눈이 맞은 남녀가 양산한 월드컵 베이비들조차도. 당시 4강 견인의 주역으로 반드시 거론되는 인물이 이운재 골키퍼다. 그는 스페인과의 8강전 승부차기에서 호아킨 산체스의 슛을 막아내며 우리나라를 월드컵 4강의 반열에 올려놓았다. 이운재는 2002년 월드컵을 불과 1년 앞둔 시점까지도 후보 선수에 불과했다. 행운의 여신은 갑자기 그를 찾아왔다. 김병지의 말총머리를 타고.

때는 바야흐로 2001년 1월 27일, 월드컵 전초전(평가전)을 겸해 출전한 칼스버그컵 축구대회 파라과이 전에서 김병지는 전반 46분(추가시간)에 골키퍼라는 본분을 잊고 페널티 박스를 벗어나 공을 드리블하다 중앙선 근처에서 상대 선수에게 볼을 빼앗기고 말았다. 우리나라 골문은 그야말로 무인지경(無人之境). 다행히 수비수들이 분전하여 골을 먹지 않은 채로 상황은 수습되었지만 히딩크 감독의 분노는 수습되지 않았다. 이에 대한 응분의 대가로 김병지는 '2002년 한·일 월드컵 4강 신화'가 창조되는 과정에서 단 1초도 잔디를 밟지 못했다. 선을 넘은 김병지에게 히딩크는 모두 보란 듯이 철퇴를 내린 것이다.

선택(결정)과 책임은 함께 간다. 각자의 자리마다 주어진(그어진) 선택과 책임의 선(線)은 명확하다. 팔로워는 자기 권한의 범위를 인지하고 이를 엄격하게 지키도록 필사의 노력을 다해야 한다. 이를 어길 시 리더는 응당 벌을 내려야 한다. 과오의 경중에 따라 필요 시 읍참마속(泣斬馬謖)해야만 한다. 이렇게 해야만 조직의 기강이 바로 선다.

02 리더십이 왜 필요하죠?

추천곡 Rise Up by Imagine Dragons

영감을 주는 한마디

" 관리자는 일을 올바르게 하는 사람이고, 리더는 올바른 일을 하는 사람이다(The manager does things right; the leader does the right thing)."

- 워런 베니스(Warren Bennis)

[brain storming with hashtags]

#코로나19 #COVID19 #팬데믹 #pandemic #넷플릭스 #netflix #유튜브 #youtube #OTT #OverTheTop #오버투어리즘 #overtourism #현상유지편향 #StatusQuoBias #리더십 #실익 #짐콜린스 JimCollins #성공하는기업들의8가지습관 #BuiltToLast #좋은기업을넘어위대한기업으로 #GoodToGreat #위대한기업은다어디로갔을까 #HowTheMightFall #10X #남극탐험 #남극점정복 #아문센 #스콧 #삶과죽음 #20마일행진 #20MileMarching #자기규율 #SelfDiscipline #초심자의행운 #BeginnersLuck #SWOT분석 #마커스버킹엄 #MarcusBuckingham #강점 #strength #정시파이터 #현실도피자

바쁘다 바빠 현대사회

2019년 12월 중국 후베이성 우한시에서 발생하여 세계적으로 확산되었던 새로 발견된 코로나바이러스에 의한 호흡기 감염질환[1]인 코로나바이러스감염증-19(이하 'COVID-19')가 3년 이상 지속된 결과 넷플릭스와 유튜브의 주가는 폭등했다. 왜냐하면 사회적 거리두기(social distancing)가 전 세계 모든 국가들의 공통된 정책으로 채택되었던 팬데믹(pandemic) 시대에 여가 시간 동안 개인이 할 수 있는 최선은 집에 틀어박혀서 맥주 또는 커피나 마시면서 넷플릭스를 비롯한 OTT(Over The Top)[2] 서비스를 즐기는 것이었기 때문이다.

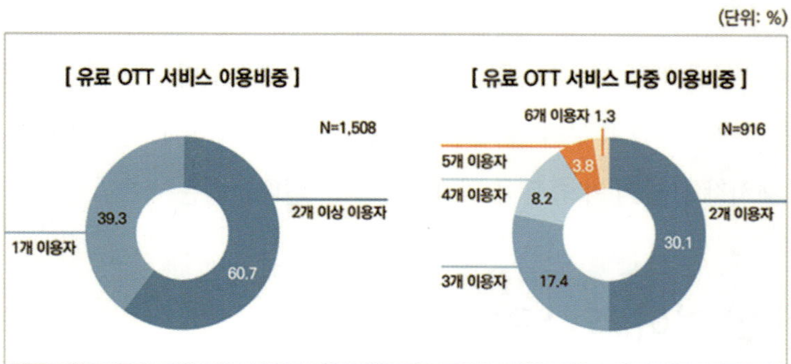

○ 전체 유료 OTT 서비스 이용자는 평균 2.11개의 유료 OTT 서비스를 이용하고 있으며, 2개 이상의 유료 OTT 서비스를 이용하고 있는 다중구독자는 평균 2.83개의 유료 OTT 서비스를 이용

〈유료 OTT 서비스 이용비중〉 출처: (KISDI 보고서)KISDI OTT REPORT(22-01)

정보통신정책연구원(이하 'KISDI')이 조사한 설문 결과에 따르면 설문 대상 유료 OTT 서비스 이용자의 과반수 이상이 2개 이상의 복수 유료 OTT서비스를 동시에 이용(다중 구독, multiple subscription)하고 있었다. 전체 유료 OTT 서비스 이용자는 평균 2.11개의 유료 OTT 서비스를 이용하고 있으며, 2개 이상의 유료 OTT 서비스를 이용하고 있는 다중구독자는 평균 2.83개의 유료 OTT 서비스를 이용했다. 놀랍게도 6개 이상의 서비스를 이용하는 사람들이 실존했다. 대부분의

1) 네이버 검색 시 사전에 이대로 기술되어 있음.

2) 인터넷을 통해 다양한 플랫폼으로 사용자가 원할 때 방송을 보여주는 VOD 서비스이다. 본디 어원은 'Over The Top'으로 'Top(셋톱박스)을 넘어'라는 뜻이다. 셋톱박스라는 하나의 플랫폼에만 종속되지 않고 데스크톱, 스마트폰, 태블릿 컴퓨터, 콘솔 게임기, 스마트 TV 등 다수의 플랫폼으로 서비스를 한다.

독자들이 이미 주지하고 있다시피 인간은 현상 유지 편향(status quo bias)[3], 디폴트 효과(default effect)의 노예이기에 WHO가 COVID-19의 종식(endemic)을 선언했다고 해서 구독 중인 OTT 서비스를 바로 끊거나 줄이는 사람들은 거의 없다. 그 결과 적지 않은 사람들이 본전 생각 때문에 여가 시간의 상당 부분을 OTT에 소모하고 있다.

물론 다른 활동으로 COVID-19이 지나간 새 세상을 즐기는 이들도 적지 않다. 오버투어리즘(overtourism)[4]이라는 용어가 세간의 화제가 될 정도로 여행(특히 해외 여행)에 대한 수요 역시 전염병 종식 선언 이후 폭발했다. 사회적 거리두기와 더불어 시행되었던 '3밀(밀폐, 밀집, 밀접) 금지' 정책의 준수 결과 위축되었던 특정 산업의 영업장(예: 나이트클럽, 실내 스포츠 시설 등) 역시 밀려드는 고객들로 인해 즐거운 비명을 지르고 있다.

COVID-19는 우리에게 일상의 소중함을 다시금 깨닫게 해주었다. 국제적 전염병으로부터 해방된 사람들은 그동안 억눌렸던 욕구를 해소하기에 바쁘다. '바쁘다 바빠 현대사회'라는 유행어와 가수 선미의 노래 '24시간 모자라'의 속뜻을 절감할 정도로 현대인들은 바쁘다.

리더십이 밥 먹여 주나요?

앞서 이야기하였듯이 이렇게 바쁜 현대사회를 살아가는 치과의사들에게 '리더십을 익혀야 한다'고 이야기하면 '리더십이 밥 먹여 주나요?'라고 반문하는 사람이 꼭 한둘은 있으리라 예상한다. 결론부터 이야기하자면 리더십은 밥을 먹여 준다!

---

3) 현상 유지 편향은 윌리엄 새뮤얼슨(William Samuelson)과 리처드 제크하우저(Richard Zeckhauser)가 1988년《위험과 불확실성 저널(Journal of Risk and Uncertainty)》에 발표한 <의사 결정에서 현상 유지 편향(Status Quo Bias in Decision Making)>이라는 논문에서 처음 작명한 것으로, 이들은 사람들이 현재의 상태에 그대로 머물고자 하는 강한 바람을 갖고 있다는 것을 실험을 통해 입증했다. 이후 이를 뒷받침하는 수많은 논문이 발표되었다.

4) 지나치게 많다는 뜻의 'Over'와 관광을 뜻하는 'Tourism'이 결합된 말로, 수용 가능한 범위를 넘어서는 관광객이 몰려들어 관광객이 도시를 점령하게 되고 관광지 주민들의 삶을 침범하는 현상을 말한다. 관광객이 너무 많이 몰려들게 되면 그 관광지는 환경 생태계 파괴, 교통대란, 주거난, 소음공해 등의 여러 부작용이 발생하게 되며 급기야 원주민이 다른 곳으로 이전하게 된다.
해외 유명 관광지에서는 오버투어리즘 문제 해결을 위해 각종 대책을 내놓고 있다. 예를 들어 스페인 바르셀로나는 신규 호텔 허가를 중단하고 불법·미등록 주택 관리를 강화했다. 남미 페루는 안데스 산맥을 따라 마추픽추로 향하는 하이킹 코스인 잉카 트레일 이용자 수를 하루 500명, 마추픽추 방문객은 하루 2500명으로 제한하는 관광객 총량제를 도입했다. 우리나라의 경우에도 서울의 북촌 한옥마을과 이화 벽화마을 주민들이 몰려드는 관광객들로 인해 사생활 침해와 소음공해, 쓰레기 무단 투기 등의 불편을 호소하고 있어 대책 마련이 시급한 실정이다. 이에 따라 서울시는 '관광 허용 시간제'를 도입해 가장 붐비는 북촌로 일대를 월요일부터 토요일까지만 오전 10시부터 오후 5시까지만 입장할 수 있게 했다.

리더십의 실익(實益)

리더십이 이 책의 독자들, 그리고 리더십을 연마하는 이들에게 안겨줄 실제 이익은 다음과 같다.

첫째, 탁월한 리더십은 업무 결과를 향상시킨다. 리더십은 업무 효율, 생산성, 조직의 결속력, 직원들의 애사심 등에 지대한 영향을 끼친다. 즉, 리더십 유무는 과업의 결과를 좌지우지한다. 리더십이 탁월하면 결과 역시 탁월하다. 리더십이 참담하면 결과 역시 참담하다. 우리 대한민국 국민들은 역대 최고의 멤버들을 데리고도 2024년 아시안컵 결승에도 오르지 못한 위르겐 클린스만(Jürgen Klinsmann) 전 감독을 통해 이러한 사실을 이미 확인한 바 있다. 다시 말해, 치과 원장이 탁월한 리더십을 갖춘 경우 해당 치과의 업무 수행 능력과 효율, 매출과 수익은 우수할 수밖에 없다. 반대의 경우에 해당 치과는 하루하루, 매일매일 위기를 직면할 것이다.

둘째, 리더십은 직원관리와 직결되어 있다. 기업 또는 회사의 사장, 대표, CEO(Chief Executive Officer, 최고경영자) 등과 마찬가지로 병의원의 원장 역시 직원관리(경영학 및 기업 실무에서 인사[5], 인적자원관리, HR, HRM, human resources management 등과 동의어로 사용됨)로 인해 골머리를 앓고 있다. 차라리 어려운 업무, 까다로운 고객은 직원 관리에 비하면 수월한 과업들이다. 왜냐하면 이것들은 원장 스스로 극복하거나 상급 기관에 의뢰하는 것이 가능하기 때문이다. 그러나 직원관리 및 그로 인한 문제들은 의료기관을 폐업하는 순간까지 떠안고 가야만 하는 난제 중 난제이다. 리더십과 직원관리는 동면의 양면과 같다. 불가분의 관계이다. 리더십과 관련된 기본 개념과 원리를 숙지하여 이를 치과에 적절히 활용하는 원장은 직원관리 역시 보다 수월하게 수행할 가능성이 높다.

셋째, 리더십은 리더 스스로의 가치를 높여준다. 이 내용을 접하자마자 '리더십? 그거 봉직의(페이닥터)한테는 해당사항 없는 거 아니야?'라고 반문하는 독자들이 지구 어딘가에는 있으리라 예측한다. 리더십이 리더 스스로의 가치를 높여준다는 사실은 개원의, 봉직의를 가리지 않는다. 봉직의들 중 대다수가 독립 진료를 한다. 이런 상황에서 봉직의와 그 휘하 직원들은 한 팀으로 기능한다. 리더십을 갖춘 봉직의들은 본인 팀에 배정된 직원들과 함께 높은 생산성을 보인다. 업무수행능력이 탁월하며 높은 매출 올리는 통솔력 있는 봉직의을 애정하지 않을 원장은 없다. 이와는 반대로 제대로 된 리더십을 갖추지 못한 봉직의들은 가는 치과마다 원장 또는 부하 직원들과 갈등을 일으키며 장기 근속하지 못하는 특성을 보인다. 즉, 리더십은 치과의사 스스로 가치를 높여주는 훌륭한 도구이다.

5) 직원의 모집·선발·배치·평가·보상·훈련·계발·복리후생·커뮤니케이션·조직설계 등의 과업을 통칭.

꼬리에 꼬리를 무는 이야기

<리더십의 차이가 결과의 차이!>

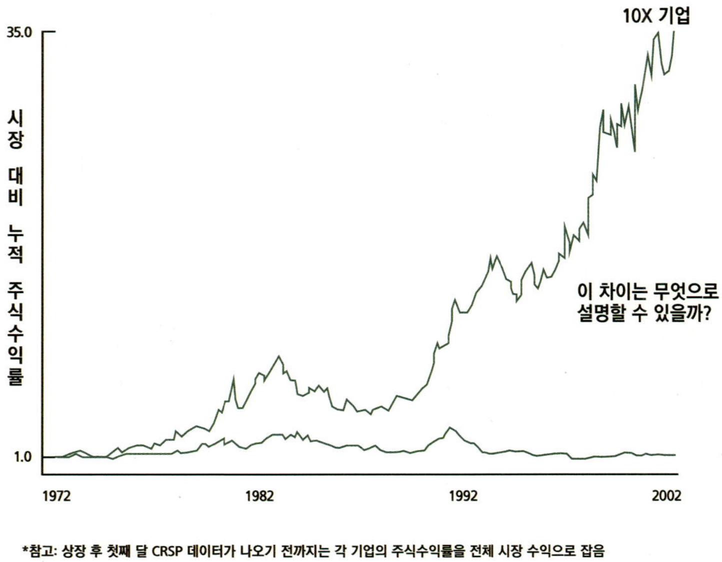

<10X 기업 vs. 비교 기업>

세계적 석학이자 경영의 대가(guru)로 추앙받는 짐 콜린스(Jim Collins)는《성공하는 기업들의 8가지 습관(Built to Last)》,《좋은 기업을 넘어 위대한 기업으로(Good to Great)》,《위대한 기업은 다 어디로 갔을까(How The Might Fall)》를 연이어 베스트셀러에 등극시킨 이후 또 다른 리더십 관련 의문에 휩싸였다. 거친 풍랑이 이는 바다와 같은 경제 환경 속에서 크게 성공하는 기업(조직)과 리더가 있는 반면 그렇지 못한 기업과 리더도 있다. 그들의 차이는 무엇일까?

이러한 의문을 해소하기 위해 콜린스와 그의 연구팀은 표본 기업 2만 400개를 선정하여 조사했다. 그 결과 주가지수가 동종 업계 다른 기업들의 주가지수보다 최소 10배 이상 높은 7개의 기업을 엄선할 수 있었다. 콜린스는 이들을 '10X'이라 이름 붙였다[6].

급변을 거듭하는 혼란스러운 환경 속에서 다른 기업들과 달리 10X 기업이 큰 성공을 거둘 수 있었던 이유는 무엇일까? 결과의 차이를 가져온 가장 큰 요인은 리더십이었다고 콜린스는 말한다.

6) 짐 콜린스, 모튼 한센(Morten T. Hansen),《위대한 기업의 선택(Great by Choice)》, 2011.

꼬리에 꼬리를 무는 이야기

콜린스는 이러한 결과의 차이를 쉽게 설명하기 위해, 노르웨이 출신의 로알드 아문센과 영국 출신의 로버트 팰컨 스콧의 남극 탐험을 예로 들었다. 남극점 정복을 두고 치열한 경쟁을 벌이던 두 탐험대는 능력과 자원 면에서는 거의 차이가 없었다. 또한, 그들이 처했던 탐험 환경 역시 유사했다. 아문센의 남극탐험대는 인류 역사상 최초로 남극점을 정복했다. 반면에 스콧의 탐험대는 실패했을 뿐만 아니라 돌아오는 길에 빙판 위에서 동사(凍死)했다. 이런 극명한 결과를 야기한 근본적인 원인은 무엇일까? 리더십의 차이였다. 두 원정대의 차이는 10X 기업 리더들과 혼란의 시기에서 번영을 이루지 못한 기업 리더들의 차이와 꽤나 비슷했다.

10X 기업의 리더들은 자신들이 거의 통제할 수 없는 상황을 직면했을 때, 그나마 자신이 통제할 수 있는 부분들을 통제하는 데 집중한다. 짐 콜린스에 따르면, 그들은 "통제와 통제불능의 역설을 기꺼이 수용"한다. 그들은 세상의 일정 부분들은 불확실성을 지니며 통제할 수 없다는 점을 이해하고 수용한다. 하지만 동시에 자신의 운명에 대한 통제력과 책임이 없다는 견해는 단호히 거부한다. 치의들 역시 이런 태도를 배울 필요가 있다.

개원 전, 적지 않은 치의들이 SWOT 분석을 한다. 'SWOT 분석'이란 강점(strength), 약점(weakness), 기회(opportunity), 위기(threat)의 앞글자를 딴 것으로 기업의 강점과 약점, 환경적 기회와 위기를 열거하여 효과적인 기업 경영 전략을 수립하기 위한 분석방법들 중 하나다. 네 가지 요소들 중 강점(S)과 약점(W)은 내적 요인이고 기회(O)와 위기(T)는 외적 요인이다. 각 요인들을 기업 내외로 구분하는 기준은 '통제가능성'이다. 기업이 통제할 수 있으면 내적 요인이고, 통제할 수 없으면 외적 요인이다. 예를 들어 치의(원장)의 전공, 특화된 진료 영역, 직원 수, 시스템의 유무와 질(quality) 등은 내적 요인이며 경쟁 치과들의 수와 규모, 의료보험제도 및 세부규정의 변화, 국가 경제 상황 등은 외적 요인이다.

개원을 준비하는 치의 입장에서는 최선을 다해 분석을 하지만 실질적으로 의미가 있는(활용도가 높은) 지표는 강점과 기회이며 둘 중 통제 가능한 것은 강점이 유일하다. 개원 치의(원장) 입장에서는 약점들을 진료 및 치과 경영을 심각하게 저해하는 수준을 벗어날 정도로 컨트롤하는 동시에 강점들을 적극 홍보·활용하는 자세를 견지하는 편이 현명하다. 환자들의 경우 해당 치과 또는 원장의 강점을 보고 내원을 결정하는 경우가 대부분이기 때문이다. 치과 개원 시, 강점에 집중하라.

앞서 언급했듯이 기회와 위기는 외적 요인으로 통제가 불가능하다. '걱정을 해서 걱정이 없어지면 걱정이 없겠네'라는 티베트 속담처럼 통제 불가능한 요인들에 대해 노심초사한다고 해서 달라지는 것은 아무것도 없다. 다만 기회는 파도타기(surfing)에 있어서 파도와 같다. 큰 파도(기회)가 왔을 때는 이를 놓치지 않고 적극적으로 몸을 맡기는(최대한 활용하는) 자세가 반드시 필요하다.

꼬리에 꼬리를 무는 이야기

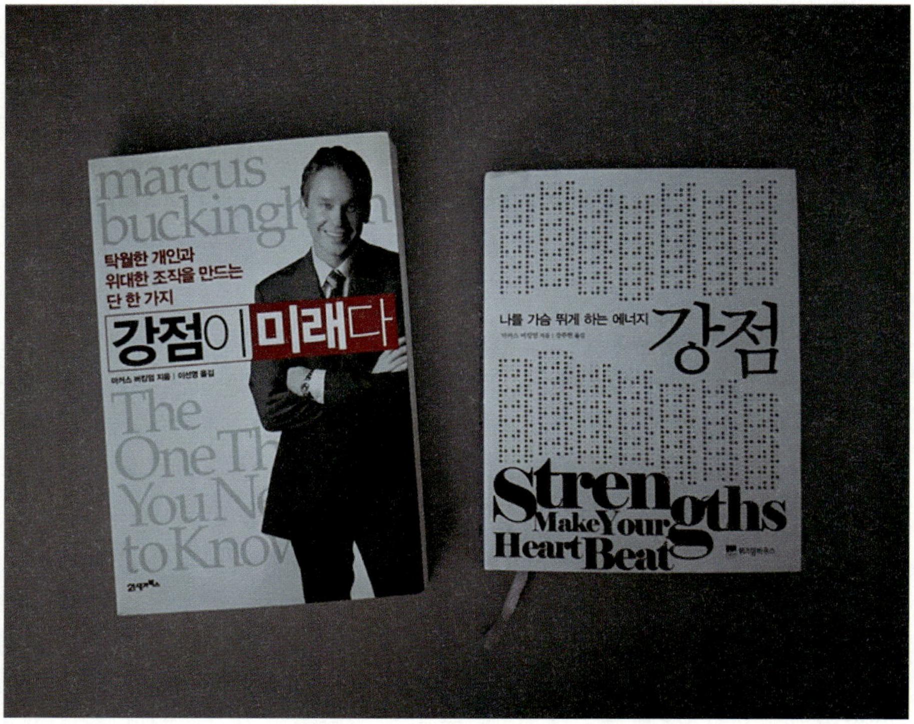

〈강점을 강조하는 리더십 전문가 마커스 버킹엄[7)]과 그의 저서들〉 사진: 김병국

7) 비즈니스 세계에 일대 혁신을 불러일으킨 강점 혁명의 아이디어를 만들어낸 마커스 버킹엄(Marcus Buckingham)은 세계적인 조사분석 기관 갤럽에서 20여 년간 근무하면서 강점 발견 프로그램 스트렝스파인더(Strength Finder)를 고안해냈다. 200만 명의 비즈니스맨을 대상으로 한 인터뷰와 철저한 분석 연구로 완성된 스트렝스파인더는 비즈니스계의 논의를 더 잘할 수 있는 것에 집중하는 방식으로 변화시키는 단초가 되었다. 그의 아이디어는 <월스트리트저널>, <뉴욕타임스>, <포천> 등의 주목을 받았으며 《위대한 나의 발견 - 강점 혁명》은 출간 이후 500주 연속 <뉴욕타임스> 베스트셀러로 인기를 누리며 비즈니스 현장에서 활용되고 있다. 한편 그의 강점 연구는 대표 강점 발견에서 그치지 않고 개인이 가진 강점이 가장 탁월하게 발현될 수 있는 역할 찾기로 확장되었다. 이후 10여 년간 최고의 성과를 내는 하이퍼포머(high performer)들을 대상으로 한 연구를 통해 개개인이 가진 몇 가지 강점이 결합되어 잠재적인 재능을 최대로 발현되게 만드는 역할, 즉 강점 역할이 존재한다는 것을 밝혀냈다. 마커스 버킹엄은 이 강점 역할을 어떻게 활용할 것인가에 초점을 맞추고 개인에서 조직까지 이를 효과적으로 활용할 수 있도록 스탠드아웃 강점 테스트를 개발했다. 이 테스트는 개인의 강점 역할 두 가지와 이를 결합하여 성과를 높이기 위한 방식을 알려주는 것으로 개인적 영역에서 조직적 영역에 이르기까지 구체적인 실천 지침을 제안해 <하버드 비즈니스 리뷰> 등 주요 언론에서 조명 받았다.
현재 TMBC의 대표로서 스탠드아웃 테스트를 기반으로 강점을 높은 업무성과로 연결시키는 방법을 컨설팅하고 있으며 다수의 매체에 기고 활동 및 비즈니스맨들을 대상으로 한 강의 활동을 펼치고 있다. 지은 책으로 글로벌 밀리언셀러 《위대한 나의 발견 - 강점 혁명》을 비롯해 《여성을 위한 강점 혁명》, 《강점이 미래다》 등이 있다.

꼬리에 꼬리를 무는 이야기

짐 콜린스로부터 얻을 수 있는 또 다른 교훈은 '20마일 행진(20-Mile Marching)'이라는 개념이다. 앞서 이야기한 두 남극점 원정대의 사례에서 아문센과 그의 팀원들은 목표를 향해 꾸준히 전진하되 날씨 상황이 아무지 좋을 때라도 무리해서 이동하지 않고 체력을 비축했다. 반면 스콧과 그의 대원들은 무리한 전진과 멈춤을 반복하는 널뛰기 행보를 이어갔다. 즉 날씨가 화창한 날에는 팀원들의 체력이 바닥날 만큼 무리해서 이동했고 날씨가 나쁜 날에는 단 한 발짝도 이동하지 않았다.

20마일 행진은 '장기간에 걸쳐 일정 수준의 성과지표를 꾸준히 달성하는 쪽이 부침(浮沈,up and down)이 심한 쪽보다 위대한 목표 달성과 장기 생존에 유리하다'는 교훈을 리더들에게 알려준다. 현명한 리더라면 20마일 이상 행진하는 것이 가능한 상황에서도 자제력을 발휘한다. 반대로 어려운 상황에서도 언제나 20마일에 가까운 목표를 달성하기 위해 노력한다. 정리하자면 탁월한 리더는 가슴 속에 원대한 야망을 품되, 속도와 위험부담(risk)을 조절하는 자제심과 자기규율(self discipline)을 갖추고 있다. 개원 직후 초심자의 행운(beginner's luck) 덕에 누린 성공에 취해 무리한 확장을 했다가 환자와 매출이 급감하여 위기를 겪은 치의들이 적지 않다. 위대한 리더가 되고자 한다면 짐 콜린스가 주는 교훈들을 다시금 마음에 새길 필요가 있다.

꼬리에 꼬리를 무는 이야기

<정시 파이터와 현실 도피자>

2023년 11월 5일부터 2024년 2월 4일까지 '채널A'와 넷플릭스를 통해 총 14부에 걸쳐 방영되며 대한민국 수험생들과 그 부모들의 이목(耳目)을 집중시킨 프로그램이 있다. <성적을 부탁해 티처스>가 바로 그것이다. 이 프로그램은 공부와 성적이 고민인 중·고등학생에게 대한민국 최고의 강사진이 직접 코칭해 성적을 올려주는 에듀(education) 솔루션 버라이어티 쇼를 표방한다.

24년 1월 14일 방송된 '티처스' 11회에는 컴퓨터 프로그래머를 목표로 '인서울' 소프트웨어 학과를 가고 싶다 말하는 자칭 '정시 파이터(내신을 포기하고 수능 성적만으로 정시를 통해 대학 진학을 꿈꾸는 자들)' 오승민 도전 학생이 등장했다. 이에 조정식 강사는 "저는 정시 파이터를 정말 싫어한다. 말이 좋아서 정시 파이터지, 솔직히 얘기하면 내신 기간에 합법적으로 공부하지 않는 자들을 말한다"고 등장부터 분개했다. 이어 정승제 강사는 "내신 성적은 안 좋은데, 모의고사 성적이 좋은 친구들이 있다. 그런 친구들은 극소수지만 '선택형 정시 파이터'다"라며 "도전 학생은 '생존형'에 가깝다"고 평가했다.

페이닥터들 중에서도 앞서 언급한 정시 파이터와 같은 태도(attitude)를 보이는 이들이 있다. 리더십뿐만 아니라 치과 경영, 임상 치의학 등 공부를 등한시하며 근무시간 외 여유시간 동안 최선을 다해 먹고 마시고 노는 치의들이 바로 그 주인공들이다. 이는 직무 유기이자 현실 도피다. 이들이 개원 직전에 급한 마음에 부랴부랴 공부한다고 해서 이 시기에 뇌에 들이붓는 지식과 정보가 온전히 흡수될 리 만무하다. 봉직의 시절 동안 탁월하지 않았던 리더가 개원과 동시에 뿅 하고 좋은 리더로 급변하는 기적은 발생하지 않는다.

인생이란 요람에서 무덤까지 가는 동안 끊임없는 공부와 수양을 통해 스스로를 단련함으로써 성숙되는 여정이다.

중요한 사실이기에 다시금 강조한다. 리더십은 밥을 먹여 준다!

03 만병통치약은 없다

추천곡 Numb by Linkin Park

영감을 주는 한마디

"좋은 리더는 소통의 달인이다."

- 앤드류 카네기(Andrew Carnegie)

[brain storming with hashtags]

#진시황 #소원 #이상적인리더 #전형 #빌조지 #BillGeorge #톰피터스 #TomPeters #강호동 #강함 #유재석 #부드러움 #적재적소 #활용 #섞어쓰기

진시황의 소원

중국을 최초로 통일한 진시황(秦始皇)의 꿈은 불로불사(不老不死)였다. 즉, 늙지 않고 죽지 않는 것이었다. 전인미답의 업적을 달성한 데다 천상천하(天上天下) 유아독존(唯我獨尊)이라는 생각을 가진 역대급(歷代級) 나르시시스트(narcissist)였으니 본인이 이룩한 통일국가를 다른 이에게 물려주는 것이 탐탁지 않았을 것이다.

검사(檢事)들의 전언에 따르면 사기(詐欺)에 취약한 인간 유형은 탐욕스러운(욕심이 많은) 사람이라고 한다. 유사(有史) 이래 늙지 않거나 죽지 않은 사람은 단 한 명도 없다. 진시황이 가졌던 불로불사의 꿈이 얼마나 크고 허망한 것인지는 삼척동자도 인지할 수 있는 수준이다. 욕심이 과하면 눈을 가리는 법이다. 세상에서 가장 영민하다 자부했던 진시황의 판단력 또한 과욕 앞에 투미[1)]해졌다. '불로불사의 명약을 구해오겠다'는 핑계로 진시황으로부터 거액의 착수금, 다수의 인원, 여러 척의 배 등 막대한 지원을 받은 다음 연락이 두절 된 이들이 부지기수(不知其數)다. 그중 일부는 '금강산(金剛山)에 있다고 전해진 불로불사의 명약을 구해오겠다'고 진시황에게 출정 의사를 밝혔다고 전해진다. 사기꾼들이라 실제로 한반도에 당도했는지, 중간에 삼천포로 빠졌는지는 확인할 길이 없다.

앞서 미리 밝혔듯이 이러한 시도들은 모두(하나도 빠짐없이) 수포로 돌아갔다. 존재하지 않는 것을 찾아오겠다는 약속은 명명백백한 사기다. 단 한 사람만 빼고 모두가 인지했던 사기.

이상적인 리더의 전형

하버드비즈니스스쿨 경영학과 교수이자 《진실의 리더십[2)]》의 저자인 빌 조지(Bill George)에 따르면 지난 50년 동안 리더십 연구자들은 1,000 사례 이상의 연구를 통해 이상적인 리더의 전형, 특질 등을 밝히기 위해 노력했으나 그 어떠한 연구도 이상적인 리더 상(像)을 명확히 밝히지 못했다고 한다. 다양한 인종, 국적, 사회적·경제적 배경, 종교 등을 가진 리더들을 분석한 3,000쪽 이상의 문헌을 분석한 결과 공통적인 특질, 성품, 성향, 스타일 등을 전혀 갖고 있지 않음을 확인했다.

1) '어리석고 둔하다'는 뜻의 형용사. 같은 뜻의 방언은 '티미하다'. 가방 브랜드 TUMI 아님.

2) 원제는 'Authentic Leadership: Rediscovering the Secrets to Creating Lasting Value'이다. 눈치 빠른 이들은 이미 간파했겠지만 실생활 속에서 'Authentic Leadership'은 '진실의 리더십'보다는 '진정성(진성) 리더십'으로 번역되는 경우가 더 빈번하다.

빌 조지와 유사한 결론을 도출한 연구 결과는 또 있다. 2004년 CNBC의 인기 프로 <Nightly Business Report>가 방영 25주년을 기념하여 펜실베이니아대학교 경영대학원 와튼스쿨 교수들과 함께 지난 25년 동안 가장 뛰어난 업적을 이룬 리더 25명을 선정했다. 이 목록에는 애플의 스티브 잡스, 마이크로소프트의 빌 게이츠, 아마존의 제프 베조스, 버크셔 해서웨이의 워런 버핏, 인텔의 앤디 그로브, 사우스웨스트항공사의 허브 켈러허 등이 포함되었다. 선정에 참여한 교수들은 이들 리더들의 공통점을 찾기 위해 부단히 노력했다. 그러나 쉽지 않았다. 더 솔직하게 이야기하자면 공통점이 거의 없었다. 워런 버핏처럼 부드러운 할아버지 같은 리더가 있는가 하면 혈중 알코올 농도가 꽤 높은 사람처럼 행동하는 유쾌한 괴짜 허브 캘러허 같은 리더도 있었다. 물론 스티브 잡스처럼 외골수와 같은 편집증적 성향을 보이는 리더도 존재했다.

이러한 연구들을 통해 우리가 확인할 수 있는 중요한 교훈 두 가지는 '이상적인(획일화된) 리더의 전형은 존재하지 않는다'는 것과 '상황과 맥락에 맞는 리더십을 활용해야 한다'는 것이다.

리더십은 상황에 따라 다르다

피터 드러커와 더불어 현대 경영의 창시자로 추앙 받는 톰 피터스[3] 역시 바로 앞의 내용과 유사한 견해를 피력한 바 있다. 톰 피터스는 다음 같이 말했다. "리더십의 새로운 규칙을 발견하기를 바라느니 다음과 같이 생각을 고쳐먹는 편이 낫다. 리더십에는 프리사이즈식의 천편일률적 접근법이 존재하지 않는다. 리더십의 첫 번째 슬로건은 '상황에 따라 다르다'이다."

강호동과 유재석
강함과 부드러움

강호동과 유재석은 대한민국 방송계에서 가장 탁월한 진행자를 꼽으라면 늘 거론되는 인물들이다. 여러 해 동안 정상권에 함께 있지만 두 사람의 진행 스타일은 판이(判異)하다. 강호동의 진행

3) 톰 피터스는 피터 드러커(Peter Drucker)와 함께 현대 경영의 창시자로 불리는 경영의 대가이다. '20세기 3대 경영서' 중 하나로 선정된 《초우량 기업의 조건》을 통해 기업경영에 대한 혜안과 통찰력을 제시했다. 이번에 처음으로 자기계발서인 《리틀 빅 씽 (The Little Big Things)》을 펴내 사소함이 만드는 위대한 성공 법칙을 전하고 있다. 코넬대에서 토목공학을 전공하고 스탠퍼드대에서 MBA와 박사학위를 받은 저자는 현재 '1인 기업' 톰 피터스 컴퍼니를 설립해 혁명적이고 열정적인 경영 아이디어를 개인과 기업에 전파하고 있다. (출처: 교보문고 해외저자사전, 2014. 5.)

스타일은 큰 리액션(목소리와 행동)으로 대변된다. 큰 덩치에 걸맞은 강력한 카리스마로 좌중을 압도한다. 이에 반해 유재석의 진행 스타일은 배려와 부드러움으로 대변된다. 확연히 대비되는 진행 스타일만큼이나 그 둘을 좋아하는 이들 역시 둘로 나뉜다.

강호동과 유재석을 보고 있노라면 서로 대비되는 리더들의 유형이 절로 떠오른다. 강한 리더십과 부드러운 리더십이 바로 그것이다. 둘 중 어떤 리더십이 옳은 것일까? 독자들의 예상대로 둘 다 옳고 둘 다 필요한 리더십 유형이다. 다만 리더 본인의 기본적인 성향과 조직이 처한 상황에 맞게 사용하는 지혜가 필요하다. 뛰어난 리더들은 강함과 부드러움을 적재적소에 잘 섞어 자유자재로 활용한다.

04 리더십의 핵심요소

추천곡 소외된 모두, 왼발을 한 보 앞으로! - 드렁큰 타이거(Drunken Tiger)

영감을 주는 한마디

> " 상사를 좋아하거나 존경하거나 미워할 필요가 없다.
> 다만 그를 적절하게 관리해서 상사가 당신의 성과,
> 목표, 성공에 도움이 되게 할 필요가 있다. "
>
> \- 피터 드러커

[brain storming with hashtags]

#리더십 #leadership #핵심요소 #KeyFactors #리더 #leader #팔로워 #follower #목표 #goal

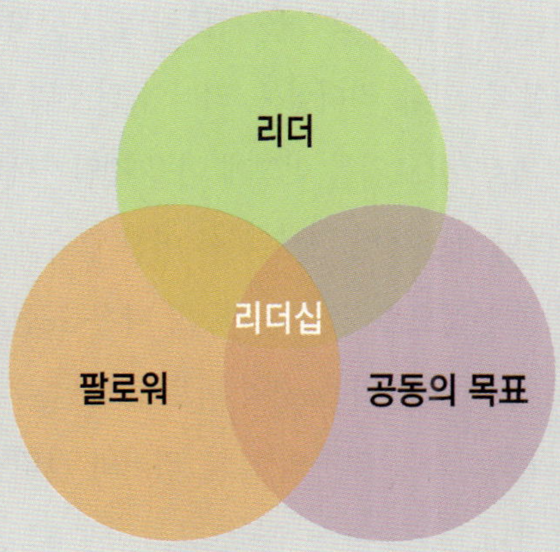

〈리더십의 핵심요소〉

리더

리더란 단어 뜻 그대로 '무언가를 이끄는 사람'이다. 비행기에서는 기장, 회사에서는 사장, 군대에서는 대장이 리더다. 결혼한 형들의 경우를 살펴보면 대부분 집에서는 형수님들(각자의 아내)이 이끄는 삶을 영위하고 있다. 사자든 사람이든 여자가 헤게모니(hegemony)를 장악한 '여성 상위 시대'를 살고 있음을 다시금 깨닫는다.

우리는 리더다. 시시각각 본인도 모르는 사이에 리더로서 그 역할을 충실히 수행하고 있다. 치과대학(치의학전문대학원) 학창 시절을 다시 떠올려보면 기출문제집과 요약집을 고스란히 물려주던 인생의 한 장면에서 우리는 후배의 리더였다. 등록금과 교합기(articulator) 등의 고가의 실습 기자재와 전공서적 구입비용을 충당하기 위해 공부를 지독히도 하기 싫어하던 부잣집 철부지 중고교생을 가르치던 인생의 한 장면에서 우리는 학생의 리더였다. 전공의(인턴·레지던트) 시절은 더 말할 것도 없다. 윗 연차는 아래 연차의 리더다. 공중보건의 또는 군의관 시절 치의는 치과 보건(진료)팀의 리더다. 봉직의(페이닥터)로 근무할 시에도 휘하에 전담 직원(치위생사)들을 이끄는 역할을 수행하게 된다. 즉, 치의는 치과 병의원을 개원해야만 리더가 되는 것이 아니라는 점을 다시금 강조하고 싶다. 순간순간 리더다.

팔로워(follower)

팔로워가 있어야 리더십이 의미가 있다.

국가들 사이의 외교 관계 또는 집단들 사이의 협상 상화에서는 응당 카운터파트(counterpart)가 존재한다. 리더에 대응되는 단어는 팔로워다. 각각을 지도자와 추종자라는 단어로 바꿔도 무방하다. 팔로워가 없으면 리더가 존재할 수 없다. 리더십은 '리더와 팔로워 관계'라는 주춧돌 위에 세워진 기둥이다. 이 같은 사실들을 근거로 '팔로워를 어떻게 이끌 것인가에 대한 고민의 결과로 태어난 것이 리더십'이라는 견해는 일견 타당해 보인다. '팔로워를 어떻게 이끌 것인가?'라는 고민이 이끄는 대로 생각의 길을 따라가다 보면 필연적으로 '직원관리', 또 다른 표현으로 '인사, 인적자원관리, HR(HRM, human resources management)'라는 경영 파트를 만날 수밖에 없다. 실제로 리더십과 인적자원관리는 동기부여, 관리의 의의와 관리자의 역할, 리더와 관리자의 차이, 조직행동, 조직심리 등과 같은 여러 화두들을 공유한다.

구성원이 치의(원장) 한 명뿐인 '1인 치과'에서 리더십을 논하거나 고민하는 것은 아무런 의미도 실익도 없다. 이는 모태솔로인 이가 오른손으로 왼손을 잡는 행위 또는 거울에 대고 하는 셀프 키스나 다름없다.

반대로 생각했을 때 치과의 규모가 커질수록, 직원들의 수가 늘수록 리더십의 영향과 효과는 배가 된다. 즉, 직원 수가 각각 두세 명에서 출발하여 5인, 10인, 30인, 50인, 100인으로 늘어날 때마다 해당 치과의 원장은 그 규모에 적합한 리더십과 시스템을 갖추기 위해 노력해야 한다. "왕관을 쓰려는 자, 그 무게를 견뎌라."

목표

미션[1], 비전[2], 핵심가치 등 관념적 기준들이 구비되지 않은 상태에서도 치과를 개원·경영하는 것은 얼마든지 가능하다. 하지만 치과 안에서 리더십이 효과적으로 기능하기 위해서는 최소한 '또렷한 목표'만큼은 존재해야 한다. 즉, 직원들의 피부에 와 닿는 가시적인 목표가 반드시 원장과 직원들 사이에서 공유되어야 한다.

1) 미션(mission)은 사명(使命)이다. 그 사전적 의미는 '맡겨진 임무'이다. 사업적 관점에서 기업의 미션은 '존재 이유'이자 '궁극적인 목적'이다. '당신의 기업(회사)이 사회에 어떤 공헌 또는 기여를 하기 위해 존재하느냐?'는 근원적 물음에 대한 답변이 바로 미션이다.
우리 치과의 미션을 어떻게 정해야할지 막막한가? 피터 드러커는 "올바른 사명은 기회, 역량, 헌신이 조화를 이루어야 한다"고 조언한 바 있다. 우리 치과 또는 나의 치과 없는 세상을 먼저 상상해보기 바란다. 그런 다음 '당신의 치과는 이 사회에 어떤 일을 하기 위해 존재합니까?'라는 질문에 스스로 답하라. 그 답이 바로 당신 치과의 미션이다. (출처: 《누가 내 환자를 옮겼을까?》)

2) 비전은 추상적인 미션을 달성하기 위한 과업들을 구체화시킨 것이다. 구체적인 액션플랜이라고 이해할 수 있다. 비전은 통상 서너 개의 문장으로 정리된다. 미션이 최종목적지라면 비전은 중간기착지다. 미션이 전략이라면 비전은 전술이다. 비전은 다음의 세 가지 요건을 충족시켜야 한다. 첫째, 초점이 명확해야 한다. 둘째, 원대해야 한다. 이와 관련하여 짐 콜린스(Jim Collins)가 《성공하는 기업들의 8가지 습관(Bulit to Last)》이라는 책을 통해 제시한 "BHAG(비헤그, Big Hairy Audacious Goal의 약자로 말 그대로 '크고 머리카락이 쭈뼛 설 정도로 대담한 목표')"라는 개념이 비전의 실체를 이해하는데 도움이 된다. 셋째, 사명과 동일한 방향성을 가져야 한다. (출처: 《누가 내 환자를 옮겼을까?》)

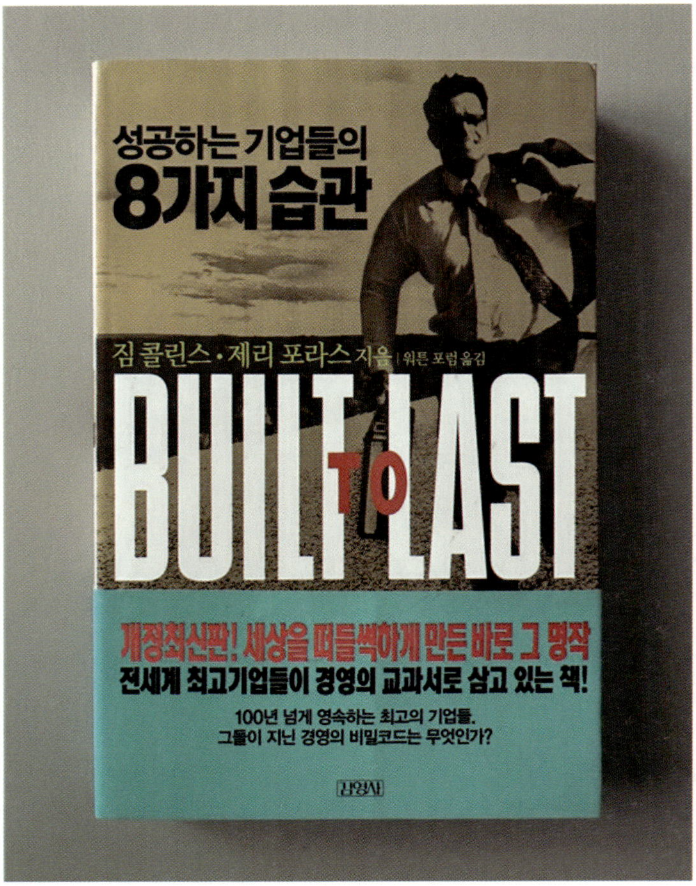

〈짐 콜린스와 제리 포라스가 공저한 《성공하는 기업들의 8가지 습관 (Bulit to Last)》〉 사진: 김병국

<가시적 목표 설정의 예시> 개원과 동시에 천명(闡明)한 어느 치과의 목표

첫째, 우리 치과는 최상의 의료서비스와 최고의 업무 효율을 위해 항상 노력한다.

둘째, 우리 치과는 향후 5년 이내에 지역사회 인지도 TOP 3 치과로 발돋움한다.

셋째, 우리 치과는 향후 5년 이내에 봉직의(페이닥터) 3인 이상을 포함하여 직원 20인 이상의 규모를 갖춘 치과로 발돋움한다.

넷째, 우리 치과는 향후 3년 이내에 우리의 전문 진료 영역과 관련하여 우리가 위치한 도시 1위의 인지도를 쟁취한다.

다섯째, 우리 치과는 향후 5년 이내에 우리의 전문 진료 영역과 관련하여 우리가 위치한 도내 1위의 인지도를 쟁취한다.

여섯째, 우리 치과는 향후 10년 이내에 우리 도시를 대표하는 전국적 인지도를 쟁취한다.

꼬리에 꼬리를 무는 이야기

<떡잎부터 달랐던 손정의>

손정의(孫正義, Son Masayoshi)는 평범한 집안에서 태어나 일본 최대 IT기업이자 세계적인 투자회사인 소프트뱅크 그룹(SoftBank Group Corporation) 창립자·대표이사·회장·CEO·최대 주주이다. 2023년 8월 블룸버그 기준, 그의 자산은 125억 달러(약 16조 3,500억 원)다. 2022년까지 일본 내 자산가 1위 자리를 유지했다.

'될성부른 나무는 떡잎부터 다르다'했던가? 확실히 손정의는 떡잎부터 달랐다. 두 일화가 있다.

첫 번째 일화, 인생 50년 계획.

손정의는 미국에서 유학 중에 다음의 '인생 50년 계획'을 세웠다. 당시 그의 나이 겨우 열아홉 살이었다. 놀라운 사실은 이하의 인생 계획(목표)을 모두 실현했다는 점이다.

20대에 회사를 세우고 세상에 이름을 날린다(나의 존재를 알린다).

30대에 최소한 1천억 엔의 자금을 마련한다.

40대에 조 단위의 중대한 승부를 건다.

50대에 연 1조 엔 매출의 사업을 완성한다.

60대에 다음 세대에게 사업을 물려준다.

두 번째 일화, 귤 상자 연설.

1981년, 스물네 살의 손정의는 정직원도 아닌 아르바이트 직원 두 명을 데리고 일본 소프트뱅크를 창업했다. 다른 회사의 한쪽 구석을 임차하여 겨우 책상 두 개만 가져다 놓은 상태였다. 8조 5,800억 엔(2023년 11월 기준)에 육박하는 현재 소프트뱅크 그룹의 시가총액을 고려했을 때 상상하기 힘든 미약한 시작이었다.

소프트뱅크가 세상에 태어난 날 아침, 손정의는 어디서 귤 상자 하나를 들고 왔다. 그리고는 아르바이트 직원 두 명을 앞에 두고 귤 상자 위에 올라가 일장 연설을 시작했다(일본에는 귤 상자 위에 올라가 포부(희망·소원)를 밝히면 이것이 이루어진다는 속설이 있다고 함–저자 주).

"5년 이내에 매출 규모 100억 엔, 10년 이내에 500억 엔 그리고 언젠가는 수조 엔 규모에 수만 명이 일하는 회사로 만들 것이다."

어안이 벙벙해져 멍하니 듣고만 있던 두 직원은 모두 얼마 후에 회사를 그만두었다. 그들은 코딱지만한 사무실 한 귀퉁이에서 창업한 주제에 수조 엔과 수만 명을 거론하는 손정의를 과대망상증 환자라고 생각했을지도 모르겠다. 그러나 손정의의 꿈은 오늘날 현실이 되었다.

<핵심 정리>

앞서 언급한 리더십의 핵심요소를 활용하여 정리·정의하자면 리더십이란 '리더'가 '공동의 목표' 달성을 위해 '팔로워들에게 영향력을 행사하는 일련의 행위'이다.

05 리더의 역할

추천곡 Runnin' by Adam Lamberts

영감을 주는 한마디

"좋은 리더는 문제를 해결하는 데 집중하고,
나쁜 리더는 문제를 찾는 데 집중한다."

– 브라이언 트레이시(Brian Tracy)

[brain storming with hashtags]

#얼라인먼트 #alignment #미션 #mission #비전 #vision #핵심가치 #CoreValue #목적 #goal #목표 #objective #전략 #strategy #리더십의본질3요소 #시작점 #방향 #크기 #혁신 #innovation #성과관리 #피터드러커 #PeterDrucker #MBO #ManagementByObject #KPI #KeyPerformanceIndicator #핵심성과지표 #ROI #ReturnOnInvestment #투자수익률 #OKR #ObjectivesandKeyResults #앤디그로브 #AndyGrove #ROAS #업무환경조성 #구성원관리 #커뮤니케이션

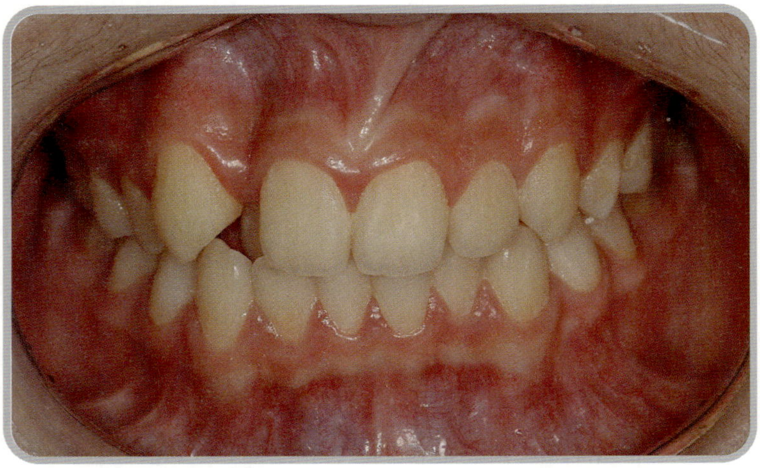

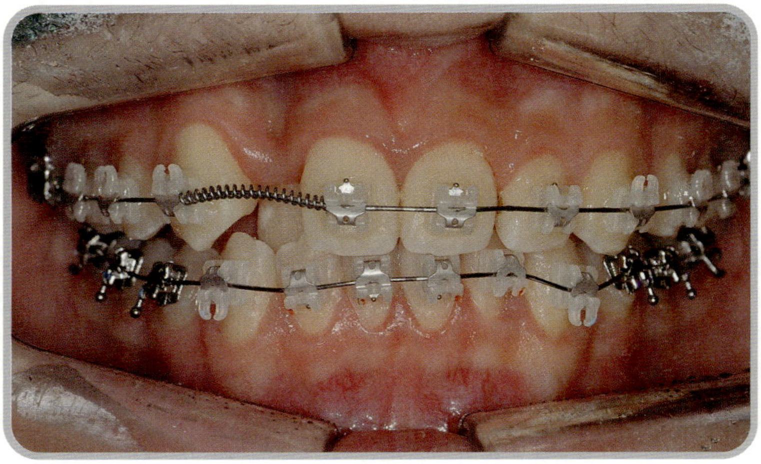

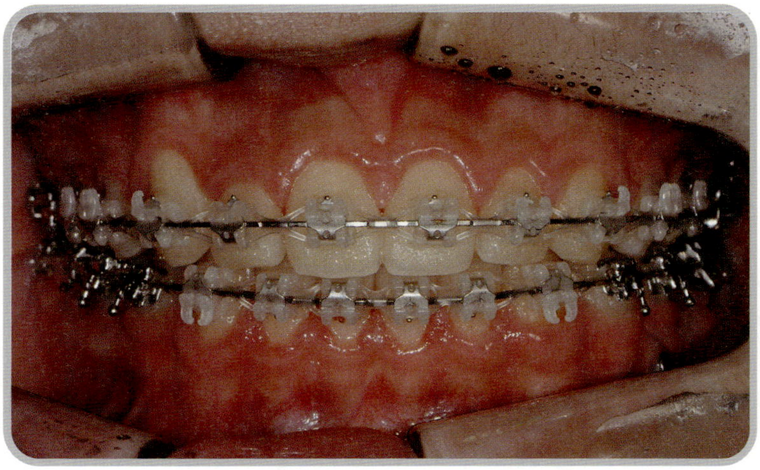

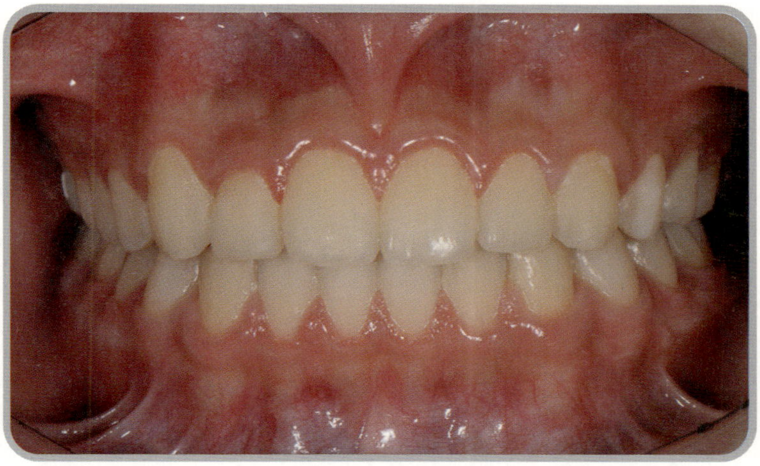

<치과 교정 치료 _ 교정 치료 과정 중 얼라인먼트(alignment)는 필수 통과의례이다.>
사진 제공: 의왕 오케이치과 김환의 원장님

1) 얼라인먼트 (alignment)

1990년대 선풍적인 인기몰이를 하며 구전(口傳)되다 여러 출판사에서 책으로 출간된 '최불암 시리즈'라는 유머가 있다. 배우 최불암 씨를 주인공으로 하여 허탈한 웃음을 자아내는 여러 편의 짧은 이야기들로 이루어졌다. 그 이야기들 중 아직까지도 기억나는 에피소드가 하나 있다.

최불암이 산적 토벌대의 대장이 되었다. 부하들을 이끌고 산적들이 자리 잡고 있다고 알려진 A산에 올랐다. 목표 지점에 도착하여 주변을 살피던 최불암이 명령을 기다리던 부하들에게 한 마디를 던졌다. "이 산이 아닌가벼~."

최불암은 전열을 정비하여 산적들의 진짜 본거지로 알려진 B산에 올랐다. B산 위 목표 지점에 도착하여 주변을 살피던 최불암이 명령을 기다리던 부하들에게 한 마디를 던졌다. "그 산이 맞는가벼~."

리더십과 관련하여 얼라인먼트란 미션, 비전, 핵심가치[1], 목적[2], 목표, 전략 등을 한 방향으로 '정렬'하는 것을 의미한다. 이에 더해 리더는 팔로워들(조직 구성원들)에게 이 내용을 '주지'시키고, 이것들을 달성하기 위해 '앞장서야' 한다. 치과교정학(orthodontics) 용어인 "leveling and

1) 핵심가치(core value)란 공유가치(shared value)라고도 하는데 기업 또는 조직 내에서 바람직한 행동을 제시하는 기본 규범이며, 기업 구성원들이 공유하고 있는 가치관이자 신념. 미션과 비전을 달성하기 위해 구성원이 추구해야 할 가치관.

2) 목적(目的, goal)은 실현하려는 일 또는 상태, 목표(目標, objective)는 어떤 목적을 실현하기 위한 정량적 지표. 목적이 더 추상적이고 큰 의미를 가진 단어임.

alignment(치아들의 수평·수직 정열)"와 동일한 용어가 사용된다는 점이 매우 흥미롭다.

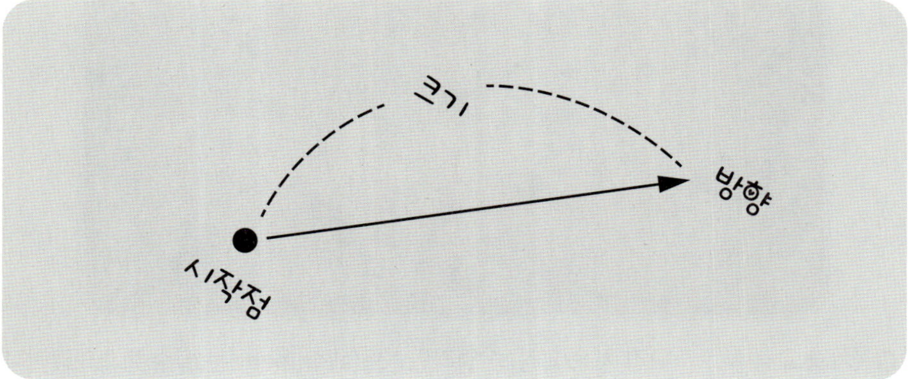

〈리더십의 본질 3요소〉

리더십과 인사(人事) 전문가인 진원재 작가는《절대적이며 상대적인 리더십의 물리학》이란 책을 통해 '리더십의 본질 3요소는 시작점, 방향, 크기다'라고 말했다. 얼라인먼트는 전술한 3요소 중 방향이라는 요소가 작동한 결과이다. 3요소 중 잘못 설정되었을 때 조직에 가장 큰 피해를 입히는 것은 방향이다. 시간, 노동력, 자본을 헛되이 소모시키기 때문이다. 조직원들의 사기를 땅바닥에 떨어뜨리는 것은 또 다른 부작용이다.

예를 들어 교정 진료를 앞세워 진료할 계획을 세워 개원한 A치과(원장 홍길동)가 있다고 가정해 보자. 하드웨어(치과 기자재 등 설비)와 소프트웨어(브랜드 네임, 유니트체어 배치 및 동선, 교정 진료에 숙련된 치위생사 등)를 모두 교정 진료에 최적화시켜서 개원했다. 막상 개원하고 보니 교정 환자보다 임플란트 환자가 훨씬 더 많이 내원하는 상황이다. 홍길동 원장은 교정 치료가 아닌 임플란트 치료를 치과 광고 전면(前面)에 내세우기로 결심한다. 그야말로 카트라이더 드리프트에 버금가는 급격한 방향 전환이다. 급격하고 급진적인 방향 선회는 크나큰 물질적·정신적 비용을 수반할 수밖에 없다. 이 경우 치과의 하드웨어와 소프트웨어를 갈아엎는 수준의 혁신[3](革新)이 불가피하다.

정보와 지식이 홍수처럼 쏟아지고 고도로 전문화되는 상황에서 리더들은 조정과 통합의 역량

3) 가죽 '혁(革)'에 새로울 '신(新)'으로 이뤄진 단어로 '가죽을 (벗겨) 새롭게 한다'는 의미다. 기술 측면의 새로운 결합(new combination)을 강조한 슘페터(Schumpeter)의 말을 인용하여 정의하자면, 혁신이란 이용 가능한 사물이나 수단의 결합방식을 바꾸어 새로운 제품의 발명, 새로운 생산방식의 도입, 새로운 자원 개발, 조직 쇄신, 그리고 시장 개척 등을 달성하는 것이다.

을 반드시 갖춰야 한다. 이를 통해 조직의 모든 구성원들이 일체감을 형성하고 동일한 목표를 바라보며 한 방향으로 정렬해야 한다. 지금이 바로 《손자병법》 모공[4] 편(謨攻編)에 나오는 '상하동욕자 승(上下同欲者 勝)', '윗사람과 아랫사람이 같은 마음을 갖도록 하는 장수는 승리한다'는 말을 한 번쯤 되새겨 볼만한 시점이다.

치과 내에서 원장의 얼라인먼트는 미션, 비전, 핵심가치, 내규(규칙) 등으로 발현된다.

2) 성과 관리

경영의 아버지 피터 드러커는 "측정할 수 없으면 관리할 수 없다(If you can not measure it, you can not manage it)"는 유명한 말을 남겼다. 리더의 중요한 역할들 중 하나는 성과를 관리하는 것이다. 여기서 "성과"란 "과정과 결과" 모두를 포괄하는 의미이다. 즉, 리더는 ①가시적인 목표 설정, ②(목표)달성을 위한 노력(동기부여, 칭찬과 격려 등), ③결과 확인 등의 전반적인 과정을 총괄·관리해야만 한다.

성과 관리를 단계별로 나누자면 첫째, 가시적인 목표를 설정하여 구성원들을 하나로 모은다. 둘째, 전략을 세우고 우선순위를 정한다. 셋째, 다양한 과제들을 해결한다. 넷째, 결과를 복기(復碁)한다. 다섯째, 수정·보완책을 마련한다.

〈주요 용어 설명〉

경영학에서 성과 관리와 관련된 대표적인 용어들은 다음과 같다.

① MBO(Management By Object)

피터 드러커가 만든 조직 관리 기법으로 말 그대로 '조직(기업)·개인의 목표를 세운 후 이를 관리하는 방식을 통해 기업의 실적 향상을 추구하는 방식'이다. 즉, MBO는 일정 기간 동안 조직(기업) 또는 직원들이 달성해야할 목표를 정한 다음 해당 목표의 달성 정도를 인사고과(승진), 성과금(보너스·인센티브 등) 등에 반영하는 일련의 성과관리 프로세스이다. MBO의 중요한 세 가지 운영 취지는 공동으로 계획(jointly plan)하고, 각자 실행(individually act)하고, 공동으로 관리(jointly control)하는 것이다.

4) 모(謨)는 '꾀, 계책'이란 뜻이고 공(攻)은 '공격'을 의미한다. 즉, 모공은 '공격 계책' 또는 '공격할 책략'을 의미한다.

MBO는 통상 다음과 같은 과정을 거친다.

i) 조직의 목표 설정(Determining organizational goals)

ii) 직원의 목표 설정(Determining employees' objectives)

iii) 성과 및 진행상황 모니터링(Monitoring progress and performance)

iv) 성과 평가(Performance evaluation)

v) 성과에 대한 피드백(Providing feedback)

vi) 최종 성과 확정(Performance appraisal)

② KPI(Key Performance Indicator)

우리나라 말로 '핵심성과지표'로 부른다. KPI는 MBO 과정 전반에 걸쳐 목표를 관리하고 성과를 측정하기 위한 도구이다. 'Indicator(지표)'라는 단어에서 유추할 수 있듯이 수치화할 수 있는 정량(定量) 지표로 표현되는 경우가 대부분이다.

효과적인 KPI 설정을 위한 4단계 가이드라인은 다음과 같다.

첫째, 비즈니스 목표 정의하기. 비즈니스 목표와 KPI를 설정하는 의도를 구체화한다. 전체 조직 및 팀별로 달성하려는 목표를 파악·설정한다.

둘째, 주요 비즈니스 지표 정하기. 비즈니스 목표를 정의했다면, 해당 목표와 관련이 있는 또는 직접적으로 영향을 미치는 비즈니스 지표는 무엇인지 정한다. 앞서 언급한 것과 같이, 업계나 부서 등에 따라 사용하는 주요 비즈니스 지표는 다를 수 있다.

셋째, KPI 작성하기. 효과적인 KPI를 설정하기 위한 공식인 "SMART"의 활용을 추천한다. SMART 공식에 따르면 효과적인 KPI는 Specific(구체적인), Measurable(측정 가능한), Achievable(달성 가능한), Realistic(현실적인), Time-bound(기한이 정해진)해야 한다.

넷째, 조정하기. 비즈니스 및 고객의 니즈 변화에 따라 필요 시 KPI를 조정한다. 즉, 업계 동향, 운영 방식의 진화 등의 요소에 따라 특정 수치 및 지표를 비즈니스 목표에 맞게 조정할 수 있어야 한다.

치과 영역에서 환자(신·구환 세분, 일·월·분기·년 별) 수, 유입 경로, 매출, 수익, 동의율 등은 충분히 가치 있는 KPI다. 또한 치과의 광고·홍보·영업 등 마케팅에 투여되는 비용, ROI[5).]

5) ROI란 'Return On Investment'의 약자로 '투자수익률'이라고 한다. 투자액에 대해 얼마나 수익이 올랐는지를 나타내는 지표이다. 이 수치가 크면 투자액에 대해 수익이 크다고 할 수 있고, 작으면 그다지 수익으로 연결되지 못했다고 할 수 있다. ROI는 '수익'에 초점을 맞춘 지표이기에 투자에 대한 수익 목표의 지표로 활용 가능하다. 투자 효과를 최대화하기 위해서는 이 ROI를 얼마나 높여 유지하는가가 중요한 과제이다. ROI의 산출식은 '수익÷투자액×100(단위:%)'이다. 수익과 투자액의 비율로, 가령 투자액과 완전히 동일한 금액의 수익이 발생하면 ROI는 100%이다. 투자액보다도 수익이 작으면 ROI는 100%에 도달할 수 없고, 해당 비즈니스는 적자라고 판단할 수 있다.

ROA[6] 등 역시 가치 있고 활용 가능한 KPI다.

치과를 예를 들자면 각각의 목표를 달성하기 위해 다음과 같은 KPI를 설정할 수 있다.

예1) 연간 매출 12억 원 달성(월 평균 매출 1억 원, 일 평균 매출 500만 원)

예2) 의료서비스 품질향상 10% 달성(환자 만족도 조사 90점 이상, 보철물 재제작 비율 10% 감소, 환자 평균 대기 시간 10% 감소)

③ OKR(Objectives and Key Results)

OKR은 목표(Objective)를 수립하고, 목표를 향해 가는 과정 중 핵심 결과들(Key Results, 이하에서 'KR'로 표기될 수 있음)이 제대로 산출되는지 추적하기 위한 프레임워크이다. OKR은 명확히 정의된 목표와 서너 개의 핵심 결과들로 구성되며, 목표 달성을 추적하는 데 사용된다. MBO를 보다 효과적·효율적으로 수행하기 위한 도구라는 측면에서는 KPI와 공통점을 지니지만, 그 세부적인 내용과 운용 방식에서 차이를 보인다.

OKR은 앤디 그로브(Andy Grove)가 인텔에서 최고경영자로 재직하며 조직을 관리할 때 사용한 방법론으로부터 시작되었다. 이후 미국의 전설적인 벤처 투자자인 존 도어(John Doerr)가 인텔에서 재직한 경험을 바탕으로 구글에 더 발전된 OKR 모델(3-3-3 원칙, 3개월 단위 목표 3개 핵심결과 3개의 원칙)을 도입했다.

OKR에서 목표(Objective)는 구성원들을 동기를 부여해주는 동시에 '우리가 왜(why) 이 일을 하는가? 우리 기업(팀)의 존재 가치는 무엇인가?[7] 우리가 하는 일은 누구에게 어떤 가치를 주는가? 우리는 상위 조직의 목표에 어떻게 기여할 것인가?[8]'와 연계되는 정성(定性)적인 문장으로 설정되어야 한다. 즉, OKR에서 목표는 기업(팀)의 지향하는 바를 드러내야 한다. 그렇기 때문에 가치(value) 또는 의미(meaning)을 포함하는 문장으로 정리되어야 한다. 이와 반대로 '매출 100억을 달성한다'와 같이 정량적인 목표는 OKR의 본래 취지와 부합하지 않는다. 목표를 통해 조직의 방향성을 드러낸다는 점에서 OKR과 KPI는 차이를 보인다.

OKR에서 핵심 결과들(Key Results)는 목표 달성 여부와 정도를 측정해주는 동시에 목표를 더욱 더 구체적으로 정의해준다. 그렇기 때문에 이 때 활용되는 핵심 결과들(KR)은 측정 가능한 지표들로 설정하는 편이 좋다. 이러한 전제 조건에도 불구하고 실제로 OKR을 운용하다보면 정성적인 핵심 결과들이 필요한 경우들도 종종 발생하게 된다.

6) ROAS란 'Return On Advertising Spend'의 약자로 '광고비에 대한 매출 비율'을 측정하는 지표다. 광고할 때 그 광고비에 대해 얼마만큼의 이익을 얻었는가를 나타내는 수치다. ROAS의 산출식은 '광고에 따른 매출÷광고비×100(단위:%)'이다. 광고비와 동일한 금액의 매출이 있었다면 ROAS는 100%다. 수치가 높을수록 '광고 효과가 탁월하다'라고 할 수 있다는 측면에서는 ROI와 같다. 단, ROAS는 ROI와 다르게 '매출'에 초점을 맞춘 지표라는 것에 주의가 필요하다. 그렇기 때문에 ROAS 수치가 100%를 넘는다 하더라도 제대로 수익이 발생하고 있는지 판단하기는 어렵다. 즉, 수익과 무관하게 광고의 퍼포먼스만을 측정해준다는 것이 ROAS가 가진 한계다.

7) 기업의 미션(사명)과 직결되는 본질적 질문

8) OKR은 기업 내 세부조직끼리 연결·정렬되어야 한다.

핵심 결과들에 대한 성취율은 70% 내외로 설정하는 것이 좋다. 성취율을 70% 내외로 설정하는 이유는 조직 또는 개인이 더욱 더 도전적인 목표를 설정할 수 있도록 자극하기 위함이다. 만약 핵심 결과들의 성취율이 지속적으로 100%를 기록하고 있다면 이는 능력에 비해 너무 쉬운 목표 또는 핵심 결과들을 설정하고 있다는 방증이다. 해당 목표나 핵심결과들을 재평가하여 조금 더 도전적인 목표 또는 핵심 결과들로 다시 설정해야 한다.

기업의 성과관리 방법론 및 평가 시스템으로 OKR를 도입한 대표적인 기업들로는 미국의 빅테크(big tech) 기업인 인텔, 구글, 마이크로소프트(MS), 우버(Uber) 등이 있다. 우리나라에서도 삼성전자, 한국수자원공사, 한화금융그룹, 배달의 민족, 토스 등이 OKR을 도입해 성공을 거두고 있다.

④ KPI와 OKR의 공통점과 차이점

i) 공통점

- 둘 다 MBO라는 기업 경영 철학을 잘 구현하기 위한 도구이자 방법론이다.
- KPI와 OKR 중 KR(핵심 결과들)이 기준으로 삼는 지표들이 겹칠 수 있다(KR은 측정 가능한 지표들을 위주로 설정되기 때문이다).

ii) 차이점 (OKR를 중심으로 기술 = KPI와 대조되는 OKR의 특성)

- '공동으로 계획(jointly plan)하고, 각자 실행(individually act)하고, 공동으로 관리(jointly control)한다'는 MBO의 중요한 세 가지 운영 취지가 잘 지켜진다. 즉, 조직 및 구성원의 자기통제(self control)이 보다 잘 수행되며 쉽다.
- 단순히 지표(indicator)만 있는 것이 아니라 'why(우리가 왜 이 일을 하는가)?'를 설명해주는 목표가 별도로 존재한다.
- 목표가 일방적으로 위에서 아래로 내려오는 것이 아니라 top-down과 bottom-up이 균형을 이루고 있다.
- 연간목표만을 고집하지 않고 시장 상황에 유연하게 대처하기에 적합한 분기목표 또는 그보다 더 짧은 기간(주기)의 목표를 설정하기도 한다.
- 무조건 100% 달성해야 하는 필수 목표가 아닌, 70%만 달성해도 무방한 도전적이고 혁신적인 목표를 가진다.
- 기업의 하부 조직들 및 구성원들이 공통의 목표를 충분히 인지하는 동시에 동일한 방향으로 정렬되어 있다.

성과 관리를 위해 회의는 필수적이다. 특히, 매일 또는 매주 회의를 가질 수 없는 경우라면 월례 회의는 반드시 시행되어야 한다. 회의를 위해 따로 마련된 시간은 해당 시간 동안의 진료와 매출을 포기하는 것 이상의 가치를 지닌다. 치과의 목표·과정(진행 상황)·결과 등을 확인하고 조율할 수 있는 소중한 시간이기 때문이다. 별로로 시간을 할애하지 않고 원장의 욕심대로 평소 진료를 모두 마친 다음 정해진 퇴근 시간을 훌쩍 넘긴 시각까지 회의를 한다는 핑계로 직원들을 치과에 붙잡아 둘 경우, 원장은 회의 시간에 상응하는 초과 근무 수당을 지불해야만 한다. 그렇지 않을 경우 이는 명백한 노동력 착취이자 근로기준법 위반이다.

3) 업무환경 조성

치의들이 수백 명 활동하는 단톡방(단체 카카오톡 방)에 한 페이닥터가 고민을 공유했다. 그 고민은 바로 대표원장과 경영지원실 실장이 페이닥터를 비롯한 직원들에게 비품을 아끼라고 지속적으로 압박을 한다는 것이었다. 더욱 더 안타까운 상황은 이러한 압박으로 인해 이 페이닥터가 자비(사비)로 진료용 글러브를 사서 착용한다는 사실이었다. 나를 비롯한 많은 치의 동료들이 함께 분노했다. 세상에 전쟁터에서 목숨 걸고 싸우는 군인(장병)들에게 "총알 아껴라"고 말하는 리더(상관)가 존재할까? 아마도 없을 것이다. 만의 하나 존재했다 하더라도 지금은 이 세상 사람이 아닐 것이다. 그런 태도로는 적의 총탄에 목숨을 잃었을 테니까.

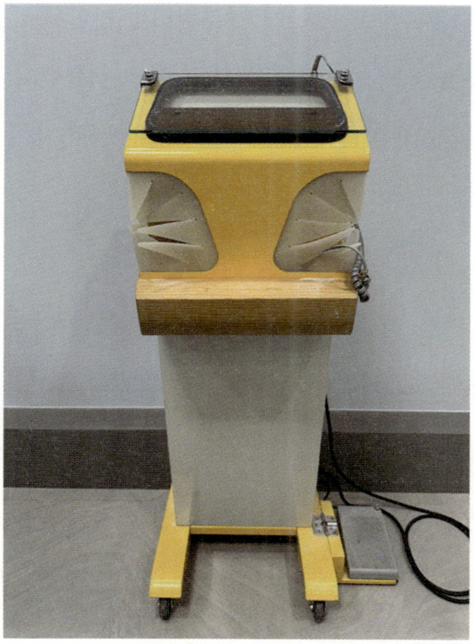

〈치과용 집진기〉 사진: 김병국

위와 비슷한 상황을 실제로 목격했다. 국제종합학술대회를 겸하는 서울국제치과 기자재전시회(SIDEX)에 참석했을 때의 일이다. 틀니 등 레진(폴리머)으로 제작된 것을 다듬을 때 발생하는 분진을 흡인해주는 집진기 판매 부스 앞을 지날 때 한 원장과 직원들(치위생사)의 대화를 우연히 들었다.

"원장님, 우리도 이제 제발 집진기 사요! 진료실에 날리는 레진 가루, 저희가 다 마셔요!"

"원장님, 제발요!"

"흠……."

원장은 직원들의 요청에 답하지 않은 채 재빠르게 걸음을 옮겼다. 그 원장이 주식 또는 코인에 수천 만 원 또는 수억 원을 물렸는지, 해외 유학 간 자녀들에게 매달 3,000만원씩 송금을 해야 하는지, 아니면 갚아야할 람보르니기 할부금이 아직 많이 쌓여있는지 나는 알지 못한다. 그 원장이 재태크를 전혀 하지 않고, 자녀들이 국내 국립대에 전액 장학금을 받으며 다니고 있고, 다른 원장들보다 훨씬 더 검소하게 소나타를 타고 다닌다고 가정하더라도 앞서 언급한 장면은 충분히 불편해 보였다.

리더에게는 팔로워들이 목표를 달성하기 위해 전력을 다할 수 있는(좋은 아이디어를 떠올리고 효율적으로 일할 수 있는) 환경을 조성해줄 책임과 의무가 있다.

본인을 위한 소비에는 한없이 관대한 반면, 치과 내 업무환경 조성에는 사해 바닷물보다 짠 원장들이 2024 파리올림픽 내내 극찬을 받았던 양궁협회와 정의선 회장(양궁협회 회장 겸 현대차그룹 회장)의 탁월한 업무환경 조성 의지와 능력을 보고 배우기를 부디 간절히 바란다. 직원들은 적절한 업무환경을 조성해주지 않는 원장을 보며 사직을 결심하니까.

4) 구성원 관리

구성원 관리는 또 다른 말로 직원관리 또는 인적자원관리(HR)로 표현할 수 있다. 보다 자세한 내용은 '직원관리' 파트에서 다루겠지만 리더의 역할 차원에서 구성원 관리의 핵심적인 내용을 짚고 넘어가자면 다음과 같다.

첫째, 리더는 어떤 구성원이 조직에 새로 유입되더라도 일정 수준 이상(효율적)으로 기능(function)·직무수행(perform)할 수 있는 시스템을 갖추어야 한다. 이는 직원들의 입퇴사(in and out)가 잦은 치과에서 특히 중요하다.

둘째, 리더는 구성원의 경력과 연차가 쌓임에 따라 발전할 수 있도록 교육·훈련·관리해야 한다. 그래야만 조직과 구성원들이 함께 발전할 수 있다. 이병, 일병, 상병, 병장이 동일한 역량을 보이는 군대는 뭔가 크게 잘못된 조직이다. 적이 침입할 시 이를 제대로 진압하지 못할 가능성이 농후하다. 대학병원뿐만 아니라 치과 병의원 역시 마찬가지다. 1년차, 2년차, 3년차가 비슷한 역량을 보인다면 문제는 각 구성원들에게만 있지 않다. 이 같은 상황을 야기한 리더에게도 큰 문제가 있다.

셋째, 구성원 관리 과정에서 동기부여(motivation)는 가장 중요하다. 인간은 빵으로만 살 수 없듯이 구성원들은 높은 급여와 복지만으로 조직(기업 또는 직장)에 충성하지 않는다. 물론 일정 수준 이상의 급여·복지는 근속을 위한 필요조건이다. 그러나 그 자체로 충분조건은 아니다. 돈 많이 주고 여러 날 쉬게 해준다고 해서 직원들이 퇴사하지 않는다고 확신해서는 안 된다. 동기부여는 물질적·정신적 '양 측면'에서 '인간의 심리적 특성'을 고려하여 섬세하게 이루어져야 한다. 동기부여와 관련된 내용 역시 뒤에 이어질 '직원관리' 파트에서 아주 자세히 다룰 예정이다.

5) 커뮤니케이션

리더는 팔로워들과 수시로 원활히 커뮤니케이션해야 한다. 위에서 아래로만 명령하는(상명하달) top down의 시대는 지나갔다. 이제는 리더십에도 top down과 bottom up이 둘 다 필요한 시대다. 꼭 정례화 된 회의, 정해진 보고 상황에서만 커뮤니케이션 하지 마라. 수시로 다양한 경로를 통해 직원들과 의사소통해야 한다. 장벽 없는 리더와 팔로워들 사이의 의사소통은 오해, 불신, 퇴사를 예방해주는 백신(vaccine)이다. 실무를 담당하는 팔로워들의 창의적이고 성숙한 아이디어들이 조직을 더욱 더 발전시킴은 물론이다.

06 치과의사를 위한 진정성 리더십

추천곡 Under The Pressure by The Score

영감을 주는 한마디

" 위대한 리더는 다른 사람들을 기르는 데 집중하고,
나쁜 리더는 다른 사람들을 다스리는 데 집중한다. "

- 존 C. 맥스웰(John C. Maxwell)

[brain storming with hashtags]

#티몬 #위메프 #사태 #티메프사태 #폰지사기 #PonziScheme #폰지게임 #PonziGame #도덕적해이 #moral #hazard #엔론사태 #Enron #진정성리더십 #authentic #leadership #빌조지 #BillGeorge #사베인스옥슬리법 #SarbanesOxleyAct #나침반리더십 #피터심스 #PeterSims #팔로워의마음을훔치는리더들 #랍거피 #가레스존스 #삼성 #이건희 #독일 #프랑크푸르트 #신경영선언

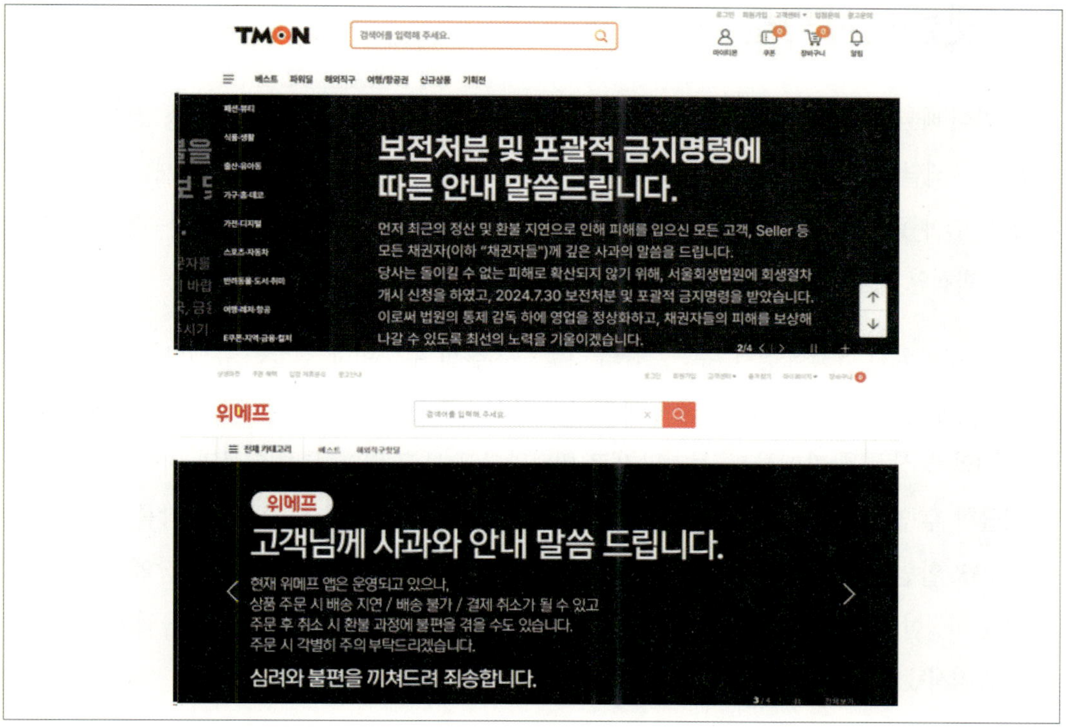

〈티몬·위메프(이하 '티메프') 홈페이지〉

티메프 사태와 1조 3천 억

티메프 사태 발생 직후 본사 유리문에 붙은 흰 종이에 핏빛 붉은 글씨로 "신혼부부의 혼수, 자녀들과의 단란한 여행, 소상공인들의 꿈, 여기 잠들다."라고 선명히 적힌 글귀가 보는 이들의 심금을 울렸다.

2024년 8월을 기준으로 8,200억 원에 육박하는 티메프 사태에 따른 판매대금 미정산 피해액이 1조 3,000억 원까지 불어날 것이란 정부 전망이 나왔다. 엄청난 피해액에 비해 환불된 금액은 고작 359억 원에 불과하다(동일 시점 기준). 당국은 티메프 사태로 피해를 본 판매자들에게 1조 6,300억 원 규모의 자금 지원에 나설 계획이다.

정부는 2024년 8월 21일 열린 경제관계장관회의에서 이런 내용을 담은 '위메프·티몬 사태 대응 방안 추진 상황 및 향후 계획'을 발표했다. 정산기일이 지난 미정산 금액은 2024년 8월 19일 기준 약 8,188억 원으로 추산된다. 다만 아직 정산 기한이 남은 판매금이 있어 최종 피해 금액은 1조 3,000억 원 수준까지 불어날 것으로 정부는 보고 있다.

아랫돌 빼서 윗돌 괴기

검찰이 빠르게 움직이고 있다. 2024년 7월 26일 금융감독원에서 구영배 회장 등 경영진과 법인 등을 수사해달라고 의뢰한 지 일주일도 채 되지 않은 시점(8월 1일)에 구영배 큐텐그룹 회장 자택을 포함해 10여 곳에 대한 동시다발적인 압수수색과 계좌추적에 들어갔다. 검찰의 신속한 수사 착수는 천문학적인 피해액과 국민적 관심 때문인 것으로 생각된다.

검찰이 파악한 실체적 진실, 큐텐그룹의 민낯은 처참한 수준이다. 검찰은 큐텐그룹이 이미 수개월 전부터 현금 유동성 문제로 상품 판매대금 정산이 어려운 지급불능 상태인 걸 알면서도 입점업체와 계약해 상품을 판매하는 '돌려막기'로 버텨왔다고 보고 있다. 특히 티몬과 위메프는 정산금을 지급할 수 없는 자본잠식에 빠진 상태에서 현금 유동성을 확보하기 위해 각종 상품권을 액면가의 7~10% 할인된 금액에 판매하는 '현금깡'까지 벌였다. 이날 검찰의 압수수색 영장엔 티메프의 5월 거래 미정산금 약 2,100억 원에 6~7월 거래분이 포함된 1조 원대의 정산 지연 금액이 사기 혐의액으로 적시됐다.

서울중앙지검 관계자는 "플랫폼은 상품을 구입한 소비자가 낸 결제액 중 수수료 3%를 제외하고 나머지는 판매사(플랫폼 입점업체)에 지급해야 하는데 돌려막기에 나섰고 이는 '폰지 사기'와 같은 사기죄"라고 말했다.

꼬리에 꼬리를 무는 이야기

<폰지 사기>

폰지 사기(Ponzi scheme) 또는 폰지 게임(Ponzi game)이란 투자 사기 수법의 하나로 실제 아무런 이윤 창출 없이 투자자들이 투자한 돈을 이용해 투자자들에게 수익을 지급하는 방식이다. 폰지 사기를 의심할 수 있는 대표적인 단서이자 특징은 "비상식적인 고수익"이다. 대부분의 폰지 사기꾼들은 신규 투자자들을 끌어들이기 위해 보통의 정상적인 투자가 보장할 수 없는 고수익을 단기간에 매우 안정적으로 보장해준다고 광고한다.

꼬리에 꼬리를 무는 이야기

이는 지속적으로 기존보다 훨씬 더 많은 투자금이 계속 유입되지 않으면 지속이 불가능한 투자 형태이다. 즉, 새로운 투자자 돈으로 기존의 투자자 배당을 지급하는, 소위 아랫돌 빼서 윗돌 괴는 식의 메커니즘(mechanism)이다. 그러나 이러한 사기 구조는 시간이 흐를수록 유입 자금이 감소하여 필연적으로 무너질 수밖에 없다. 대부분의 폰지 사기는 붕괴되기 전에 사법 당국에 의해 포착되는데 사기의 덩치가 클수록 적발이 더 쉬워진다. 하지만 2009년 발생한 메이도프 사건은 예외적인 사기 사례다. 해당 사건은 금융계의 거물이 자신의 우월한 권위 또는 높은 사회적 입지를 이용하여 폰지 사기를 벌일 경우 그 실체가 드러나기까지 상당 시간이 걸릴 수 있으며, 썩을 대로 썩은 뒤 그 시스템이 갑작스레 붕괴되었을 때 그 충격파가 전체 금융 시장에 미치는 악영향이 엄청날 수 있음을 실제로 보여주는 사례로 기억되고 있다.

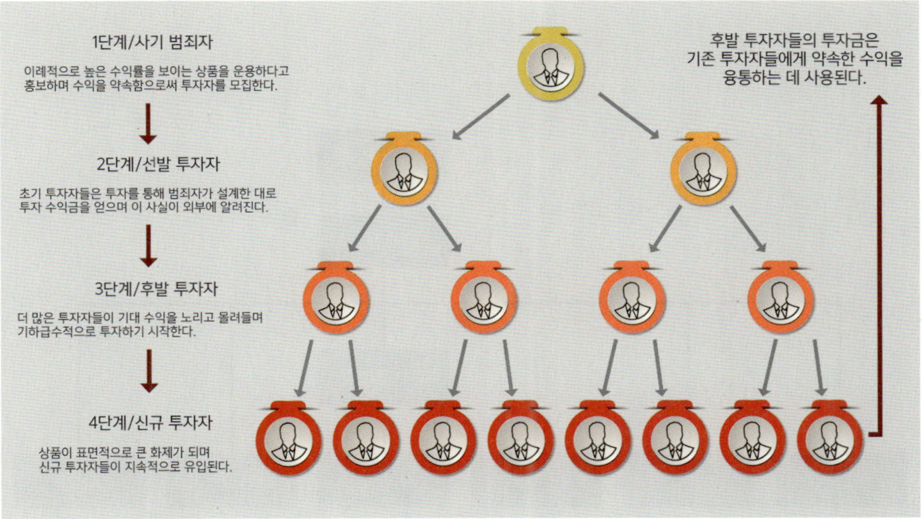

〈폰지 사기 모식도〉

이러한 형태의 사기는 1920년대 초반 이를 최초로 저지른 찰스 폰지(Charles Ponzi)의 성(姓)을 따서 폰지 사기라고 불린다. 그는 우표와 국제회신우표권 차익을 이용해 수익을 낼 수 있다고 처음 투자자를 모집한 뒤 곧 신규 투자자들의 투자금을 기존 투자자들과 본인의 수익금으로 사용하기 시작했다. '폰지(Ponzi)'라는 전혀 미국스럽지 않은 철자에서 유추할 수 있듯이 이 전설적인 사기꾼은 1903년에 이탈리아에서 미국으로 이민 왔다. 찰스 폰지 이전에도 폰지 사기는 존재했다. 실제로 찰스 디킨스(Charles Dickens)가 1857년에 발표한 소설 《작은 도릿(Little Dorrit)》에 폰지 사기와 동일한 사기 수법이 이미 묘사된 것을 확인할 수 있다. 찰스 폰지가 폰지 사기의 최초 고안자는 아닌 것으로 생각되나 다른 폰지 사기꾼들의 사기 규모에 비해 훨씬 더 어마어마한 사기 규모 탓에 범죄사에 거대한 족적(足跡)을 남기게 되었다.

회사 돈은 내 돈
고객 돈도 내 돈

현재 검찰은 구 회장이 2022년과 2023년 각각 티몬과 위메프를 '무자본 인수합병(M&A)'한데 이어 올해 위시를 인수하는 과정에 대해선 경영진에 횡령 혐의를 두고 있다. 큐텐은 지난 2월 북미·유럽 기반 온라인 쇼핑 플랫폼 위시를 1억 7,300만 달러(약 2,300억 원)에 인수하는 계약을 체결했다.

검찰은 큐텐의 위시 인수 과정에서 현금 지급분 약 400억원 전액을 티몬과 위메프에서 충당한 것으로 보고 있다. 구 회장도 지난달 30일 국회 정무위에서 "당시 지불한 현금이 2500만 달러(약 350억원)로 티메프 판매대금이 일부 포함됐다"고 인정했다.

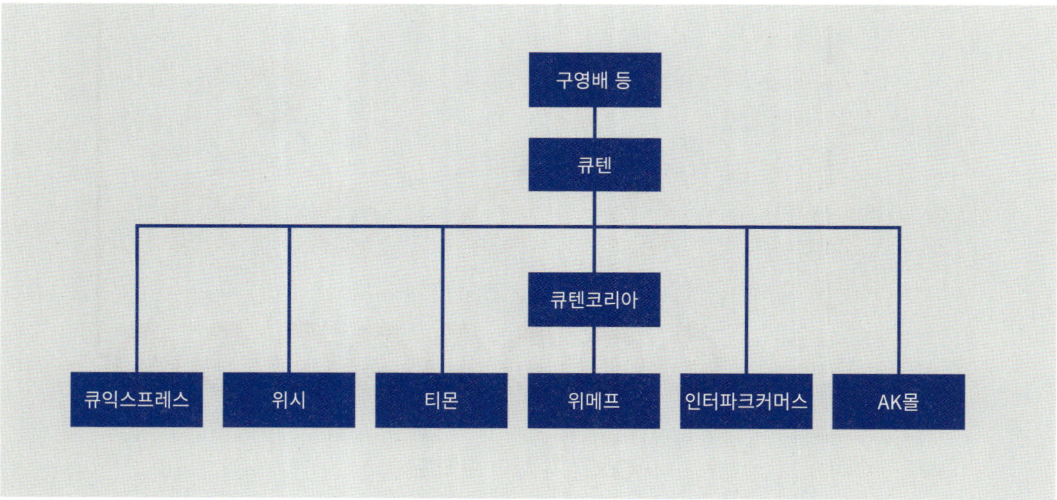

〈큐텐과 계열사들의 지배 구조〉

도덕적 해이 3종 세트 (moral hazard triad)

티메프 사태를 통해 확인할 수 있는 도덕적 해이 3종 세트(moral hazard triad)는 다음과 같다.

첫째, 회사 돈은 내 돈, 고객 돈도 내 돈. 부도덕한 리더들 또는 CEO들은 회계에 대한 개념이 투미[1]하다. 티메프 사태에서 구 대표는 큐텐익스프레스의 나스닥 상장을 위해 몸집을 불리는 과정에서 위시를 인수하여 투여된 현금 400억 원 모두를 티몬과 위메프의 판매대금에서 꺼내 썼다. 이는 기업 전체의 유동성 위기를 가속화시켰다.

둘째, 불법행위 발각 또는 부도 직전까지도 고객들과 거래처 등에 피해를 주는 행위를 멈추지 않는다. 티메프 역시 정산 지연사태 직전 대규모 이벤트를 진행하면서 평소 5배에 달하는 자금을 끌어 모은 것으로 드러났다. 내부적으로 자금 위기를 감지하고 '대금 돌려막기'를 위해 무리하게 강행한 것일 가능성이 농후하다. 2024년 7월 31일 데이터 분석기업 아이지에이웍스가 공개한 티메프의 일간 카드 결제 합산금액에 따르면 2024년 7월 6일 897억원으로 6월 17~30일 일평균(168억원) 대비 435% 많았다. 위메프의 대금 지연이 발생한 정산일(2024년 7월 7일)의 하루 전날이다.

결제금액 급등은 2024년 7월 들어 티메프가 진행한 파격적인 이벤트 결과로 분석된다. 티몬은 24년 7월 1~14일 '몬스터 메가세일'을 통해 최대 30% 중복할인을 내걸었다. 위메프도 24년 7월 1~12일 '위메프 데이'를 통해 여름 시즌 초특가 행사를 열었다. 판매 대상 품목에는 이번 환불사태를 키운 여행상품과 레저·숙박 이용권 등이 대거 포함됐다. 이벤트 직후 티메프의 일일 카드 결제 합산금액은 1일 482억 원, 2일 350억 원, 3일 606억 원 등 모두 전월 평균을 크게 웃돌았다.

티몬·위메프는 사전에 정산금 지연·미지급 위험성을 인지했으면서도 매출을 높여 현금 확보에 집중했을 가능성이 굉장히 높다. 구영배 큐텐 대표는 2024년 7월 30일 국회 정무위원회 현안질의에 출석해 "지난 7일 위메프 미정산 문제에 대해 기술적 문제뿐 아니라 재무적 문제도 겹쳐있는 것으로 (인지했다)"고 인정한 바 있다. 구영배 대표의 이러한 행태는 세월호가 침몰하던 당시 승객들과 배를 버리고 앞서서 탈출했던 이준석[2] 선장의 행태를 연상시킨다.

셋째, 사고는 개인이 저지르고 수습은 국가가 한다. 바둑과 경제학 두 영역 모두에서 쓰이는 '대마불사(大馬不死, too big to die)'라는 용어가 있다. 먼저 바둑에서는 '대마는 쉽게 죽지 않음'을 이르는 말이다. 즉, '대마가 잡히는 것은 패배나 다름없기 때문에 최대한 살려야 한다'는 뜻으로 쓰인다. 경제학에서 '대마불사'란 앞에서 본 바둑에서 유래 용어로 '규모가 거대한 기업이나 금융기관

1) 부도덕한 리더들 또는 CEO들은 회계뿐만 아니라 인적자원에 대한 개념 또한 흐리멍텅하다. 이러한 사실은 1997년 IMF 사태 때 쓰러졌던 재계 순위 14위 한보그룹의 정태수 회장의 "머슴 발언"을 통해 확인할 수 있다. 1997년 4월에 있었던 한보사태 관련 청문회 도중 정태수 회장이 "은행의 추가 대출이 있었다면 한보그룹 부도사태는 일어나지 않았을 것"이라는 궤변을 늘어놓자 국민회의 이상수 의원이 "재정본부 차장 말로는 3천억 원을 대출받았어도 2개월 이상 버티지 못했을 것이라고 하는데 어떻게 생각하느냐"고 되묻자 정태수 회장이 발끈하면서 "주인인 내가 알지 머슴이 어떻게 아느냐"고 답했다. 이를 통해 정태수 회장은 한보 직원들뿐만 아니라 전 국민의 분노를 샀다.

2) 세월호 참사의 주범으로 미필적 고의 및 부작위에 의한 살인죄로 무기징역을 선고받았다.

이 도산할 경우, 그와 이해관계가 얽힌 수많은 경제 주체들이 피해를 봐서 경제 전체적으로 재앙적인 사태가 벌어지므로, 정부가 그러지 않도록 반드시 구제해야 한다'는 뜻이다. IMF 시절 대우부터 최근 HMM까지 자금난을 겪었던 대기업들이 적게는 수천억 원에서 많게는 수조 원까지 공적자금을 지원받았다. 국민들 입장에서는 공적자금이 투입될 때마다 '무리한 투자와 방만한 경영으로 위기에 빠진 사기업(私企業)에 왜 국민 혈세를 기반으로 한 공적자금을 쏟아부어야 하느냐?'는 의구심이 들 수밖에 없다. 수익이 발생할 경우 이는 기업의 CEO가 챙기고, 위협과 손실이 발생하면 이는 정부와 국민이 떠안는 이러한 상황은 그 자체로 불공정한 게임(unfair game)이기 때문이다. 가장 큰 문제는 이런 시스템을 악용하는 부도덕한 리더(CEO)들이 여럿 존재한다는 사실이다. 이번 티메프 사태와 큐텐 그룹 역시 크게 다르지 않다.

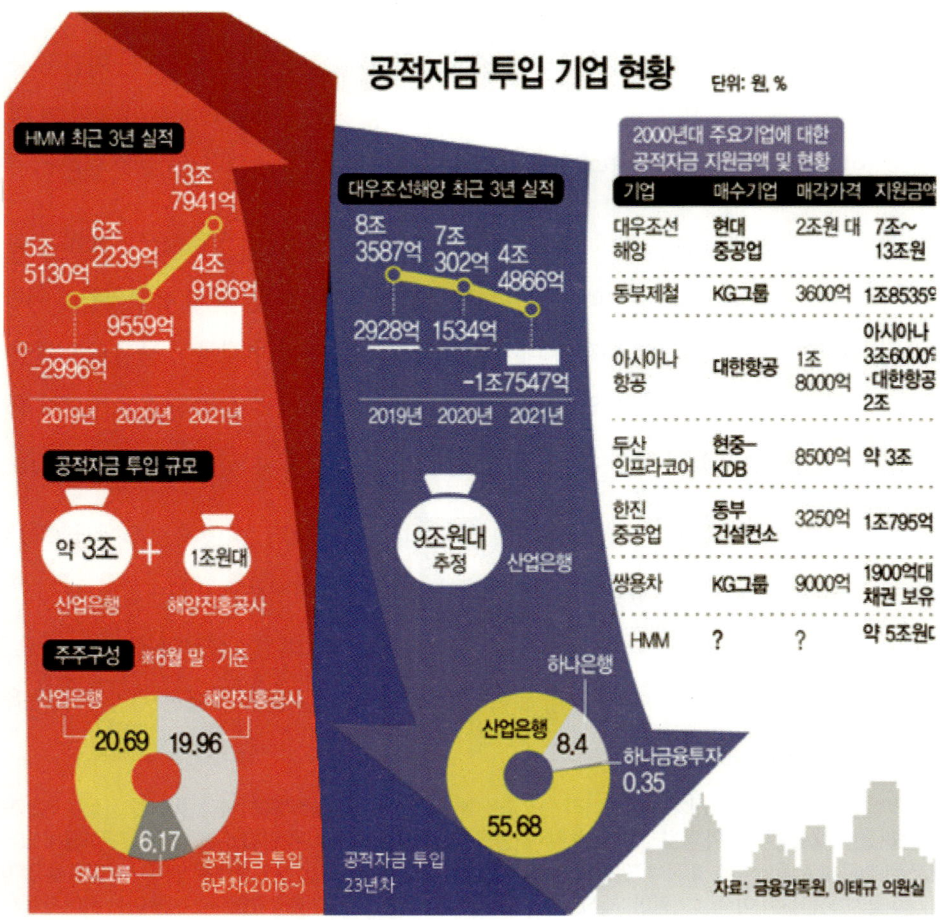

기업	매수기업	매각가격	지원금액
대우조선해양	현대중공업	2조원 대	7조~13조원
동부제철	KG그룹	3600억	1조8535억
아시아나항공	대한항공	1조 8000억	아시아나 3조6000억 ·대한항공 2조
두산인프라코어	현중-KDB	8500억	약 3조
한진중공업	동부건설컨소	3250억	1조795억
쌍용차	KG그룹	9000억	1900억대 채권 보유
HMM	?	?	약 5조원대

〈공적자금 투입 기업 현황〉 자료출처: 금융감독원, 이태규 의원실

엔론 사태가 쏘아올린 진정성 리더십

21세기의 문을 연 2001년은 굵직굵직한 사건들이 발생한 한 해였다. 나는 대학생이 되었고 9월 11일에는 최악의 비행기 폭탄 테러가 미국에서 발생했다. 그 충격이 채 가시기도 전에 12월 2일에는 '엔론 사태'가 터졌다. 엔론(Enron)은 천연 가스, 전기, 제지, 플라스틱, 석유 화학, 철강, 통신 등 넓은 사업영역을 자랑하는 거대 에너지 기업이었다. 엔론은 원래 1931년 네브래스카 주 오마하에서 노던 내추럴 가스 컴퍼니라는 이름으로 출발한 작은 회사였다. 이후 사업을 점차 확장하면서 1980년대 들어 엔론으로 사명을 변경했다.

엔론은 한 때 전도유망한 기업이었다. 유명 경제 잡지인 <포춘(Fortune지(誌))>은 수차례 엔론을 "미국에서 가장 혁신적인 기업"이라고 극찬했다. 2000년에는 '일하기 좋은 100대 회사'에 꼽히기도 했던 엔론은 텍사스 주 휴스턴에 있는 호화로운 본사 건물을 소유하고, 약 2만 명의 직원을 거느리고 있었다. 그러나 2001년 8월, 높은 평가를 받는 금융 애널리스트 대니얼 스코토가 보고서에서 엔론을 가리켜 "모든 것이 엉망이며 갈 곳이 없다"는 표현을 사용하며 주주들에게 당장 지분을 팔고 빠져나올 것을 조언했다. 이후 같은 해 12월, 엔론의 파산 신청을 통해 스코토가 옳았음이 증명되었다.

2001년 말에 엔론이 보고한 재정상태가 제도적, 조직적, 체계적, 창의적으로 계획된 회계부정(분식회계)으로 지탱된 것이었음이 드러났다. 엔론의 회계는 거짓말로 점철되었다. 엔론은 분식회계[3](粉飾會計)의 모범을 보여줬다. 엔론의 자산과 이익 수치는 대부분 가짜였다. 어떤 경우에는 엄청나게 부풀려졌으며 아예 처음부터 끝까지 날조인 것도 있었다. 빚과 손실은 교묘하게 감추어져 있었다. 엔론의 가장 가치 있는 자산이자 실질적인 수익원은 이 회사의 모태였던 노던 내추럴 가스 컴퍼니뿐이었다. 나머지 회사들은 대부분 껍데기였다.

엔론이 파산하자 엔론의 경영진은 물론 회계법인, 법무법인 등을 상대로 한 민·형사 소송이 봇물을 이루었다. 엔론의 회계를 맡았던 아서 앤더슨 회계법인은 엔론이 파산하기 훨씬 전부터 엔론의 회계 문제가 있다는 사실을 알고도 이를 묵인했다. 엔론은 2002년 1월 17일 아더 앤더슨과의 회계 용역계약을 해지했다. 이 사건으로 당시 엔론의 회장이었던 케네스 레이 회장과 최고경영자였던 제프리 스킬링은 연방법원에서 사기와 내부자 거래 등으로 각각 징역 24년 4개월, 24년의 유죄 판결을 받았다. 당시 엔론의 외부 감사를 맡고 있던 미국의 5대 회계법인 중 하나였던 아서 앤더슨 역시 이

3) 기업이 재정 상태나 경영 실적을 실제보다 좋게 보이게 할 목적으로 부당한 방법으로 자산이나 이익을 부풀려 계산하는 회계.

사건으로 인해 영업정지를 당하고 결국 파산하게 되었다. 이후 엔론은 회계부정, 분식회계, 기업 사기와 부패의 대표 사례로 불리게 되었다.

엔론 사태는 사베인즈-옥슬리 법[4]을 제정하는 결정적인 계기가 되었다. 이와 더불어 리더십 영역에서도 진정성 리더십(authectic leadership)이 대두되는 단초를 마련했다. 당시 최첨단 의료기기 전문 업체인 메도프로닉의 CEO를 역임 중이던 빌 조지(Bill George)는 윤리의식이 높은 새로운 유형의 리더가 필요하다고 주장했다.

빌 조지는 2004년 출간한 책《진실의 리더십: 위대한 기업으로 나아가는 놀라운 길(Authectic leadership:Rediscovering the Secrets to Creating Lasting Value)》을 통해 '진정성 있는 리더의 5가지 특징'을 제시했다.

<진정성 있는 리더의 5가지 특징> by 빌 조지

① 자신의 목적을 이해하고 그 목적에 깊은 열정을 느낀다.

② 진실성을 포함한 확실한 가치관을 지니고 있다.

③ 팔로워(추종자)들을 연민으로 대하고 동기를 부여하고 진심을 다해 사람들을 이끈다.

④ 공통의 목표를 제시하고 유대감을 형성하는 과정을 통해 팔로워(추종자)들의 충성심과 신뢰를 이끌어낸다.

⑤ 높은 수준의 자제력을 가지고 있다.

4) 사베인스-옥슬리 법(Sarbanes-Oxley Act, SOx, Pub.L. 107-204, 116 Stat. 745, 2002년 7월 30일 발효)은 2002년 엔론과 월드컴을 비롯한 여러 크고 작은 회사들의 회계분식 사건들이 많아지자 이를 방지하고 회계부정에 대한 제재와 재무보고 감사절차의 강화 및 투자자보호를 위해 제정된 미국의 법안이다. 스무트 홀리 관세법처럼 하원 발의자인 공화당 하원의원 마이클 옥슬리와 상원 발의자인 민주당 상원의원 폴 사베인스의 이름을 땄다.

치과의사를 위한 진정성 리더십

① 임상가로서

자기객관화(자기인식)가 필요하다. 반드시! 치과대학 교육과정(curriculum)은 치과 진료를 8개 영역으로 세분화하고 있다. 구강악안면외과부터 교정과까지 모든 과목을 완벽하게 진료하는 치과의사는 대한민국뿐만이 아니라 지구상에 단 한 명도 존재하지 않는다. 누구나(어느 치과의사나) 잘 하는 부문이 있는가하면 못 하는 부문이 있다. 못 하는 부문(진료 영역)에 대한 액션플랜은 둘 중 하나로 정리되어야만 한다. 실력 끌어 올리든가 깔끔하게 의뢰하든가.

치과병원의 전공의 수련 기간은 '1+3'이다. 인턴 1년, 레지던트 3년으로 규정되어 있다. 같은 과의 전공의(레지던트) 2년차라도 실력 차이는 엄연히 존재한다. 풍부한 지식, 탁월한 손재주, 빠른 상황 판단 능력과 일 처리를 자랑하는 에이스 레지던트 2년차 이순신이 있다고 가정해보자. 그 반대편에는 부족한 지식, 곰손, 눈치와 카리스마라고는 찾아보기 힘든 레지던트 2년차 원균이 있다. 전자(前者)는 평소 레지던트 3년차의 퍼포먼스(performance)에 버금가는 역량을 보여주며 교수님들, 선후배들, 학생들 사이에서 큰 신임(信任)을 받고 있다. 후자(後者)는 그 반대로 원내생[5]들이 비밀리에 지목한 진료 보조(어시스트)하기 꺼려지는 레지던트로 이미 낙인이 찍혀있다.

누구나 이순신이 되기를 꿈꾸지만 모두가 이순신은 아니라는 것이 현실이다. 누구나 뛰어난 치의가 되기를 꿈꾸지만 모두가 모든 진료에서 뛰어난 치의는 아닌 것이 현실이다. 불경기와 경영난으로 인해 수납(매출)에 눈이 멀어 뛰어나지 않은 혹은 익숙하지 않은 진료 영역의 환자를 치료하기로 원장이 덥석 결정해버리는 순간, 직원들 입장에서는 깊은 한숨을 쉬지 않을 수 없다. "문이 열리네요"로 시작되는 그룹 '유리상자'의 노래 <사랑해도 될까요>처럼 지옥문(hell gate)이 열리는 순간이기 때문이다. 보철과 전문의도 꺼리는 '이가 빠진 지 오래되어 낮고 평탄한 잇몸 뼈 상태의 아래턱 전체 틀니'의 재제작을 원하는 고령 환자의 치료를 진행하기로 원장이 결정하는 순간, 해당 치과의 미래는 어느 정도 결정되어 있다. 가깝게는 수개월, 멀게는 1~2년 안에 해당 노인 환자는 해당 치과의 원장 또는 직원들보다 더 빨리 출근해서 치과 문이 열리기를 기다릴 것이다. "틀니가 안 맞고 잇몸이 불편하다"는 호소와 함께.

치과의사 입장에서 진정성 리더십을 발휘하는 첫 걸음은 자기객관화다. 임상가로서 못 하는 부문(진료 영역)에 대한 액션플랜은 반드시 둘 중 하나로 정리되어야만 한다. 뼈를 깎는 노력을 통해

5) 병원 내 실습생(student doctor)

실력을 끌어 올리든가 깔끔하게 의뢰하든가.

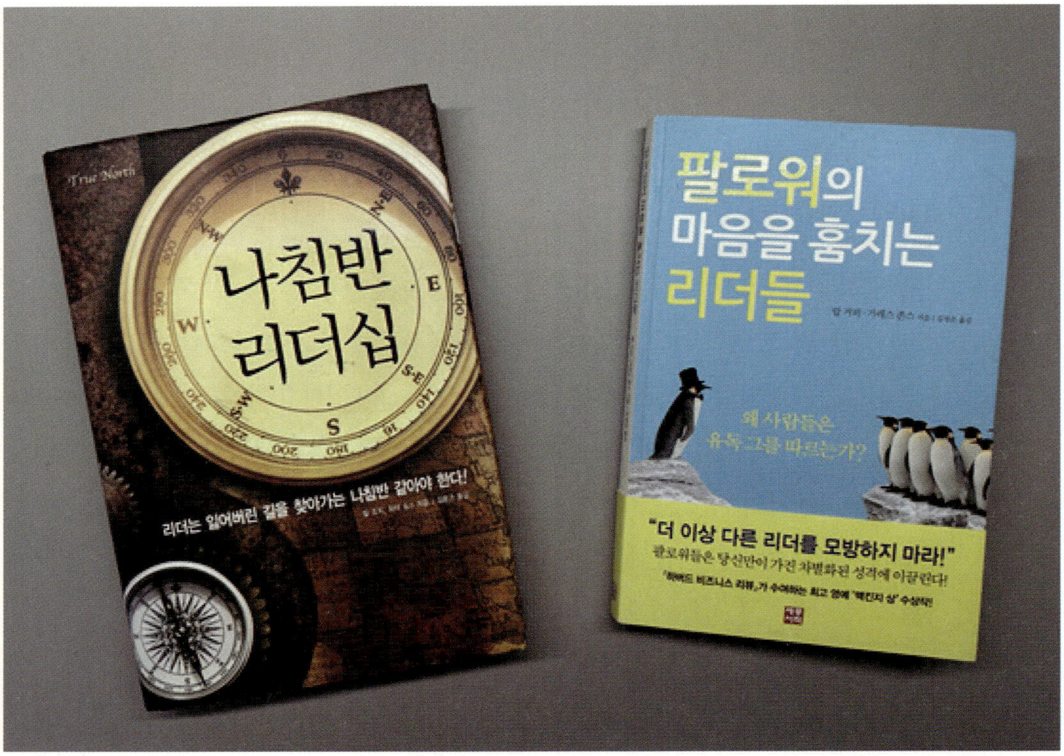

<\진정성 리더십 관련 명저들> 사진: 김병국

② 경영자로서

첫째, 진정성 있는 모습을 유지해야 한다. 리더들은 각자 자기만의 고유한 리더십 스타일을 가지고 있다. 리더라면 각자 리더십의 고유한 특질은 유지하되 그 형식, 표현, 세부사항(detail)을 매끄럽고 세련되게 가다듬어야 한다. 특정 기간에 특정 인물의 리더십이 각광 받는다고 해서 그것을 무작정 따라하는 것은 어리석은 짓이다. 리더십, 특히 진정성 리더십의 전문가 빌 조지는 피터 심스(Peter Sims)와 공저한 책 《나침반 리더십(True North : Discover Your Authentic Leadership)》을 통해 세계적으로 인정받은 리더들의 성공 비결이 특정한 리더십 유형이나 공식에 있는 것이 아니라 각자의 독특한 리더십, 스타일, 인생 이야기(스토리텔링)에서 기인한다고 이야기 한다[6]. 야구를 잘하는 선수들은 많지만 각자 고유한 폼을 가지고 있다. 농구 역시 마찬가지다. 리더십 역시 다르지 않다.

둘째, 리더십의 기본(default) 값을 유지하되 상황에 맞춰 유연하게 리딩해야 한다. 이를 '상황적 리더십'이라 한다. 풀어서 이야기하자면, 리더로서 자아를 잃지 않으면서도 상황 및 맥락에 따라 적절한 리더십을 발휘해야 한다. 리더에게 요구되는 이런 행태를 랍 거피와 가레스 존스는 자신들의 저서《팔로워의 마음을 훔치는 리더들(Why Should Anyone Be Led By You?)》[7]에서 '진정성 있는 카멜레온'이라고 표현했다. 평화 시대와 전시 상황에서 국가지도자의 리더십은 각각 차이를 보인다. 동일한 맥락으로 원장으로서 호경기 때의 리더십과 불경기 때의 리더십은 달라야 마땅하다. 치과 내 업무가 원활하게 돌아가는 상황과 누군가의 큰 실수로 인해 조직(치과 전체)에 비(불)가역적인 손실이 발생한 상황에서의 리더십 역시 마찬가지다.

셋째, 신뢰를 지켜야 한다. 수많은 명언과 어록을 남긴 현대그룹의 창시자 고(故) 정주영 회장이 한 인터뷰 중 "비즈니스에서 가장 중요한 것이 무엇이냐?"는 질문을 받았다. 그는 잠시도 고민하지 않고 "신뢰"라고 답했다. 이에 더해 "자칫 신뢰를 잃을 수 있는 상황에서 돈을 써서 그 위기를 극복할 수(신뢰를 지킬 수) 있다면 그 돈은 하나도 아깝지 않다"는 말을 더했다. 정 회장뿐만 아니라 수많은 경영학계의 거목들이 "신뢰"를 비즈니스 관계에서 최고의 가치로 꼽는데 주저하지 않는다. 치과 내에서 원장은 직원들과 근로계약을 매개로 쌍무적 계약관계를 맺고 있다. 이 역시 엄연한 비즈니스 관계이다. 그렇기 때문에 한 번 뱉은 말은 반드시 지켜야 한다. 그래야만 신뢰가 유지된다. 업무와 관련된 중요 전달 사항을 밥 먹듯이 잊는 직원도 회식 자리에서 술과 분위기에 취해 했던 보너스 및 인센티브 약속은 절대 잊지 않는 경향이 있다[8]. 원장이라면 "덜 약속하고, 더 해주어라(Underpromise, overdeliver)."는 톰 피터스의 명언을 두고두고 곱씹어야 한다.

---

6) 조지와 심스는 23세부터 93세까지 사회 각계각층의 여러 리더들 중에 특히 리더로서 진정성이 높다고 평가 받는 125인을 선정하여 인터뷰한 결과를《나침반 리더십》에 집약했다. 당시 조지와 심스의 연구는 리더십개발에 대한 역대 가장 큰 규모의 심층 연구로 각광을 받았다. 두 저자는 '탁월한 리더들이 자신의 리더십 능력을 어떻게 개발하는지 그 비결을 밝혀내는 것'을 연구 및 집필의 목적으로 설정했다. 이 공저자들은 '뛰어난 리더들은 공통된 자질과 비슷한 리더십 개발 과정을 가질 것'이라는 가설을 세우고 연구에 착수했다. 그러나 두 저자들은 연구 초반부터 암초에 봉착했다. HBR(Harvard Business Review)에 수록된 "3000쪽에 달하는 인터뷰 기록을 분석한 다음 우리 팀은 당혹스러운 결과에 깜짝 놀랐다. 그들 리더 사이에서 공통 성공요소라고 부를 만한 보편적인 특징이나 특질, 특성, 스타일, 기술을 하나도 발견하지 못했다."는 그들의 코멘트를 통해 가설과 현실의 괴리를 확인할 수 있다.

7) 하버드 비즈니스 리뷰 맥킨지상(HBR McKinsey Awards) 수상작

8) 굉장히 중요하기에 거듭 강조한다. 제발 회식 자리에서 술과 분위기에 취해 지킬 수 없거나 부담이 막중한 약속들을 남발하지 않기 바란다. 이런 약속들은 훗날 족쇄 또는 부메랑이 되어 돌아온다.

꼬리에 꼬리를 무는 이야기

<사랑한다면 이들처럼, 이끈다면 이건희처럼>

1993년 6월 7일은 삼성그룹 입장에서 창립일 만큼이나 중요한 날이다. 고(故) 이건희 회장이 200 여명이나 되는 임원들을 독일 프랑크푸르트로 불러 모아 "신(新)경영선언"을 한 날이기 때문이다. 이 날 이 회장은 "국제화 시대에 변하지 않으면 영원히 2류 내지 2.5류가 된다"며 "마누라와 자식을 빼고 모두 다 바꿔라"라는 강도 높은 주문을 했다. 이 회장의 프랑크푸르트 선언 이후 삼성은 경영의 핵심가치를 양에서 질로 전환하고, 품질경영으로 세계 초일류기업으로 성장한다. 기업주의 비전 제시가 성장으로 이어진 모범적 사례로 평가된 선언이다.

리더십 측면에서 이 회장의 프랑크푸르트 신경영선언은 두 가지 의의(意義)가 있다.

첫째, 팔로워(임원)들로 하여금 사태의 심각성을 스스로 깨달을 수 있는 시간과 공간을 제공했다. 프랑크푸르트로 날아가는 비행기 안에서 적지 않은 임원들이 '우리나라 서울 놔두고 왜 굳이 우리를 독일 프랑크푸르트까지 소환하는 것일까? 우리가 뭐 큰 잘못을 했나?'라는 생각을 했을 것이다. 이런 최소한의 위기의식과 반성을 하지 않은 자라면 삼성의 임원으로서 자격 미달이다. 즉, 임원들 중 상당수가 프랑크푸르트로 이동하는 중에 이미 상당한 반성과 성찰을 했을 것이다. 나머지 반성과 성찰은 현장에서 이 회장의 선언(발언)을 통해 채워졌으리라 믿는다. 치과 내에서 구성원(들)의 실수로 돌이킬 수 없는(irreversible) 중대한 과실이 발생한 경우, 원장은 이를 그냥 쉽게 넘겨서는 안 된다. 회의실 또는 상담실로 전원을 소집해서 짧고 굵은 메시지를 전달해야만 한다. 이후 일정 기간 동안은 유화(宥和)적 태도를 보여서는 안 된다. 사안이 중대하지 않다거나 원장의 분노가 가라앉았다는 잘못된 시그널을 직원들에게 줄 수 있기 때문이다.

둘째, 팔로워(임원)들로 하여금 경쟁자들의 우월함과 우리의 부족함을 스스로 깨닫도록 했다. 이는 실제로 신경영선언 직후 국내 언론과의 인터뷰에서 이 회장이 직접 밝힌 의도이다. "아무리 말을 해도 듣지를 않아요. 일류 선진국이 무엇을 어떻게 하고 있나 자기 눈으로 직접 보고 느끼라는 거지요. 해외지사에 몇 년씩 있는 사람들이 통역 하나 제대로 못해요. 원자력 발전소를 봐도 그냥 지나치고 말아요. 건설에는 몇 년이 걸리는지, 전력 단가는 얼마고 환경은 어떤지, 직접 보고 위기의식을 느껴 변화의 필요성을 감지하게 하려는 것입니다. (해외에서 회의를 한다고) 수십억 쓰는 것이 문제가 아닙니다. 선진국의 기초가 뭔지 보고 자극받으면 1석5조의 효과가 나와요."라고 이건희 회장은 말했다. 실물, 사진, 통계, 객관적 결과들을 통해 직원들이 부족함을 스스로 깨달을 수 있는 기회를 제공하는 것은 원장의 중요한 역할이자 의무 중 하나이다.

꼬리에 꼬리를 무는 이야기

중국 격언에 '기업 부자 3대를 못간다(富不過三代)'는 말이 있다. 기업 세습은 '1대 창업, 2대 수성, 3대 폐업' 의 흥망성쇄로 이어진다는 교훈이 담겼다. 하지만 이건희 회장은 달랐다. 부친으로부터 물려받은 삼성그룹을 세계 초일류기업으로 도약시켰다. 이는 저절로 이루어진 일이 아니다. 문제를 파악하는 혜안(慧眼)과 더불어 위기의식을 고취함과 동시에 팔로워들을 전폭적으로 지원하는 이 회장의 탁월한 리더십이 빚어낸 결과라고 생각한다.

07 리더십과 카리스마

추천곡 High Hopes by Panic! At The Disco

영감을 주는 한마디

"위대함의 대가는 책임감이다
(The price of greatness is responsibility)."

- 윈스턴 처칠(Sir Winston Churchill)

[brain storming with hashtags]

#카리스마 #charisma # 재능 #신의축복 #kharisma #미션 #비전 #위험 #희생 #반응 #저항 #아드레날린 #에피네프린 #실력 #책임감 #원칙 #기준

1) 카리스마란?

카리스마(charisma)는 다른 사람을 매료시키고 영향을 끼치는 능력을 가리킨다. 카리스마(charisma)라는 단어는 '재능', '신의 축복'을 뜻하는 그리스어 kharisma로부터 유래했다.

독일의 사회학자이자 철학자 겸 정치경제학자였던 막스 베버(Max Weber)는 '카리스마'를 '초자연적, 초인간적인 것 또는 매우 특별한 권위나 자질을 부여받았다고 여겨지는 보통 사람과 구분되는 어떤 자질'로 정의(定義, define)했다. 여기에 베버는 '카리스마는 보통 사람은 가질 수 없는 신성한 자질인 동시에 모범적인 것으로 이러한 특성을 가진 사람을 리더로 여겼다'고 하여 카리스마 리더십의 존재 가치에 힘을 실었다.

베버는 카리스마가 위기와 밀접한 연관이 있다고 주장했다. 어려움에 봉착했을 때 보통 사람들은 카리스마 있는 리더에게 의지하는 경향을 보인다. 이는 일반인들은 카리스마를 가진 리더가 자신들을 안전한 장소로 이끌어줄 것이라고 기대하기 때문이다. 제2차 세계대전 당시 영국 국민들이 당시 수상(首相)이었던 윈스턴 처칠에게 걸었던 기대가 그 예이다.

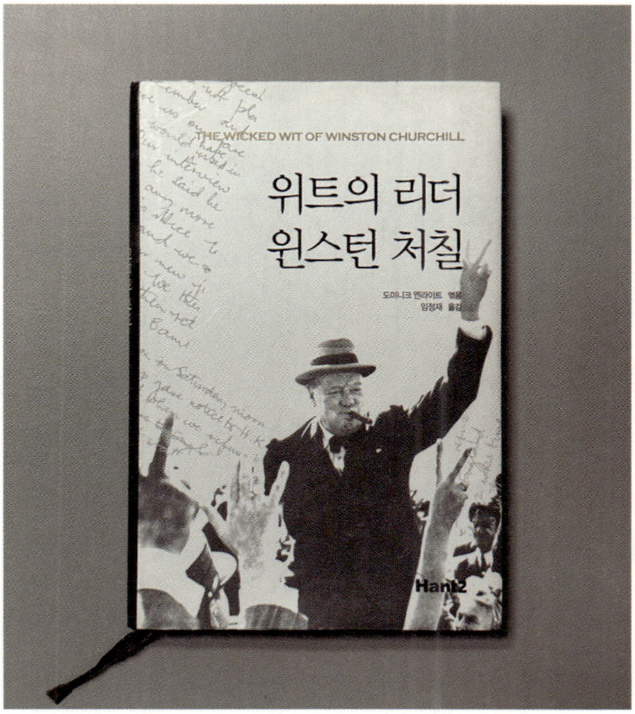

〈윈스턴 처칠의 삶을 다룬 책〉
처칠은 위기를 성공적으로 극복한 카리스마 리더십의 대표하는 인물이다.

2) 카리스마 리더십

① 주목 배경

군사학 또는 정치학에서 오래 전부터 카이사르, 나폴레옹, 처칠 등과 같은 리더들의 카리스마에 주목했던 것과는 대조적으로 경영학에서 CEO들의 카리스마에 관심을 갖기 시작한 것은 겨우 1980년대에 접어들면서 부터이다. 미국 자동차 브랜드 빅3 중 한 축(axis)인 크라이슬러가 큰 위기에 봉착했던 1978년, 리 아이아코카(Lee Iacocca)가 새 CEO로 부임했다. 이후 아이아코카는 추락하던 회사를 기적적으로 기사회생시켰다. 이 사건에 대해 하버드경영대학워너의 라케시 쿠라나(Rakesh Khurana) 교수는 다음과 같이 평한다. “오늘날 비즈니스 분야에서는 카리스마가 중요하게 여겨지지만, 예전부터 늘 그랬던 것은 아니다. 아이아코카는 예전의 비즈니스 리더들과는 확연히 구별되는 방식으로 영감(inspiration)을 주었다. 위기에 빠졌던 크라이슬러를 성공적으로 되살림으로써 아이아코카는 일약 미국의 영웅으로 급부상했고 이른바 카리스마 CEO 시대를 화려하게 열었다.”

② 의의

‘팔로워들이 어떠한 특정 행동(가치 중심적·상징적·감정적 행동)을 관찰하면 해당 리더에게 영웅적이거나 비범한 리더십이 있는 것으로 추론한다’는 것이 카리스마 리더십 이론의 핵심이다.

3) 카리스마 리더의 주요 특성

여러 연구들에 따르면 카리스마 리더의 주요 특성들은 다음과 같다.

첫째, 명확한 미션과 비전을 가지고 있다. 즉, 조직(기업)의 확실한 존재의의와 그것이 현실화되었을 때의 미래상(未來像)을 갖고 있다. 조직과 그 구성원들을 위한 보다 나은 미래에 대한 청사진을 제안하며 그것을 실현 시킬 수 있는 액션플랜을 분명하게 설명할 수 있다. 치과 영역에서 역시 마찬가지다. 원장은 치과와 직원들이 함께 양적으로 성장하고 질적으로 발전할 수 있는 계획을 세우고 이를 공유해야 카리스마 리더로 자리매김할 수 있다.

둘째, 위험과 희생을 기꺼이 자처한다. 위험한 것으로부터 멀어지려는 것은 인간의 본성이다. 결코 쉽지 않다. 타인을 위해 본인을 희생하는 것 역시 그러하다. 무리 지어 생활하는 유인원들의 경우 맹수가 공격해오면 우두머리가 앞장서서 저항한다. 그러면 다른 구성원들이 용기를 내어 힘을 더한다. 평범한 사람(범인,凡人)들이 선뜻 하기 힘든 일을 솔선수범하는 리더에게 팔로워들은 진한 카리스마를 느낀다. 치과를 운영하다보면 원장과 직원들의 이익이 상충되는 상황들이 종종 생긴다. 이때 원장이 작은 이익(푼돈)에 눈이 멀어 직원들을 희생시킬 경우, 직원들은 이를 꼭 기억해두었다가 퇴사로 화답한다[1].

셋째, 팔로워들의 요청에 즉각 반응한다. 카리스마 리더는 조직의 발전을 위한 구성원들의 긍정적인 요청 또는 제안에 민감하게 반응한다. 긍적적인 제안들을 적극적으로 수용하여 조직을 발전시키는 원동력으로 활용한다. 이러한 리더의 태도는 팔로워들로 하여금 본인들의 존재와 의견이 존중받고 있음을 실감하게 만들어주는 부가적인 효과도 지닌다.

넷째, 관습에 저항한다. 지속적으로 새롭고 혁신적인 제도와 시스템을 도입한다. 이를 통해 관습과 비효율성을 혁파하기 위해 노력한다. 기존의 것을 유지·답습하려는 태도(현상유지편향, status quo bias)는 인간의 대표적인 인지적 본성(습성)들 중 하나이다. 사람들은 기존의 것을 바꾸는 것에 대해 막연한 불안감과 거부감을 가지고 있다. "혁신은 또 다른 합리성과의 싸움이기에 더욱 더 힘들고 어렵다"는 격언은 이를 뒷받침한다. 치과 내에서 종이차트를 사용하다가 전자차트로 바꾸려고 할 때, 알지네이트와 고무 인상재를 활용한 아날로그 방식의 인상채득을 디지털 방식의 스캐닝(scanning)으로 대체하려고 할 때, 진료 시간을 변경하려고 할 때 등의 상황 속에서 원장은 얼마나 극심한 직원들의 반대에 봉착하는가? 카리스마 리더는 심리적 장벽을 넘어 과감하게 혁신을 추구한다. 카리스마 리더들에게 실패는 성공으로 가는 과정일 뿐이다.

4) 스트레스와 카리스마

스트레스와 카리스마 사이의 흥미로운 상관관계를 밝힌 연구 결과들이 있다.

첫째, 팔로워들의 입장에서 스트레스, 위기, 각성, 모호한(모호성이 강한) 상황에서 평소보다 더 적극적으로 카리스마 리더에게 반응하는 경향이 있다. 즉, 과감한 리더십이 필요한 상황에서 사람들에게 카리스마 리더십이 잘 먹힌다.

둘째, 리더 입장에서 스트레스 하에서 카리스마 있는 행동을 하기 위해 필요한 자원이 부족해진

1) 사춘기 때 아버지 서재에 있던 <만화 장길산(長吉山)>을 수십 번 봤다. 아름다우면서 야한 그림체가 좋았다. 극 중 산적들은 무리지어 생활한다. 우두머리는 부하들을 위해 위험한 상황에서 늘 앞장서며 이익은 나눈다. 극 중에서 이 두 가지를 제대로 수행하지 못한 우두머리는 폭력적인 방식으로 교체되기 일쑤였다. 치과 직원들에게 원장을 교체할 수 있는 권한은 없다. 리더(원장)와 조직(치과)에 실망한 직원은 '절이 싫으면 중이 떠나야한다'는 말처럼 말없이 떠날 뿐이다.

다. 스트레스 상황에서 분비되는 대표적인 호르몬은 아드레날린(에피네프린)이다. 이 호르몬이 분비되면 인간은 '싸우거나 도망가기(fight or flight)' 중 하나의 액션을 취할 준비를 한다. 치과에서 환자 및 보호자의 항의(claim or complaint[2])가 발생했을 때 치과 구성원이라면 직급을 막론하고 (원장이든 직원이든) 도망가고픈 것이 인지상정이다. 이때가 바로 리더로서 카리스마를 보여주어야 할 시점이다. '사랑은 그럼에도 불구하고(nevertheless)'라는 격언처럼 리더십 역시 마찬가지다. 문제가 발생할 때마다 남 탓을 하거나 직원들 뒤에 숨는 원장은 리더로서 자격이 없다.

앞서 언급한 두 가지 연구 결과들을 종합하면 경영뿐만 아니라 정치, 종교, 전쟁 등의 스트레스가 극심한 위기 상황 하에서 건설적이고 진취적인 언행을 앞세운 카리스마 리더가 대중들의 관심과 지지를 받는 상황을 쉽게 이해할 수 있다. 치과와 직원들이 위기에 빠졌을 때야말로 원장의 카리스마 리더십이 절대적으로 필요한 순간이다.

5) 카리스마의 명암(明暗)

카리스마의 밝은 면은 '위기 상황을 돌파할 수 있는 강력한 추진력을 제공한다는 점'이다. 이미 앞서 언급했듯이 국가 간 전쟁, 기업의 경영난 등 위기 상황에서 카리스마 리더십은 구성원들을 결집시켜 힘을 한데 모으도록 이끈다.

카리스마는 어두운 면도 가지고 있다. 부도덕한 리더들이 카리스마를 나쁜 방식으로 활용할 경우 폐해가 발생한다. 여러 연구에 따르면 카리스마 리더십은 팔로워들의 공정함에 대한 판단을 흐릴 수 있다. 팔로워들의 입장에서는 카리스마 리더를 긍정적 관점에서 바라보기 때문에 리더를 실제 본 모습보다 더 공정하다고 인식하는 경향이 있다. 제2차 세계대전이라는 거대한 살육전을 만든 주범인 독일의 히틀러, 이태리의 무솔리니를 예로 들 수 있다.

카리스마 리더십이 제대로(긍정적·발전적 방향으로) 작동하기 위해서는 다음의 조건들이 전제되어야만 한다. 첫째, 카리스마 리더십이 반드시 필요한(잘 어울리는) 위기 상황. 둘째, 리더의 명확한 비전. 셋째, 견제와 균형 장치(제도). 치과에서 역시 마찬가지이다. 앞의 세 조건들이 전제되지 않는 상황에서 원장이 카리스마 리더십을 마구 휘두르는 치과는 '원장만을 위한 놀이터'에 불과하다.

---

2) Claim은 객관적(누가 봐도) 문제인 상황에서 사용하는 용어이다. 치과에서는 환자는 이미 내원했는데 약속한 보철물이 도착하지 않은 경우를 예로 들 수 있다. 이에 반해 complaint는 주관적(감정적) 문제 상황에서 사용되는 용어이다. 누군가는 별로 문제 삼지 않지만 혹자는 몹시 불쾌해하는 등 동일한 상황이지만 받아들이는 사람에 따라 평가가 달라질 수 있을 때 사용한다. 환자 또는 보호자가 치과 직원(들)의 말투와 태도에 대해 불만을 토로하는 상황이 complaint의 예이다.

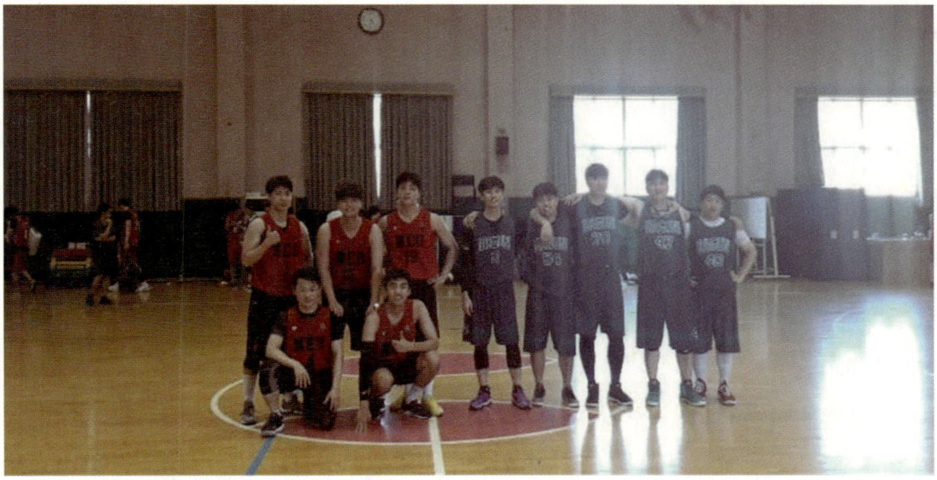

〈2019여름 전국의료인농구대회(부산)〉 사진제공: 유형주 원장님

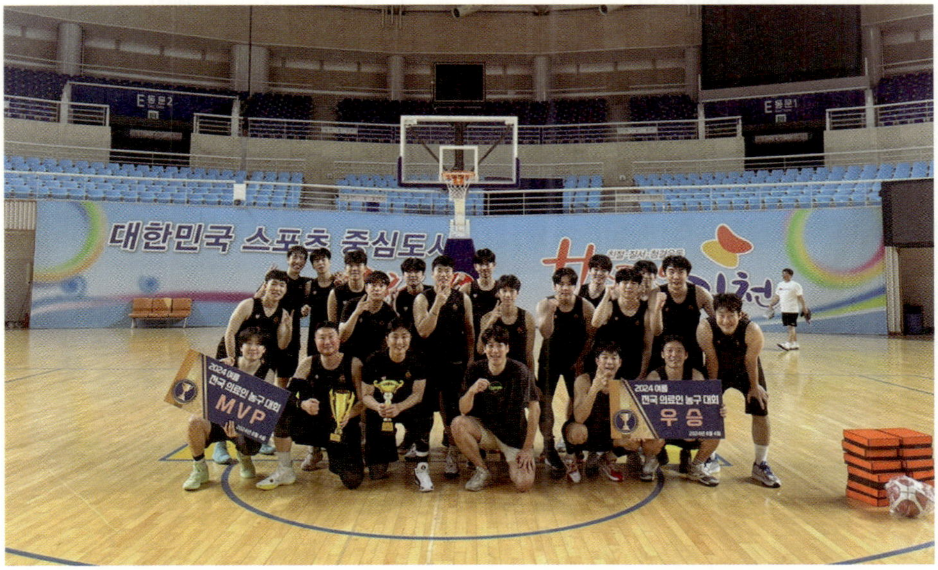

〈2024여름 전국의료인농구대회(경북 김천)〉 사진제공: 김태완 선생님

6) 치과의사를 위한 카리스마 리더십

치과의사로서 카리스마 리더십을 발휘하기 위해서는 다음 세 가지가 반드시 필요하다.

첫째, 실력. 치과 임상(진료)뿐만 아니라 분야를 막론하고 실력이라는 탄탄한 지지기반 없이 카리스마라는 건물이 우뚝 서는 경우는 전무(全無)하다. 농구 동아리(동호회)를 예로 들자면 실력은 없으면서 후배들을 괴롭히는 선배는 절대로 카리스마 리더십을 발휘할 수 없다. 후배들은 그를 '오리처럼 소리만 꽥꽥 지르는 꼰대'라고 여기기 일쑤다. 대한민국 축구 국가대표팀에서 손흥민이 주장으로서 강력한 카리스마 리더십을 발휘하는 밑바탕에는 그의 빼어난 축구 실력이 있다. 현재 대한민국에서 손흥민보다 축구를 잘하는 선수는 없기 때문이다. 일본이 낳은 야구 천재 오타니 쇼헤이(Ohtani Shohei) 역시 마찬가지다. 그는 일본 야구 국가대표팀 내(內) 최고 연장자는 아니지만 최고 실력자였기에 다른 선수들을 강력한 카리스마로 이끈 결과 2023년 WBC(World Baseball Classic) 결승에서 미국[3)]을 꺾고 우승을 거머쥐었다. 치과의사 역시 실력이 있어야 강력한 카리스마 리더십을 발휘할 수 있다.

둘째, 책임감. 여러 사안들에 관하여 자신 있게 결정(선택)하고 그에 따른 응분의 책임을 지는 자세가 필요하다. 모름지기 리더라면 "왕관을 쓰려는 자, 그 무게를 견뎌라"는 셰익스피어의 명언에 상응하는 태도를 지녀야한다.

셋째, 원칙과 기준. 원장이 엄격하기 때문에 직원들이 불만을 갖거나 퇴사하는 것은 결코 아니다. 엄격한 정도는 당연히 개인차가 존재한다. 재밌는 현상은 입사 후 시간이 경과함에 따라 그 엄격함의 기본(default,디폴트) 값에 직원들이 적응을 한다는 점이다. 직원의 불만과 퇴사의 주요 원인은 원장의 기준이나 치과 내 원칙이 수시로 바뀌는 데 있다(원장이 기분파 또는 팔랑귀). 원장에서는 원칙을 바로 세우고(취업규칙 또는 내규 지정 및 공표) 이를 공명정대하게 적용해야만 제대로 된 카리스마 리더십을 발휘할 수 있다.

3) 당시 미국 국가대표팀은 전원 미국프로야구 메이저리그(MLB)에서 뛰는 호화 멤버로 팀을 꾸렸다. 야구 통계 사이트 베이스볼 레퍼런스의 기준으로, 8번 타자 좌익수 세드릭 멀린스(볼티모어 오리올스)의 연봉이 410만 달러로 가장 적고, 2번 타자 중견수 마이크 트라우트(로스앤젤레스 에인절스)의 연봉이 3천712만 달러로 가장 높은 미국 선발 출전 타자들의 2023년 연봉 총액은 2억1천129만 달러(약 2천760억 원)에 달했다.

08 리더십들 사이의 연고전 - 거래적 리더십 대 변혁적 리더십

추천곡 Me Too by Meghan Trainor

영감을 주는 한마디

" 좋은 리더는 책임질 때는 자기 몫 이상을 지고, 공을 세웠을 때는 자기 몫 이상을 다른 사람에게 돌린다. "

- 아놀드 글래스노 (Arnold Glasnow)

[brain storming with hashtags]

#연세대 #고려대 #연고전 #고연전 #정기전 #신현준 #정준호 #공유 #이동욱 #레알마드리드 #바르셀로나 #표창원 #권일용 #상보적관계 #거래적리더십 #TransactionalLeadership #역할 #role #책임 #responsibility #조건부보상 #예외에의한관리 #매너리즘 #유의 #취업규칙 #내규 #특별휴가 #규정 #변혁적리더십 #TransformationalLeadership #제임스맥그리거번스 #JamesMcgregorBurns #역사를바꾸는리더십 #버나드배스 #BernadBass #이상화된영향력 #영감을주는동기부여 #지적자극 #개인적배려 #아리스토텔레스 #Aristoteles #존우든 #JohnWooden #88연승의비밀

1) 연고전 고연전 정기전

연세대와 고려대는 모두가 인정하는 영원한 맞수이자 아름다운 라이벌이다. 이들 양교(兩校)는 매년 가을이 되면 다섯 종목(농구·축구·야구·럭비·아이스하키)에 걸쳐 승부를 겨루는 '정기전[1]'을 치른다. 이 두 학교와 그 구성원들은 겉으로는 으르렁 거리지만 속으로는 가깝고 서로를 존중한다. 연대와 고대의 관계는 신현준과 정준호, 공유와 이동욱, 레알 마드리드와 바르셀로나, 표창원과 권일용의 관계와 같다. 서로를 더욱 더 돋보이게끔 하는 상보(相補)적 관계다.

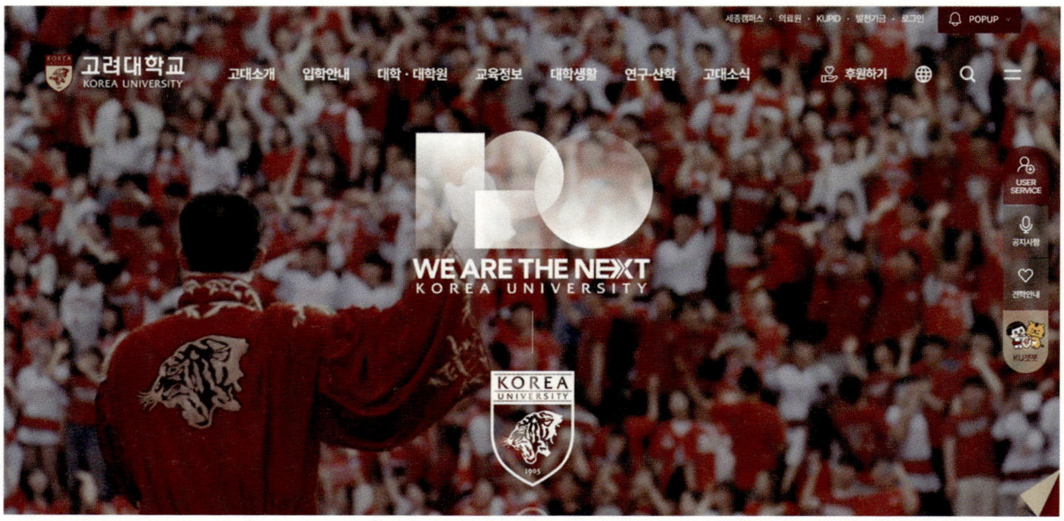

〈열정이 느껴지는 응원〉 사진 출처: 고려대학교 홈페이지

1) 약칭 연고전(延高戰) 또는 고연전(高延戰)으로 불린다. 공식적으로는 두 학교의 협의에 의해 짝수 해는 고려대학교가 주최하는 '연고전', 홀수 해는 연세대학교가 주최하는 '고연전'으로 명명하는 것이 원칙이다. 유사한 대학교 스포츠 대항전으로 미국의 하버드 대학교와 예일 대학교의 미식축구 경기, 영국의 옥스퍼드 대학교와 캠브리지 대학교의 조정 경기와 일본의 게이오기주쿠 대학과 와세다 대학의 '소케이센'(早慶戰) 등이 있다.

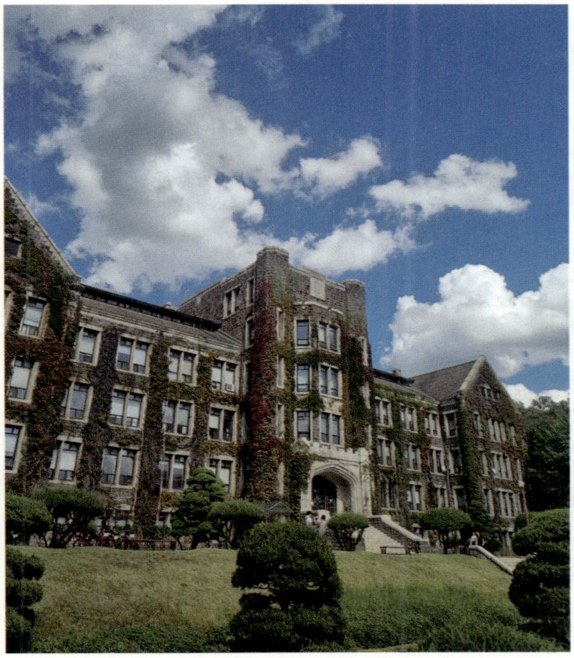

〈연세대학교 본관 전경〉
사진 제공: 연세더편한치과 김태윤 원장님

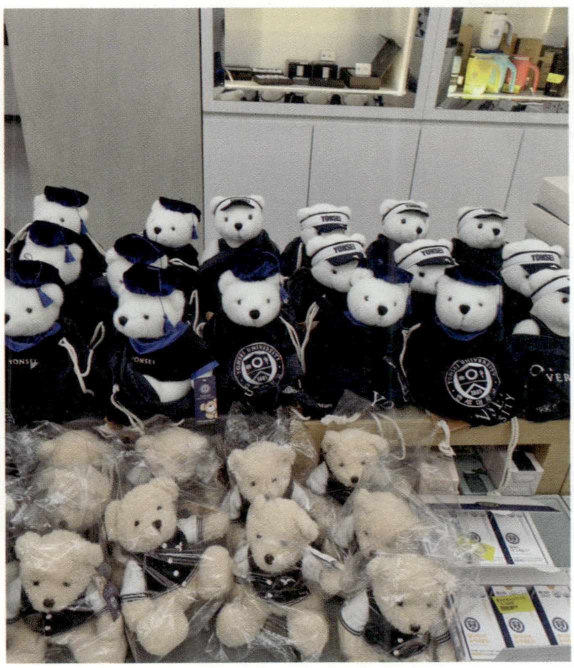

〈연세대학교 기념품 샵(YONSEI COOP)〉
사진 제공: 연세더편한치과 김태윤 원장님

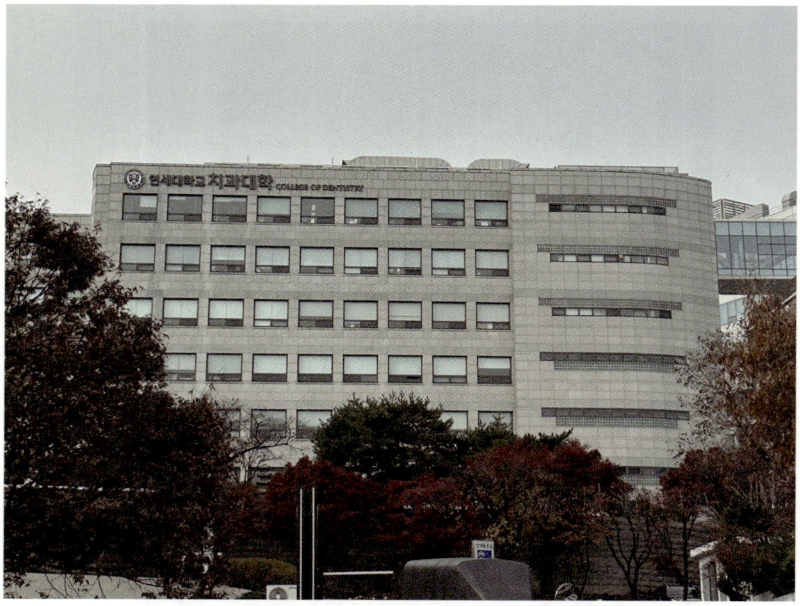

〈연세대학교 치과대학 건물 외부 모습〉 사진: 김병국

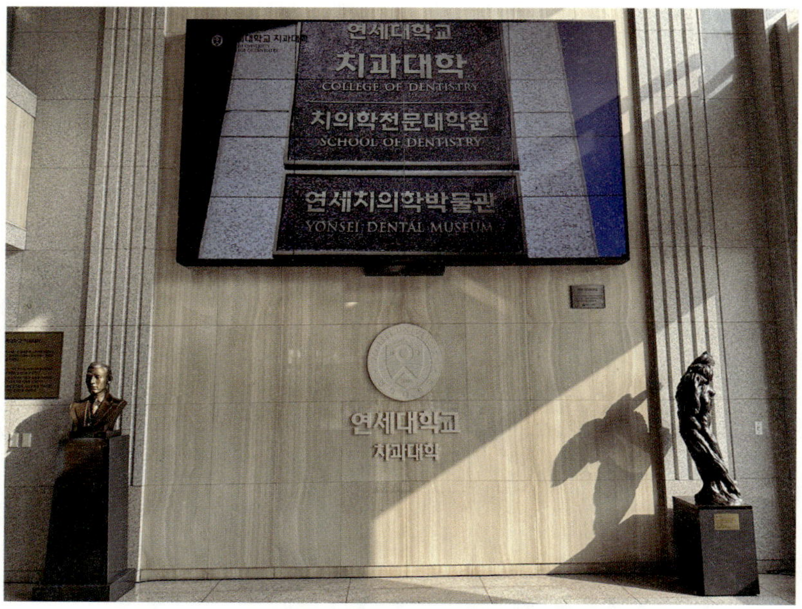

〈연세대학교 치과대학 건물 내부 모습〉 사진: 김병국

꼬리에 꼬리를 무는 이야기

<연세대와 고려대>

① 연대가 낫냐? 고대가 낫냐?

소크라테스가 제자들과 대중들의 무지를 일깨우기 위해 문답법(問答法)을 활용했다는 것은 널리 알려진 사실이다. 연대와 고대 사이의 우열(優劣) 논란에 종지부를 찍어줄 질문이 하나 있다.

"당신의 자녀가 연세의대와 고려의대 중 한 곳에만 진학할 수 있다면 어느 학교에 보내시겠습니까?"

답은 자명(自明)하다. 왜냐하면 앞선 질문의 답이 되는 학교가 종합대학(university)으로서의 역량이 더욱 더 탁월하기 때문이다.

② 제2의 연고전(고연전)이 성사될 수 없는 이유

연애와 관련하여 여자들이 본인이 만날 수 있는 최고(외모, 학력, 능력, 재력, 집안, 배경 등)의 남자를 두고 2순위 또는 3순위 남자를 선택하는 경우는 절대 없다. 네버! 0%!

연고전(고연전)이라는 훌륭한 라이벌 관계(rivalry)가 존재하는 상황에서 대중들이 '서연고서성한경중(중경)외시[2)]' 중 다른 학교 둘의 라이벌전에 관심을 둘 리 만무하다. 심지어 일부 학교에는 엘리트 스포츠팀이 없기 때문에 운동 경기 시 균형, 밸런스, 공정성이 담보되지 않는다.

2) 대한민국 국민들 다수가 인정·인지하는 종합대학 서열. 서울대, 연세대, 고려대, 서강대, 성균관대, 한양대, 경희대, 중앙대, 한국외대, 서울시립대.

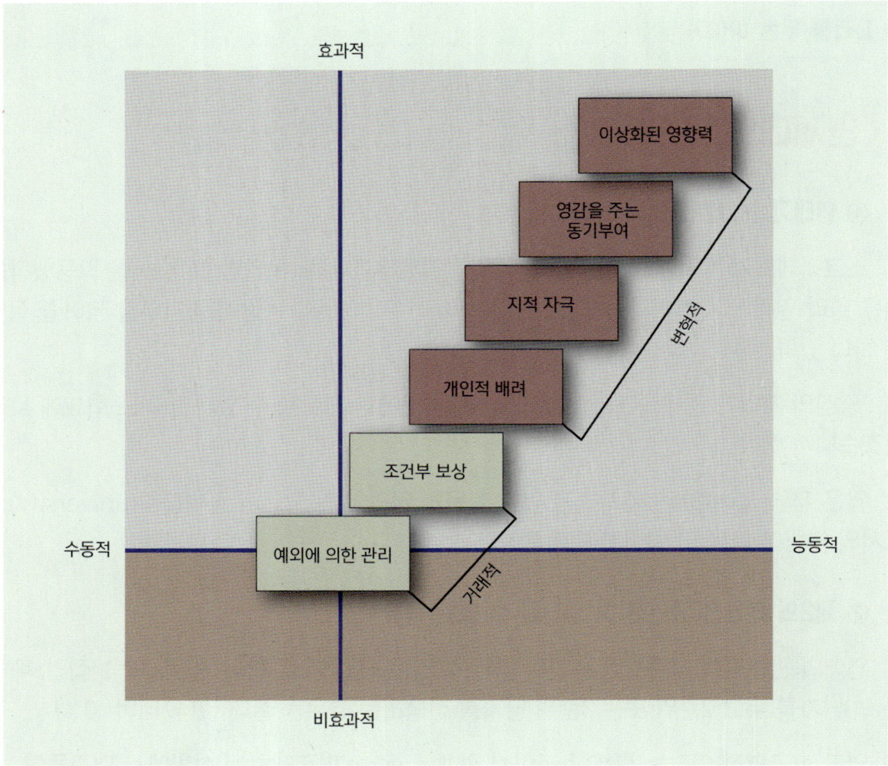

<거래적 리더십과 변혁적 리더십>

2) 거래적 리더십(transactional leadership)

거래적 리더십은 각 구성원(팔로워)들의 역할과 책임(R&R: role and responsibility)을 명확히 하는 것을 출발점으로 삼는다. 거래적 리더십은 탁월한 성과에 대한 보상을 약속한다(조건부 보상). 또한, 상황에 따라 수동적[3] 또는 능동적[4] 으로 개입한다(예외에 의한 관리). 치과에서 직원들이 일정한 목표를 달성한 경우, 원장이 인센티브를 수여하는 것은 거래적 리더십 중 '조건부 보상'의 대표적인 예이다. 평소 치과 내 취업규칙(내규)을 미리 정해두고 이에 어긋한 사례가 발생할 경우 벌을 내리는 것은 거래적 리더십 중 '예외에 의한 관리'의 예이다.

조건부 보상의 경우 적절히 활용하면 효과를 거둘 수 있지만 직원들이 자칫 매너리즘에 빠질 위험이 있다. 이렇게 되면 직원들은 정해진 책임과 의무 이상의 것을 하지 않으려는 경향을 보인다.

3) 기준에 부합하지 않는 경우에만 개입 함

4) 사전에 규정한 원칙에서 벗어나지 않는지 꼼꼼하게 지켜보고 자세히 조사하여 수정 조치 함

많은 치의들이 가지고 있는 의구심 중 하나가 '현금 보너스(인센티브)는 필요한가? 또 얼마나 효과적인가?'하는 행동경제학자 댄 애리얼리와 여타 리더십과 직원관리(인사) 전문가들의 견해는 다음과 같다. 첫째, 현금 보너스(인센티브)를 제공하는 것은 제공하지 않는 것보다 직원들의 동기유발과 사기 진작(振作)에 효과적이다. 'No incentive is the best incentive!'라는 말은 짠돌이들이 지어낸 말장난에 불과하다. 둘째, 현금(상품권 포함)·현물 등 물질적 보상은 정신적 보상(격려, 칭찬, 자기계발 기회 제공 등)이 함께 제공되었을 때 보다 더 효과적이다. 반대로 물질적 보상만 제공되는 경우, 직원들은 매너리즘에 빠질 가능성이 높다. 또는 물질적 보상이 제공되는 상황에만 집중하려는 경향을 보인다. 보다 더 자세한 이야기는 다음 파트인 '직원관리' 중 '동기부여(motivation)'를 다루는 장(章,chapter)에서 다룰 예정이다.

문제가 발생한 경우에만 직원들과 의사소통(communication)하는 '예외에 의한 관리'는 보통의 경우 효과적이지 않다. 특히 수동적 관리는 능동적 관리에 비해 더 비효율적인 것으로 알려져 있다.

원장으로서 반드시 기억해야 할 한 가지는 법규가 없는 국가가 존재하지 않듯이 병의원에는 취업규칙(내규)이 반드시 있어야 한다는 점이다. 무에서 유를 창조하라는 말이 아니다. 시스템이 잘 갖추어진 선후배 또는 동료 치과의 취업규칙을 수정·보완해서 사용하길 권유한다. 이렇게 하는 것이 시간과 노력 측면에서 가장 효율적이다.

꼬리에 꼬리를 무는 이야기

<흔한 원장과 직원 사이의 대화 1 - 특별휴가 관련하여 치과 내 취업규칙이 없는 경우>

직원: (원장실 문을 두드리며) 똑똑똑!

원장: 네?

직원: 막내 이모부께서 갑자기 돌아가셨는데 특별휴가를 받을 수 있을까요?

원장: 음(잠시 침묵). 글쎄요. 잠깐만 나가서 기다려주세요. 제가 이따 따로 언급할게요.

(원장은 원장실 문이 닫히기가 무섭게 치과의사 단톡방, 덴트포토 또는 모어덴 익명게시판에 글을 올린다) "급질('급한 질문'의 줄임말)! 직원 막내 이모부가 돌아가셨는데 특별휴가 줘야할까요? 주지 말아야할까요?"

꼬리에 꼬리를 무는 이야기

<흔한 원장과 직원 사이의 대화 2 - 특별휴가 관련하여 치과 내 취업규칙이 있는 경우>

직원: (원장실 문을 두드리며) 똑똑똑!

원장: 네?

직원: 막내 이모부께서 갑자기 돌아가셨는데 특별휴가를 받을 수 있을까요?

원장: 우리 치과 취업규칙 중 특별휴가 관련 규정에 어떻게 명시되어 있죠? 특별휴가가 제공되는 대상에 막내 이모부가 해당(포함)되나요?

직원: (기어들어가는 목소리로) 아니요.

원장: 규정대로 막내 이모부 돌아가신 경우에는 특별휴가가 제공되지 않습니다. 다만 꼭 참석해야하는 상황이라면 무급휴가는 고려해볼 수 있습니다.

직원: 생각해보고 필요 시 말씀드릴게요.

상반된 위 대화(dialogue)들을 통해 우리가 얻을 수 있는 교훈은 두 가지다.

첫째, 직원들은 모르는 것만 원장에게 질문하지 않는다. 모든 상황, 제반 규정을 이미 파악하고 있음에도 불구하고 더 많은 것을 얻어내기 위해 질문을 던지는 경우가 결코 적지 않다.

둘째, 치과 내 취업규칙이 있는 경우와 없는 경우는 비즈니스 협상(대화)의 출발점부터 다르다. 취업규칙 자체가 굉장히 강력한 심리적 기준이자 닻(anchor)으로 작용한다.

3) 변혁적 리더십(transformational leadership)

이 글을 접하는 독자의 종교와 무관하게 인류 역사에 있어서 예수 그리스도(Jesus Christ)의 탄생이 갖는 의미와 영향력은 실로 엄청나다고 말할 수밖에 없다. 그의 탄생을 기점으로 역사를 기원전(B.C.[5])과 기원후(A.D.[6])로 나누는 것만 봐도 그러하다.

리더십 학계에 가장 큰 변화를 가져온 사건은 제임스 맥그리거 번스(James Mcgregor Burns)가 《역사를 바꾸는 리더십》을 출간한 것이라고 해도 결코 과언이 아닐 것이다. 그는 이 책을 통해 두 가지 리더십 유형(거래적 리더십과 변혁적 리더십)을 비교·대조한다. 거래적 리더십 관점에서 바라보면 리더와 팔로워 사이에는 서로에게 이득이 되는 관계가 성립되고, 그 관계를 통해 양자의 필요와 욕구가 충족된다. 치과에서 직원은 노동력을 제공하고, 원장은 급여·복지·근무환경 등을 제공하는 관계 역시 이에 포함된다. 이에 반해 변혁적 리더십 하에서 리더와 팔로워는 업무에 보다 더 적극적으로 참여하는 모습을 보인다. 변혁적 리더십 속에서 리더와 팔로워는 상대방이 무엇에 의해 동기가 부여되는지 이해하며 서로에게 긍정적 자극을 주는 상호 발전적 관계를 키워나간다. 변혁적 리더십은 리더-팔로워 관계를 단순 거래 관계 이상의 것으로 발전시킨다.

후학(後學)들은 제임스 맥그리거 번스가 씨앗을 뿌린 변혁적 리더십을 계승·발전시켰다. 그 중 대표적 인물이 버나드 배스(Bernad M. Bass)다. 그는 변혁적 리더십이 네 가지 세부 요소로 구성되어 있다고 주장했다. 이상화된 영향력, 영감을 주는 동기부여, 지적 자극, 개인적 배려가 그 네 가지이다. 이상화된 영향력은 리더의 도덕·윤리적 기준에서 비롯되며 리더는 팔로워들이 존경하는 역할 모델(role model)로서 모범을 보인다. 치과에서 원장은 법규와 원칙을 중시하고 준수해야만 팔로워들에게 변혁적 리더십을 행사할 수 있다. 영감을 주는 동기부여란 팔로워들이 공통의 목적(목표)를 추구하도록 이끄는 것을 지칭한다. 치과에서 직원들에게 행하는 미션·비전·핵심가치 교육, 내부 브랜딩(마케팅) 등의 노력이 이에 해당된다. 지적 자극은 팔로워들의 독립적인 사고, 문제해결능력, 논리적 추론 등을 촉진시킨다. 치과 원장은 소크라테스가 애용했던 문답법을 통해 직원들 스스로 부족함을 깨닫고 이를 채우도록 유도할 수 있다. 개인적 배려는 리더가 팔로워들에게 개인적인 관심을 보이고 조언을 하며 도움을 줄 때 나타난다. 직원이 갑작스럽게 상당 기간의 연차 사용을 요청한다면 원장은 그 연유를 확인할 필요가 있다. 가족 내 대소사(부모님의 수술, 이사 등)가 있다면 이는

5) 영어로 '그리스도 이전'을 뜻하는 '비포 크라이스트(before Christ)의 약칭으로, 그리스도의 탄생 이전과 이후를 서력 기원(紀元)의 기준으로 삼는 것이다.

6) 라틴어로 'Anno Domini'의 줄임말로 '그리스도의 해'라는 뜻이다. 그리스도 탄생 이후를 의미한다.

직원의 충성심을 고취시킬 수 있는 기회다. 다른 직원들에게 내색을 하지 않고[7] 해당 직원에게 경제적 지원을 해준다면 이는 직원의 애사심과 충성심은 급상승할 것이다. 정상적인 범주 내에 있는 인간은 감사한 일을 결코 잊지 못한다.

<거래적 리더와 변혁적 리더>

거래적 리더

조건부 보상: 노력에 대해 보상을 제공하기로 계약하고, 훌륭한 성과에 대한 보상을 약속하며, 성취를 인정함

예외에 의한 관리(능동적): 규칙과 표준에서 벗어나는지 지켜보고 조사하며 수정조치를 함

예외에 의한 관리(수동적): 기준에 부합하지 않을 때에만 개입함

변혁적 리더

이상화된 영향력: 비전과 미션을 제시하고, 자긍심을 불어넣으며, 존경과 신뢰를 얻음

영감을 주는 동기부여: 높은 기대치를 전달하고, 노력에 집중할 수 있게 상징을 사용하며, 중요한 목적을 쉽게 표현함

지적 자극: 지능, 합리성, 신중한 문제해결을 도모함

개인적 배려: 개인적 관심을 보이고, 직원 각자를 개별적으로 다루며, 코칭하고 조언함

출처: B. M. Bass, "From Transactional to Transformational Leadership: Learning to Share the Vision," Organizational Dynamics 18, no. 3 (1990): 19-31.

7) 아리스토텔레스는 '같은 것은 같게, 다른 것은 다르게 대접하는 것이 정의(justice)다'라는 말을 남겼다. 미국 대학농구 88연승의 전설을 쓴 UCLA 존 우든(John Wooden) 감독은 팀원(제자)들을 대하는 것에 대해 본인의 저서 《88연승의 비밀》에서 다음과 같은 견해를 피력했다. '감독으로 부임한 초반에는 실력(능력)과 무관하게 모든 팀원(제자)들을 동등하게 대했다. 얼마 지나지 않아 이것이 옳지 않음을 깨달았다. 능력이 출중하고 팀에 기여도가 높은 선수는 그렇지 못한 선수보다 더 나은 대접을 받을 자격이 있다. 선수들조차 이를 인정하고 받아들인다. 이 사실을 깨달은 이후 나는 기여도가 더 높은 선수를 더 예우해주었다. 물론 다른 구성원들이 상대적 박탈감을 느끼지 않도록 최선을 다했다.'라는 의견을 남겼다.

4) 상보적 관계 (거래적 리더십과 변혁적 리더십에 관한 결론)

결론부터 말하자면, 거래적 리더십과 변혁적 리더십은 서로 반대편에 서 있지 않다. 이 둘은 상보적 관계이다.

변혁적 리더십은 거래적 리더십을 기반으로 한다. 다만, 거래적 리더십만으로는 달성할 수 없는 수준의 몰입과 성과를 창출한다.

두 리더십이 각기 효과적으로 작동하는 영역이 따로 존재한다. 리더십 자체의 영향력과 효과, 팔로워들의 직무 만족도과 개인 성과 측면에서는 거래적 리더십(특히 조건부 보상)이 큰 역할을 한다. 이에 반해 조직(그룹) 성과, 리더에 대한 만족도 측면에서는 변혁적 리더십이 더 중요하다.

놀라운 연구 결과 중 하나는 '거래적 리더십의 조건부 보상의 경우 변혁적 리더십의 많은 측면과 비교할 때 비슷하게 효과적'이라는 점이다. 결국 리더는 팔로워들의 물질적 필요(급여·복지 만족도)와 정서적 욕구(칭찬·인정·격려·자기계발기회·안정감·소속감 등)를 둘 다 충족시켜주어야 한다.

09 고든 램지와 한비자

추천곡 Fire On Up by Paper Kings

영감을 주는 한마디

"상대방의 치부를 건드리면 결코 그를 설득할 수 없다."

– 한비자(韓非子)

[brain storming with hashtags]

#고든램지 #GordonRamsay #키친나이트메어 #kitchen #nightmare #턴어라운드 #turnaround #피벗 #pivot #진나라 #태자 #정 #진시황 #시황제 #황제 #권한 #월권 #정통성 #낙하산 #헤게모니 #hegemony #포상 #동기부여 #행복심리학 #쾌락심리학 #쾌락편집 #대니얼카너먼 #전망이론 #ProspectTheory #기준의존성 #ReferenceDependency #손실회피 #LossAversion #민감도체감성 #DiminishingSensitivity

---

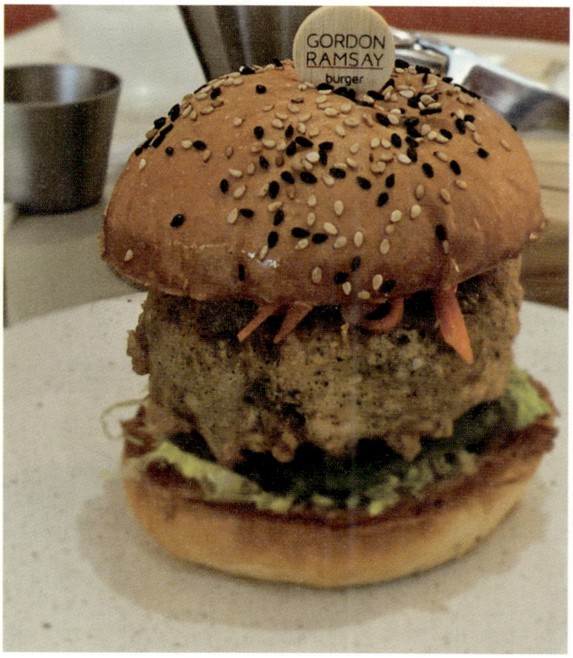

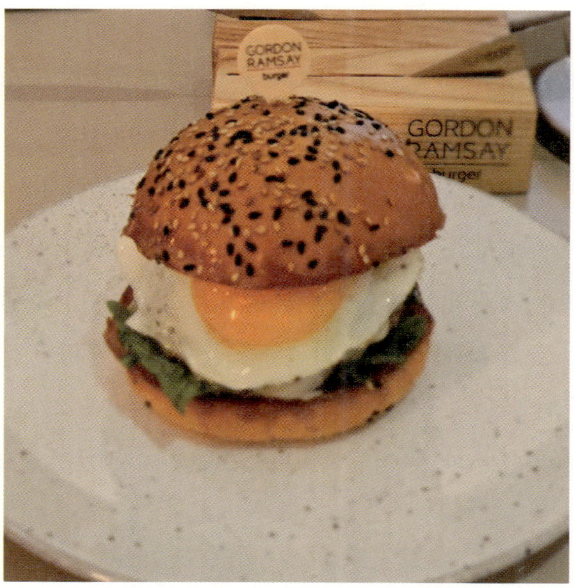

〈고든 램지 버거〉 사진 제공: 은주아 님

최고의 독설가? 최고의 요리사!

> "우리 할머니도 너보단 잘하겠다!"
>
> "돼지고기가 하도 덜 익어서 아직도 하쿠나 마타타를 부르고 있잖아!"
>
> "생선이 하도 덜 익어서 아직도 니모를 찾고 있겠다!"
>
> "버섯이 하도 덜 익어서 지금 공주님은 다른 성에 있다고 하잖아!"
>
> "닭이 하도 덜 익어서 염병할 샐러드를 지가 처먹으려고 하잖아!"

위 독설들을 쏟아낸 주인공은 영국을 대표하는 유명 요리사 고든 램지(Gordon Ramsay)다. 그는 방송을 통해 대중적 인지도를 얻은 스타 셰프의 시초다. 그를 싫어하는 이들(안티팬들)은 그가 실력보다는 방송에서 보여주는 막말과 분노 콘셉트로 인해 유명세를 탔다고 주장하기도 한다. 그러나 고든 램지는 방송으로 유명해지기 전에 이미 미슐랭 3스타 셰프였다. 즉, 고든 램지는 방송을 통해 유명세를 얻기 전부터 셰프로서의 실력, 미식 감각, 식당 운영 능력을 두루 갖춘 완성형 요리사이자 경영자였다.

고든 램지의 탁월한 경영 능력을 확인할 수 있는 프로그램은 <키친 나이트메어(Kitchen Nightmare)>다. 이 프로그램을 통해서 우리는 고든 램지가 가지고 있는 요식업에 대한 명확한 철학과 셰프로서의 자부심을 직접 확인할 수 있다. 그는 철학과 자부심뿐만 아니라 최고의 효율과 높은 이윤을 추구하는 뛰어난 사업가 기질 또한 보유하고 있다. 그는 요리 자체의 높은 퀄리티 뿐만 아니라 재료 수급과 보관, 조리의 용이성, 이윤 등을 모두 고려하여 메뉴를 결정하는 모습을 보여준다. 매 에피소드마다 그가 일관되게 체크하는 항목들은 냉동이 아닌 신선한 식재료의 사용, 일정한 요리의 질, 철저한 위생 관리, 식당의 인테리어, 지나치게 많거나 적지도 않은 최적화된 메뉴, 빠르게 조리되고 서빙 될 수 있는 환경, 오너와 직원의 영역 구분 등 가히 요식업 체크리스트의 표본(모범)이라 할 수 있다.

<키친 나이트메어(Kitchen Nightmare)>에서 그가 남긴 명언("식당은 장난이 아니다. 아주 심각한 사업이다.")은 우리들에게 생각할 거리를 제공한다. 치과는 장난이 아니다. 아주 심각한 사업이다. 당신의 생각과 태도는 어떠한가?

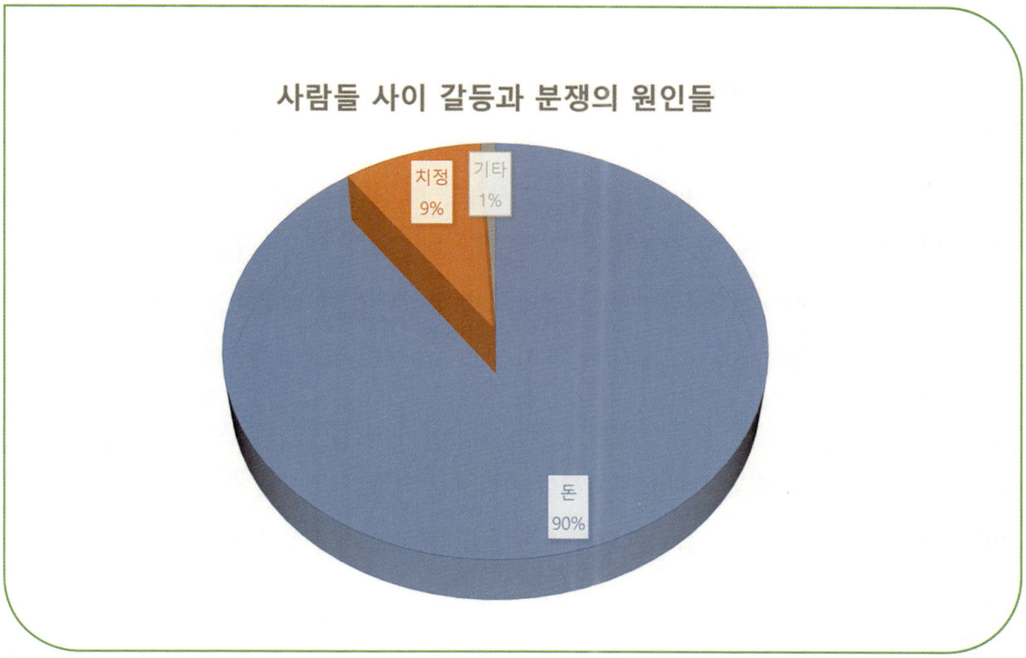

우리들의 마음은 조금 더 딱딱해질 필요가 있다

핑계 없는 무덤은 없다. 폐업을 경험한 치의들 중 상당수가 '인간(직원)에 대한 이해가 부족했다'고 고백한다. 인간 본성에 관한 중대한 특징을 미리 알고 있었더라면 치과 경영 상 극적인 턴어라운드(turnaround) 또는 피벗(pivot)을 모색할 수 있었을 것이다. 폐업 전에 깨달았으면 좋았을 것을. '인간은 본인의 이익 앞에 한없이 나약한 존재[1)]'라는 사실을.

앞서 언급한 인간 본성을 직접 확인하는 일은 어렵지 않다. 현대 사회에서 사람들 사이 갈등과 분쟁들을 들여다보면 그 원인들의 90%는 돈, 9%는 치정(癡情), 1%는 기타 등등이라는 생각이 절로 든다.

지나치게 말랑한(too naive) 마음가짐으로는 성공은커녕 현상 유지조차 어렵다. 우리들의 마음은 조금 더 딱딱해질 필요가 있다(Our minds need to be a little harder).

1) 《한비자(韓非子)》의 핵심이자 한 줄 요약

진시황이 존경했던 한비자

한비자의 본명은 한비(韓非, 기원전280년~기원전233년)다. 법가(法家) 사상을 집대성한 《한비자(韓非子)》[2]를 저술한 탓에 책 제목과 동일한 이름으로 더 유명하다. 스승 순자(荀子) 아래서 이사(李斯)와 함께 수학(受學)했다. 후일 한비는 이사를 통해 진(秦)나라 왕 영정(성은 嬴 이름은 政, 후일 천하를 통일하고 스스로를 '시황제'라 칭함)을 소개받는다. 사마천의 《사기(史記)》에 따르면 한비자가 쓴 고분과 오두를 진시황이 보고 크게 감명 받았다고 한다. 한비를 대면하고 그의 깊은 학식(學識)에 매료된 진왕 영정은 그를 자신의 사람으로 만들기 위해 노력했다.

그는 스승인 자궁(子宮)[3]과 순자[4]의 견해를 계승하여 인간은 본질적으로 이익 앞에 나약한 존재이며 강력한 법과 형벌로 사회를 통제해야 한다고 주장했다. 그리고 각국의 제왕들에게 공자의 이상향을 실현하기 위해서는 강력한 제도가 뒷받침되어야 한다고 설파(說破)했다. 그의 사후, 그의 제자들은 법가를 형성하여 육가(六家) 중 하나를 이루었다. 한비의 제자들은 다른 유학자들과는 달리 법치주의와 실용주의를 강조했다.

2) 《한비자》는 한비와 그의 제자들이 쓴 것으로 총 55권으로 구성되어 있다. 그 중 한비가 직접 저술한 것으로 추정되는 편(編)은 고분(孤憤), 오두(五蠹), 현학(顯學)이다. 대부분의 내용은 절대적 군주권의 수립 및 현실에서 출발하는 국가 전체의 질서 정립이라는 문제의식을 다루고 있다.

3) 공자의 제자

4) 자궁의 제자

치과의사를 위한 한비자

1) 핵심권한을 반드시 사수하라

[《한비자》 속 한 구절 – 제35편 <외저설 우하(外儲說 右下)>]

자한(子罕)이라는 송나라 신하가 군주에게 이렇게 말했다.

"백성들은 상을 받는 것을 좋아합니다. 이 일은 군주께서 직접 하십시오. 하지만 악역은 제가 맡겠습니다. 형벌은 제가 내리겠습니다."

이 말을 듣고 군주가 명했다.

"앞으로 벌을 내리는 일은 자한과 상의토록 하라! 나는 상을 내리는 일만 하겠다."

이후 백성들은 왕이 아닌 자한을 두려워하고 자한을 따르게 되었다. 불과 일 년 만에 자한은 송나라 왕을 죽이고 정권을 찬탈한다.

'경영 스트레스 받지 않고 진료만 하고 살 수 없을까?'

개원의라면 누구나 한 번쯤 해봄직한 상상이다. 치의들이 좋아하는 방식대로 결론부터 말하자면 이는 공상(空想)이자 이룰 수 없는 꿈에 불과하다. 이는 페이닥터(봉직의)로 근무하더라도 마찬가지다. 매출, 수익, 재계약, 기타 간섭 등 진료 외적인 스트레스는 상존한다.

개원의들 중 일부는 치과 경영과 관련하여 직원(부장, 실장, 경영지원팀장 등) 또는 외부기관의 도움을 받고 있다. 일반기업에서도 CEO가 중간관리자에게 권한을 위임하고 업무 진행 상황을 보고받는 것은 그리 드문 일이 아니다. 하지만 상과 벌의 권한(포상권과 징계권), 주요의사결정권 등 핵심권한을 중간관리자에게 넘겨서는 안 된다. 이러한 과오를 범할 경우, 직원들이 CEO가 아닌 중간관리자를 무서워하고 중간관리자의 눈치를 살피는 부작용을 피할 수 없다[5). 위임 권한이 커질수록 횡령·배임 가능성도 비약적으로 증가한다. 그러므로 CEO는 핵심권한을 반드시 사수해야 한다.

5) 일부 조사에 따르면 중·대형 치과를 그만두는 직원들에게 퇴사 이유를 묻자 적지 않은 직원들이 "원장님이 아닌 중간관리자로 인한 스트레스가 너무 심해서"라고 답했다.

꼬리에 꼬리를 무는 이야기

〈지분 참여에 따른 권한 분산〉

치과의 규모가 커짐에 따라 최초 설립자이자 원장이 다른 원장(들)을 영입하여 투자금을 받고 그에 상응하는 지분(권한)을 나누는 경우가 있다. 이 경우 권한이 쪼개진 만큼 권력이 약화된다. 실제로 지분(권한) 원장이 적게는 네다섯, 많게는 열 명 가까이 되는 치과에서 두 패거리로 나뉘어 치과 외벽에 각자의 주장을 담은 현수막을 걸어두고 권력투쟁을 벌였던 사례가 있다. 결국 최초 설립자가 쫓겨나듯 치과를 떠나는 결과가 벌어졌다. 이 같은 부작용을 알고 있는 원장들은 치과가 커지더라도 단독(1인) 오너의 지위를 결코 포기하지 않는다. 즉, 스스로의 권한을 나누지 않는다. 이들은 지분 원장을 영입하지 않고 오로지 페이닥터만을 고용한다. 경영(권)의 안정성 측면에서 매우 현명한 선택이라고 생각한다.

2) 월권을 용납하지 마라

[《한비자》 속 한 구절 – 제7편 <외저설 우하(外儲說 右下)>]

옛날 한(韓)나라 왕 소후가 술에 취하여 잠이 들었다. 왕이 추위에 떨자 전관(군주의 모자를 담당하는 신하)이 소후(왕)에게 의복을 덮어주었다.

잠에서 깬 소후는 기뻐하면서 측근에게 물었다.

"누가 옷으로 덮어 주었느냐?"

측근이 대답했다.

"관(모자)을 담당한 자가 덮어 주었습니다."

그런데 소후는 관을 담당한 신하와 옷을 담당한 신하를 함께 처벌했다. 옷을 담당한 신하를 처벌한 것은 그 직무에 태만했기 때문이고, 관을 담당하는 신하를 처벌한 것은 직무 외의 일에 참견했기 때문이다. 물론 소후가 춥지 않았던 것은 아니었지만, 직무 외의 월권의 해독이 추위보다 더 두려운 결과를 초래하리라 믿었기 때문이다.

'모로 가도 서울만 가면 되는 거 아니야?'라고 생각하는 독자가 있을지도 모르겠다. 하지만 현실은 그렇지 않다. 조직 내에서 월권하는 자는 시한폭탄과 같다. 언제 터져 조직을 붕괴시킬지 모른다.

원장은 직원들의 귀에 딱지가 앉을 정도로 반복해서 교육해야 한다. '권한(의사결정 · 선택)과 책임은 늘 함께 간다'는 것을. 이 말은 치과 내에서 최종 의사결정권과 최종 책임이 모두 원장에게 있음을 의미한다. 또한, 치과 내에서 원장 모르게 중대한 일이 진행되거나 이미 일어나서는 안 된다는 뜻 또한 내포한다. 반복 학습을 통해 확실히 주지시켜야 한다.

다음과 같은 월권행위가 발생할 경우, 원장은 즉시 합당한 조치를 취해야 한다.

첫째, 직원이 원장의 권한을 침범하는 경우. 해당 사안과 관련하여 권한과 책임이 누구에게 있는지 월권 직원에게 묻는다. 이와 더불어 결과에 대한 책임을 누가, 어떻게 지게 되는지 묻는다. 문답법(問答法)은 오류를 스스로 깨닫게 해주는 훌륭한 교육 도구이다. 소크라테스가 왜 애용했는지 알 것 같다.

둘째, 권한 없는 직원이 월권행위를 통해 다른 직원(들)을 괴롭히는 경우. 치과 안에서 경력 또는 나이의 우위를 악용하여 다른 직원들을 괴롭히거나 부당하게 업무 지시를 하는 경우가 적지 않다.

이 때 원장은 두 가지 경로로 상황을 바로 잡을 수 있다. 첫째, 직접 개입. 월권행위를 저지르는 직원에게 직접 권한 없음을 고지하고 잘못된 행동과 상황을 바로 잡을 것을 지시한다. 둘째, 간접 개입. 치과 내 규칙들의 맹점을 수정·보완함으로써 월권을 하는 직원의 행위를 원천봉쇄한다. 필요 시 원장이 직접 각 직원들의 업무를 분장하고 역할과 책임을 세세하게 규정해준다.

꼬리에 꼬리를 무는 이야기

〈권한(정통성) 없는 낙하산이 조직을 장악하는 과정〉

치과를 경영하다보면 적지 않은 직원들의 입사와 퇴사를 필연적으로 경험하게 된다. 이 과정에서 치과 사정 상 부득불(不得不) 기존 직원들보다 경력(연차) 또는 나이가 많은 경력직 직원을 선발하게 되는 경우가 있다. 이 경우 갈등이 발생할 소지가 있다.

치과뿐만 아니라 모든 조직에서 낙하산(이 글에서는 '중간에 입사한 경력직'으로 그 의미를 한정함) 인사는 다음과 같은 갈등을 유발할 가능성이 있다. 영화 <장화홍련>에서 아빠와 재혼한 새엄마(염정아 배우)가 자녀들(임수정·문근영 배우)을 휘어잡는 과정, 대학 편입생이 새 학교 동아리를 장악하는 과정, 꽤 오랜 시간 자리를 비웠던 선배가 다시 돌아와 잘 돌아가고 있는 동호회(동아리)를 새로이 장악하는 과정은 모두 비슷하다. 그 전개가 무섭도록 닮아있다. 처음에는 가면(persona)을 쓰고 타인을 배려하고 조직에 헌신하는 모습을 보인다. 그러다가 헤게모니(hegemony)를 차지하고 처음보다 확고한 입지를 가지게 되면 본모습을 드러낸다. 이들이 공통적으로 보이는 행동 특징은 아래 사람(후배)들에게 업무들을 폭포처럼 내려보낸다. 마치 이과수 폭포(Cataratas del Iguazú) 또는 나이아가라 폭포(Niagara Falls)가 위에서 아래로 물을 쏟아내듯이. 이러한 비정상적인 상황이 지속될수록 업무 효율은 추락하고 구성원들(특히 아래 연차)의 불만은 쌓여간다. 치과에서 이런 불행한 상황이 발생한 경우 원장은 앞서 언급했던 방식들(직접 개입 또는 간접 개입)을 통해 문제를 해결할 수 있다.

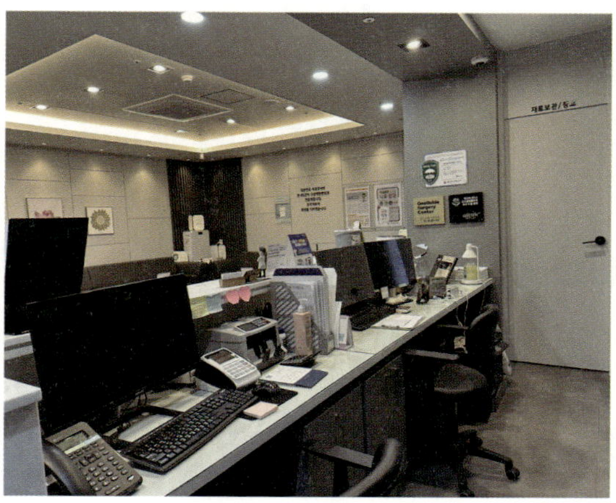

꼬리에 꼬리를 무는 이야기

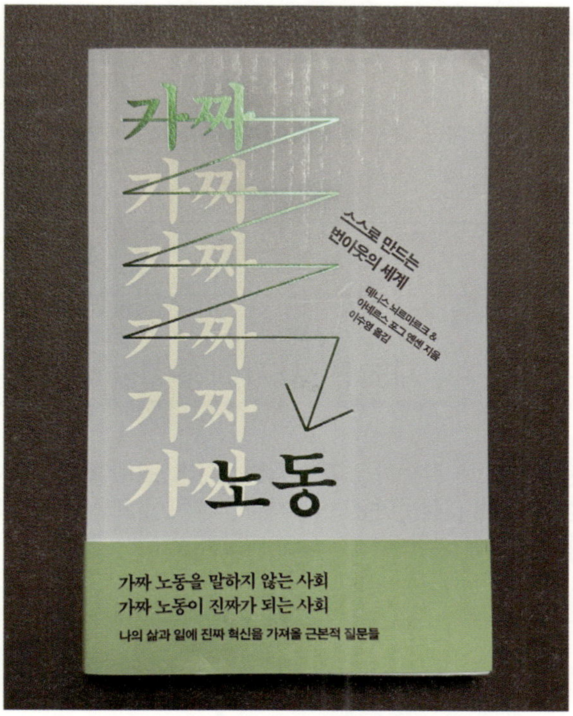

〈치과 내 가짜 노동〉 사진: 김병국

요즘 개원하는 대부분의 치과들의 경우, 접수 데스크에 2대의 컴퓨터를 구비 해놓고 있다. 이는 환자들이 몰리는 시간대에 업무를 빠르고 효율적으로 처리하기 위함이다. 이러한 본래 취지에 어긋나게 최고참 치위생사가 2번 컴퓨터(sub COM)를 차지하고 하루 종일 인터넷 쇼핑, 여행 정보 검색, 결혼 준비, 메신저(카카오톡 PC version) 등을 하는 사례가 적지 않게 보고되고 있다. 이는 전형적인 '가짜 노동'이다. 이러한 작태를 보이는 직원은 가히 '월급 루팡'이라 부를만하다. 상황이 심각할 경우, 원장은 진료 외 시간에 원장실로 들어가지 않고 데스크 2번 컴퓨터 자리를 지키는 특단의 조치를 강구해봄직 하다.

3) 한비자가 제안하는 포상(褒賞)과 동기 부여

【《한비자》 속 한 구절 – 제5편 <주도(主道)>】

현명한 군주가 내리는 상은 마치 때맞춰 내리는 비처럼 따뜻하여 백성들이 그 이로움을 좋아한다.

【《한비자》 속 한 구절 – 제30편 <내저설 상 칠술((內儲設 上 七術)>】

동정하는 마음이 있으면 잘못이 있어도 처벌하지 않으며, 베풀기 좋아하는 마음이 있으면 공이 없어도 상을 내린다. 잘못이 있는데 처벌을 받지 않고 공이 없는데도 상을 받는다면, 비록 망한다고 해도 이상할 것이 없다.

우리는 BTS와 블랙핑크가 빌보드차트를 점령한 시대를 살고 있다. 전 세계 수억 명의 팬들이 유튜브를 통해 그들의 뮤직비디오와 공연 연상을 감상한다. 2010년대에 데뷔한 BTS와 블랙핑크는 3세대 아이돌로 분류된다.

이들의 조상이라 할 수 있는 1세대 아이돌들을 대표하는 그룹은 'H.O.T.'다. '십대들의 승리(Hi-five Of Teenager)'라는 이름답게 멤버들 모두 십대(당시 고등학생)로 구성되었던 H.O.T.는 비슷한 또래였던 여학생들 사이에서 그야말로 우상(idol)으로 등극했다. 전국은 희준부인, 우혁부인, 칠현(강타)부인, 토니부인, 재원부인을 자처하는 소녀들로 넘쳐났다. 의자왕과 삼천궁녀는 명함도 못 내밀 수준이었다.

아이돌의 조상이자 시조새인 그룹답게 팬클럽 역시 역대 최고·최대 화력을 자랑했다. 서울뿐 아니라 대전, 대구, 부산, 광주 등에서 자발적으로 팬클럽인 '클럽H.O.T.'가 형성되었다. 새 앨범이 출시되면 클럽H.O.T. 멤버들은 당연히 레코드점으로 뛰어가 오빠들의 새 작품들을 구매했다. 굳이 '들'이라고 붙인 이유가 있다. 동일한 앨범을 카세트테이프, CD, LP의 형태로 각각 구입하는 경우는 부지기수였다. 테이프 3개, CD 3장, LP 3장을 구매하던 친구도 있었다. '왜 그렇게 많이 사냐'고 물었더니 '1개는 소장용(포장도 뜯지 않음), 1개는 본인 감상용, 1개는 홍보를 위한 대여용'이라는 답이 돌아왔다. 말 그대로 지극정성이었다. 부모님 생신에 그런 정성을 보였더라면 효녀로 칭송 받았을 텐데. 국내 팬클럽 최초로 흰색 LED 응원봉을 일본에서 공수해온 사건도 있었다. 그 열정으로 공부를 했더라면 다들 서울대에 진학할 수 있었을 텐데. 클럽H.O.T.와 관련된 엄청난 일화들(전인미답의 업적들)은 모두 팬클럽 회원들이 자발적으로 움직였기에 가능한 것이었다. 이것이 동기 또는 동기 부여의 힘이자 효과이다.

동기 부여[6](動機附與,motivation)는 어떤 목표를 지향하여 생각하고 행동하도록 하는 원인 또는 일이다. 리더십과 직원관리 차원에서 동기 부여는 늘 핵심 화두이자 난제다.

한비자는 군주가 포상을 할 때는 '때맞춰 내리는 고마운 비(시우,時雨)'와 같아야 한다고 말한다. 아랫사람들(신하와 백성)이 처한 상황을 자세히 살펴 그들이 꼭 필요한 '것'을 꼭 필요한 '때'에 주어야 한다고 이야기한다.

2300년 전 한비자의 조언과 현대 경영학과 심리학의 정설을 종합했을 때 내릴 수 있는 동기부여에 관한 결론들은 다음과 같다.

첫째, 물질적 동기 부여와 정신적 동기 부여[7] 둘 다 중요하고 둘 다 필요하다. 둘 중 하나만 가지고는 직원(팔로워)들을 효과적(최대한)으로 독려하는 것이 불가능하다. 둘 다 없는 조직? 그 조직은 이미 죽어있다. 생기, 활력, 성장 동력, 발전 가능성이 없기 때문이다. 직원들은 사직서를 낼 타이밍만 보고 있을 것이다. 'No incentive is the best incentive.'라는 말은 어느 짠돌이·짠순이가 지어낸 궤변(詭辯)에 불과하다[8].

6) 동기(動機,motive) 또는 동인(動因)이라는 용어로도 대체됨

7) 원장들은 '의도적'으로라도 직원들이 무언가를 잘했을 때 그 '기회를 놓치지 말고' 반드시 직접 칭찬(언급)하기 바란다. 축구 경기에서 득점 찬스가 자주 오지 않듯이 직원들이 어시스트를 잘 하는 순간들은 그렇게 자주 찾아오지 않는다.

8) 정해진 월급을 받는 페이닥터 시절을 다시 떠올려보자. 독자 본인이 페이닥터인데 월 평균 매출의 2배를 올린 달에 대표원장이 '이번 달도 수고했어. O선생.'이라는 칭찬만 하고 아무런 물질적 격려(보너스 또는 인센티브)를 주지 않는다고 상상해보자. '재계약은 없다. 내 다음 행보는 이직 또는 개원이다.'라는 마음이 절로 들 것이다. 합당한 물질적 동기 부여(보상)가 없으면 근로 의욕도 없다.

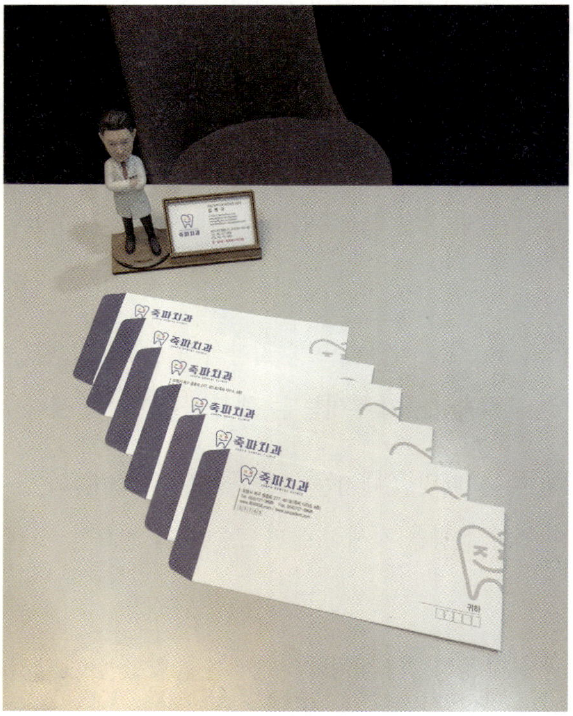

<보너스> 사진: 김병국

둘째, 동기 부여와 포상에는 그에 합당한 명분이 있어야 한다. 특별한 이유 없는 심리적 압박(질책·평가절하·무시 등)이 직원들의 퇴사를 촉발하는 것과 마찬가지로 합당한 명분 없는 포상(주로 보너스 등)은 조직을 매너리즘에 빠지게 하고 직원들을 나태하게 만든다. 매출, 수익, 동의율, 내원환자 수 등 치과 경영에 긍정적인 지표들이 향상되었을 때 원장은 지갑을 열어야 한다. 시도 때도 없이 열 성질의 것이 아니다. 《한비자》 제30편 <내저설 상 칠술(內儲說 上 七術)>의 "동정하는 마음이 있으면 잘못이 있어도 처벌하지 않으며, 베풀기 좋아하는 마음이 있으면 공이 없어도 상을 내린다. 잘못이 있는데 처벌을 받지 않고 공이 없는데도 상을 받는다면, 비록 망한다고 해도 이상할 것이 없다."라는 구절이 이를 뒷받침한다.

셋째, 보너스는 총액이 동일하더라도 나눠서(횟수·빈도를 늘려서) 지급하는 것이 효과적이다. 이는 행복심리학(hedonic psychology)의 세계적 권위자이자 《행복의 기원》의 저자인 연세대 심리학과 서은국 교수, 인지심리학의 대가인 아주대 심리학과 김경일 교수, 《행복에 걸려 비틀거리다(Stumbling on Happiness)》의 저자인 하버드대 심리학과 대니얼 길버트(Daniel Gilbert) 교수 등 수많은 심리학자들이 입을 모아 이야기하는 쾌락 편집(hedonic editing)의 핵심 내용이다. 즉, 100만 원을 한 번에 지급하는 것보다 10만 원을 10회에 걸쳐 지급하는 방식이 이를 받는 사람(들)에게 더 큰 행복을 준다. 인간의 뇌는 특정 정보 또는 감정을 그리 오래 유지하지 못한다. 외부에서 지속적으로 엄청나게 많은 지식과 정보들이 유입되기 때문이다. 그렇기 때문에 100만 원이 주는 행복감은 100일 동안 유지되고, 10만 원이 주는 행복감은 10일 동안 유지되지 않는다. 둘 다 긍정적인 자극으로 작동하고 비슷하게 짧게 유지된다[9]. 이 내용에 의구심이 든다면 당장 부모님을 대상으로 10회에 걸쳐 사회과학적 실험을 수행하길 바란다. 아버지께 100만 원을 한 번에, 어머니께 10만 원씩 10회에 걸쳐 용돈을 드려보면 그 차이를 실감할 수 있을 것이다.

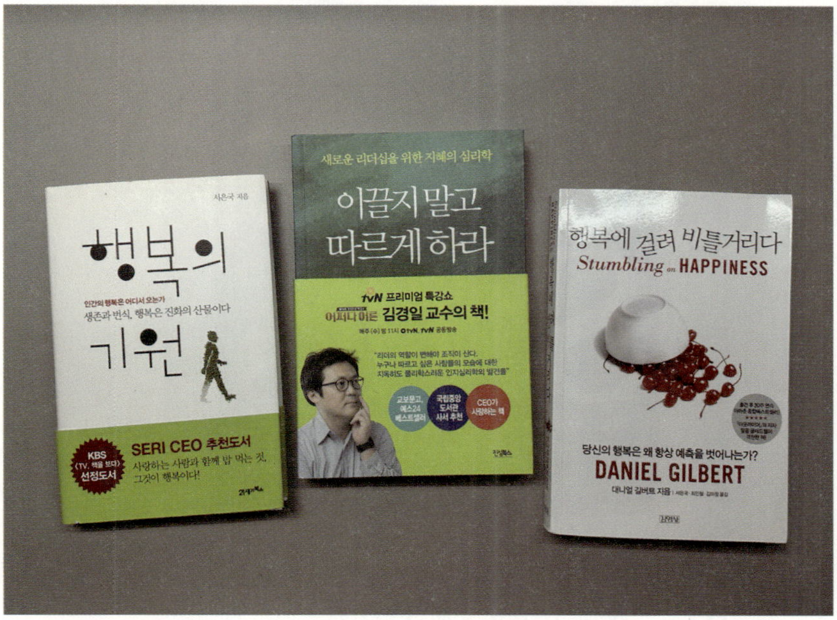

〈서은국·김경일·대니얼 길버트 교수의 책들〉 사진: 김병국

넷째, 치과 내 포상은 '원칙'적으로 '원팀(one team) 차원'에서 지급하는 것이 옳다. 대부분은 치과 병의원은 작은 조직이다. 소수의 인원이 원팀으로 움직인다. 치과 업무 특성상 구성원들은 유기적으로 협력한다. 이런 상황에서 소개(유치) 환자 수, 상담 동의율, 직원 개인별 매출액 등을 KPI(key performance index)로 설정하고 목표 달성 여부에 따라 인센티브 또는 보너스를 지급하면 어떤

9) 물론 순간적인 임팩트는 다를 수 있다. 샤넬 지갑을 받았을 때와 닥스 지갑을 받았을 때 엄마들의 반응은 차이를 보인다.

결과가 나타날까? 많은 치과의사 선배들이 이미 시행해보고 참패를 경험했다. 금전적 보상에 혈안이 된(눈이 빨개진) 직원들이 각종 이기적인 행태와 꼼수[10]를 저지르게 되고 치과의 조직력은 동남아 볶음밥처럼 뿔뿔이 흩어져 날리게 된다. 개인적 포상은 득보다 실이 크다. 그 부작용도 감당하기 힘들 정도로 심하다.

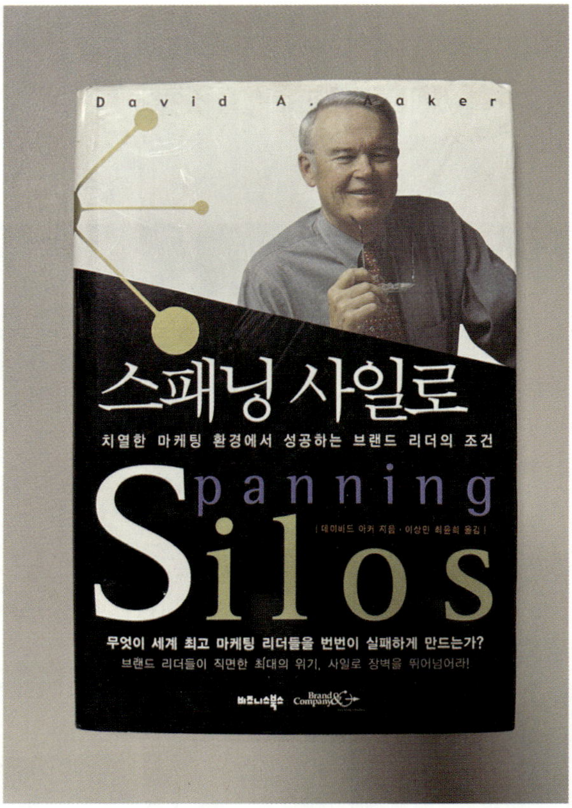

<회사 내 이기주의의 원인과 해결책을 다룬 데이비드 아커의 저서 《스패닝 사일로(Spanning Silos)》>

원래 사일로(silo)란 시멘트, 곡물, 사료 등을 저장하는 높이 솟은 굴뚝 모양의 저장소를 의미한다. 이것으로부터 파생된 경영학 용어 사일로는 회사 안에 성이나 담을 쌓고 외부와 소통하지 않는

10) <치과 내에서 직원 개인별 인센티브 제도를 시행했을 때 나타나는 부작용들>
첫째, 총 진료비(치료비)가 높은(큰) 신환을 서로 맡으려고 싸운다.
둘째, 비급여 진료를 서로 어시스트하려고 싸운다. 반대로 급여 진료 어시스트는 서로 미룬다.
셋째, 소개(유치) 환자를 거짓으로 등록한다. 즉, 생판 모르는 남과 사전에 연락하거나 직원 본인이 소개한 것처럼 꾸미거나 스스로 걸어 들어온(walk in) 환자를 직원 본인이 직접 유치한 것처럼 조작한다.
넷째, 직원들의 인간관계가 풍비박산(風飛雹散) 난다.

부서를 가리키는 말이다. 이는 곡물이 차곡차곡 쌓이면 아래로 다 내려갈 때까지 잘 섞이지 않는 사일로의 특성을 빗댄 용어다. 사일로 효과는 부서 이기주의를 의미한다. 치과에서 개인 별 인센티브 제도를 활용할 경우, 각 직원은 하나의 사일로로 변질될 가능성이 농후하다.

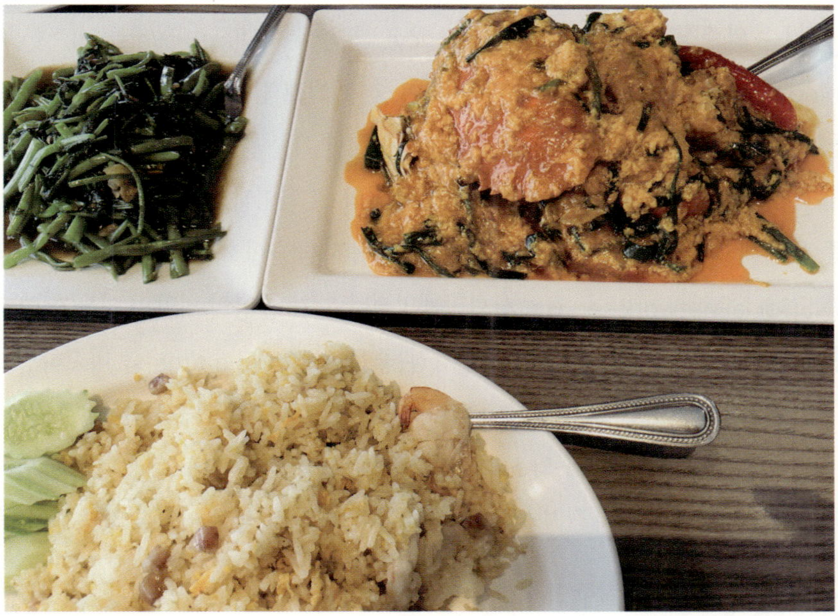

〈동남아 볶음밥〉
우리나라 쌀과는 다르게 찰기가 없어 한 톨 한 톨 흩날린다. 얘들은 조직력이 없다.

다섯째, 치과 내 포상은 '예외'적으로 '능력과 공헌도에 따라 차등 지급'할 수 있다. 이 때 반드시 지켜야 할 것은 '비밀유지'이다. 차등 지급한 사실이 밖으로 새어나가면 혜택을 받지 못한 직원들의 사기는 바닥으로 떨어진다.

2002년 노벨경제학상을 수상한 대니얼 카너먼(Daniel Kahneman)을 대표하는 '전망이론(prospect theory)'에 따르면 인간은 경제활동을 수행함에 있어서 세 가지 인지적 특성을 보인다고 한다. ①기준 의존성(reference dependency), ②손실 회피(loss aversion), ③민감도 체감성(diminishing sensitivity)이 바로 그 세 가지다. 이 중 첫 번째 항목인 기준 의존성은 사람들이 특정 경제 활동의 의미와 결과를 판단(해석)함에 있어서 어떠한 기준을 먼저 잡은 다음 그것과 비교·대조함을 의미한다. 사람은 본능적으로 각각의 경제 행위와 그 의미를 독립적(절대적)으로 판단하지 않는다. 기준에 대해 상대적으로 판단하는 경향이 있다. 사람들이 가장 쉽게 기준으로 삼는 것은 타인이다. SNS(social network service, 사회관계망서비스)가 불행의 씨앗인 이유가 여기에 있다. 본인의 밍밍한(그저 그런) 현재(현실)와 타인의 가장 좋은 시기(prime time)를 비교하면 기준 의존성이 작동하여 상대적 박탈감을 느낄 수밖에 없다. 그 다음으로 쉽게 기준을 삼는 것은 과거의 본인이다. 다른 직원이 원장으로부터 별도의 보너스를 받았다는 사실은 별도로 보너스를 받지 못한 직원의 기준 의존성을 작동시켜 상대적 박탈감을 유발한다. 이는 퇴사로 이어질 가능성이 높다.

'예외'란 의미는 각 직원이 처한 특별한 상황(본인 또는 가족의 경조사·투병·이사·입학·졸업 등 생애 중 큰 사건)이 도래했을 때 지급해야 함을 의미한다. 원칙 또는 상시 지급이 아니라는 뜻이다.

'능력과 공헌도에 따라 차등 지급'을 제안하는 것은 나의 사견(私見)이 아니다. 한비자뿐 아니라 존 우든(John Wooden)[11]을 비롯한 수많은 탁월한 리더들과 선학들이 사유와 경험을 통해 내린 결론이다. 존 우든 역시 감독 부임 초기에는 모든 선수들을 똑같이 대했다고 한다. 하지만 얼마 지나지 않아 그 부작용과 폐해를 깨닫고 능력과 공헌도가 높은 선수를 우대했다고 한다. "같은 것은 같게, 다른 것은 다르게 대접하는 것이 정의(justice)다."라는 아리스토텔레스의 말처럼 모든 직원들을 모두 똑같이 배접하는 것은 능력과 공헌도가 높은 직원들에 대한 역차별이다[12].

'비밀유지'를 강조한 이유는 자명하다. 한 직장에 근무하는데 '나는 못 받은 보너스 또는 인센티브를 다른 직원이 받았다'는 사실은 능력·공헌도의 차이와 무관하게 퇴사의 방아쇠(trigger)를 당

11) 미국대학농구리그(NCAA Basketball)에서 UCLA Bruins를 이끌고 88연승을 거둔 전설의 명장. NBA 역대 득점 2위인 카림 압둘 자바(Kareem Abdul Jabbar)도 UCLA 재학 시절 존 우든에게서 농구를 배웠다.

12) 치과를 운영하는 경영자로서 갈등을 유발하는 상황 중 하나는 '일 못하는 선배(고연차) 직원과 일 잘하는 후배(저연차) 직원'의 처우 문제이다. 이는 원장에게 지속적으로 스트레스를 유발하는 난제이다.

길 정도로 충분히 큰 자극(상대적 박탈감)이다. 그러므로 포상의 차등 지급 사실은 당사자들(원장과 혜택을 받은 직원) 외에는 그 누구도 알게 해서는 안 된다.

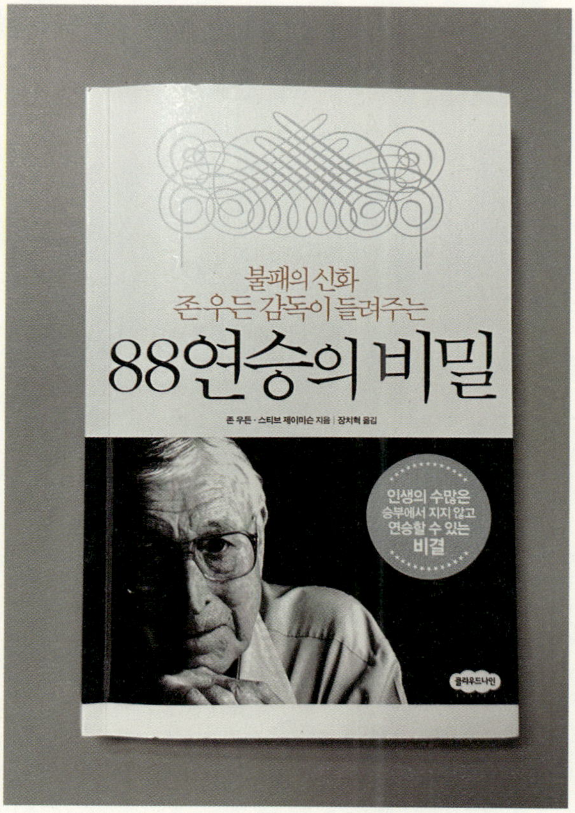

〈존 우든의 책 《88연승의 비밀》〉

미국대학농구에서 88연승을 거둔 전설의 명장은 '리더는 아랫사람을 능력과 공헌도에 따라 다르게 대우하는 것이 옳다'는 견해를 피력했다.

여섯째, 가장 필요한 것을 가장 적절한 때에 포상하는 것이 중요하다. 앞서 인용한 한비자의 구절 중 "때맞춰 내리는 비처럼"이라는 표현이 이를 강조한다. 사람이 살다 보면 정신적·경제적으로 크게 흔들리는 사건들을 맞이하게 된다. 치과의 직원들 역시 마찬가지다. 본인 또는 가족의 경조사·투병·이사·입학·졸업 등이 그 예이다. 이 시기에는 감정적으로 동요가 클 수밖에 없다. 뒤집어 이야기하자면 '호의를 베풀면 받는 이가 크게 감동할 가능성이 높은 시점'이다. 이때 직원들을 살뜰하게 챙기면 직원들의 충성심은 올라가고 퇴사 욕구는 내려간다.

4) 경청의 자세

[《한비자》 속 한 구절 – 제8편 <양각揚搉>]

신하의 말을 듣는 태도는 마치 술에 취한 듯해야 하니 입술이든 이든 먼저 움직이지 말아야 하며 이든 입술이든 바보처럼 입을 다물어야 한다. 저편에서 스스로 말해오면 나는 그것을 통하여 알게 되며, 사방팔방에서 의견들이 폭주하더라도 군주는 맞서 상대하지 않는다. 텅 비고 고요한 상태로 아무것도 하지 않는 것이 도의 성정이다.

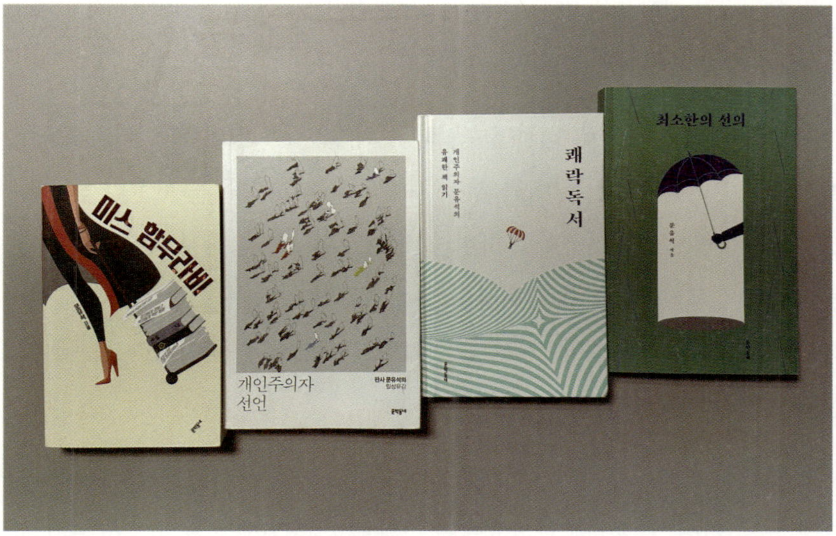

〈문유석 판사의 책들〉 사진: 김병국

솔직, 담백, 유머, 위트, 약자들에 대한 배려와 애정 등이 진하게 묻어나는 문체로 대중들의 많은 사랑을 받는 작가가 있다. 문유석이 그 주인공이다. '문유석 작가'보다는 '문유석 판사'로 더 유명하다. 학력고사 세대로 1988년 인문계 전국수석을 하며 서울대학교 법과대학에 입학한 그는 사법시험 합격(사법연수원 26기) 후 법관으로 재직하다 2020년 2월에 23년간 입었던 법복을 벗었다. 재직 중에 《판사유감》, 《개인주의자 선언》, 《미스 함무라비》, 《쾌락독서》를 연달아 출간하며 '글 쓰는 판사'라는 별명을 얻었다. 2021년 tvN을 통해 방영되었던 <악마판사> 역시 그의 작품이다. 최근작으로는 에세이《최소한의 선의》가 있다.

인간은 무릇 모의고사 또는 학력평가에서 일반고 전교 1등, 특목고 전교 1등, 광역자치단체(특별시 또는 광역시) 1등 정도의 성취만 이룩하더라도 '내가 최고야'라는 오만함의 노예가 되어버리기 십상이다. 치대생, 치과의사들만 그런 줄 알았는데 문유석 판사의 글을 읽어보니 법대생, 판사들도 크게 다르지 않았다. 경기고·광주일고 등 명문고 졸업, 학력고사 전국 50등 내외의 성적, 서울법대 졸업 전 사법시험 합격 등의 성취를 중년을 넘어 노년에 가까운 나이에도 서로 자랑하는 판사들의 작태를 은근히 비꼬는 그의 글은 묘한 재미를 준다.

문제는 유능하고 똑똑한 리더일수록 본인의 의견은 과대평가(overestimate)하고 타인의 의견은 과소평가(underestimate)하는 과오를 흔히 범한다는 것이다. 그들은 대부분 확고한 뚜렷한 자신만의 견해를 가지고 있다. 하지만 지나치게 확고하고 뚜렷한 견해는 경청을 방해하는 가장 큰 장애물이다. 한비자가 신하들의 말을 들을 때 '술에 취한 듯[13)]' 들으라고 한 것도 바로 자신만의 견해 또는 고집을 내려놓고 들으라는 의미로 해석할 수 있다.

한비자는 군주의 덕목으로 '허정(虛靜)'과 '무위(無爲)'를 강조했다. '허정(虛靜)'은 '마음을 비우고 고요해지는 것'을 뜻한다. '무위(無爲)'는 '아무것도 하지 않음'을 뜻한다. 군주는 원칙을 바로 세우고 조용히 기다림으로써 신하들로 하여금 스스로 힘써 일을 하게 해야 한다는 뜻이다. 그러기 위해서는 '경청'이 선행되어야 함을 한비자는 강조하고 있다. 즉, 군주는 신하의 말을 들을 때 입을 먼저 움직이지 말고 바보처럼 해야 한다고 조언한다. 신하들이 말을 하게하고 군주는 그 말을 잘 경청해야 한다는 의미다.

'경청(傾聽)'이란 상대의 말을 단순히 듣기만 하는 것이 아니라, 상대방이 전달하고자 하는 말의 내용은 물론이며, 그 내면에 깔려있는 동기(動機)나 정서에 귀를 기울여 듣고 이해된 바를 상대방에게 피드백(feedback)하여 주는 것을 말한다. 경청은 효과적인 의사소통을 위한 중요한 기법들 중 핵심이다.

경청은 존중의 또 다른 표현이다.

13) 이 때 반드시 지켜야할 대표적인 태도로는 '약간의 미소, 긍정의 피드백(추임새 또는 고개 끄덕임), 말허리 끊지 않기' 등이 있다. 미혼이라면 엄마의 잔소리를 들을 때, 기혼이라면 배우자의 잔소리를 들을 때의 무념무상(無念無想), '한 귀로 듣고 한 귀로 흘리기 신공'을 떠올리면 이해에 도움이 될 것이다.

5) 피드백의 중요성

[《한비자》 속 한 구절 – 제8편 <양각揚搉>]

군주가 신하의 말을 듣는 이유는 신하의 말을 통해 그에 상당한 일을 주고 헌신하게 하는 데 있다. 군주는 신하의 말을 귀 기울여 듣고 잘 생각해 정도를 판단하고 내용을 구분해야 한다.

한비자는 앞서 살펴 본 경청뿐만 아니라 피드백 또한 강조했다. '신하의 말을 귀 기울여 듣고'까지가 경청이라면, '잘 생각해 정도를 판단하고 내용을 구분'하여 신하에게 답을 주는 것까지가 피드백이다.

직원들의 제안에 원장이 되돌려줄 수 있는 피드백은 크게 세 가지이다. 긍정, 부정, 무응답. 첫째, 긍정의 피드백을 할 경우 수정·보완 사항과 더불어 칭찬을 덧붙이는 것이 좋다. 둘째, 부정의 피드백을 할 경우 견해를 수용하지 않는 합당한 이유를 꼭 일러줌과 동시에 의견을 개진한 용기와 적극성을 칭찬해주면 좋다. 셋째, 무응답은 최악이며 절대 해서는 안 된다. 원장이 응답하지 않을 경우 직원들은 무시당했다고 생각하기 때문이다.

6) 예의와 감정 조절

【《한비자》 속 한 구절 – 제10편 <십과(十過)> 】

행동이 편협하고 건방지며 제후들에게 무례하면 스스로를 망치게 될 것이다.

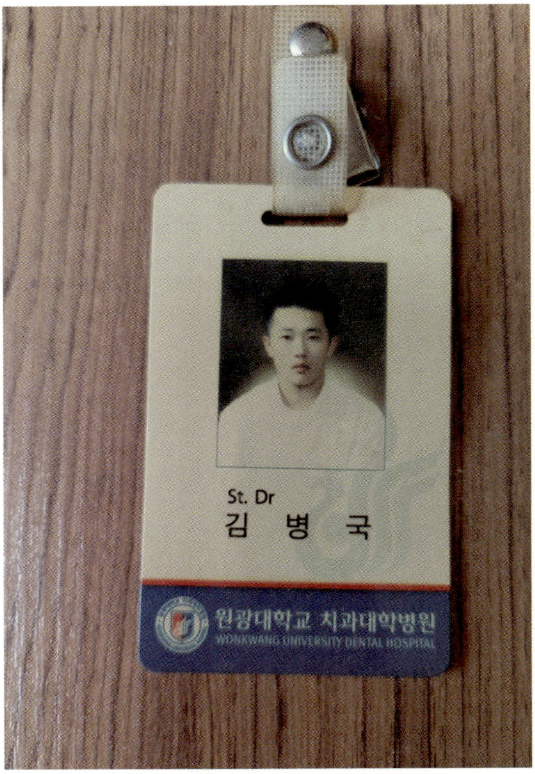

〈학창 시절〉

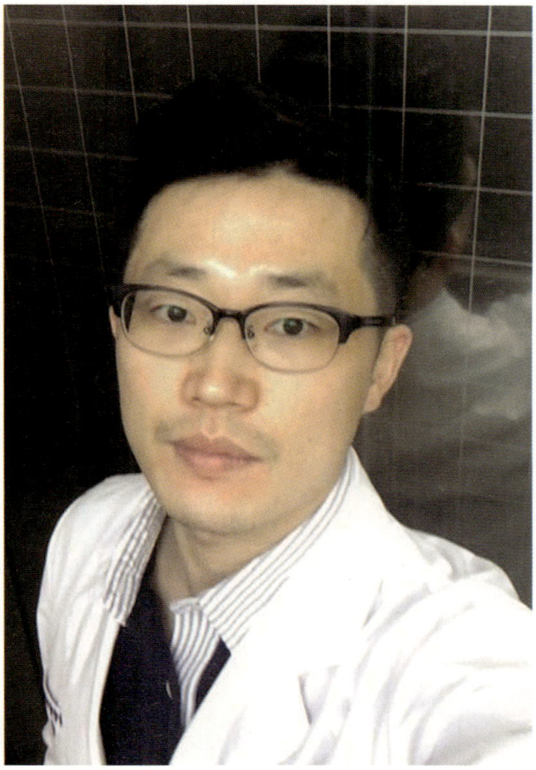

<전공의(레지던트) 시절>

누구에게나 햇병아리 시절은 있다. 미숙한 만큼 일상은 힘들었다. 치대생 때도 힘들었고 전공의(인턴·레지던트) 때도 힘들었다. 학업(공부)보다 힘들었던 것은 윗사람들의 폭행·폭언(인신공격)이었다. 의대는 치대보다 더 했으면 더 했지 덜하지 않다고 의사들로부터 들었다. 심지어 폭행이 일상이라 대학병원 수술방 유리창을 검은 종이나 천으로 가려둔 과도 있을 정도니까.

《한비자》 제10편 <십과(十過)>는 군주가 범해서는 안 될 열 가지 과오(잘못)[14]을 담고 있다. <십과(十過)> 중 한 일화에서 신화는 군주에게 "제후들을 모으려면 예(禮)를 갖추어야 합니다. 이

14) 첫째, 작은 충성을 잘못 행하면 큰 충성을 해칠 수 있다.
둘째, 작은 이익을 탐내다 큰 이익을 잃는다.
셋째, 행실이 이상하고 제후에게 무례한 태도를 취하는 것은 패가망신의 원인이 된다.
넷째, 헌신적으로 정치를 하지 않고 음악만을 탐닉하면 자기 마음을 괴롭히고 막다른 길에 도달하게 된다.
다섯째, 탐욕과 고집으로 이득에만 열중하면 나라를 망치고 목숨을 잃는다.
여섯째, 여악에 빠져 국가의 정치를 돌보지 않으면 망국의 원인이 된다.
일곱째, 수도를 떠나 멀리 여행하며 충고를 듣지 않으면 일신 상 위태롭다.
여덟째, 과실을 범했으면서 충신의 말을 듣지 않고 자기 고집대로 하면 명예를 잃고 남의 조롱감이 된다.
아홉째, 자국의 힘을 믿지 않고 외국 세력에 의지하는 것은 국토를 빼앗기는 화근이 된다.
열째, 나라가 작은 데도 예의를 지키지 않고 충신의 말을 듣지 않으면 멸망한다.

는 나라의 존망(存亡)을 결정하는 중요한 것입니다."라고 충언했다. 이처럼 리더가 팔로워들을, 원장이 직원들을 대함에 있어서 예의를 갖추어야 함은 물론이다. 예의는 인간관계에서 절대 침범해서는 안 되는 경계선과 같다. 수술이 의도대로 되지 않는다거나 어시스트가 마음에 들지 않는다고 해서 폭언·인격모독을 해서는 절대 안 된다. 리더는 화가 난다고 해서 본인의 속내를 그대로 다 드러내서는 절대 안된다. 특히, 정제되지 않은 거친 표현은 치명적인 부메랑(직원의 퇴사·노동청 신고·고소·고발 등)으로 돌아올 가능성이 크다.

7) 사랑은 봄비처럼 이별은 가을비처럼

[《한비자》 속 한 구절 – 제31편 <내저설 하 육미(內儲說 下 六微)>]

제(齊)나라의 중대부(中大夫)로 이야(夷射)라는 자가 있어 왕의 술시중을 들게 되었다. 취기가 심하여 밖에 나와 회랑(回廊)의 문지방에 기대어 쉬고 있었다. 때마침 죄를 지어 다리가 잘린 문지기가 다가와 청하기를 '어른께서 나머지 술을 내려주시지 않으시겠습니까?'라고 하였다. 이야가 말하기를 '무슨 소리냐? 썩 물러서라! 죄인 주제에 무엇이라고 감히 높은 어른에게 술을 달라고 하느냐!'라고 꾸짖었다. 외다리 문지기는 모욕감을 느끼며 물러났다. 이야가 그 장소를 벗어나자 문지기는 회랑의 문지방 아래에 물을 버려 오줌을 눈 것처럼 보이게 꾸몄다. 이튿날 왕이 나와 그것을 보고 야단치며 말하기를 '누가 여기에 오줌을 누었느냐?'고 문지기를 추궁했다. 문지기가 대답하기를 '저는 아무도 보지 못하였습니다. 그렇지만 어제 중대부 이야가 이곳에 서 있었습니다'라고 답했다. 그 말을 들은 왕은 왕궁을 더럽혔다는 죄를 물어 이야를 처형했다.

걸그룹 뉴진스의 브랜드 평판 순위가 추락했다. 2024년 5월 12일 한국기업평판연구소의 공식 발표에 따르면 뉴진스는 5월 걸그룹 브랜드 평판 순위 20위를 차지했다. 이 날 발표된 순위는 지난 4월 12일부터 5월 12일까지 측정된 걸그룹 브랜드 평판을 종합한 순위로 가장 최근 순위였던 7위에서 13계단이나 하락한 결과다. 뉴진스는 2022년 7월 데뷔 이래 2023년 1월과 8월, 11월 등에는 블랙핑크, 아이브 등 쟁쟁한 걸그룹들을 모두 제치고 걸그룹 브랜드 1위를 차지했을 만큼 높은 인지도를 보유하고 있었다. 특히 뉴진스는 일본 데뷔를 앞두고 문화 예술계 거장들과 잇단 컬레버레이션(협업) 소식을 발표하며 주가를 높이고 있는 상황에서 이 같은 악재가 터지면서 모두에게 충격을 안겼다.

뉴진스는 최근 소속사 어도어 민희진 전(前) 대표와 모기업 하이브(의장 방시혁)의 경영권 쟁탈전으로 인해 안팎으로 매우 혼란한 시기를 보내고 있다. '뉴진스의 엄마'로 불리는 민희진 전 대표는 하이브로부터 어도어 경영권 탈취 시도 의혹을 받고 있다. 하이브는 2024년 4월 25일 업무상 배임 등 혐의로 민 전 대표를 경찰에 고발한 상태이며 민 전 대표는 '사실무근'이라는 반박 기자회견을 열었다.

서울중앙지법 민사합의50부(김상훈 수석부장판사)는 2024년 10월 29일 민 전 대표가 자신을 어도어의 대표이사로 다시 선임하라며 하이브를 상대로 낸 가처분 신청을 각하(이유 없음)했다. 하이브는 이번 판단으로 "어도어 정상화에 최선을 다하겠다"는 입장이나, 민 전 대표 측은 "주주간계약의 유효 여부를 판단하지 않았다"며 판결에 대한 입장을 밝혔다.

하이브와 민 전 대표 사이의 다툼은 현재진행형이다. 어느 쪽이 승리하든 이 싸움은 양쪽은 물론 사이에 끼어있는 뉴진스와 팬들, 그리고 일반 대중들에게까지 큰 상처로 기억될 것이다.

앞서 언급한 《한비자》 <내저설 하 육미(內儲說 下 六微)> 속 이야와 문지기의 일화에서 볼 수 있듯이, 낮은 지위에 있는 사람도 높은 지위에 있는 사람에게 위해를 가할 수 있다. CEO로서 기업을 운영하다 보면, 원장으로서 치과를 경영하다 보면 적지 않은 직원들을 맞이하고 떠나보내게 된다. 수많은 입퇴사 속에서 반드시 유념해야할 것은 '모든 인간관계는 시작할 때보다 끝낼 때가 더 중요하다'는 점이다. 직원들이 퇴사를 할 때는 최대한 부드럽고 영예롭게 커리어를 마감할 수 있도록 배려해야 한다[15].

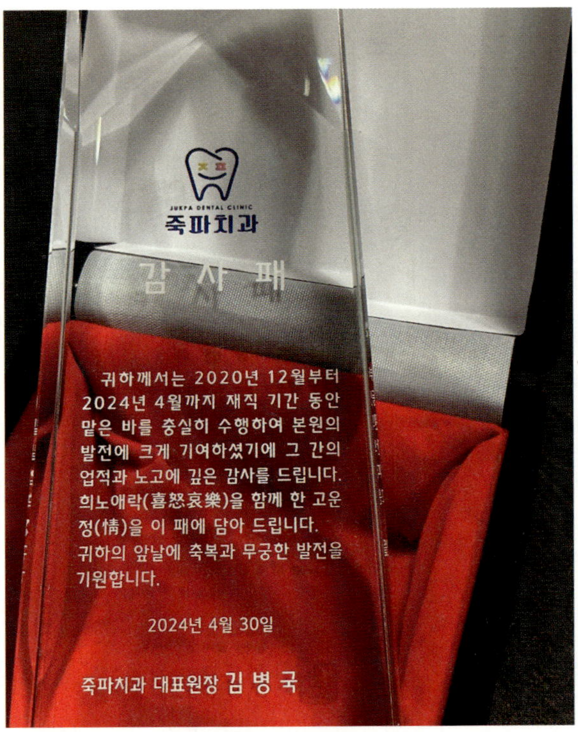

〈퇴사하는 직원에게 선물한 감사패〉 사진: 김병국

15) 유쾌하거나 불쾌한 경험의 빈도나 지속 기간은 중요치 않다. 가장 강렬한 감정을 느낀 경험(절정)과 실험의 마지막에 느낀 경험(대미)이 전체에 대한 행복도에 강력한 영향을 미친다. 대니얼 카네만(Daniel Kahneman)은 이러한 현상을 '절정-대미 법칙(peak-end rule)'이라고 명명했다. 인간의 기억은 모든 과거 경험에 대한 정확한 반영이 아니라 절정과 대미를 중심으로 구성된다는 것이 이 법칙의 요지이다.

8) 원장이 기침을 하면 직원들은 몸살로 앓아눕게 된다

[《한비자》 속 한 구절 – 제15편 <망징(亡徵)>]

군주가 마음이 좁고 성질이 경박하여 쉽게 휩쓸리거나 동요를 일으키고 쉽게 격분하여 앞뒤 사정을 올바로 분간하지 못하면 그 나라는 멸망하게 될 것이다.

원래 경영계에는 '사장이 기침을 하면 직원들은 몸살로 앓아눕게 된다.'라는 격언이 통용된다. 치과 역시 크게 다르지 않다. 원장의 감정은 전 직원들에게 빠른 속도로 전염된다. 조직 내에서 직급이 높을수록 그 파급력은 막강한 법이다.

리더는 자신의 감정을 관리해야만 한다. 즉, 포커페이스(poker face)를 유지해야 한다. 포커페이스란 원래 도박에서 자기 패의 좋고 나쁨을 상대편이 눈치채지 못하도록 표정을 바꾸지 않는 것에서 유래된 말이다. 무표정으로 일관하라는 말이 아니다. 평소 직원들을 대할 때 마음의 평정을 유지해야 한다는 뜻이다. 즉, 리더는 직원들이 예측 가능한 범주 내에서 감정을 조절하고 표출해야 한다. 그래야 조직이 흔들리지 않는다.

《EQ 감성지능》의 저자이자 세계적 심리학자인 대니얼 골먼(Daniel Goleman)[16)]은 자신의 연구에서 '사장의 감정 상태가 조직 전체에 전기가 흐르듯 퍼져 나간다'라는 사실을 증명했다. 그는 CEO의 감정 상태에 문제가 생기는 것을 '감정 합선'이라고 표현했다. 전기 합선은 화재로 이어질 수 있듯이 '감정 합선'이 직원들에게 상처를 입히고, 기업 경영에 심각한 악영향을 끼칠 수 있다는 뜻이다.

16) 세계적인 심리학자이자, 가장 영향력 있는 경영사상가 중 한 사람이다. 하버드대학교에서 박사 학위를 받고 겸임교수를 역임했다. 12년 동안 <뉴욕 타임스>에 뇌와 행동과학에 관한 글을 기고했으며, <타임>에 기고한 글로 퓰리처상 후보로 2회 선정되었다. 현재 미국과학진흥회의 특별회원으로 있고 미국심리학회의 평생공로상을 수상한 바 있으며 2008년 <월스트리트 저널>의 '가장 영향력 있는 경영사상가'로 선정되기도 했다.
그는 특히 감성지수(EQ, emotional intelligence)라는 개념을 만들어 "IQ보다 EQ가 중요하며, EQ는 학습을 통해 계발할 수 있다"라는 주장을 함으로써 교육의 패러다임을 획기적으로 전환시켰다. 그는 감성지능의 개념을 통해 인류가 그동안 자신들 속에 묻혀 있던 소중한 감성능력을 재인식하고, 효과적으로 발휘할 수 있는 지혜와 자신감을 북돋아주었다. 그는 거기에 그치지 않고 SQ(social intelligence)분야의 연구에 매달렸으며, 그 개념은 리더십과 관련이 있다. 현재 그는 럿거스대 응용심리학 대학원에 있는 '조직 내 감성지능에 관한 연구 컨소시엄'의 공동 회장이다. 그는 감성 지수 능력을 개발하는 것을 위한 행동들을 권하고, 일터 효과에 감성 지수의 기부에 대한 연구를 진행하고 있다. 대표작으로《EQ 감성지능》,《SQ 사회지능》,《마음의 리더십》,《감성의 리더십》,《리더십의 딜레마》,《에코 지능》 등이 있다. 현재 버크셔에 거주하고 있다.

환자 및 보호자들은 치과의 분위기를 귀신같이 눈치챈다. 말콤 글래드웰(Malcolm Gladwell)의 대표작이자 세계적인 베스트셀러인 《블링크(Blink)》의 부제 '운명을 가르는 첫 2초의 비밀'처럼 사람들은 부정적인 낌새를 본능적으로 알아챈다.

매출 및 수익이 높을 때나 낮을 때나, 충성직원이 원장실 문을 '똑똑똑' 두드린 후 사직서를 내밀었을 때, 진상이 속을 뒤집어 놓았을 때, 어시스턴트가 나의 기구가 가는 길목을 귀신 같이 사전 차단할 때('누가 보낸 자객이냐?'는 말이 곧 튀어날 것만 같은 상황) 등 갖은 풍파가 몰아쳐도 원장은 감정을 일정한 범위 내에 가두어야만 한다. 그래야만 조직이 흔들림 없이 위기를 돌파할 수 있다.

10 치과의사를 위한 군주론

추천곡 Feel So Good by Lvly

영감을 주는 한마디

> "리더는 결정을 내리는 사람이다."
>
> - 존 퀸시 애덤스(John Quincy Adams)

[brain storming with hashtags]

#군주론 #니콜로마키아벨리 #이탈리아 #이태리 #메디치 #mbti #istj #세습군주국 #복합군주국 #류승수 #명언 #밈 #meme #ATL #BTL #핵심역량 #페이닥터 #경멸 #미움 #태양을피하는방법 #명성 #강화이론 #reinforcement #theory #아첨꾼

---

1) 들어가는 글 (introduction)

① 마키아벨리의 《군주론》

이 책을 읽는 독자들 역시 다른 이들처럼 여태까지 살면서 《군주론》이라는 책 제목을 한 번쯤은 들어봤을 것이다. 금시초문(今時初聞)이라고 주장하는 극소수가 존재할 수도 있을 거라 예상한다[1]. 그런 이들도 이제는 인지하고 있을 수밖에 없다. 《군주론》이라는 명저가 세상에 존재한다는 사실을. 저자(me)가 벌써 그 책의 제목을 두 번째 대놓고 언급하고 있으니까!

여러분들이 치대(치전원)를 무사히 졸업하는데 결정적 기여를 했던 요약집(summary)처럼 마키아벨리의 《군주론》 중 치과의사들의 리더십을 획기적으로 고양(高揚)시켜줄 내용들만을 집중적으로 함께 살펴보자.

② 집필 당시 상황

i) 국가적 상황

당시(15~16세기) 이탈리아는 여러 개의 작은 나라들로 쪼개져 있었다[2]. 이러한 상황은 어제 오늘의 일이 아니었다. 서로마 제국이 붕괴한 5세기 이후 천년 넘는 시간 동안 이탈리아반도는 힘을 한데 모으지 못한 채 외세[3]의 침략과 지배를 수시로 당하고 있었다. 실제로 마키아벨리를 비롯한 수많은 이태리인들이 염원하던 '이탈리아 통일(Risorgimento)'은 사보이아 가문이 통치하던 사르데냐-피에몬테 왕국을 중심으로 1870년이 되어서야 이루어진다.

ii) 개인적 상황

설상가상(雪上加霜). 1512년, 메디치 가문이 스페인 군대를 등에 업고 피렌체로 돌아온다. 이후 메디치 가문은 기존의 피렌체 공화국을 해체하고 시뇨리아 체제의 피렌체 정부와 내각을 새로 구성한다. 이 과정에서 마키아벨리는 제2 서기국의 서기직에서 해임된다. 'Misfortune never comes alone.'이라는 외국 속담처럼 불행은 여기서 끝나지 않았다. 1513년 2월, 메디치 가문을 전복(顚覆)시키려는 음모가 실행 전에 발각된다. 마키아벨리는 이 사건에 개입했다는 혐의로 체포되

1) 수차례 동일한 설명을 들어놓고도 "처음 듣는데요?"라고 반문하는 것은 환자들의 특기다. 이 때 의사로서 사용할 수 있는 훌륭한 반격기로 "그래요? 그렇다고 하더라도 방금 제가 한 설명을 들었으니 앞으로는 절대 못 들었다고 말씀하시면 안 됩니다!"라는 멘트가 있다.

2) 분열된 각 나라들의 정계(정치)는 교황파(겔프)와 황제파(기벨린)으로 나뉘어 당파 싸움을 거듭했다.

3) 실제로 1494년, 프랑스 왕 샤를 8세의 공격으로 인해 피렌체에서 메디치 가문이 쫓겨난다. 4년 후인 1498년, 당시 만 29세였던 마키아벨리는 프랑스의 영향력 하에 있던 피렌체 공화국 제2 서기국의 서기로 임명된다.

어 고문과 옥고를 치른다. 천우신조(天佑神助)로 같은 해 3월 11일, 교황 레오 10세 즉위 기념 대사면으로 석방된다. 이후 집필에 매진한다.

작품 맨 앞에 배치된 헌사(獻詞)에서 마키아벨리가 밝혔듯이 그는 《군주론》을 메디치가(家)에 바쳤다. 반(反) 메디치 인물로 낙인찍혀 공직에서 쫓겨났던 마키아벨리는 다시 정치에 참여하기를 간절히 희망했다. 《군주론》은 복직을 위한 포트폴리오였다. '위기의 순간에 초인적인 힘이 나온다'는 말처럼 마키아벨리는 본인이 가진 모든 것과 그 이상을 이 작품에 쏟아부었던 것으로 추정된다.

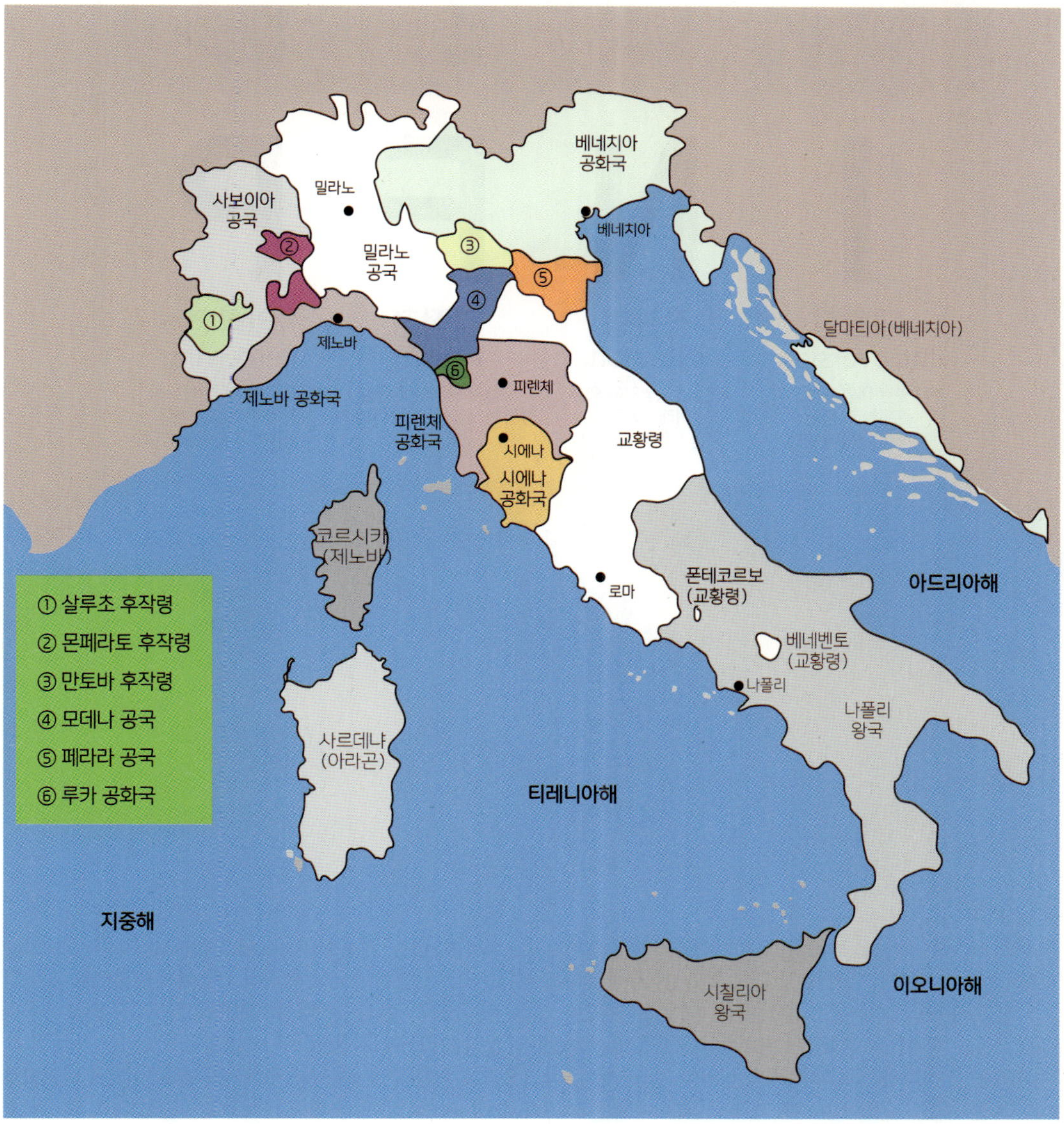

〈15세기 말 이탈리아 반도〉

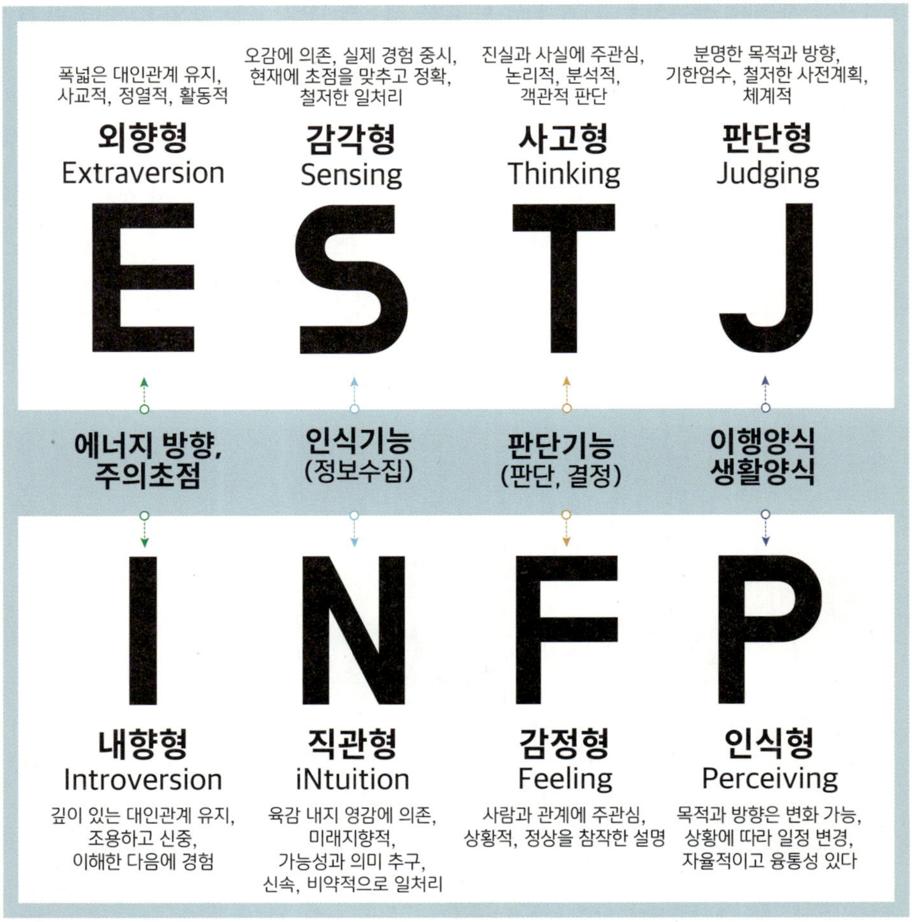
폭넓은 대인관계 유지,
사교적, 정열적, 활동적
외향형
Extraversion
E
오감에 의존, 실제 경험 중시,
현재에 초점을 맞추고 정확,
철저한 일처리
감각형
Sensing
S
진실과 사실에 주관심,
논리적, 분석적,
객관적 판단
사고형
Thinking
T
분명한 목적과 방향,
기한엄수, 철저한 사전계획,
체계적
판단형
Judging
J
에너지 방향,
주의초점
인식기능
(정보수집)
판단기능
(판단, 결정)
이행양식
생활양식
I
내향형
Introversion
깊이 있는 대인관계 유지,
조용하고 신중,
이해한 다음에 경험
N
직관형
iNtuition
육감 내지 영감에 의존,
미래지향적,
가능성과 의미 추구,
신속, 비약적으로 일처리
F
감정형
Feeling
사람과 관계에 주관심,
상황적, 정상을 참작한 설명
P
인식형
Perceiving
목적과 방향은 변화 가능,
상황에 따라 일정 변경,
자율적이고 융통성 있다

〈MBTI[4] - 4가지 선호 경향〉

4) MBTI(Myers-Briggs Type Indicator)는 칼 융(C.G.Jung)의 심리유형론을 근거로 하여 Isabel Briggs Myers와 Katharine Cook Briggs 모녀가 고안한 자기보고식 성격유형지표다. 융의 심리유형론은 인간의 행동이 외부에서 관찰했을 때는 다양하고 예측하기 어려워보여도 실상은 매우 질서정연하고 일관된 경향이 있다는 관점에서 출발했다. 그리고 인간 행동의 다양성은 각 개인의 인식(perception)과 판단(judgement)의 방식 차이에서 기인한다고 보았다.
MBTI는 인식과 판단에 대한 융의 심리적 기능이론, 그리고 인식과 판단의 향방을 결정짓는 융의 태도 이론을 바탕으로 하여 설계되었다. 또한 개인이 쉽게 응답할 수 있는 자기보고(self report) 문항을 통해 인식하고 판단할 때의 각자 선호하는 경로와 패턴을 파악하고, 이러한 선호경향들이 하나하나 또는 여러 개가 결합되어 인간의 행동에 어떠한 영향을 미치는가를 파악하여 실생활에 응용할 수 있도록 제작된 심리검사다.

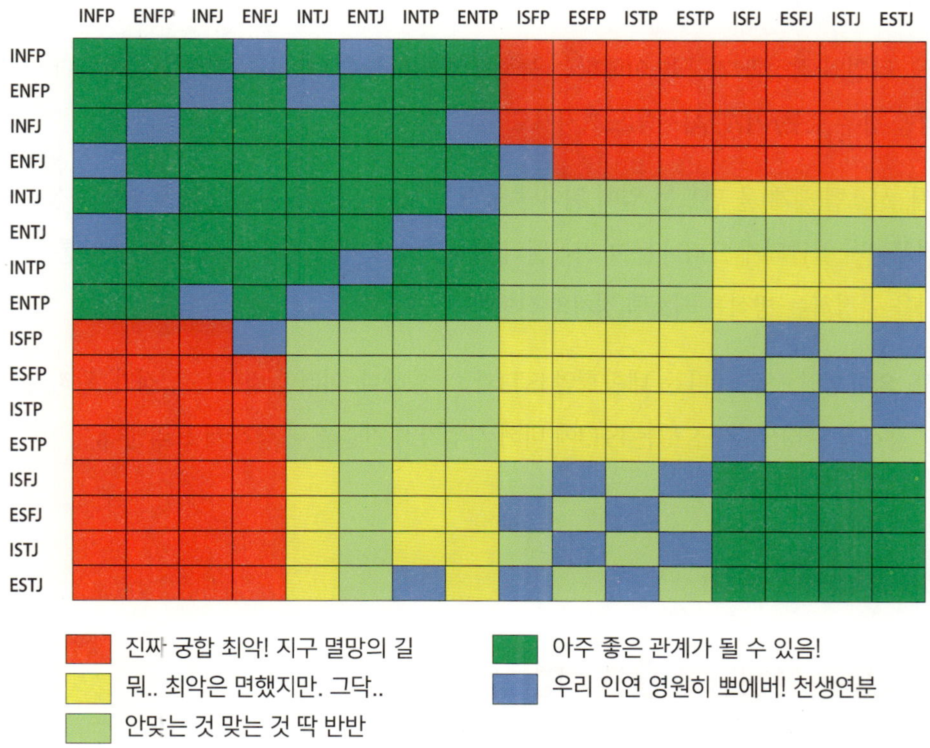

〈MBTI 유형별 적합도〉

③ 마키아벨리는 ISTJ?

2004년 한국심리검사연구소 주관하에 한국인 102,989명을 대상으로 조사한 결과, MBTI의 16가지 성격 유형 중 25%로 가장 큰 비중을 차지한 타입은 ISTJ다. ISTJ는 전형적인 관리자 또는 행정가 타입이다.

ISTJ는 다음과 같은 특징들을 보인다. 조용하고, 신중하며, 철저함과 확실성으로 좋은 결과를 얻고자 한다. 구체적이고, 사실적이며, 현실적이고, 책임감이 강하다. 해야 할 것을 논리적으로 결정하고, 흐트러짐 없이 꾸준히 해나간다. 체계적으로 자신들의 일, 가정, 삶을 구성해 나갈 때 기쁨을 얻는다. 전통과 성실을 가치 있게 여긴다.

《군주론》의 내용과 형식(문체)을 통해 유추컨대 마키아벨리의 MBTI는 ISTJ일 것이다. 그 판단 근거는 이하와 같다.

첫째, 과제 수행, 임무 완수, 목표 달성, 규칙 준수에 집중한다. 조직 생활에 충실한 전통주의자이자 성실왕의 모습을 보인다.

둘째, 타인의 감정과 기분을 이해하는 능력이 탁월하지 않다. 원리·원칙을 강조하며 이러한 경향이 심할 경우 로봇, 기계, AI처럼 느껴지기도 한다.

셋째, 시스템(체계)을 만드는 일에 뛰어난 능력을 보인다. ISTJ 타입의 대표적인 특성인 동시에 작품 전체에서 일관되게 드러나는 마키아벨리 행동 방식이기도 하다. 각각 상황에 따른 적절한 행동 양식을 규정하는 방식은 시스템 정치의 전형이다.

넷째, 외향형인 ESTJ보다는 내향형인 ISTJ가 더 흔하다. 이러한 경향은 행정가, 관리자 직군에서는 더 강하게 나타난다. ESTJ는 ISTJ에 비해 사업가적 기질을 더 강하게 드러낸다.

꼬리에 꼬리를 무는 이야기

<마키아벨리가 너무 하다고?>

《군주론》을 읽고 나서 마키아벨리에 대해 '너무 엄혹[5](嚴酷)한 것 아니냐?'는 비판(비난)을 하는 이들이 존재할 수도 있다. 하지만 직원들과의 관계에서 크고 작은 고초(트러블)들을 몇 차례 겪고 난 이후 또는 첫 번째 개원을 마무리하고 본인(또는 배우자)의 고향에서 두 번째 개원을 준비하면서 《군주론》을 다시 꺼내 읽는다면 마키아벨리와 그의 저서에 대한 평가는 꽤 긍정적인 방향으로 바뀔 것이라고 확신한다. 이러한 확신의 근거는 다음과 같다.

첫째, 인간의 본성과 심리에 대한 통찰을 담고 있다. 위기의 순간에 드러나는 본성, 본인과 타인의 이익이 충돌할 때 나타나는 행동 패턴에 대해 정확한 분석과 해법을 제시한다.

둘째, 예방에 주안점을 두고 있다. 예방치의학 시간에 예방이 우선, 치료는 지원(Prevention first, treatment back up)"이라는 표어를 배웠던 기억이 있을 것이다. 사후약방문(死後藥方文)이 아니라 불행한 상황이 발생하기 전에 미리 막는 비책들에 무게 중심을 두고 있다.

셋째, 군주가 국가를, 리더가 조직을, CEO가 기업을 지키는 방법들을 상세히 알려준다. "경영학이란 회사를 수성하는 방법에 관한 학문"이라는 어느 교수의 설명을 근거로 평가하자면 마키아벨리는 리더십에 특화된 굉장히 뛰어난 경영학자다.

5) 매우 엄하고 모질다.

④ 군주론의 실체

i) 내용

통치 자체에 집중·몰입해서 이야기하고 있다. 《군주론》은 세간의 소문처럼 비도덕적인 내용으로 채워져 있지 않다. 도덕을 애초에 분리한(따로 떼어놓은) 상태에서 이야기를 펼치고 있다. 통치(정치)와 도덕을 불가분의 관계로 보았던 당시의 통념을 기준으로 보았을 때, 작품 자체가 굉장히 획기적이고 창의적이다.

ii) 분량

서문(序文)인 헌사(獻詞)를 제외하고 총 26장(章,chapter)으로 구성되어 있다. 휴대전화를 치우고 집중, 몰입을 한다고 가정했을 때 한 두 시간이면 충분히 독파할 수 있을 정도의 결코 많지 않은 분량이다.

iii) 문체

저자의 성격이 투영된 간단명료하고 시원시원한 문체가 인상적이다. 운전으로 비유하자면 주변을 빙 둘러가지 않고 목적지까지 전력으로 직진하는 느낌이다. 결코 샛길로 빠지지 않는다.

iv) 목차

서문으로서의 헌사

제1장 군주국에는 몇 가지 종류가 있으며 어떻게 성립되는가

제2장 세습 군주국

제3장 복합 군주국

제4장 알렉산드로스(알렉산더 대왕)에게 정복당했던 다리우스 왕국은 왜 대왕이 죽은 후에도 반란을 일으키지 않았을까

제5장 병합되기 전 자신들 고유의 법에 따라 살아온 도시나 공국은 어떻게 다스려야 할까

제6장 자신의 군대와 능력으로 얻은 신생 군주국

제7장 다른 세력의 군대와 행운을 기반으로 얻게 된 신생 군주국

제8장 가혹한 방법으로 군주가 된 인물들

제9장 시민 군주국

제10장 주변 군주국들의 군사력을 어떻게 평가할 것인가

제11장 교회형 군주국

제12장 다양한 군대의 종류와 용병

제13장 지원군과 혼성군 그리고 자국군

제14장 군사와 관련된 군주의 의무

제15장 군주가 칭송을 받거나 비난받게 되는 경우

제16장 관대함과 인색함

제17장 잔혹함과 인자함, 사랑받는 것과 두려움의 대상이 되는 것 중 어느 것이 더 나은가

제18장 군주는 어떻게 약속을 지켜야 하는가

제19장 경멸과 미움을 어떻게 피하는가

제20장 요새 구축과 같은 군주의 정책이 유용한가, 해로운가

제21장 명성을 얻기 위해 군주는 어떻게 해야 하는가

제22장 군주의 측근들

제23장 아첨꾼을 피하는 방법

제24장 이탈리아의 군주들은 왜 나라를 잃게 되었을까

제25장 인간사에 미치는 운명의 힘과 운명에 대처하는 방법

제26장 야만족으로부터 이탈리아를 해방시키기 위한 간곡한 권유

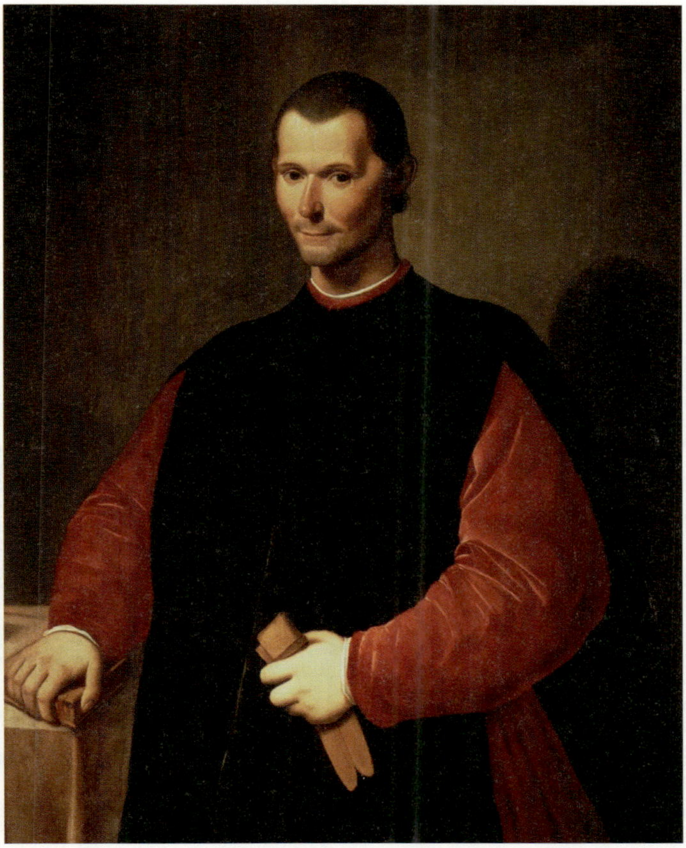

〈니콜로 마키아벨리(Niccolò Machiavelli)의 초상화〉

⑤ 치과의사를 위한 군주론

들어가는 글

본문 중 치의에게 활용도가 높은 내용들만을 엄선했다. 혼동을 막기 위해 넘버링을 생략했다. 생략된 내용은 별도로《군주론》단행본을 구입하여 음미하길 바란다.

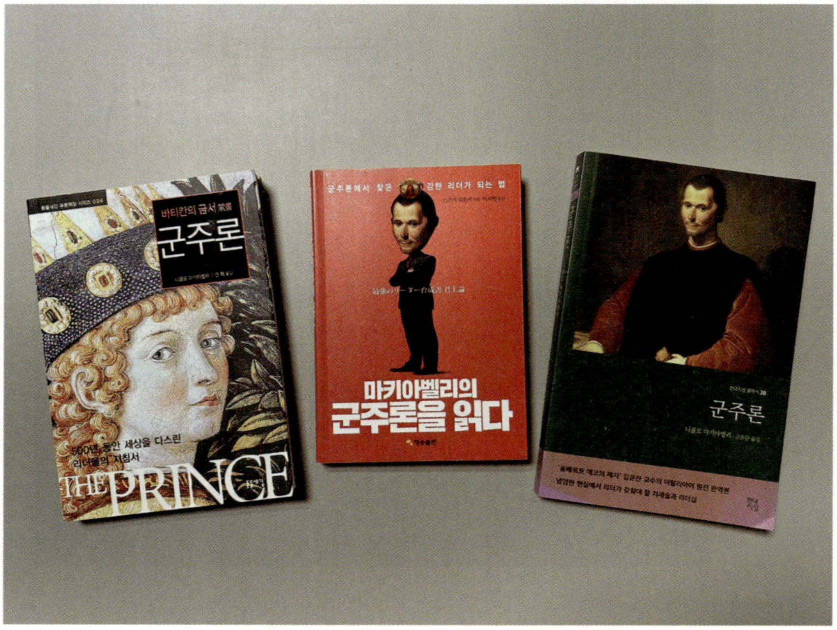

〈시중에 출시된 다양한 종류의《군주론》〉 사진: 김병국
번역한 사람에 따라 표현 방식과 읽는 맛에서 차이가 있다.

[제2장 세습 군주국]

<본문 발췌>

군주 가문의 통치에 익숙한 세습 군주국은 그 통치과정에서 겪는 어려움이 신생 군주국보다 훨씬 적다고 할 수 있습니다. 세습 군주국은 오랫동안 지켜온 관습을 깨뜨리지 않는 것만으로도 충분히 유지될 수 있으므로 예상치 못한 사태에 대해서만 적절히 대처해도 되기 때문입니다. 그러므로 군주가 평범한 능력만 갖추고 있어도, 대적하기 힘들 정도의 강력한 세력이 등장해 지위를 박탈하지 않는 한 자신의 국가를 계속 유지할 수 있을 것입니다.

마키아벨리는 국가의 형태를 크게 공화국과 군주국으로 나눈 다음 군주국을 또 8종류(세습 군주국, 신영토가 편입된 혼합 군주국, 민중이 자치로 생활해온 군주국, 자국의 무력이나 역량으로 차지한 새로운 군주국, 타국의 무력이나 운으로 차지한 새로운 군주국, 악랄한 행위로 장악한 군주국, 시민 군주국, 교회 군주국)로 세분화하였다. 이들 중 치과를 경영하는데 있어서 도움이 되는 내용은 세습 군주국과 그 통치 방법에 대해 언급한 제2장이다.

치과에서 세습 군주국과 유사한 형태는 두 가지다. 부모 치의로부터 자식이 치과를 물려받는 경우와 인수 거래에서 포괄 양수하는 경우가 바로 그 두 가지다.

양도·양수되는 치과의 조건(하드웨어와 소프트웨어)과 상황(매출, 수익, 내원 환자 수, 신환 수 등)이 좋은 경우, 걱정거리가 거의 없다. 후임자는 선임자가 이미 만들어놓은 시스템 안에서 유지·관리만 하더라도 신규 개원(맨 땅을 개척)하는 동료(경쟁자)들에 비해 훨씬 더 쉽고 빠르게 높은 매출과 수익을 거둘 수 있다.

치과를 물려받는 입장에서 원인을 파악(진단)해서 해결책을 도모(치료 계획 수립)해야 하는 상황은 다음과 같다.

첫째, 선대(先代) 원장 또는 양도 원장에 비해 실력이 부족한 경우. 인간의 대표적인 본성(습성) 중 하나는 비교하는 것이다. 수시로 사람과 사람, 전(前)과 후(後)를 비교한다. 경력직 직원들을 채용했을 때 사용자 입장에서 원장들이 빈번하게 토로하는 어려움은 "전 직장(치과)에서는 이렇게 안 했는데요?", "전에 모시던 원장님은 이렇게 안 하셨는데요?"라는 말을 듣는 것이다. 이런 상황에서 단순히 진료의 술식 또는 과정이 다른 것이 아니라 객관적 실력이 부족한 경우, 후임 원장 입장에서 직원들의 신뢰와 지지를 얻는 것은 불가능하다. 치의에게 실력은 성공적인 커리어를 위해 그 무엇보다 중요한 선결 조건이다[6].

둘째, 직원들의 역량 또는 근로 의욕이 부족한 경우. 박스 안에 곰팡이 핀 귤 한두 개를 방치하면 온전한 귤들마저 삽시간에 오염된다. 치과 내 분위기 역시 마찬가지다. 분위기가 빠르게 전염된다. 나쁜 것일수록 확산 속도는 더 빠르다. 기존 직원들의 역량 또는 근로 의욕이 부족한 경우, '새 술은 새 부대에'라는 말처럼 직원구성을 새로이 하는 편이 옳다. 즉, 기존의 근로(고용)계약을 승계하지 않는 편이 현명하다.

셋째, 기존 치과의 시설이 낙후된 경우. '산은 산이고 물은 물이다'라는 고(故) 성철스님의 명언처럼 구축(건물)은 구축이고 신축은 신축이다. 시간이 흐르면 사람이든 건물이든 노쇠화되는 것이 자연스러운 현상이다. 기존 치과의 공간이 지나치게 협소하거나, 입점 건물이 아주 오래된 경우 치과를 물려받는 것 자체를 원점에서 심각하게 고려해야만 한다. 차라리 다른 곳에 개원하거나 인근에 별로 개원하여 협진 또는 서로 의뢰하는 편이 나을 수 있다.

넷째, 경영 지표가 불량한 경우. 미국 증권가의 상징인 월스트리트(Wall Street)에 A기업이 B기업을 인수·합병을 추진한다는 소문이 퍼지면 거래 당사자인 두 기업의 주가는 어떻게 변화할까? 둘 다 하락한다. 왜냐하면 기업들의 인수·합병 결과, 성공하는 경우보다 실패하는 경우가 훨씬 더 빈번하다는 사실을 펀드매니저들은 경험을 통해 알고 있기 때문이다. 일종의 '선험적 지식'이다. 행동경제학자들은 이러한 인수·합병의 실패 원인을 '교만 가설'에서 찾는다. '교만 가설(hubris hypothesis)'이란 '인수를 추진하는 CEO들이 교만하게도 실제 본인의 능력을 과대평가 한다'는 것이다. 이로 인해 무리한 인수·합병 이후 자회사뿐만 아니라 모회사까지 동시에 위기에 빠지는 사례들을 어렵지 않게 접할 수 있다. 기존 치과의 경영 지표들(매출, 수익, 기공료, 환자 수, 상담동의율 등)이 나쁘거나 악화 중인 경우, 이러한 현상들에 대한 정확한 원인 파악과 해결책(전략) 수립 없이는 절대 치과를 떠안아서는 안 된다. 모든 결별에는 원인이 있다. 갈등 상황에 대한 해결책 또는 협의가 이루어지지 않은 상황에서 무리하게 재결합한 커플은 또 다시 헤어지기 마련이다. 모든 폐업에는 이유가 있다. 기존 문제들이 해결(해소)되지 않은 상황에서 대표자(원장)만 바뀌는 경우 또 다시 경영난 또는 폐업을 겪게 될 가능성이 매우 높다.

6) '내 임상(진료) 능력이 부족하구나'라는 자기객관화, 깨달음에 성공했다면 즉시 실력을 끌어올리기 위해 노력해야 한다. 혼자 할 수 있는 방법은 치의학 서적 또는 동영상(수술, 시술, 강연 등)을 가지고 공부하는 것이다. 다른 치의들과 함께 할 수 있는 방법은 세미나를 듣거나 연구회, 학회 등에 가입하여 배움을 이어가는 것이다.

<본문 발췌>

언어, 관습, 제도가 다른 영토의 병합 그러나 새로이 병합된 영토가 언어와 관습 그리고 제도가 다르다면 그것으로 인해 상당한 어려움이 발생하며, 그곳을 유지하는 데 보다 많은 행운과 엄청난 노력이 필요하게 됩니다.

가장 적절하며 효과적인 해결책은 그 영토를 정복한 자가 스스로 그 지역에 가서 정착하는 것입니다. 그렇게 하면 투르크가 그리스를 통치했던 예에서 볼 수 있듯, 점령 지역을 보다 안정적으로 오래 지배할 수 있습니다. 점령지를 유지하기 위한 모든 예방 조치들에도 불구하고 만약 현지에 가서 정착하지 않았다면 그 지역을 유지하는 것은 불가능했을 것입니다. 현지에 직접 살게 되면 분쟁을 그 발생단계에서 찾아낼 수 있으며 즉각적인 조치를 취할 수 있기 때문입니다. 현지에 살지 않을 경우, 분쟁이 생겼을 때 이미 아무런 해결책도 찾을 수 없을 때에서야 그 소식을 듣게 될 것입니다.

위 내용이 주는 교훈들은 다음과 같다.

첫째, 지역과 생활. 개원 지역과 거소(실제 거주 지역)이 다른 치의들이 적지 않다. 자녀들의 교육, 배우자의 권유(강권), 가정의 평화를 위한 부득이한 선택이었을 거라고 믿는다. 경영 전략 측면에서도 나쁘지 않은 선택이다. 하지만 최선은 아니다. 치과 자체가 인적 네트워크(인맥)를 기반으로 한 3차 산업(서비스업)이기 때문에 원장의 개원 지역과 거주지가 일치하는 상황이 최선이자 최적이다. 미국을 2개월에 걸쳐 여행하는 것과 2년 동안 실제로 거주하는 것은 천지 차이인 것과 같은 이치이다.

둘째, 경영의 위임과 무관심, 행정업무 등 기타 잡무들이 아무리 많더라도 원장은 중요한 사안들을 직접 들여다보고 챙겨야 한다. 치과의 규모가 커짐에 따라 경영지원팀, 경영실장, 경영원장 등 다양한 직책과 직함을 만들어 경영을 위임하는 사례가 있다. 치과 경영과 관련된 권한과 결정권을 모두 타인(들)에게 위임하는 것은 '여자친구(애인)를 생판 처음 보는 지나가는 남자에게 숙소인 호텔까지 데려다 달라'고 부탁하는 것과 같다. 위험(risk)이 극도로 높은 동시에 횡령·배임을 조장하는 행위이다. 원장의 무관심은 부정·부패를 낳는다.

<본문 발췌>

사람들을 다룰 때는 그들이 하고 싶은 대로 하도록 내버려두거나 아니면 철저하게 제거해야 한다는 점입니다. 사람들은 사소한 피해를 입었을 경우엔 보복을 꾀하지만 막대한 피해를 입었을 때는 감히 복수할 생각도 하지 못하기 때문입니다. 그러므로 사람들을 가혹하게 다뤄야 한다면 복수를 걱정할 필요조차 없을 정도로 확실하게 해야만 합니다.

사실 위 내용은 치과 내에서 리더(원장)로서 뿐만 아니라 사회인으로서 요람에서 무덤까지, 즉 출생부터 사망까지 반드시 유지해야할 사람들(타인들)을 대하는 태도이다. 치과에서 무례한 행동과 폭언을 일삼는 진상, 사실무근의 나쁜 댓글을 다는 악플러, 직장 분위기를 흐르는 미꾸라지 직원, 이유 없이 나를 미워하는 선배, 무례한 후배, 금융권 대출이 모두 막힌 상태에서 밑도 끝도 없이 돈을 빌려달라고 하는 지인 등 사회생활을 하면서 만나는 모든 이들에게 '저 사람의 허벅지를 공격했다가는 내 심장을 빼앗길 수도 있겠다[7]'는 인식을 심어주는 것은 굉장히 중요하다. 물론 온화한 미소와 예의 바른 태도는 늘 견지해야 한다. 그것들은 사회인으로서의 기본(default)이다.

7) 곽경택 감독의 영화 <친구> 중 준석(유오성 배우)이가 상택(서태화 배우)에게 유사한 조언을 하는 장면이 있다.

<본문 발췌>

기회가 오지 않았다면 역량을 발휘하기 어려웠을 것이고, 역량이 없었다면 기회가 와도 소용이 없었을 것이다. 기회라는 것은 재료일 뿐이며, 이 재료를 살린 주인공은 그들 자신이었다.

배우 류승수는 2019년 MBC 예능프로그램 '라디오스타'(이하 '라스')에 출연하여 "아무도 나를 모르고 돈이 많았으면 좋겠어요"라고 말한 바 있다. 류승수의 명언이 인터넷에서 대중들의 큰 공감을 얻으며 수년이 지난 지금까지도 회자되고 있다. 해당 장면은 밈(meme)[8]이 되었다. 이후 2022년에 류승수는 '라스'에 다시 출연하여 본인의 말이 현실화되는 것이 불가능에 가깝다는 것을 시인했다. 즉, '부(富)와 명예는 동행한다'는 명제가 참임을 인정한 것이다.

대부분의 치의들은 부와 명예를 원한다. '어떻게 하면 유명세와 입소문을 타서 명의(名醫)로 인정받는 동시에 부를 누릴 수 있을까?'라는 생각을 사실상 늘 하고 있다.

지금은 '멀티 채널(multi channel)'의 시대다. 광고·홍보를 위한 채널(창구·도구)들이 정말 다양하다. 1980~1990년대만 하더라도 '4대 매체(TV·라디오·신문·잡지)[9]'의 영향력이 막강했다. '4대 매체'는 대중들에게 다가갈 수 있는 채널이 제한적인 상황에서 무소불위(無所不爲)의 권력을 행사했다. 하지만 시대가 변했다. 우리는 지금 신동엽, 탁재훈, 성시경 같은 최상급 연예인들조차 각자의 유튜브 채널을 개설·운용하는 시대를 살고 있다. 치과뿐 아니라 헤어샵(이발소 또는 미용실), 은행 등에서 기다리는 동안 신문·잡지를 보는 사람은 극히 드물다. 대기 시간 동안 대부분의 사람들이 각자의 스마트폰에 심취해 있다. 지금은 멀티 채널의 시대인 동시에 BTL(Below The Line)의 영향력이 막강한 시대인 것이다. 즉, 유명해질 수 있는 기회의 문이 과거에 비해 훨씬 더 크다.

8) 한 사람이나 집단에게서 다른 지성으로 생각 혹은 믿음이 전달될 때 전달되는 모방 가능한 사회적 단위를 총칭한다. 인터넷 상에서 유행하는 '문화 요소'이자 대중문화의 일부이다.

9) 광고업계에서는 이들 TV·라디오·신문·잡지를 'ATL(Above The Line)'이라 통칭한다. ATL을 제외한 나머지 매체들을 BTL(Below The Line)이라 한다. 인터넷 포털사이트, 페이스북, 인스타그램, 유튜브 등을 활용한 광고들은 모두 BTL에 속한다.

기회의 문은 두드리는 자에게 늘 열려있다. 인터넷을 기반으로 대한민국 국민들뿐만 아니라 전 세계 사람들이 그물망처럼 연결되어 있다. 이 덕분에 한국의 실력 있는 치의들이 해외에서 세미나를 개최할 경우 청중들이 구름처럼 몰려든다. 한국인 유명 치의 연자들의 실력을 페이스북, 인스타그램, 유튜브 등으로 이미 확인했기 때문에 신뢰를 가지고 고가(高價)의 세미나에 기꺼이 등록·참석하는 것이다. 연구회 또는 학회에서 발표(presentation) 또는 강연(lecture)을 할 기회 역시 아무에게나 제공되는 것이 아니라 평소에 실력을 연마한 치의들에게만 주어진다. SIDEX, YESDEX 등 국제학술대회에 포스터를 제출하는 것 또한 실력과 노력을 동시에 필요로 하는 과업이다. 평소 임상 실력을 갈고 닦으면서 자기 PR(public relation)을 게을리 하지 않은 치과의사들에게 유명해질 수 있는 기회의 문은 늘 열려있다.

진정한 실력과 이를 알리기 위한 노력이 결합되면 유명해질 수 있다. 다시 말해, "실력"과 "노력"을 겸비한 치의들은 유명해질 수밖에 없다.

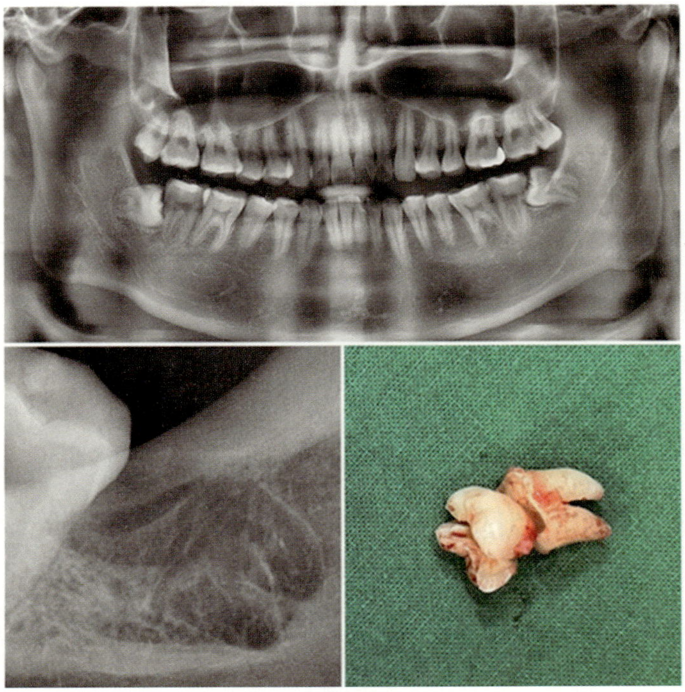

〈무(無)절개 수평매복지치 발거 증례1〉 사진: 김병국

환자의 술후 통증을 줄여 만족도를 높여준다. '사랑니 잘 빼는 치과', '사랑니 맛집'으로 유명해지기(입소문을 타기) 위한 노력의 일환이다.

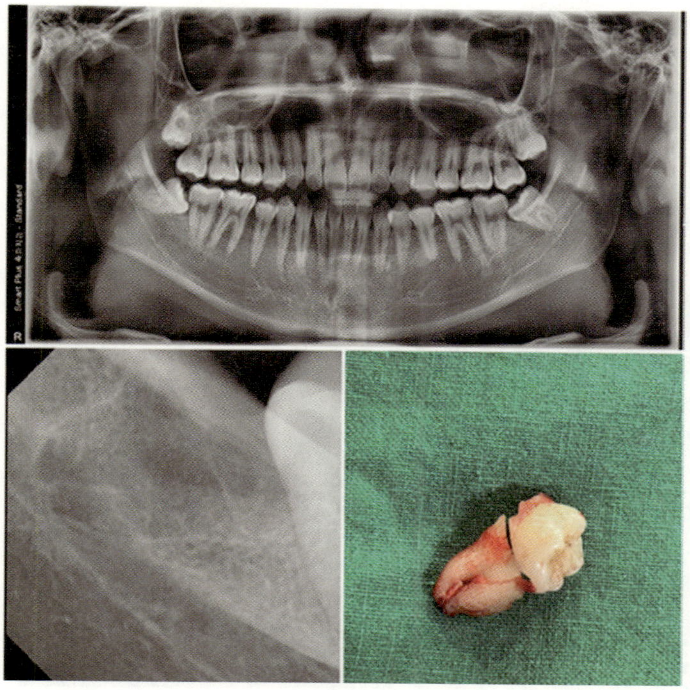

<〈무(無)절개 수평매복지치 발거 증례2〉 사진: 김병국

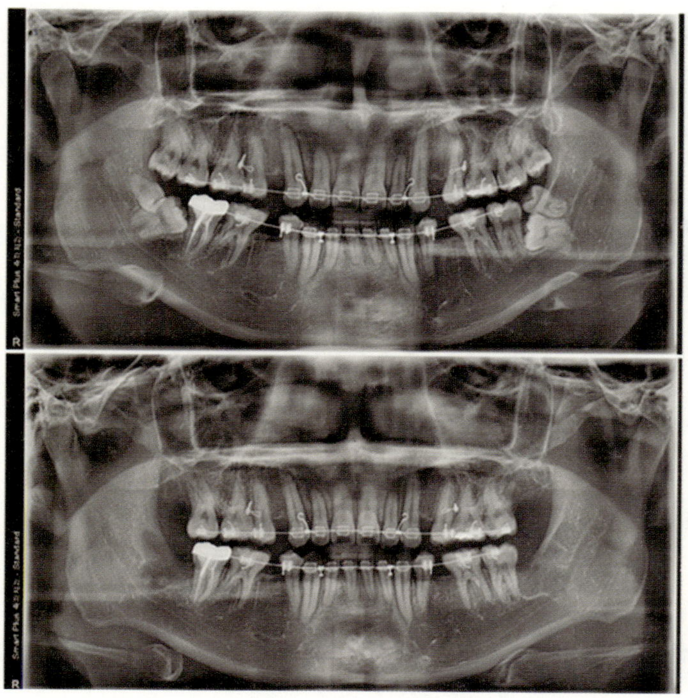

〈다수 사랑니 동시 발거 증례〉 사진: 김병국

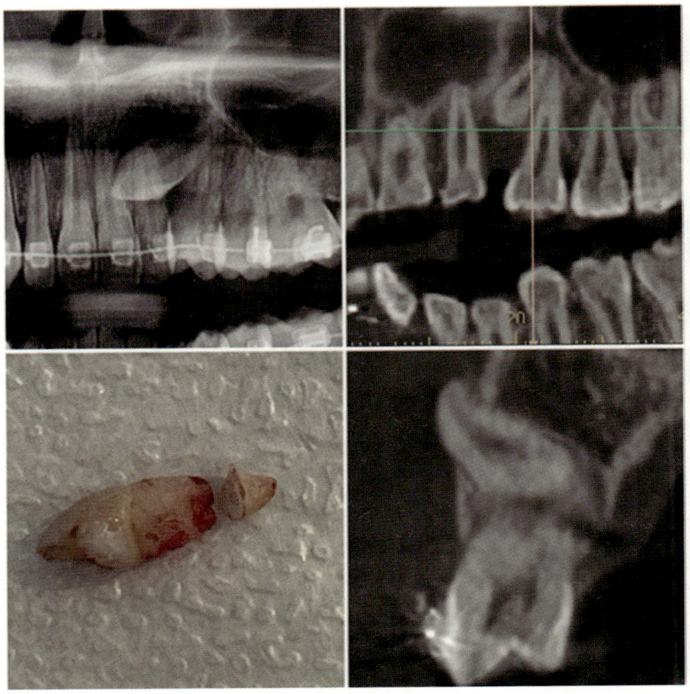

〈완전매복 상악 좌측 견치 발거 증례〉 사진: 김병국

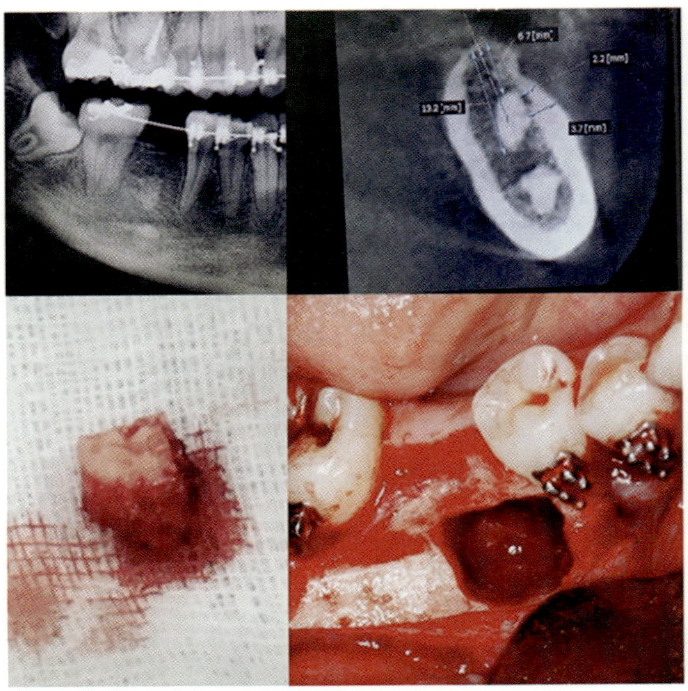

〈치밀화 골염(condensing osteitis)을 측방접근법(lateral approach)으로 제거한 증례〉 사진: 김병국

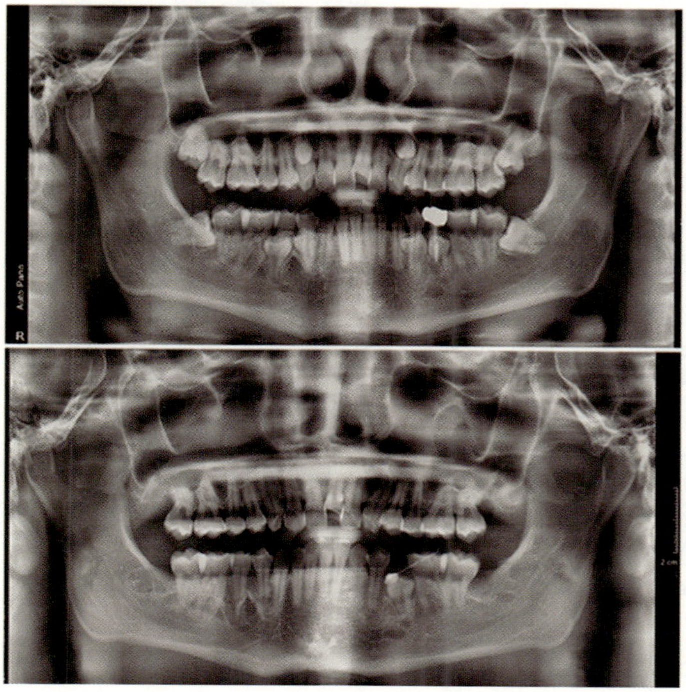

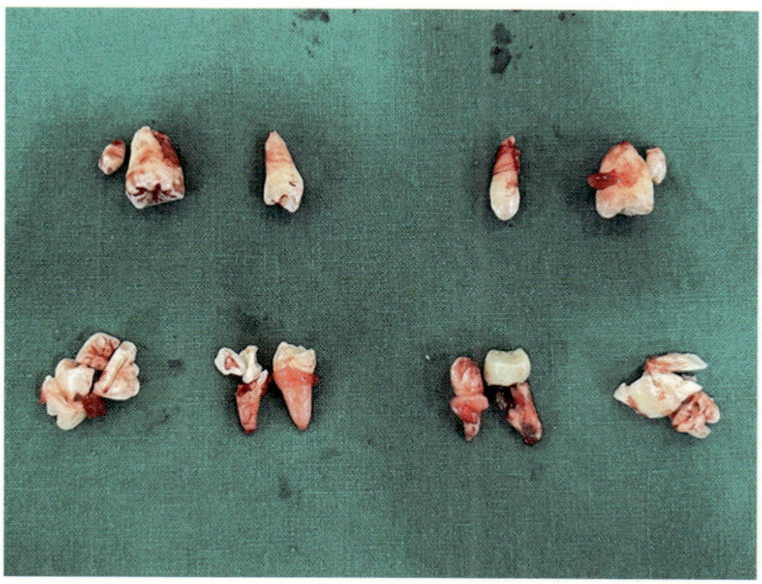

〈다수 매복 치아들을 하루에 발거한 증례〉 사진: 김병국

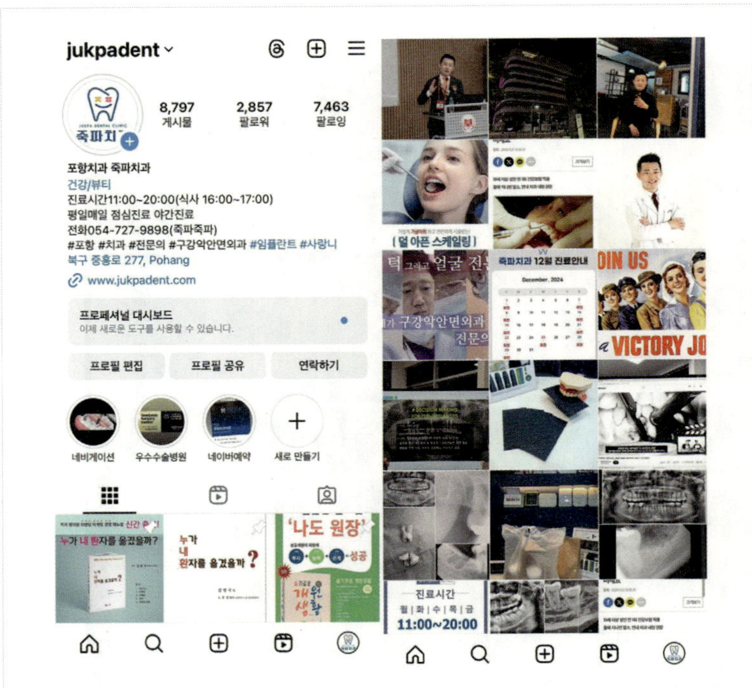
jukpadent
8,797
게시물
2,857
팔로워
7,463
팔로잉
죽파치
포항치과 죽파치과
건강/뷰티
진료시간11:00~20:00(식사 16:00~17:00)
평일매일 점심진료 야간진료
전화054-727-9898(죽파죽파)
#포항 #치과 #전문의 #구강악안면외과 #임플란트 #사랑니
북구 중흥로 277, Pohang
www.jukpadent.com
프로페셔널 대시보드
이제 새로운 도구를 사용할 수 있습니다.
프로필 편집
프로필 공유
연락하기
네비게이션
우수수술병원
네이버예약
새로 만들기
'나도 원장'
덜 아픈 스케일링
죽파치과 12월 진료안내
VICTORY
진료시간
11:00~20:00

〈죽파치과 인스타그램 비즈니스 계정〉 사진: 김병국
홍보를 위한 도구로 적극 활용 중

[제8장 가혹한 방법으로 군주가 된 인물들]

<본문 발췌>

가혹한 행위는 단번에 시행되어야 합니다. 반면에 은혜는 아주 조금씩 천천히 베풀어야 제대로 만끽할 수 있는 것입니다.

위 내용을 통해 마키아벨리의 인간 본성에 대한 높은 이해도를 가늠할 수 있다. "고통은 한 번에 주는 편이 낫고, 쾌락(행복)은 작게 쪼개서 여러 번 나눠서 주는 편이 낫다"는 것은 현대 심리학, 특히나 쾌락(행복)심리학[10]에서 검증을 마친 정설(定說)이다. 이 같은 쾌락적 편집(hedonic editing)의 진리를 수백 년 전에 이미 깨우치고 있었다는 사실이 놀라울 따름이다.

이해를 돕기 위해 예를 들자면 다음과 같다. 유부남인 치과 원장 홍길동이 있다고 하자. 홍길동에겐 아내에게 미처 고백하지 못한 좋은 소식 세 가지와 나쁜 소식 세 가지가 있다. 지난 주말 아내 소유의 페라리를 끌고 나갔다가 좁디좁은 백화점 지하주차장 통로를 빠져나오면서 앞바퀴 휠을 긁어먹은 것, 지난주에 아내가 사 준 최신형 아이폰 액정을 파손한 것, 아내 몰래 친구에게 빌려주었던 3,000만 원을 뜯길 위기에 있다는 것이라는 나쁜 소식들은 적절한 타이밍을 잡아서 한 번에 이야기하는 편이 옳다. 고통스러운 순간의 횟수(回數)는 적을수록 좋다. 즉, 매는 한 번에 맞는 것이 좋다. 이와 반대로 아내가 갖고 싶어 하던 샤넬 가방을 어렵게 구한 것, 아내가 가장 좋아하는 가수 성시경의 노래 <두 사람>을 보컬 학원까지 다녀가며 열심히 연습한 것(아내 앞에서 부를 준비가 된 것), 투자했던 주식과 가상화폐가 약간의 수익을 거둔 것은 각각 다른 날, 다른 시점에 나눠서 이야기하는 편이 옳다. 쾌락(행복)은 잘게 쪼개서 빈도(횟수)를 늘릴수록 그 총량이 크기 때문이다.

10) hedonic psychology

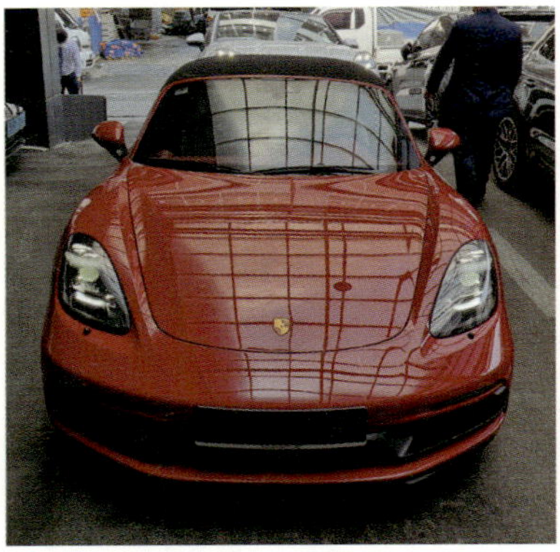

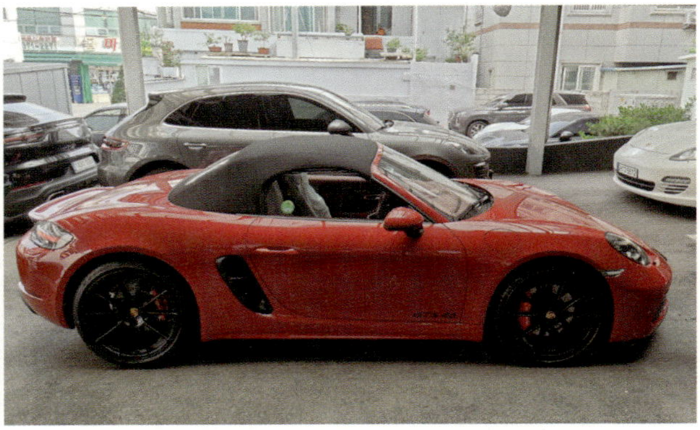

〈포르쉐 박스터〉 사진제공: 광주광역시 S치과 J원장님

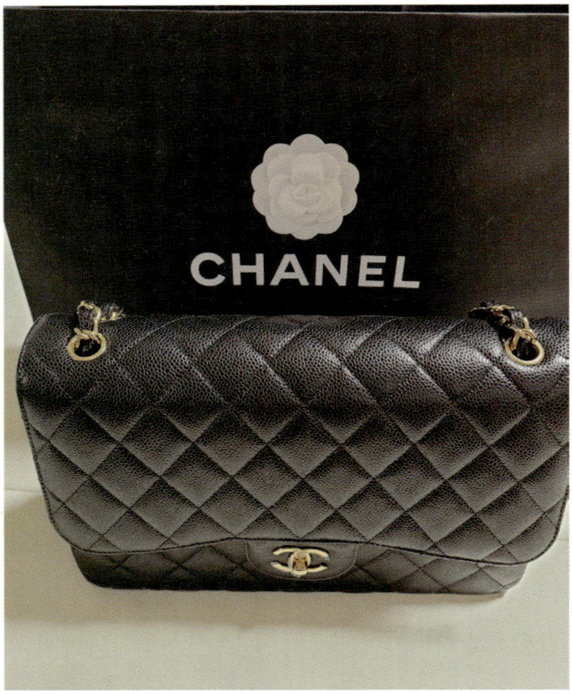

〈샤넬(Chanel) 가방〉
사진제공: 류우상·김민옥 님(가방의 실소유주는 어머님이라고 함)

리더이자 원장으로서 앞서 살펴본 인간 본성을 활용하는 방식은 다음과 같다.

첫째, 직원들을 훈육하는(잘못을 지적하고 행동을 바로잡는) 시간은 짧을수록 좋다. "어필은 짧고 굵게"라는 농구 격언을 기억하라. 어필을 길게 하는 감독은 심판으로부터 테크니컬파울을 먹게 되어있다.

둘째, 치과의 내규(취업규칙)을 기존의 것보다 더 엄격(strict)하게 개정하고자 하는 경우 심사숙고(深思熟考)를 거쳐 한 번에 발표해야 한다. 어린 아이 오줌 지리듯 찔끔 찔끔 발표할 경우 직원들의 스트레스와 정신적 피로감은 비약적으로 증가한다.

셋째, 특정 직원이 치과를 나가는(그만두는) 과정은 신속하고 은밀하게 진행되어야 한다. 그래야만 남은 직원들의 동요과 충격을 최소화할 수 있다. 퇴사 과정에서 발생할 수 있는 갈등과 분쟁 방지를 위한 배려는 필수적이다.

넷째, 보상(reward) 또는 혜택(benefit)은 나눠서 제공해야 한다. 다시 말해 현금 보너스 또는 인센티브, 선물, 간식(치킨·피자 등)을 한날한시에 주는 것은 어리석은 행동이다. 쾌락(행복)은 나눠서(쪼개서) 서서히 음미할 수 있도록 하는 편이 옳다.

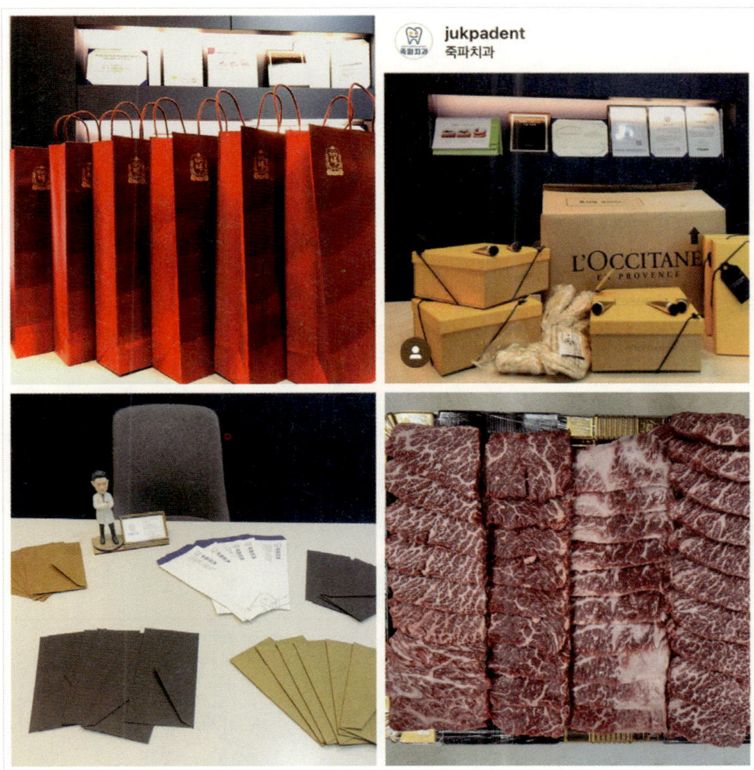

〈죽파치과 직원들을 위한 보너스와 선물들〉 사진: 김병국

[제12장 다양한 군대의 종류와 용병]

<본문 발췌>

경험에 의해 알 수 있듯이, 독자적인 군대를 운영했던 군주나 공화국만이 커다란 성공을 이루었으며, 용병을 통해서는 전혀 성공을 거두지 못했고 오히려 손해만 보았을 뿐입니다. 시민 중 한 명이 권력 찬탈을 시도할 때, 자국민으로 이루어진 군대가 있는 공화국은 외국 군대에 의존하는 국가보다 훨씬 더 성공하기 어려웠습니다. 로마와 스파르타는 무력을 갖춘 상태로 수세기 동안 자유롭게 살았습니다. 스위스는 지극히 잘 조직된 군대를 갖추고 있으며 완벽한 자유를 누리고 있습니다.

[제13장 지원군과 혼성군 그리고 자국군]

<본문 발췌>

로마 제국이 쇠퇴하게 된 초기 원인을 검토해보면, 고트 족을 용병으로 활용하면서 시작되었음을 알 수 있을 것입니다. 그 시기부터 터 로마 제국의 힘은 약화되기 시작했으며, 로마 제국이 육성해온 용맹함을 모두 고트 족에게 넘겨주었던 것입니다.

결론적으로 자기 자신의 군대가 없으면 어떤 군주국이든 절대 안전할 수 없습니다. 오히려 위기가 닥쳤을 때 자신을 방어할 힘과 충성심이 없기 때문에 오직 행운에만 의존해야 합니다. '자신의 힘에 기반을 두지 않는 권력의 명망만큼 취약하고 불안정한 것은 없다'는 것이 현명한 사람들의 판단이며 믿음인 것입니다.

독자님들의 과분한 사랑에 힘입은 《슬기로운 개원생활》의 성공 이후 개원 입지 분석 및 결정, 개원 과정 등에 대한 수많은 질문을 받았고 지금도 받고 있다. 친밀도와 질문의 빈도·심도는 비례했다. 친한 아우(치주과 전문의)가 개원을 준비하면서 이하와 같은 질문을 던졌다.

"병국이형, 잘 지내시죠? 저 드디어 임대차계약 했어요."

"어? 축하해!"

"감사합니다. 저, 질문이 하나 있어요. 제가 들어가는 곳이 아파트촌이이에요. 그래서 개원 초반에 환자들을 적극적으로 유치하기 위한 전략으로 소아치과 전문의 페이닥터를 고용해서 아산화질소(N_2O, nitrous oxide)를 활용한 진정요법을 적극 홍보하면 어떨까요?"

"핵심역량을 남의 손의 빌려서 쓴다고? 그것도 개원 초반부터? 수익률이 낮은 반면 불안정성은 너무 크지 않을까? 예상보다 소아 환자들이 많이 찾아오지 않는다면? 그리고 소아치아 전문의 페이닥터가 급여·복지 조건이 더 좋은 직장으로 이직을 하거나 개원한다고 그만두면 그 이후에는 어떻게 할 계획이야? 비슷한 또는 그 이상의 능력을 갖춘 또 다른 소아치과 전문의를 쉽게 구할 수 있을까? 아주 작은 식당이라도 사장이 요리 실력을 갖추지 못하면 주방장에게 휘둘리기 마련이다. 치과는 오죽할까?"

"예. 형. 무슨 말씀인지 알겠어요. 제가 생각이 짧았네요. 마음 다잡고 일단 혼자 열심히 해보겠습니다!"

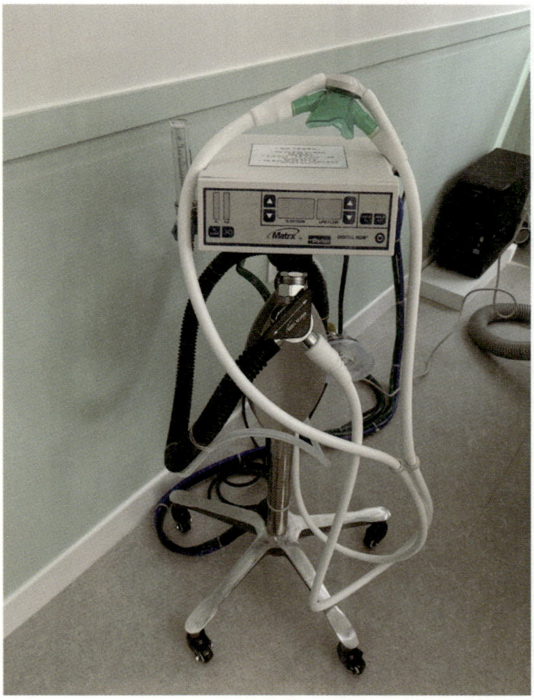

〈아산화질소(N2O, nitrous oxide)를 활용한 진정요법 예시〉
사진제공: 광주광역시 가까운우리치과 김철진·양선미 원장님

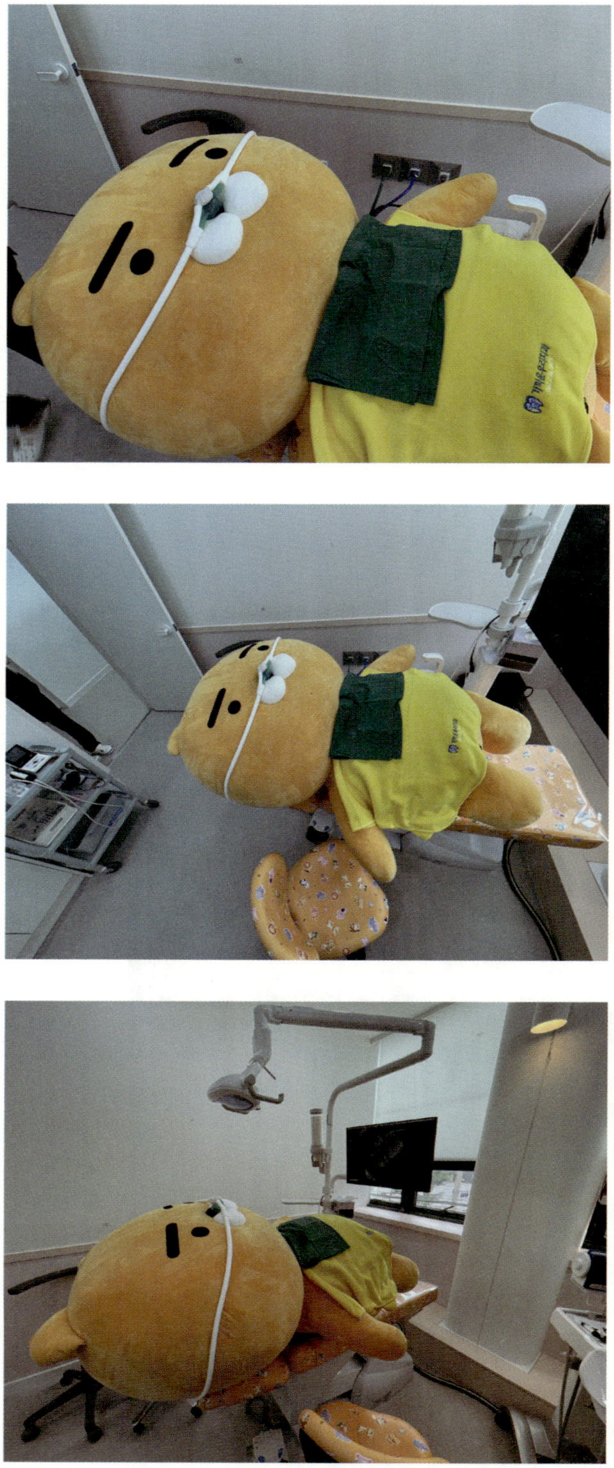

〈아산화질소(N2O, nitrous oxide)를 활용한 진정요법 예시〉
사진제공: 광주광역시 가까운우리치과 김철진·양선미 원장님

개원 후 병원이 성장함에 따라 직원들을 충원하는 것은 자연스러운 현상이다. 하지만 치과의 핵심역량을 발휘함에 있어서 타인의 손을 빌려 쓰는 것은 굉장히 위험(too risky)하다. 위 대화와는 다른 예로 치의 다수가 공동 개원한 대형 치과에서 각 원장들이 전공과 무관하게 팀별로 일반 진료를 수행하고 교정 진료만 페이닥터를 고용하여 수행하는 경우, 교정과의 수익성과 안정성이 둘 다 현저히 낮다. 풀어서 이야기하자면, 교정 전문의 페이닥터에게 높은 급여를 줄 수밖에 없는 상황(대안 없음)인 동시에 해당 페이닥터가 퇴사 의사를 밝히는 순간 해당 치과는 발칵 뒤집힌다. 이 때, 공동 개원한 오너 원장들이 취할 수 있는 액션은 두 가지뿐이다. 급여·복지 수준을 비약적으로 높여서 교정 전문의 페이닥터의 퇴사 의지를 꺾든가, 기한 안에 능력 있는 또 다른 교정 전문의 페이닥터를 구하는 것뿐이다. 문제는 이뿐만이 아니다. '전국 11개 치과대학(대학원) 교정학교실에서 선호·활용하는 교정 시스템이 각각 다르다'는 문제가 있다. 전임 교정 페이닥터와 후임 교정 페이닥터의 출신학교 또는 수련병원이 다른 경우 진료의 연속성이 손상될 가능성이 매우 높다.

치과의 핵심역량은 원장이 갖추고 있어야 한다. 즉, 핵심역량과 관련하여 타인의 손을 빌려서는 절대 안 된다.

I 생존 전략

II 리더십

III 직원관리

<본문 발췌>

군주는 자신의 백성들을 한데 모으고 충성을 바치도록 만들 수만 있다면 잔혹하다는 비난에 대해 걱정할 필요는 전혀 없습니다. 도에 넘친 인자함을 베풀어 혼란한 상태가 지속되어 백성들로 하여금 약탈과 파괴를 경험하도록 만드는 군주보다 아주 가끔 가혹한 행위를 하는 군주가 더 자비로운 것이기 때문입니다. 도에 넘친 인자함은 모든 사람들에게 해를 끼치지만, 군주가 집행한 가혹한 조치들은 특정한 개인들에게만 해를 끼칠 것이기 때문입니다. (중략)

무서운 사람이 되는 것과 다정한 사람이 되는 것 중 하나만 선택한다면 무서운 사람이 되는 편이 훨씬 안전합니다. 인간은 배은망덕하고 변덕스럽고 탐욕스럽고 가식적이고 유약하기 때문입니다. (중략)

두려움의 대상이 되어야 하는 이유 인간은 사랑하는 자를 해칠 때보다 두려워하는 자를 해칠 때 다 주저합니다. 사랑이란 일련의 의무감에 의해 유지되는 것인데 인간은 비열해서 자신들의 이익을 위해서라면 어떤 경우라도 그것을 저버리기 때문입니다. 그러나 두려움은 처벌에 대한 공포에 의해 유지되므로 거스를 수 없습니다.

그렇지만 군주는 비록 사랑받지는 못한다 해도 미움을 받지 않으면서 두려워하도록 만들어야 합니다. 미움을 받지 않는다면 두려움의 대상으로 오랫동안 남아 있을 수 있기 때문입니다.

제17장이 《군주론》 총 26장 중 백미[11](白眉)라고 생각한다. 마키아벨리는 이 장(章)에서도 인간 본성에 대한 놀랍도록 예리한 통찰을 독자들에게 선보인다. 두려움은 애정보다 더 강력한 본능이자 감정이다. 이 같은 사실은 로마의 황제 시저(Caesar)의 암살 사건에서 극명하게 드러난다. 시저를 칼로 찔러 죽인 이는 다름 아닌 친구 브루투스(Marcus Junius Brutus)였다. 둘은 서로를 아끼는 친구 사이였지만 브루투스가 추구하는 정치 철학으로부터 동떨어진 행보를 시저가 보이자 브루투스는 시저를 시해(弑害)했다[12]. 브루투스가 시저를 좋아하지 않고 두려워했더라면 결과는 필시

11) 중국 촉한(蜀漢)의 마량(馬良)의 다섯 형제가 다 재주가 탁월했는데 그중에도 흰 눈썹을 가진 마량이 가장 뛰어났다는 고사에서 유래된 표현으로 여럿 중 가장 뛰어난 사람이나 물건을 비유하는 표현

12) 이 때 "브루투스, 너마저?"(라틴어: Et tu, Brute?)라는 배신의 아이콘과도 같은 유명한 문구가 탄생했다. 로마 황제 율리우스 카이사르가 친구 마르쿠스 유니우스 브루투스를 포함한 무리에게 암살당하면서 브루투스를 보고 외쳤다고 한다. 흔히 믿던 상대에게 배신당하였을 때 사용되는 인용문이다.

달랐을 거라고 생각한다. 즉, 시저가 브루투스에게 두려운 존재였더라면 브루투스는 암살을 시도조차 하지 못했을 것이다.

위 17장의 내용을 교훈 삼아 우리는 어떠한 원장이자 리더가 되어야 할까? 이상적인 리더의 조건들에는 여러 가지가 있지만 이 자리에서는 "잔혹함과 인자함, 사랑받는 것과 두려움의 대상이 되는 것"에 국한하여 논의하고자 한다. 그렇지 않으면 이야기의 범위가 지나치게 넓어질 가능성이 있다.

원칙주의자가 되어야 한다. 직원들뿐 아니라 사람들은 일반적으로 상황과 기분에 따라 원칙과 기준을 바꾸는 이를 좋아하지 않는다. 그렇기 때문에 조직의 원칙(치과의 내규·규칙)을 정립하고 이를 모두에게 공평·공정하게 적용해야 한다. 실제로 마키아벨리도 "모든 국의 주요한 토대는 훌륭한 법률과 군대"라는 견해를 《군주론》 제12장의 도입부에서 피력했다. 원칙(규칙)을 정립해야 적용할 수 있다. 제발 개원 전에 치과의 규칙부터 제정하길 바란다. 일단 큰 틀이 마련되기만 하면 후일 발생하는 작은 분쟁 또는 갈등거리들은 그때그때 수정·보완 입법이 용이하다.

엄격한 관리자가 되어야 한다. 원칙(규칙)을 세우고 이를 엄격하게 적용해야한다. 원칙에서 벗어나는 예외적 상황들 또한 미리 정해두고 철저히 리더(원장)의 재량 영역 안에 두어야 한다. 그래야 팔로워(직원)들 사이에서 뒷말이 나오지 않는다.

리더의 이미지 관리(페르소나 매니지먼트) 역시 중요하다. 물러터진 홍시처럼 보여서는 조직을 이끌 수 없다. COVID-19이 맹위를 떨치던 시기에 전 세계적으로 사회적 거리두기(social distancing)가 시행되었듯이 리더와 팔로워 사이에는 적정 거리가 유지되어야 한다. 팔로워들 입장에서 리더가 부모, 배우자, 애인처럼 마냥 편한 존재여서는 안 된다. 그러면 일이 제대로 돌아가질 않는다. 치과를 포함한 모든 직장은 '쎄쎄쎄(수다·취미 공유·친목 도모·인터넷 쇼핑· SNS 등을 포괄하는 metaphor)' 하러 오는 곳이 아니다. 직장은 성과를 창출해야만 하는 곳이다. 달 목욕(월 정기권) 끊고 낯익은 이들과 희희낙락거리러 다니는 목욕탕이나 꼬마들 노니는 놀이터라기보단 전쟁터에 가깝다. 직장은 괄약근에 힘 빡 주고 바짝 긴장해야만 하는 공간이다. 조직의 업무 진행 속도 향상과 높은 효율성을 위해 어느 정도의 긴장감은 반드시 필요하다.

꼬리에 꼬리를 무는 이야기

〈이상적인 원장의 모습〉

① 공정(公正; justice, fairness)

: 공명정대(公明正大)해야 각 직원들이 차별 또는 불공정한 처사에 따른 상대적 박탈감을 느끼지 않는다.

② 높은 급여, 복지

: 물질적 보상은 정신적 보상만큼이나 또는 그 이상으로 중요하다. 이는 조직심리학과 행동경제학에서 이미 확인된 사실이다. 높은 급여와 복지는 자부심의 원천이다. 이는 '킹산직[13]'이라는 별명을 가진 현대기아차그룹(회장 정의선)을 보면 확인 가능하다. 동종업계를 넘어 대한민국 최고 수준의 대접을 받는 현대기아차그룹의 사원들의 자부심과 애사심은 하늘을 찌른다. 정의선 회장이 수장(首長)으로 있는 대한양궁협회가 선수들을 대접하는 방식 역시 현대기아차그룹이 구성원들을 대하는 방식과 유사하다. 최고의 대접을 받은 선수들이 최고의 자부심과 긍지를 가지고 국제무대에서 최고의 성과를 거두고 있다.

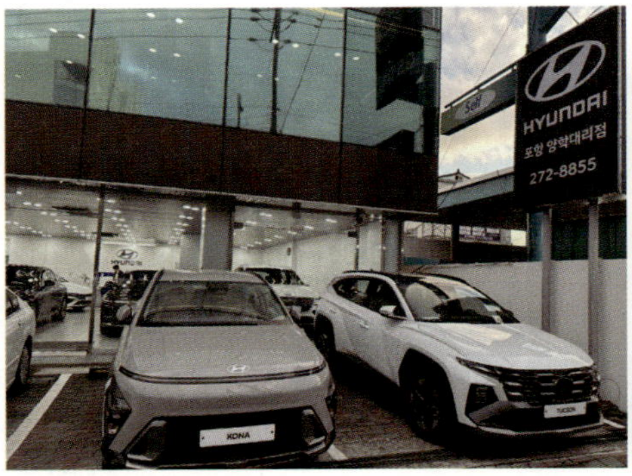

〈현대자동차〉 사진: 김병국

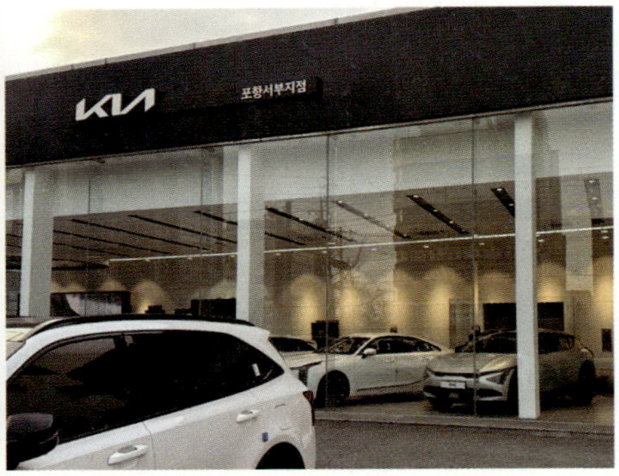

〈기아자동차〉 사진: 김병국

③ 탁월한 진료

: 직원들은 본인, 가족, 친구, 지인 등이 마음 편히 치료받을 수 있는 탁월한 진료 능력을 갖춘 원장을 선망한다. 반대의 경우, 직원은 절대로 본인이 근무하는 치과에 그 누구도 데려오지 않는다.

13) '왕'과 '생산직'의 합성어로 채용 조건이 좋은 직업 중의 왕을 의미하는 신조어

꼬리에 꼬리를 무는 이야기

④ 짧은 체어 타임(빠른 손)

: 곰손이 크라운 프렙(다른 어떠한 진료라도)을 1시간, 2시간, 3시간 잡고 있다고 해서 명작이 탄생하지 않는다. 결과물이 비슷하다면 평균 이상, 허용 가능한 수준 이상에서 빠른 진료 속도는 높은 생산성과 직결된다. 체어 타임이 길수록 원장의 피로도가 산술급수적으로 쌓인다면, 진료를 돕는 직원(들)의 피로도는 기하급수적으로 증가한다. 직원들은 불편한 자세를 감수하고서라도 원장(술자)에게 최대한 협조하기 때문이다. 짧은 체어 타임은 엄청나게 중요하다.

⑤ 민족의 방파제 고구려, 치과의 방파제 원장

: 원장은 무리한 요구를 습관적으로 하는 블랙 컨슈머(black consumer)들 또는 진상들로부터 직원들을 보호해야 한다. 이와 반대로 분쟁 또는 갈등 상황마다 원장이 직원들 뒤로 숨는다면 직원들은 사직서를 들이밀 것이다.

⑥ 언행일치(言行一致)

: 말은 뱉기는 쉬우나 지키기는 어렵다. 약속은 지키는 것을 전제로 한다. 따라서 리더는 말로 약속하는 것에 신중해야 한다. 한 번, 두 번이 아니라 필요하다면 열 번, 백 번 생각한 다음 발언해야한다. 리더의 말은 천금의 무게를 갖는다. 특히, 치과의 원장은 회식 자리에서 명정(酩酊) 상태에서 함부로 약속하거나 공언해서는 안 된다. 왜냐하면 직원들은 본인에게 불리한 것들은 잘 잊어버리는 반면에 본인들에게 유리한 것은 절대 잊지 않기 때문이다.

⑦ 결정과 책임

: 결정(권한·권리)와 책임은 늘 동행한다. 치과 내에서 최종 결정권과 책임은 모두 원장에게 있다. 원장의 무책임한 태도(자세)는 직원들의 미움과 혐오 유발한다. 이렇게 되면 직원들은 또 다시 사직서를 준비한다.

⑧ 잘못을 인정할 줄 아는 용기

: 치과의 리더로서 원장은 잘못을 인정할 줄 아는 용기를 지녀야 한다. 높은 위치에 있는 사람, 권력을 가진 이들은 실수 또는 잘못을 한 경우 이를 스스로 인지하면서도 잘 인정하지 않는 경향이 있다. 모른 척 하며 권위로 눌러버리는 경우가 대부분이다. "인정 없이 반성 없고, 반성 없이 발전 없다"라는 격언을 늘 명심해야 한다. 원장이 잘못 또는 실수를 바로 인정하고 이를 바로 잡으려는 태도를 보일 때 직원들의 원장에 대한 신뢰도와 충성심은 높아진다. 외부 환경의 변화 또는 잘못된 전략 선택으로 치과 경영이 위기에 빠졌을 때, 잘못된 의사 결정 또는 정책 방향을 인정하고 빠르게 턴어라운드(turnaround)하는 원장과 그의 치과만이 회생·생존하여 성공을 향해 나아갈 수 있다.

[제19장 경멸과 미움을 어떻게 피하는가]

<본문 발췌>

앞에서 언급한 성품들 중에서 가장 중요한 것에 대해서는 이미 논의했기 때문에 그 외의 성품들에 대해서는 일반적인 내용으로 간략히 다루고자 합니다. 앞서 이야기했듯이 군주는 미움받거나 경멸을 당할 만한 일들은 그 어떤 것이든 피할 수 있도록 노력해야 한다는 것입니다. 이런 것들을 피했다면 군주로서의 의무를 다한 것이며 그 외의 어떤 비난이 있다 해도 위험에 빠지는 일은 없을 것입니다.

이미 언급했듯이 군주를 미워하게 만드는 것은 무엇보다 탐욕스러워지거나 백성들의 재산과 부녀자를 강탈하는 일입니다. 군주는 이 두 가지를 특별히 자제해야 합니다. 대부분의 경우 백성들은 재산과 명예를 빼앗기지 않는 한 모두들 행복하게 살아갑니다. 그러므로 군주는 소수의 사람들이 품고 있는 야심만 잘 다루면 되고, 그러한 사람들은 다양한 방법으로 큰 어려움 없이 억제시킬 수 있습니다.

군주가 경멸받게 되는 것은 변덕스럽고 경솔하며 여성적이고 소심하며 우유부단하다고 여겨지기 때문이며, 군주는 마치 암초를 피하듯 이러한 성품들을 경계해야만 합니다. 군주는 당당함과 용맹함, 진지함과 강건함을 과시해야 하며 백성들의 사적인 분쟁에 대해 자신이 내린 결정을 뒤집는 일이 없도록 해야만 합니다. 또한 이러한 평판을 스스로 유지하여 군주를 속이거나 술책을 꾸밀 생각도 품지 못하도록 해야 합니다. (중략)

세베루스의 행적을 면밀히 살펴본 사람이라면 그가 매우 사나운 사자이면서 동시에 교활한 여우였음을 알아차릴 수 있을 것입니다. 그는 모든 사람들에게 두려움의 대상이면서 존경의 대상이었으며, 자신의 군대로부터 미움을 받지 않았습니다. 신생 군주로서 그토록 거대한 제국을 지배할 수 있었다는 것도 그다지 놀라운 일이 아닙니다. 그가 지닌 탁월한 명성이 그가 저지른 약탈로 인해 품게 되었을 백성들의 미움을 막아주었기 때문입니다. (중략)

엘라가발루스나 마크리누스 그리고 율리아누스는 철저하게 경멸받았으며 그로 인해 황제의 자리에 오르자마자 살해됐으므로 이들에 대해서는 거론하지 않을 것입니다.

마키아벨리는 다음과 같은 행위를 저지를 경우 경멸과 미움을 살 수 있다고 말한다.

첫째, 재산 또는 명예를 빼앗는 행위. 치과에 대입할 경우, 치과 직원들의 이익을 줄이거나 없애는 행위는 재산을 빼앗는 것과 같다. 다른 이들(타 직원들 또는 환자들) 앞에서 과도하게 꾸짖거나 모멸감을 주는 행위는 명예를 빼앗는 것과 같다. 그러므로 하지 않도록 주의해야 한다.

둘째, "변덕스럽고 경솔하며 소심하며 우유부단한" 모습. 리더(원장)이 한 번 내린 결정을 손바닥 뒤집듯 쉽게 번복하거나, 감정기복이 심하고 쉽게 화를 내거나, 작은 이익에 연연하고 마이크로매니지(micromanage)를 일삼거나, 결정하고 책임지는 것에 주저하는 경우에는 팔로워(직원)들의 경멸과 미움을 사기 쉽다.

마키아벨리는 본받을만한 군주로 세베루스를 예로 든다. "사자와 여우"는 용맹과 교활, 강인함과 간교(간사)함을 의미하는 비유법(metaphor)이다. "입안에서는 교합력(occlusal force)이 왕이다"라는 격언이 있다. 한 환자의 입안에서 평소 씹는 습관과 패턴을 거스르는 수복물이 입안에 새로 들어갈 경우, 그 수복물의 미래는 자명하다. 마모되거나 탈락될 뿐이다. "리더십에서 있어서 상황이 왕이다"라는 표현이 있다. 이는 모든 상황에 만병통치약인 리더십은 없으며 리더는 팔색조와 같아야 함을 의미한다. 즉, 리더는 시시각각 변모하는 상황에 맞춰 그때그때 최적의 가면을 쓸 줄 알아야 한다(최적의 자세를 취해야 한다).

군대와 대학병원의 공통점 중 하나는 구성원(병사와 전공의)이 죽을 정도까지는 일을 시키지 않는다는 점이다. 딱 죽기 직전까지 시키는 경우가 가끔 있지만 거기서 멈춘다. 군대의 지휘관들과 대학병원의 교수들은 '선(임계점)을 넘으면 분명히 사고가 난다'는 것을 너무나 잘 알고 있다. 그렇기 때문에 임계점에 도달하기 전까지 일을 시키거나 위험 징후가 포착되면 즉시 멈추고 휴식(완충, relief)을 부여한다.

위 이야기의 연장선에서 대박원장들과 대학병원 교수들은 대부분 여우이자 허허실실(虛虛實實)의 달인들이다. 안 보는 척하면서 노룩 패스(no look pass)를 뿌리는 매직 존슨(Eavin Magic Johnson), 제이슨 윌리엄스(Jason Williams A.K.A. "White Chocolate"), 김무성과 같다.

리더는 경멸과 미움을 피해야 한다. 동시에 팔색조(八色鳥)가 되어야 한다.

꼬리에 꼬리를 무는 이야기

<산타 할아버지는 모든 것을 알고 계신대>

때는 바야흐로 2013년 가을, 나는 전남대치과병원 구강악안면외과 레지던트 1년 차였다. "진정한 은행 업무는 셔터가 내려간 다음부터 시작된다"는 은행권(금융업계)의 격언처럼 진정한 전공의(인턴·레지던트) 업무 역시 대학병원 외래가 마감된 후에야 시작된다. 저녁 7시, 보통 날과 다름없이 모든 전공의들은 의국에 모여 각자의 업무에 열중하고 있었다. 의국 전화벨이 갑자기 울리며 정적이 깨졌다. 당시 2년 차였던 이상민 선배가 수화기를 들었다.

꼬리에 꼬리를 무는 이야기

"2년 차 이상민입니다. 네! 교수님! 네! 네! 네! 김병국 선생, 받아봐."

나는 두려움을 안고 수화기를 전해 받았다. A 교수님이었다. 의아했다. 당시 우리 전남대치과병원 구강악안면외과는 교수님에 따라 한(해) 기수 당 4명인 전공의들을 배분하여 매월 로테이션을 돌리는 방식으로 운영되고 있었다. 해당 월에 나는 C 교수님 라인이었다. A 교수님과의 접점은 없던 시기였다.

결론부터 이야기하자면 A 교수님으로부터 미션을 하달받았다. 당시 전남대병원 내과 1년 차 이정호 주치의(전공의)의 도움이 필요한 사안이었는데 나를 메신저로 낙점했던 것이었다.

내가 수화기를 내려놓고 상황을 공유하자 나를 제외한 모든 전공의들은 박장대소(拍掌大笑)했다. 본인 일이 아니니까 그럴 법도 했다. 팝콘을 먹으며 영화를 관전하는 관람객처럼 일이 어떻게 굴러가는지 지켜보기만 하면 되었으니까.

"아……. 내과 이정호 선생과 말 한마디 나눠본 적 없는데 왜 하필 나한테 이런 일을 시키시지."라는 말을 뱉으며 좌절하는 내게 이상민 선배는 이렇게 말했다.

"야! A 교수님, 안 보시는 것 같아도 모든 것을 보고 계신 분이야. 전공의들 성향을 다 파악하고 계실걸? 교수 생활만 수십 년이다! Watching you!"

포스코(POSCO) 강판보다 두꺼운 낯을 가지고 있는 것은 사실이었지만 교수님들께 들키고 싶지는 않았다. 번거로운 일들이 많아질 것이 두려웠기 때문이다. 합동 수술(co-operation) 시 정형외과가 먼저 수술하면서 종료 예상 시간을 알려주지 않고 버티고 있을 때 정형외과 수술방으로 직접 쳐들어갔던 사람도 나였고, 입원 중인 고령 환자가 여러 기저질환(underlying disease)들로 인해 생징후(vital sign)가 흔들릴 때 얼굴에 철판 깔고 내과 전공의에게 전화해서 도움을 구한 사람도 나였다.

미션을 받자마자 바로 움직였다. 병원 EMR에서 이정호 선생 전화번호를 찾아 바로 연락했다. 당시 모든 과 전공의 1년 차들은 병원 내 기숙사에서 생활하고 있었다. 즉시 기숙사 건물 현관에서 만나기로 했다.

"안녕하세요? 연락드렸던 구강악안면외과 1년 차 김병국입니다. 일단 담배 한 대 피우면서 이야기 나눌까요?[14] 우리 교수님은 수술방 안에서 제 수술 장갑 고무 밴드 위치까지 세심하게 설정해주시는 분입니다. 내과 교수님들도 만만치 않으시죠? 저 한 번 살려주세요."

"(담배 연기를 뿜으며 고개를 끄덕끄덕)"

Mission completed(임무 완료).

14) 나는 비흡연자다. 당시 이정호 선생은 담배를 물었고 나는 기꺼이 간접흡연을 택했다.

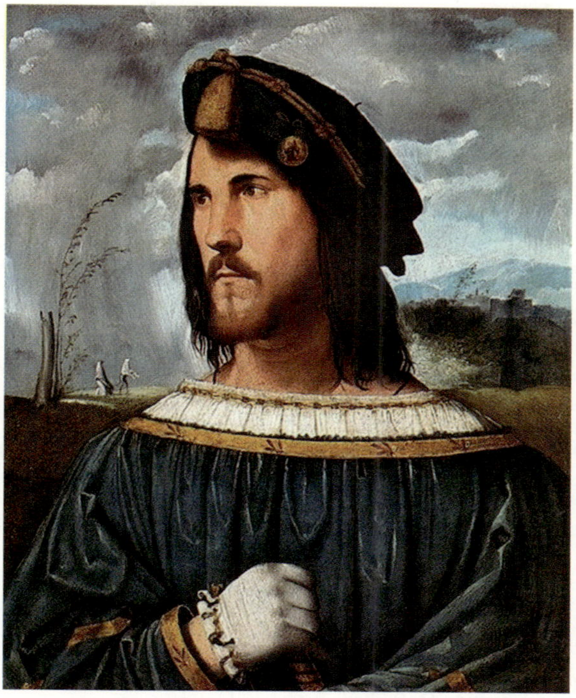

〈체사레 보르자(Cesare Borgia, 1475~1507)〉

마키아벨리가 신생 군주의 전형으로 꼽았던 인물. 권력을 획득·유지하기 위해 강한 군사력, 능수능란한 외교력에 잔혹함과 속임수까지 두루 활용했다. 교황 알렉산데르 6세의 차남으로 부친과 프랑스 왕의 후원을 등에 업고 이탈리아 중부 로마냐 지방을 점령·통치했다.

[제21장 명성을 얻기 위해 군주는 어떻게 해야 하는가]

<본문 발췌>

내정을 펼치면서 확고한 존재감을 드러낸 군주가 있습니다. 밀라노의 베르나보 공작은 좋은 행동이든 나쁜 행동이든 누군가가 눈에 띄는 행동을 했을 때 세간(世間)이 떠들썩할 정도로 큰 상벌을 내렸습니다. (중략)

군주는 유능한 인물을 중용하고 뛰어난 재주를 칭찬하면서 진심으로 후원하고 있다는 사실을 드러내야 합니다. (중략)

군주는 나라를 염려하는 사람이나 지원하는 사람에게 반드시 포상을 내려야 합니다.

상(賞)과 벌(罰)은 조직과 구성원들의 행동조절에 유용한 당근과 채찍이다. 상벌 제도를 효과적으로 운용하는 것은 대내외적으로 긍정적 효과를 야기한다.

외적으로는 조직(기업)의 긍정적 이미지와 브랜드 가치를 향상시킨다. 더 큰 이득은 인재들을 끌어들이는 데 있다.

내적으로는 구성원들을 동기부여 함과 동시에 원하는 방향으로 이끌 수 있도록 도와준다. 현대 동기부여 이론 중 '강화 이론(reinforcement theory)'는 '행동은 결과의 함수'라 주장한다. 이 이론에 따르면 반응에 즉각적으로 따라오는 결과(강화)가 그 전 행동의 반복 가능성을 높인다. 예를 들어 치과에서 치위생사가 진료 보조 과정에서 특정 동작을 취한 결과 원장으로부터 "좋았어! 아주 센스 있는 어시스트였어!"라는 칭찬을 들었다면 향후 비슷한 상황에서 칭찬을 들었던 동작을 반복하게 될 것이다. 이처럼 '강화'는 행동이 반복된 가능성을 증가시킨다.

직원들을 원하는 방향으로 이끌고자 한다면 상벌제도를 적절히 운용(활용)하는 지혜가 필요하다.

[제23장 아첨꾼을 피하는 방법]

<본문 발췌>

군주가 현명하지 못하거나 훌륭한 판단력을 갖추지 못했을 경우에 발생하는 중요한 문제와, 쉽사리 피해갈 수 없는 실수에 대한 논의 또한 해야 합니다. 바로 군주 주변에 널리 퍼져 있는 아첨꾼들 문제입니다.

인간들은 자신과 관련된 문제에 있어 자만심이 강하고 스스로를 속이기 때문에 자기기만이라는 질병으로부터 자신을 지켜내지 못합니다. 또한 아첨꾼들로부터 자신을 보호하려 하면 멸시를 받게 되는 위험한 상황에 빠지게 되곤 합니다.

그러므로 아침에 빠져들지 않도록 하는 방법은, 자신이 진실한 이야기를 듣더라도 결코 화내지 않는다는 것을 사람들이 알게 하는 것 외에는 없습니다. 하지만 개별적으로 모든 사람들이 군주에게 진실을 말할 수 있다면 군주에 대한 존경심은 사라지고 말 것입니다.

그러므로 현명한 군주라면 제3의 방법을 택해야만 합니다. 국가에서 현명한 사람들을 선별하여 그들에게만 진실을 자유롭게 이야기할 수 있도록 하는 것입니다. 그러나 오직 군주가 요청할 경우에만 진실을 이야기해야 하며 그렇지 않은 경우에는 절대 말하지 못하도록 해야 합니다.

그러나 군주는 모든 일에 있어 그들의 의견을 들어야만 하며 그 후에 자신만의 방식으로 심사숙고해야 합니다. 그리고 조언자들의 충고가 솔직하면 할수록 더욱 인정받는다고 믿을 수 있도록 행동해야만 합니다.

군주는 그들 외의 사람들로부터는 이야기를 들어서는 안 되고, 한번 결정된 정책은 철저히 따라야 하며 자신의 결정에 확신을 보여야 합니다. 이와 같이 행동하지 않는다면 군주는 아침의 희생양이 되거나 여러 의견들에 따라 자주 결정을 바꾸게 될 것입니다. 또한 그러한 처신으로 인해 존경받지 못할 것입니다. (중략)

그러므로 군주는 언제나 조언을 구해야 하지만 남이 아닌 자신이 원할 때 조언을 들어야 합니다. 요구하지도 않았는데 건네는 조언은 절대 받아들여서는 안 됩니다. 그러나 군주는 끊임없이 조언을 구하는 사람이 되어야만 합니다. 그리고 자신의 요청에 의해 전달되는 조언들에 대해서는 참을성 있는 청취자가 되어야 합니다. 더 나아가 어떤 이유에서건 자신에게 진실을 이야기하지 않는다는 것을 알게 되면 노여움을 표시해야 합니다.

아첨꾼을 피하는 현실적이고 실용적인 방법들로는 다음과 같은 것들이 있다.

첫째, 철저한 자기객관화. 3인칭 관찰자 시점에서, 타인의 입장에서 스스로를 바라보고 평가한다. 그래야 감언이설(甘言利說), 교언영색(巧言令色)에 현혹(眩惑)되지 않는다.

둘째, 비판적 듣기. 우리들은 초중고교 과정 중, 국어 시간에 비판적 듣기에 대해 이미 수차례 교육받은 바 있다. 상대가 사실(진실)을 이야기하는지, 아니면 이득을 얻기 위해 듣기 좋은 거짓을 말하는지 늘 비판적인 자세로 들어야 한다.

셋째, 충언 또는 진솔한 충고를 듣고 기분 나빠하거나 화내지 않기. 그래야 타인들의 눈을 통해(도움을 받아) 미흡한 점을 발견하고 수정·보완할 수 있다.

리더 입장에서 모든 사안에 관하여 항상 팔로워들의 조언을 구하거나 들어서는 안 된다. 이러한 행위는 절차(형식)와 실질(내용), 두 측면에서 매우 크고 심각한 문제를 내포하고 있다.

첫째, 실질(내용)적 문제. 권한 없는 직원이 발언권을 얻지 않은 상황에서 감히 의견을 개진하는 것은 월권이다. 비즈니스 협상과 관련하여 '니블링(nibbling,갉아먹기)[15]'이라는 용어가 있다. 협상이 다 마무리되는 시점에서 "앗! 잠깐만요! 이거 하나만 더 들어주시면 계약할게요."라고 상대방의 이익·영역을 야금야금 갉아먹고 들어오는 행위를 의미한다. 슬금슬금 선을 넘어 리더(원장)의 권한을 잠식하는 팔로워(직원)을 좌시(坐視)하는 행위는 호구 잡히는 지름길을 타는 것과 같다.

둘째, 실질(내용)적 문제. 비즈니스 협상에서는 제안하는 쪽이 유리한 경우가 대부분이다. 즉, 협상 당사자들 중 대부분은 본인에서 유리한 조건들(판)을 미리 다 짜두고(세팅해두고) 제안을 던지는 경우가 80% 이상이다. 그러므로 누군가에게 제안을 받은 경우, 취할 수 있는 첫 번째 선택이자 최선의 입장(stance)은 일단 가벼운 거절·반려·보류·유보다. "제안 잘 들었습니다. 심사숙고 후 필요하다고 판단되면 제가 연락드리겠습니다."라고 답하면 충분하다.

중요하지 않으면서 혜택을 받는 주인공이 직원들인 경우, 편한 마음으로 견해를 물어봐도 좋다. 간식 메뉴, 청소 용품 구입, 회식·워크숍·단체 해외여행 장소 결정 등 가벼운 사안들에 관해서는 직원들의 의견을 청취해도 무방하다.

15) nibble: 조금씩(야금야금) 먹다.

[제24장 이탈리아의 군주들은 왜 나라를 잃게 되었을까]

<본문 발췌>

신생 군주가 누리는 이중의 영광 지금까지 논의한 것들을 성실하게 실천한다면 신생 군주는 고 지위를 제대로 확립하게 될 것이며, 오랫동안 권좌에 있었던 군주는 즉시 그 권력을 확고하게 정립할 수 있을 것입니다.

신생 군주의 행동은 세습 군주보다 훨씬 더 많은 관심과 주목을 받습니다. 만약 그의 업적이 훌륭하다고 인정되면 세습 군주보다 더욱 많은 인재들을 끌어 모을 수 있으며 그들을 보다 더 강하게 결속시킬 수 있습니다. (중략)

그러므로 신생 군주는 이중의 영광을 누리게 될 것입니다. 새로운 군주국을 창건했으며 훌륭한 법률과 강력한 군대, 믿을 만한 동맹과 모범적인 행동을 통해 국가를 정비하고 부강하게 만들었기 때문입니다. 그러나 국가를 물려받았으나 지혜가 부족하여 나라를 잃는 세습 군주는 이중의 수모를 겪을 것입니다. (중략)

오랫동안 국가를 다스리다가 잃어버린 우리 시대의 군주들은 자신의 운을 탓해서는 안 되며 오히려 자신의 나태함을 탓해야 합니다.

평화롭던 시절에 사태가 변할 수도 있다는 것을 전혀 생각해보지 않았기 때문입니다. 이것은 날씨가 좋을 때는 폭풍이 올 수도 있다는 것을 생각하지 않는 인간의 공통적인 약점입니다. 마침내 곤경에 처하게 되면 그들은 자신들을 지켜낼 생각은 하지도 않고 오직 도망갈 궁리만 했습니다. 그러면서도 승리자들의 오만방자함에 분노한 백성들이 결국 자신들을 다시 권좌로 불러줄 것이라고 기대했습니다.

이러한 방식은 다른 대안이 없다면 시도할 수도 있겠지만, 그 외의 다른 대안들을 고려하지 않은 채 이것에만 의존하는 것은 옳지 않습니다. 누군가 자신을 일으켜 세워줄 것을 기대하면서 넘어져서는 안 됩니다. 그러한 일이 일어나지 않을 수도 있으며, 누군가가 일으켜 세워준다 해도 안전해졌다고 할 수 없기 때문입니다.

스스로의 힘으로 일어서지 못한다면 그러한 구조는 아무런 소용도 없습니다. 자신의 재능을 통해 스스로의 힘으로 구현되는 방식만이 효과적이고 확실하며 오래 지속됩니다.

'나도 엄마나 아빠가 치과의사였더라면 참 좋았을 텐데. 지금보다 훨씬 더 쉽고 빠르게 성공할 수 있었을 텐데.'라는 동료들의 푸념을 치대 재학 시절에도 들었고 2009년 치과의사면허 취득 이후에도 수차례 들었다.

치의에 비해 사회적, 경제적으로 낮은 지위를 가진 직군의 부모 아래 태어난 사람(치대생 또는 치과의사)이라면 살면서 한두 번쯤은 할 수 있는 생각일지 모르겠다. 하지만 백 번 천 번 푸념 한탄한다고 해서 달라지는 것은 아무것도 없다. 왜 굳이 치과의사인가? 부모가 정주영 회장 또는 이병철 회장이길 바라는 편이 차라리 더 나을 것이다. 어차피 달라지는 건 하나도 없으니 꿈이라도 원대하게 꿔 보는 것이 잠시나마 행복할지도 모르겠다.

치열하고 또 치열한 현대 사회의 경쟁 속에서 철부지 어린아이처럼 징징거릴 여유는 없다. 선천적, 후천적 신체장애를 갖고 있음에도 불구하고 그것을 극복하고 치과의사로서 역할과 소임을 훌륭하게 수행하고 있는 엄청난 동료들에게 큰 존경을 표한다. 평균치에 비해 조금 더 우수한 두뇌에 멀쩡한 사지(뛸 수 있고, 농구할 수 있고, 의도한 대로 움직일 수 있는 팔과 다리)를 물려준 것만 해도 치과의사들의 부모는 소임을 다했다고 생각한다. 게다가 일정 시점까지 먹여주고 재워주고 입혀주지 않았나?

세상에 공짜는 없다. 친부모 또는 장인·장모(시부모)로부터 큰 원조를 받은 이는 그만큼의 자유를 헌납해야 한다. 즉, 간섭을 응당 견뎌야 한다. 소위 '혼테크[16)]'는 허상이고 신기루다. 집안 어르신들로부터 경제적 도움을 받는다면 일정 부분 되돌려드려야 한다. 이는 인간이자 자녀로서 마땅히 해야 할 도리이다.

스스로 쟁취한 것만이 온전히 나의 것이다. 본문에서 마키아벨리 역시 "자신의 힘과 재능으로 얻는 것만이 확실하다"고 말한다.

일당백의 실장, 마케팅 대행업체가 위기에 빠진 치과를 수렁에서 건져줄 수 있을까? 답은 이미 자명(自明)하다. 모든 이들은 이미 답을 알고 있다. 위기에 빠진 치과와 원장을 구원할 수 있는 이는 원장 자신뿐이다.

위기에서 탈출해서 생존과 성공을 향해 나아갈 수 있는 가장 확실한 방법 두 가지는 공부(새로운 것을 익히는 것)와 실행이다. 정보를 받아들이는 것만으로는 부족하다. 실행이 가미되어야 한다. ACTION! DO! 실행이 변화라는 바람을 불러일으킨다.

바람개비 또는 연을 만들었는데 바람이 불지 않는다? 전력 질주하라! 스스로 바람을 일으켜라! 죽은 고기(dead meat)처럼 축 처져 있어서는 그 어떠한 긍정적인 변화, 극적인 반등을 만들어낼 수 없다. 스스로를 구원하라(Save yourself)!

16) 결혼과 재테크의 합성어로, 재산 증식이나 권력 확보가 주된 목적이 되는 결혼을 가리킨다.

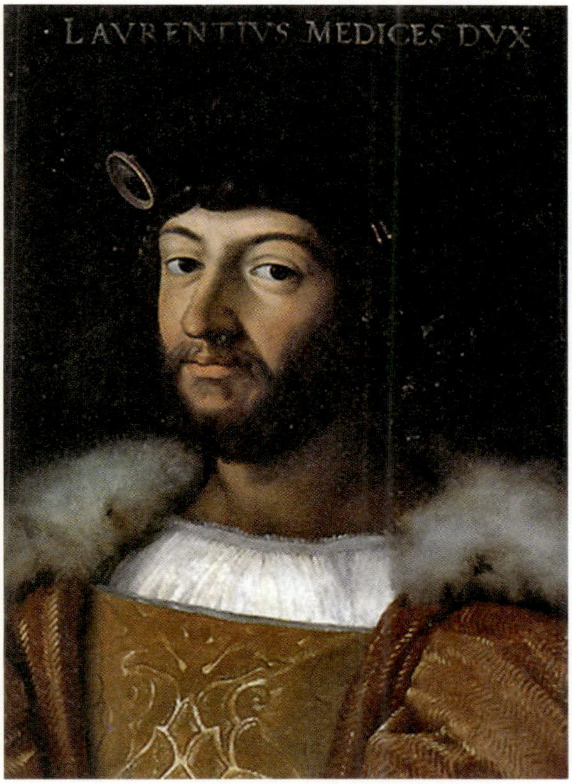

〈로렌초 데 메디치(Lorenzo de' Medici)〉
마키아벨리가 군주론을 바쳤던 당시 피렌체의 군주(실권자)

11 위기 극복의 리더십

추천곡 Faith by Stevie Wonder (feat.Ariana Grande)

영감을 주는 한마디

> “과학적 리더십이 필요하면 스콧을 부를 것이다. 신속한 정복을 원한다면 아문센을 부를 것이다. 하지만 절망적인 상황에서 길이 보이지 않는다면 섀클턴을 보내달라고 기도할 것이다.”
>
> – 레이먼드 프리슬리[1]

[brain storming with hashtags]

#최불암시리즈 #치과의사 #개원준비 #청력상실 #스타벅스 #사이렌 #siren #호메로스 #homeros #오디세이 #odyssey #상황적리더십 #스톡데일패러독스 #stockdale #paradox #빅터프랭클 #VictorFrankl #죽음의수용소에서 #냉정한평가 #희망 #노력 #마이클펠프스 #MichaelPhelps #스즈키이치로 #SuzukiIchiro #슬램덩크 #정대만 #포기를모르는남자 #어니스트섀클턴 #ErnestShackleton #인듀어런스 #endurance #인내

1) 1886~1974. 영국의 지질학자. 그는 로버트 스콧, 로알 아문센, 어니스트 섀클턴 모두와 같이 일해 본 사람이었다.

최불암 시리즈

1990년대 세기말 감성을 담은 채 전국적으로 큰 인기를 누렸던 유머(humor)가 있다. 바로 '최불암 시리즈'다. 주인공이 왜 하필 최불암이었는지는 최불암 본인도 모를 것이다. MBC 드라마 <전원일기>에서 보여줬던 푸근한 이미지가 큰 기여를 한 게 아닌가 조심스럽게 추측해본다.

최불암 시리즈 특유의 매력 포인트는 다소 썰렁한 유머로 허탈한 웃음을 자아내는 것이었다. 요즘으로 치면 허무개그에 속한다. 그 중 아직까지도 뇌리를 떠나지 않는 에피소드 하나를 소개한다.

[<최불암 시리즈> 메뚜기 편]

최불암이 메뚜기를 잡아서 관찰 실험을 했다. 먼저 메뚜기를 책상 위에 올려두고 명령한다.

"(책상 윗면을 손바닥으로 치며)뛰어!"

당연히 메뚜기는 정상적으로 도약(jump)한다.

다음 단계로 최불암이 메뚜기의 뒷다리 두 개를 뗀[2] 다음 또 다시 명령한다.

"(책상 윗면을 손바닥으로 치며)뛰어!"

뒷다리가 제거된 메뚜기는 정상적으로 도약하지 못한다. 최불암이 수차례 "뛰어!"를 연발하지만 메뚜기는 도약하지 못한다. 이를 목격한 최불암이 관찰 보고서에 다음과 같이 기록한다.

"메뚜기는 뒷다리를 떼면 청력을 잃는다."

2) 지금 생각하니 가학적인 동물 학대 행위다. 하지만 유머는 유머일 뿐이고 가정은 가정일 뿐이다. 지나치게 몰입하지 말자. 너무 지나치게 몰입하면 감상할 수 있는 문화·예술 작품의 폭이 현저히 줄어든다.

치과의사는 개원을 준비하기 시작하면 청력을 잃는다

치과의사는 개원을 준비하기 시작하면 청력을 잃는다. "성공 개원에 있어서 가장 중요한 요인은 자리이고, 두 번째로 중요한 요인은 입지이며, 세 번째로 중요한 요인은 포지션(position)이다"라는 농담이 있다. 그만큼 치과의 위치가 중요하다는 방증이다. 현실이 이러한데 개원을 준비하는 치의들 중 적지 않은 이들이 특정 자리에 꽂히면 주변 사람들의 조언을 듣지 못한다. 아무리 "그 자리는 절대 아니다!", "거긴 들어가면 망하는 자리다!"라고 크게 소리쳐도 그 순간만큼은 듣지 못하고 임대차계약과 개원 프로세스를 본인 고집대로 추진하는 경우가 태반이다. 저돌적인 모습이 마치 그리스 신화에서 사이렌의 아름다운 노랫소리에 매혹당한 선원들 같다. 또는 주변 시야를 차단당한 채 앞만 보고 뛰는 경주마 같다. 그런 다음 폐업을 결심하는 순간이 오면 주변인들에게 묻는다. 적반하장(賊反荷杖)이다.

"그 때 왜 나 안 말렸어?"

스타벅스 로고의 주인공 사이렌(Siren)

사이렌은 고대 그리스 신화에서 등장하는 신비로운 존재다. 반인반어의 모습으로 묘사되는 사이렌은 아름다운 목소리로 항해자들을 유혹하여 위험에 빠뜨린다. 사이렌과 관련된 가장 유명한 이야기는 호메로스의 서사시《오디세이》속 일화다. 오디세우스는 트로이 전쟁에서 돌아오는 길에 사이렌의 섬을 반드시 통과해야만 했다. 오디세우스는 자신의 선원들에게 밀랍으로 귀를 막게 하고, 자신은 배의 돛대에 몸을 묶어 사이렌의 노래에 대비했다. 이렇게 함으로써 오디세우스와 그의 선원들은 사이렌의 유혹에 빠지지 않고 해당 위험 구역을 무사히 지나갈 수 있었다.

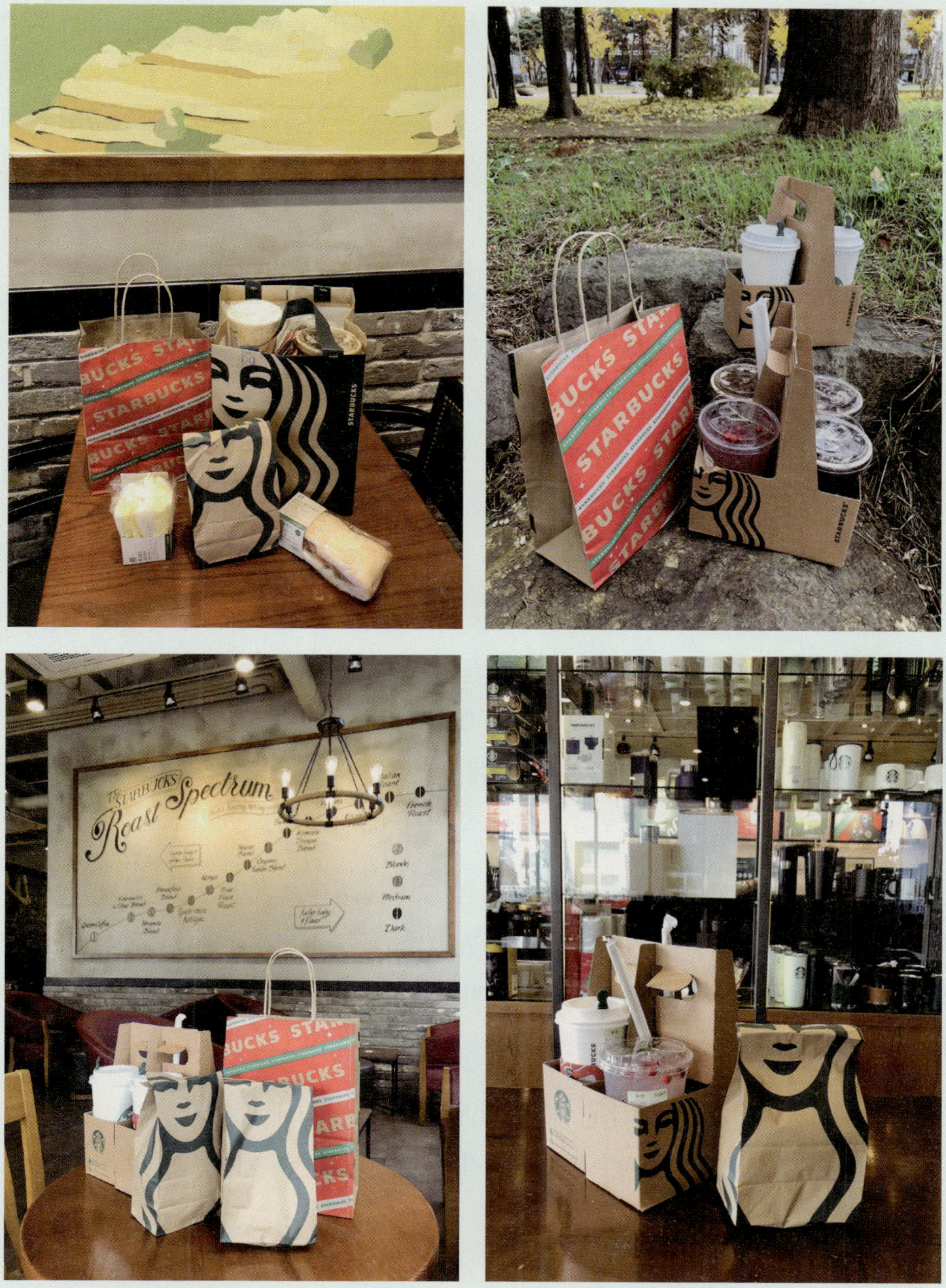

〈스타벅스 로고의 주인공 사이렌(Siren)〉 사진: 김병국

청력 상실 연대기

사실 곰곰이 생각해보면 치과의사들의 청력 상실('남의 의견을 귀담아듣지 않고 고집이 굉장히 세다'는 뜻의 비유) 연대기는 결코 짧지 않다. 학창시절(치대·치전원)로 다시 돌아가 보자. 동기들 중 성적 1등과 꼴등이 특정 사안에 관해 말다툼을 벌이는 장면을 떠올려보자. 꼴등이 본인의 성적이 한참 아래 있다고 해서 호락호락하게 물러서지 않는다. 더 정확히 표현하자면 1등에게 절대 지지(져주지) 않는다.

범위를 넓혀도 결과는 비슷하다. 설립 순서대로 맏형인 서울치대부터 가장 최근에 설립된 강릉원주치대까지 같은 학년 모든 학생들을 한 데 모은 다음 시험을 보게 하여 1등부터 꼴등까지 줄을 세운다. 그런 다음 특정 주제에 대해 토론 또는 토의를 시키면 1등과 꼴등의 설전이 벌어지더라도 1등이 꼴등에게 절대 지지(져주지) 않는다[3).

들어! 요! 쫌!

일단 기본적으로 우리 치과의사들은 남의 말을 잘 듣지 않는 존재들이다. 하지만 중요한 결정을 앞둔 중요한 시점에 중요한 사안들에 관해서는 제발 귀를 좀 열자! 쫌[4)]! 이렇게 간절히 요청하는 이유는 개원과 관련해서 자리(입지) 결정하고 임대차계약을 하는 순간, 브레이크 없는 기관차는 폭주를 시작해버리기 때문이다. 결코 멈출 수 없다. 그 자리에서 폐업하기 전까지는[5)].

인생은 어느 위치에서 시작하느냐에 따라 유리함과 불리함의 차이가 극명(克明)하다. 세상에 던져지는 순간에 재벌 집 막내아들로 태어난 경우, 평범한 회사원과 전업주부의 자식으로 태어난 경우, 고아원 앞에 버려지는 경우는 각각 그 차이가 현격(懸隔)하다. 당연히 좋은 자리, 높은 자리에서 시작하는 편이 성공하기 훨씬 더 유리하다.

경영과 관련하여 위기 극복을 위한 해결책(solution) 제안이 아예 불가능한 치과들이 있다. 서울 강남역 같은 격전지에 '30~40평, 원장 1명에 직원 2~4명'의 규모로 개원한 치과들이다. 그 자리

3) 여기서 우리는 공동개원의 어려움을 다시금 간접 체험할 수 있다. 동일한 발언권(지분)을 갖고 있는 경우, 지식·지능·통찰·경험이 우월한 원장이 치과 전체의 발전에 도움이 되는 제안을 하더라도 다른 원장(들)이 거부할 경우 일은 진행되지 못한다.

4) '조금'의 방언 (경상, 전라)

5) 실패(폐업)가 아니라 성공 후 건물주와 재계약이 결렬되어 근처로 확장 이전하는 경우도 종종 있긴 하다. 여튼 시작하는 자리, 위치의 중요성은 아무리 강조해도 지나침 없다.

에서 하루라도 빨리 벗어나는 것이 유일한 해결책이다. 일단 위험으로부터 멀어질수록 생존 가능성은 올라가니까. 치과만큼이나 치열한 경쟁을 벌이는 편의점 사업과 관련하여 "본전(초기 투자금)만 보전해주면 지금 당장이라도 사업 접는다!"고 외치는 점주들이 결코 적지 않다. 다시 개원 전으로 시계를 돌릴 수만 있다면 사지(死地)는 애초에 들어가지 않는 것이 최선이다.

상황이 바뀌면 리더십도 바뀌어야 한다

지인들의 조언을 경청하여 좋은 자리에 개원한 덕분에 성공 가도를 달리고 있는 원장들이 있다. 진심으로 축하한다. Please keep up the good work! 이와는 대조적으로 좋지 않은 자리에 개원했거나 개원 초반에는 승승장구했으나 후일(後日) 강력한 경쟁자(경쟁 치과)의 등장으로 인해 위기에 봉착한 원장들도 분명 존재한다. 이들에게는 지금 어떤 리더십이 절실할까?

스톡데일 패러독스(Stockdale Paradox)

위기에 빠졌을 때, 리더는 스톡데일 패러독스를 마음에 품고 실행해야 한다. 스톡데일 패러독스란 현재 직면한 위기 속 가장 냉혹한 현실들을 직시함과 동시에 '역설(패러독스, paradox)'적으로 아무리 힘들어도 결국에는 성공할 거라는 믿음을 잃지 않는 태도(자세)를 의미한다. 이 용어는 베트남 전쟁이 절정이던 시기에 하노이 힐턴 전쟁포로 수용소에서 무려 8년(1965~1973) 동안 포로로 갇혀 있었던 짐 스톡데일(Jim Stockdale) 장군의 이름에서 따왔다. 그는 8년 동안 수십 차례의 고문을 당하면서도 다시는 가족들을 볼 수 없을지도 모른다는 불안과 공포를 견뎌냈다.

스톡데일이 포로로 잡혀있다 풀려난 후 수많은 매체에서 수용소에서 살아남은 사람들과 죽은 사람들의 차이를 분석했다. 죽은 사람들은 크게 두 부류의 사람들이었다. 첫째, 비관주의자. 인간은 정신에 지배당하는 동물이다. 고장 난 냉동고에 갇힌 사람이 동사한 에피소드는 이를 증명한다. 포로들 중 비관주의자들은 수용 초반에 다 죽었다. 둘째, 낙관주의자. 스톡데일의 어느 인터뷰에서 낙관주의자들이 사망에 이르게 된 과정을 확인할 수 있다.

"낙관주의자들, 특히나 비현실적 낙관주의자들은 수용생활을 버티지 못하고 죽었다. '크리스마스 전에는 풀려날 수 있을 거야'라고 말하던 사람들 말이다. 그러다가 크리스마스가 오고 크리스마스가 가 버린다. 그러면 그들은 '부활절 전에는 나갈 수 있을 거야'라고 말한다. 또 다시 부활절이 오고 다시 부활절이 간다. 그 다음엔 추수감사절이다. 아무 일도 일어나지 않고 또 크리스마스가 온다. 이런 상황이 반복되면 비현실적 낙관주의자들을 스스로 상심해서 시름시름 앓다가 결국에는 죽었다.

이건 굉장히 중요한 교훈이다. 결국에는 성공할 거라는 믿음, 결단코 실패할 리는 없다는 믿음과 그게 무엇이든 눈앞에 닥친 냉혹한 현실을 결코 혼동해서는 안 된다.

우리는 크리스마스 전까지 나가지 못할 것이다. 그 사태에 대비해야만 한다."

빅터 프랭클의 전언(傳言)

아우슈비츠 수용소에서 기적적으로 생환해서 《죽음의 수용소에서》라는 유명한 자전적 수기를 출간한 정신과 의사 빅터 프랭클(Victor Frankl) 역시 스톡데일과 비슷한 이야기를 했다.

"수감자들의 사망률은 크리스마스부터 새해 첫날 일주일 동안 가장 높았다. 수감자들 중 대부분이 크리스마스는 집에서 맞이할 수 있을 거라는 근거 없는 희망을 가지고 있었기 때문이다. 크리스마스가 점점 다가오는데 풀려날 기미가 보이지 않자 죄수들은 점차 희망을 잃고 실의에 빠지고 말았다. 이것이 그들의 면역력에 치명적인 악영향을 미쳤고 그 결과 많은 사람들이 죽어 나갔다."

<핵심 정리> 스톡데일과 프랭클이 남긴 유산(교훈)

① 자신이 처한 상황을 보수적으로 냉정하게 평가해야 한다.

사실 무근의 비현실적 낙관주의는 오판을 야기한다. 오판은 위기를 부른다. 치과의사 입장에서는 경제 상황, 개원 입지, 본인의 실력, 병원 시스템 등에 관하여 3인칭 관찰자 시점에서 냉정하게 평가해야 한다. 그런 다음 중요한 의사 결정을 내리는 것이 옳다. 그래야만 실패 가능성을 줄이고, 생존·성공 가능성을 높일 수 있다.

<핵심 정리> 스톡데일과 프랭클이 남긴 유산(교훈)

② 끝까지 희망의 끈을 놓지 않아야 한다.

지역·국가·세계 경제가 불황인 시기에 힘들지 않은 사람은 없다. 고통에 공감한다. 최악의 상황에서도 희망의 끈을 놓지 않고 버티면 반등·역전의 기회는 반드시 온다. 지방 중소도시에서 으뜸(TOP)으로 꼽히는 치과를 운영(승승장구)하는 선배를 사석에서 만나 이와 관련된 조언을 들었다.

"병국아, 내가 여럿이서 대형 치과를 운영하다 2017년에 따로 나와서 단독 개원을 했어. 30인 이상 사업장에 준하는 꽤 큰 규모로 새 출발을 했지. 초반에 파리 날릴 때는 이러다 망하는 게 아닌가 싶은 생각이 절로 들더라. 그런데 명절 이후로 정말 거짓말처럼 환자들이 밀물처럼 밀려 들어오더라. 나뿐만 아니라 페이닥터 2명의 손을 빌려도 감당이 안 될 정도로 환자 수가 폭증했어. 그래서 페이닥터, 치위생사 둘 다 충원했지. 힘든 시기가 와도 버텨야 해. 버티면 좋은 시기가 찾아온다. 힘들 때 포기했더라면 지금의 나와 내 치과는 존재하지 않을 거야. 인생에는 부침(浮沈, up and down)이 있을 수밖에 없어. 혹시 힘든 시기가 찾아오면 네가 가장 잘 하는 거, 네가 환자들·고객들에게 가장 사랑받은 것에 역량을 집중하면서 버텨! 그러면 역전의 기회는 반드시 찾아오는 법이야!" 독일군에게 패배 직전까지 몰렸다가 대역전에 성공하며 제2차 세계대전을 승리로 이끌었던 영국의 수상 윈스턴 처칠은 다음과 같은 명언을 남겼다.

"만약 당신이 지옥을 통과하는 중이라면, 묵묵히 그냥 가라(If you are going through hell, keep going)."

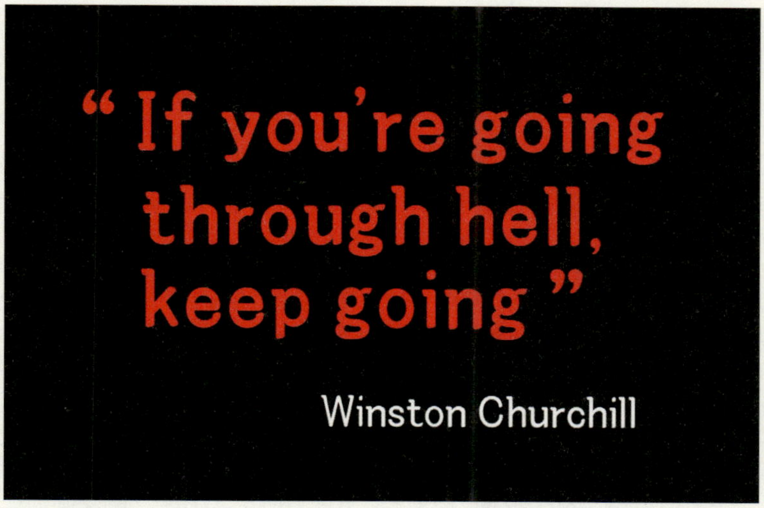

<핵심 정리> 스톡데일과 프랭클이 남긴 유산(교훈)

③ 발전과 개선을 위한 노력을 멈추지 않아야 한다.

위기의 순간에 리더는 노력을 멈추지 않아야 한다. 이때 '노력'은 '스스로의 발전과 조직 전체의 시스템 개선을 위한 노력'을 의미한다. 그래야만 위기 탈출의 기회가 오면 용수철처럼 튀어 올라갈 수 있다.

노력의 중요성은 아무리 강조해도 지나치지 않는다. 사람들이 동경하는 스타들, 영웅들은 평상시에 노력을 멈추지 않았기에 위업을 달성할 수 있었다. 김연아는 "기적을 일으키는 건 신이 아니라 나의 의지다"라고 말했다. 마이클 펠프스(Michael Phelps)[6]는 "오늘이 무슨 요일인지도 몰라요. 날짜도 몰라요. 전 그냥 수영만 해요."라는 명언을 남겼다. 스즈키 이치로[7]는 "쉬는 날은 1년에 딱 이틀이다. 리그가 끝난 다음 날 하루 쉬고, 크리스마스에 하루 쉰다. 나머지는 매일 훈련이다."라는 말과 함께 "나는 그저 매일을 똑같이 살아가면서 연습처럼 경기하고 연습처럼 경기를 끝낸다. 나는 과거의 명예 때문이 아니라 미래에 내가 달성할 것들 때문에 나 자신이 자랑스럽다."라는 명언도 남겼다.

치과의 리더로서 원장은 위기의 순간에 구체적으로 어떤 노력들을 해야만 할까? 치과 외부에서 촉발된 위기에 대한 해결책은 이하에 등장하는 영웅, 어니스트 섀클턴의 이야기 뒷부분에 제시하겠다. 치과 내부에서 기인한 위기에 대한 해결책은 '직원관리' 파트에서 자세히 기술 예정이다.

---

6) 미국의 수영 선수. 올림픽 역사상 제일 많은 금메달(23개)을 획득했다. 4관왕 4회 달성, 올림픽 역사상 유일무이하게 한 대회(2008 베이징 올림픽)에서 8개의 금메달을 석권하고 두 대회 연속 8개의 메달을 획득한 전설이다. 엄청난 노력과 연습으로 유명하다. 은퇴 후 인터뷰에서 6년 동안 단 하루도 훈련을 쉰 적이 없다고 고백했다. 이 정도의 훈련량은 수영은 물론 전 세계 모든 스포츠 종목의 선수들 중에서도 찾아보기 힘들다. 2008년 방송된 EBS '다큐 10'에서 "저는 오늘이 무슨 요일인지도 몰라요. 날짜도 몰라요. 전 그냥 수영만 해요."라고 했던 발언은 펠프스의 노력을 상징하는 유명한 말이다.

7) 일본의 전설적인 야구 선수. 1991년 일본프로야구의 오릭스 블루웨이브에서 프로 경력을 시작해 9시즌 동안 일본 야구를 평정한 뒤, 2001년 메이저 리그 베이스볼(이하 'MLB')의 시애틀 매리너스로 이적하여 한 시즌 최다 안타를 비롯한 수많은 대기록들을 남겼다. 또한 MLB 역사상 최초로 3000안타-500도루-골드 글러브 10회 수상을 달성했다. MLB 단일 시즌 안타 기록에 이치로가 2004년이 1위, 2001년이 10위에 등극되어 있다. 또한 세계 프로야구 최다 안타 기록과 10년 연속 200+ 안타 기록 역시 보유하고 있다.
이런 명성을 기반으로 ESPN 선정 21세기 아시아 스포츠 스타 랭킹 3위에 랭크되었다. 시애틀 매리너스 구단 명예의 전당에 헌액되기도 했다.
은퇴 5년 후가 되는 2025년에 미국 야구 명예의 전당 투표에 입후보 자격을 획득한다. 성적과 MLB 한 시즌 최다 안타 기록 갱신으로 따졌을 때는 첫 시도에 명예의 전당 입성이 거의 확정적이다. 이렇게 되면 역대 최초의 아시아 출신 MLB 명예의 전당 입성 선수로 기록된다. 또한 명예의 전당에 입성하면 시애틀 매리너스의 영구 결번 조건을 충족하게 되므로 MLB 최초의 아시아 출신 영구결번 선수가 될 예정이다.

포기를 모르는 남자 섀클턴

"그래. 난 정대만. 포기를 모르는 남자지."

만화《슬램덩크》의 대표적인 명대사다. 절망적인 상황에서 포기하지 않고 인간이 할 수 있는 모든 노력을 다하는 것은 결과와 무관하게 위대한 일이다. 죽음의 문턱까지 갔다가 장장 1,900km를 이동해 대원들 전원을 생환시킨 어니스트 섀클턴(Ernest Shackleton)의 이야기는 놀라움을 넘어 경외심을 자아내기 충분하다.

2전3기

어니스트 섀클턴은 이미 남극에 두 차례 도전한 경험을 가지고 세 번째 도전을 감행했다.

첫 번째 도전은 1901년, 영국 해군 장교이자 탐험가 로버트 스콧이 꾸린 탐험대의 대원 자격으로 이루어졌다. 남극점을 기준으로 북쪽으로 1,000km 떨어진 지점에서 당시 리더였던 스콧은 장비와 신체의 한계에 부딪혀 포기를 선언하고 후퇴했다.

두 번째 도전은 1908년, 섀클턴 스스로 팀을 꾸려 시도했다. 로이즈 곶의 기지에서 겨울을 보내며 힘을 비축한 섀클턴은 1908년 10월 29일, 탐험대원 3명과 조랑말 4마리를 데리고 남극점을 향해 출발했다. 결막염, 동상, 허기와 사투(死鬪)를 벌이며 남극점을 150km 앞둔 남위 88도 23분 지점까지 전진했다. 하지만 이번에도 체력과 식량이 발목을 잡았다. 모든 장비를 내던지고 36시간 동안 쉬지 않고 행군한 후에야 겨우 살아서 고국으로 돌아올 수 있었다. 그는 집에 돌아와 아내에게 "죽은 사자보다는 산 당나귀가 낫다(Better a live donkey than a dead lion)"고 말했다. 이 말은 탐험가들 사이에서 두고두고 회자되는 명언이 되었다.

섀클턴의 세 번째 도전은 노르웨이의 아문센과 영국의 스콧이 각각 남극점을 정복한 이후에 시도되었다[8]. 같은 나라 사람인 스콧이 남극점 정복 경쟁에서 노르웨이의 아문센에게 패배했고, 남극에서 숨을 거두었기에 영국 전역은 침통한 분위기로 휩싸였다. 이를 극복하기 위해 섀클턴은 남극 대륙 횡단이라는 어렵고 위대한 탐험을 설계했다. 고생길이 열리고, 고생한 만큼 보상해주지 못

8) 차이가 있다면 아문센은 1등으로 남극점을 정복한 다음 살아 돌아왔고, 스콧은 2등으로 남극점을 정복한 다음 살아 돌아오지 못했다.

할 수도 있으며 죽을 수도 있는 여정이었지만, 탐험대 모집에 놀랍게도 5천 명이 넘는 사람들이 자원했다. 약 200:1의 엄청난 경쟁률이었다. 섀클턴은 그들 중 25명을 엄선했다. 이후 아르헨티나 부에노스아이레스에서 정식 선발된 윌리엄 베이크웰과 친구 따라 남극 간다고 배에 몰래 승선한 퍼스 블랙보로까지 탐험대에 합류하며 총 28인의 탐험대가 구성되었다.

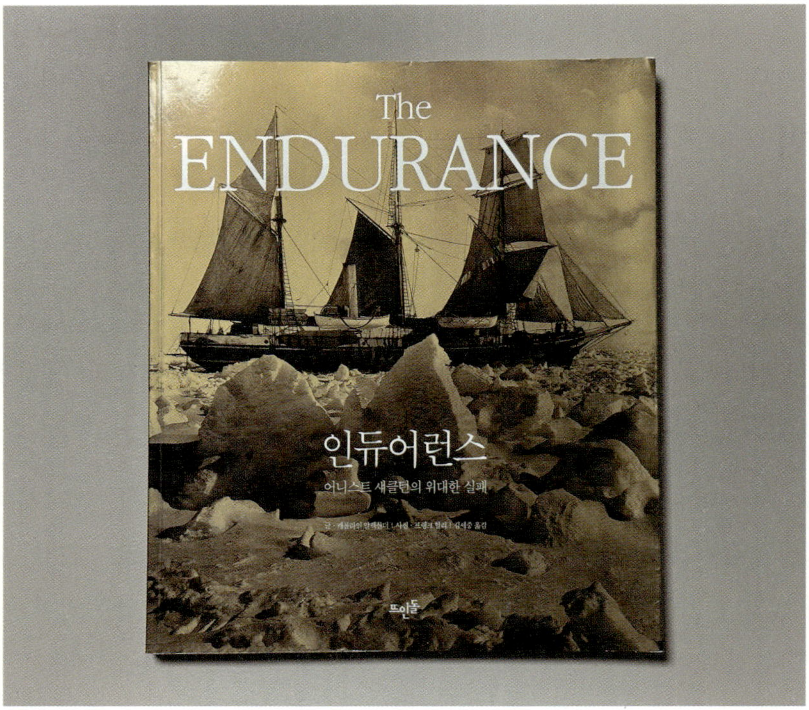

어니스트 섀클턴의 위대한 여정을 다룬 책 〈인듀어런스(The Endurance,인내)〉 사진: 김병국

섀클턴의 남극 대륙 횡단 탐험에 쓰였던 배 이름을 따왔다. 많은 이들이 인생 영화로 꼽는 <인터스텔라(Interstellar)> 속 우주선 이름 역시 같다.

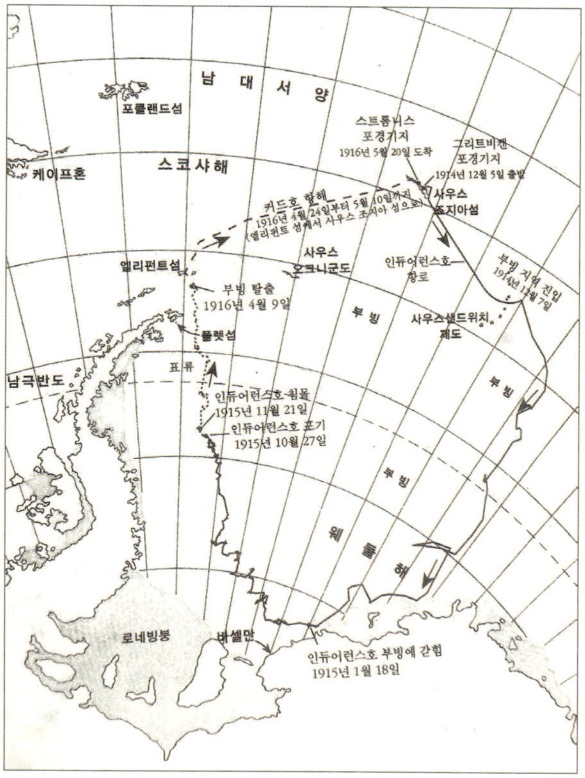

〈섀클턴의 여정〉

출항

1914년 8월 8일, 영국의 플리머스항을 출항한 인듀어런스호는 아르헨티나의 수도이자 가장 큰 항구인 부에노스아이레스로 향했다. 탐험대는 10월 26일에 부에노스아이레스를 출발하여 11월 5일에 '남극 대륙의 입구'로 불리는 남대서양의 사우스조지아 섬(South Georgia Island)에 도착했다. 탐험대는 사우스조지아 섬의 포경기지에 한 달 동안 머물며 탐험 준비와 물자 준비를 마치고 12월 5일 남극으로 출항했다.

산 넘어 산

출항 이후 여정은 역경의 연속이었다.

첫 번째 역경 – 부빙에 갇히다

1915년 1월 18일, 항해의 첫 목적지였던 남극 대륙의 바셀 만을 불과 130km 앞에 두고 인듀어런스 호가 부빙(浮氷, 떠다니는 얼음덩이)들 틈에 갇히게 된다. 바닷물은 계속 움직이기에 해류를 타고 부빙들과 함께 인듀어런스 호는 남극 대륙으로부터 북서쪽 방향으로 점차 멀어져 갔다. 이 상태로 시간만 흐르자 대원들은 대부분 초조해졌다. 하지만 대원 중 의사로 참여한 알렉산더 맥클린의 일기에 따르면 섀클턴은 리더답게 행동했다. 분노·실망·비관적인 모습을 전혀 보이지 않았다. 그저 팀원들을 독려하여 얼음(부빙) 위에서 겨울을 보낼 준비에 만전을 기했다. 참고로 남극의 연평균기온은 –23℃ 정도이며 연안에서는 –10℃ 이하, 내륙에서는 –55℃에 이르는 지구상에서 가장 추운 곳이다. 뺨을 후려치는 칼바람이 일상인 곳이다.

두 번째 역경 – 인듀어런스 호의 침몰

1915년 10월 27일, 거대한 굉음과 함께 부빙들이 배를 압박했다. 배의 여러 곳에 복구 불가능한(irreversible) 구멍과 균열이 생겼다. 섀클턴은 배를 포기하고 중요한 물건들과 함께 밖으로 탈출할 것을 지시한다. 팀원들은 구명정 3대와 생존에 반드시 필요한 것들만 챙기고 배를 빠져나간다. 1915년 11월 21일, 결국 인듀어런스 호는 바다속으로 자취를 감추었다. 뱃사람들에게 배는 집 이상의 의미가 있다. 배가 사라지면서 일부 팀원들의 마음속에서는 희망도 함께 사라졌을 것이다. 당시 섀클턴의 계산에 따르면, 배 침몰 당시 그들의 위치는 가장 가까운 육지로부터 600km, 가장 가까운 문명 지역으로부터 1,000km 이상 떨어진 곳의 바다 위였다. 얼음이 워낙 두꺼워서 빠지지 않을 뿐이었다. 일단 부빙 위에 캠프를 차렸다.

이 때 섀클턴은 남극 대륙 횡단이라는 목표를 전면 수정했다.

"목표가 바뀌었다! 우리는 전원 살아서 돌아간다!"

세 번째 역경 – 필사(必死)의 탈출

얼음이 녹으면서 부빙들이 바다보다 더 빠른 속도로 이동하기 시작했다. 부빙이 이동한 탓에 섀클턴과 대원들은 클래런스섬과 엘리펀트 섬이 육안으로 보이는 100km 거리 바다 위를 통과하고 있었다.

1916년 4월 9일, 섀클턴은 인듀어런스 호가 부빙에 갇힌 날을 기준으로 15개월 만에 바다에서 벗어나 엘리펀트 섬으로의 탈출을 감행한다. 수개월 전부터 준비한 작전이었다. 27명의 대원들이 작은 배 3대에 나눠 탔다. 잔잔한 대구 수성못에서 오리배를 타는 모습을 상상하면 절대 안 된다. 삶과 죽음의 경계 위에서 외줄타기를 하는 여정이었다. 강풍, 거센 파도, 수시로 내리는 눈 때문에 배로 계속 물이 들어왔다. 대원들은 끊임없는 긴장 속에서 계속 물을 퍼내야 했다. 축축하게 젖은 옷 때문에 오들오들 떨면서 식사, 용변, 수면을 해결해야 했다. 언제 배를 부숴버릴지 모르는 고래는 파도만큼이나 큰 위협이었다. 1916년 4월 17일, 그들은 작은 배에 몸을 싣고 남극의 거친 바다 위에서 7일 동안이나 죽음의 문턱을 수차례 넘은 다음 마침내 엘리펀트 섬에 상륙할 수 있었다. 1914년 12월 5일 이후 무려 497일 만에 처음으로 땅을 밟은 것이다.

네 번째 역경 – 바닷길 1,000km 이동

1916년 4월 20일, 섀클턴이 대원들을 집합시킨 다음 중대 발표를 했다. 섀클턴이 다섯 명의 대원들을 데리고 제임스 커드 호를 타고 사우스조지아 섬에 있는 포경기지로 간다는 것이었다. 이제 막 엘리펀트 섬에 도착한 처지에서 그건 실로 엄청난 계획이었다. 엘리펀트 섬에서 사우스조지아 섬까지는 무려 1,000km. 엘리펀트 섬에 상륙하기 위해 보트로 이동했던 거리의 10배가 넘는다. 그토록 멀고 까마득한 곳을, 겨우 6m 길이의 갑판도 없는 배를 타고, 지구에서 가장 험난한 바다 위로, 그것도 겨울에 지나가야 하는 것이다. 그 바다에는 시속 100km의 바람이 불고 20m 높이의 거대한 파도가 기다리고 있다. 운이 따르지 않으면 훨씬 심한 상황을 만나게 될지도 모른다. 육분의(六分儀: 수평선 위에 있는 천체의 고도를 측정하는 도구)와 크로노미터(Chronometer, 경선의, 經線儀: 선박의 진동 및 온도 변화에 영향을 받지 않는 정밀 휴대용 태엽 시계)만을 달랑 들고 중간에 육지가 전혀 없는 바다를 지나 그 작은 섬을 향해 가야 한다. 자칫 방향성을 상실하면 망망대해로 떠내려가 버릴 것이다. 게다가 날씨 또한 항해에 적당하지 않다. 풍랑이 거셌다. 이 계획은 만만치 않은 수준을 넘어 불가능에 가까웠다. 섀클턴의 계획을 들은 이들 중 대부분이 그렇게 생각했을 것이다.

'그냥 엘리펀트 섬에 정착해서 살면 안 되나?'라는 의구심을 가진 독자가 있을 수도 있겠다. 하지만 엘리펀트 섬은 사람이 장기간 살 수 있는 땅이 아니었다. 환경이 너무 척박했다. 캠프를 설치한 바위는 강풍과 눈보라로 인해 매일 조금씩 기울고 있었다. 옷들은 심하게 낡았고 동굴과 같은 자연 피난처도 존재하지 않았다. 물개와 펭귄을 제외하면 연료와 식량 역시 부족했다. 게다가 물개와 펭귄을 언제까지 잡을 수 있을지도 모르는 노릇이었다. 당시 상황은 발을 땅에 붙이고 서 있다는 것을 제외하면 험난한 항해와 크게 다를 것이 없었다. 섀클턴의 선택은 불가피한 것이었다.

1916년 4월 24일 월요일 아침, 개조를 마친 제임스 커드 호에 4주 정도를 버틸 수 있는 식량이 실렸다. 출항 직전, 섀클턴은 자신의 오른팔이었던 프랭크 와일드에게 이하의 편지를 전했다.

<프랭크 와일드에게>

사우스조지아 섬까지의 이번 여정에서 내가 돌아오지 못한다면, 남은 대원들의 구조에 최선을 다해 주기 바랍니다. 이 배가 엘리펀트 섬을 떠난 그 순간부터 당신이 모든 권한을 가지며 전 대원이 당신의 명령을 따르게 될 것입니다.

만약 영국으로 돌아가거든 위원회에 연락하여 헐리, 오들리와 함께 책을 써 주십시오. 나와 관계된 문제들에 대해서도 신경 써주기 바랍니다. 당신은 영국과 유럽에서 강연하고 헐리는 미국에서 강연하도록 하는데 협의한 내용이 다른 편지에 적혀 있습니다.

당신을 믿습니다. 당신의 삶과 인생에 하나님이 함께하길 빕니다. 나를 아는 모든 사람들에게 사랑했다는 말과 내가 최선을 다했다는 말을 전해 주기 바랍니다.

1916년 4월 23일, 엘리펀트 섬에서
어니스트 섀클턴

섀클턴과 대원들은 강풍, 파도, 젖은 옷, 추위와 사투를 벌였다. 워슬리의 일기에는 다음과 같은 내용이 있다.

"여섯 명을 두 조로 나누어 4시간마다 교대를 했다. 세 명은 물에 흠뻑 젖은 채로 침낭 안에 들어가 잠을 잤고, 세 명은 갑판 위에 있었다. 한 명이 한 시간 동안 배를 조종했고 다른 두 명은 돛을 잡거나 계속 물을 퍼냈다. 잠을 청하러 갑판 아래로 들어가는 것은 끔찍한 일이었다. 물에 잠긴 밸러스트(ballast)[9] 사이의 공간은 고작 1.5m x 2m 정도에 불과했다. 대원들은 물에 흠뻑 젖은 묵직한 옷을 입은 채 돌 위를 한 줄로 나란히 기어서 각자의 침낭 안으로 들어갔다. 배가 흔들리고 물이 들어오면 이 좁은 공간에 산 채로 갇혀 죽는 것이 아닌가 하는 두려움이 몰려왔다. 졸다가도 익사할 것 같은 기분에 퍼뜩 잠이 깨는 경우가 많았다. 자도 자는 게 아니었다."

9) 배에 실은 화물의 양이 적어 배의 균형을 유지하기 어려울 때 안전을 위하여 배의 바닥에 싣는 중량물. 물이나 자갈 따위를 싣는다.

워슬리 일기장에 적힌 "세상에서 가장 높고, 가장 넓고, 가장 긴 파도"와 근처 바다를 통과하던 500톤 규모의 증기선을 집어삼켰던 시속 150km의 허리케인을 이겨내고 엘리펀트 섬을 떠난 지 16일(1916년 4월 24일부터 5월 10일까지) 만에 섀클턴과 대원들은 사우스조지아 섬 킹 하콘 만에 도착했다.

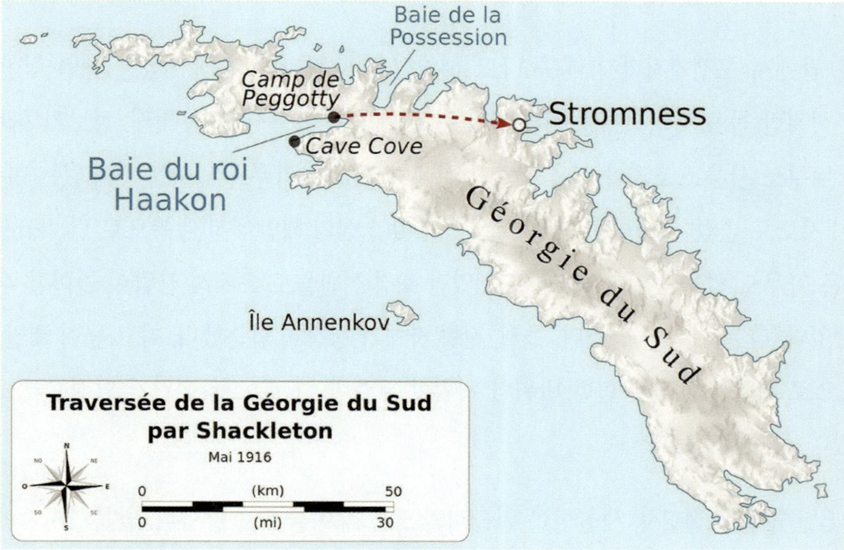

〈섀클턴 탐험대의 사우스조지아 섬 횡단 경로〉

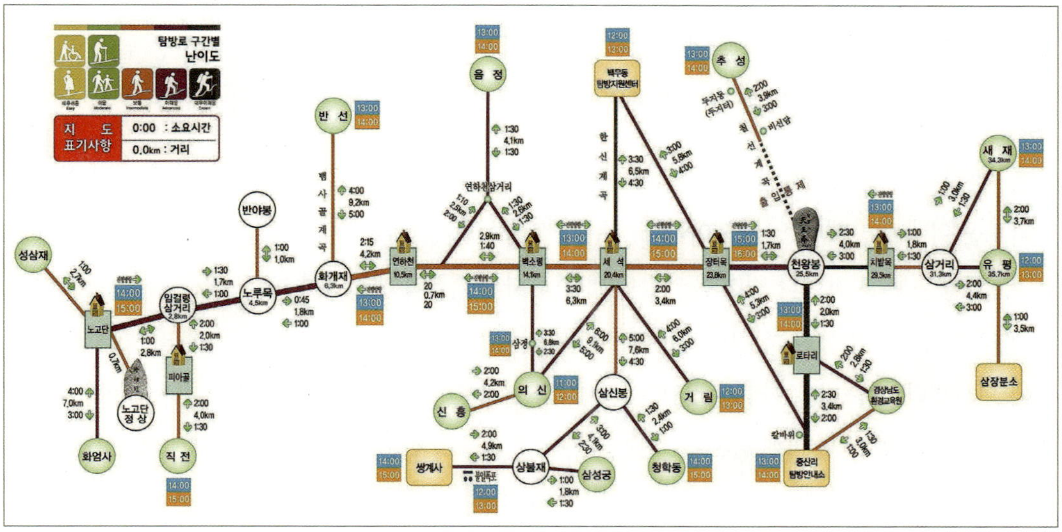

〈지리산 종주 시 거리 및 소요시간〉

다섯 번째 역경 - 섬을 가로질러 반대편의 포경기지로 가자

천신만고(千辛萬苦) 끝에 사우스조지아 섬에 도착한 섀클턴은 바로 다음날 새로운 계획을 발표한다. 본인은 워슬리, 크린을 데리고 걸어서 섬을 가로질러 반대편의 스트롬니스 포경기지까지 간다는 것이 핵심이었다. 빈센트와 맥카티는 맥니쉬의 지휘 하에 상륙한 곳 근처에 남아있을 것을 지시했다.

킹 하콘 만에서 포경기지까지 배를 타고 해안선을 따라가면 250km였던 반면 직선거리로는 33km였다. 하지만 목표 달성까지는 여러 가지 큰 장애물들이 존재했다. 첫째, 정보가 하나도 없었다. 그 어느 누구도 사우스조지아 섬을 횡단한 선례가 없었다. 아무도 넘어본 적이 없는 미지의 산이었고 당연히 지도도 없었다. 섀클턴 역시 "사우스조지아 섬의 해안에서 내륙으로 단 1km라도 들어가 본 사람은 아무도 없을 것이다. 내가 알고 있던 포경 선원들도 도저히 사람이 들어갈 수 없는 곳이라고들 했었다."라는 기록을 남겼다. 둘째, 지형 자체가 굉장히 험준했다. 최고 높이 해발 3,000m의 눈·얼음으로 뒤덮인 산맥에 험한 바위와 위험한 크레바스(crevasse)[10]가 함정처럼 곳곳에 도사리고 있었다. 몹시 위험했다.

1916년 5월 19일 오전 2시, 섀클턴은 워슬리와 크린을 이끌고 출발했다. 발목까지 푹푹 빠지는 눈 덮인 능선을 기어오른 대원들은 2시간 만에 해발 300m 지점에 도착했다. 아래쪽의 해안이 한눈에 들어왔고 산 너머엔 눈으로 덮인 깊은 골짜기도 있었다. 처음 잡은 방향으로 서로를 묶은 밧줄에 의지한 채 크레바스를 주의하며 전진하여 정상에 도달했다. 올라오는 과정은 힘들었지만 진짜 큰 난관은 도끼로 깎아지는 듯한 절벽을 내려가는 것이었다. 섀클턴은 일단 가장 가까운 남쪽 계곡을 목표로 삼고 손도끼로 계단을 만들며 대원들을 이끌었다.

첫 번째 협곡에 올라갔을 때의 느낌을 섀클턴은 다음과 같이 적었다. "협곡 정상에 올라 아래를 바라보곤 이내 실망했다. 얼음 덩어리가 뒹구는 까마득한 절벽이었다. 내려갈 길이 도무지 보이지 않았다." 그들은 세 시간이나 걸려 올라갔던 비탈을 다시 되짚어 내려와야 했다. 식사를 하고 난 다음 두 번째 협곡에 도전했다. 하지만 이번에도 결과는 같았다. 그들은 다시 비탈을 내려와 세 번째 협곡에 도전했다. 워슬리는 이렇게 적었다. "앞의 두 협곡보다 훨씬 더 가파른 길이었다. 해발 1000m까지 올라가야 했던 세 번째 협곡을 오르는 과정은 유난히 힘들고 고통스러웠다." 오후 4시경에 그들은 협곡 정상에 도착했다. 이미 해가 넘어가면서 추운 밤이 다가오고 있었다. 슬프게도 결과는 같

10) 빙하나 눈 골짜기에 형성된 깊은 균열이다. 벽면은 수직으로 1~2m 정도의 틈이 형성된 것이다. 밑바닥까지의 거리는 10m 전후로 얼음이 녹은 물이 흐르고 있는 경우도 있다. 로프나 사다리를 활용해 통과해야 한다. 낙하 위험이 상존한다.

았다. 이게 남은 것을 가장 북쪽에 있는 마지막 협곡뿐이었다. 그들은 지체 없이 새로운 도전에 나섰다. 한참을 걸려 간신히 좁은 능선 위에 올라섰지만 안개와 어둠에 휩싸인 비탈 아래쪽에는 아무것도 보이지 않았다. 추운 고지대에서 밤을 보냈다간 얼어 죽기 딱 좋았다. 날씨가 언제 급변할지 모르는 긴박한 상황에서, 섀클턴은 마침내 목숨을 건 대담한 결단을 내렸다. 로프로 똬리를 만든 다음 썰매처럼 깔고 미끄러져 내려가기로 한 것이다. 시골에서 비료 포대를 썰매 삼아 산비탈을 내려오듯 로프로 만든 썰매를 타고 눈과 얼음으로 덮인 가파른 산을 내려가기 시작했다. 섀클턴, 워슬리, 크린 순으로 앉아 앞사람의 허리를 꽉 감싸 한 덩어리를 형성했다. 그리고는 칠흙 같은 어둠속에서 목숨을 건 썰매 질주를 시작했다. 정신 못 차릴 정도로 빠른 속도로 산비탈을 내려가던 로프 썰매는 몇 분 후 경사가 완만해짐에 따라 스스로 감속했다. 이후 로프 썰매는 눈더미에 부드럽게 키스하며 멈춰 섰다. 섀클턴의 이 목숨을 건 도박이 성공한 덕분에 이들은 결국 포경기지에 도착해서 구조를 요청할 수 있었다. 나머지 이야기는 해피엔딩이다. 가까운 순서대로 동료들을 구조하여 전원 생환이라는 목표를 달성했다.

김종규를 보면 김주성의 위대함을 알 수 있다
스테판손을 보면 섀클턴의 위대함을 알 수 있다

우리나라 프로농구 원주 DB의 김종규 선수를 보면 같은 팀 감독 김주성이 현역 시절 얼마나 위대한 선수인지 실감할 수 있다. 비슷한 키(205~207cm)에 빠른 발과 높은 점프력을 가진 빅맨이었다. 그러나 국내리그 챔피언결정전 우승 횟수(김주성 3회, 김종규 0회)와 국제대회 활약에서 큰 차이를 보인다. 김주성은 탁월한 농구 센스(BQ)를 바탕으로 공격 시 골밑 공략, 중거리슛, 3점슛, 패스 등에서 맹활약했다. 중국, 이란과 같이 평균 신장이 우월한 팀을 만나면 상대 수비수를 외곽으로 끌고 나와 수비 범위를 넓히며 부담을 주기도 했다. 수비 시에는 본인 몫의 상대 선수를 제어하는 동시에 팀 동료의 수비를 돕기도 했다. 같은 팀원이 상대 선수에게 돌파 허용 시 골밑을 지키고 있다가 헬프 블락(help block)을 때려내는 장면은 김주성의 하이라이트 필름에 자주 등장하는 장면이다.

빌헬머 스테판슨(Vilhjálmur Stefánsson)[11]을 보면 어니스트 섀클턴이 얼마나 위대한 리더인지 실감할 수 있다. 1913년, 스테판슨은 캐나다 탐험대를 이끌고 북극 탐험에 나섰는데, 그가 탄 카를루크 호가 부빙에 갇혀 고립되었다. 그는 순록 사냥으로 식량을 조달하겠다는 거짓말을 쓴 편지

11) 아이슬란드계 캐나다인

를 남기고 식량과 탄약을 휴대한 채 4명과 함께 떠났다. 이후 스테판슨 일행은 북극 탐험을 끝까지 마치고 살아서 돌아왔지만, 남아있던 대원들 중 11명은 상대방을 헐뜯고 속이고 싸우다가 사망했고 남은 소수는 구사일생(九死一生)으로 구조되었다.

에베레스트를 최초로 정복한 에드먼드 힐러리(Edmund Hillary)는 섀클턴의 불멸의 리더십을 이렇게 강조했다.

"재난이 일어나고 모든 희망이 사라졌을 때, 무릎 꿇고 섀클턴의 리더십을 달라고 기도하라."

<핵심 정리> 섀클턴으로부터 배우는 위기 극복의 리더십

① 위기 상황에서 동요하지 마라

섀클턴은 위기가 거듭되더라도 동요하거나 불안해하는 모습을 밖으로 드러내지 않았다. "리더가 기침하면 팔로워들은 감기몸살에 걸린다"라는 격언이 있다. 만화 <슬램덩크> 능남대 해남의 시합에서, 주장이자 주전 센터 변덕규가 퇴장당한 상황에서도 능남 선수들은 시합 종료 휘슬이 울릴 때까지 결코 희망을 버리지 않았다. 팀의 에이스이자 실질적 리더인 윤대협이 건재했기 때문이다. 위기 상황에서 원장이 동요치 않고 굳건한 모습을 보이면 직원들은 그런 원장을 기꺼이 믿고 따르며 치과를 다시 일으켜 세울 것이다.

② 솔선수범하라

섀클턴은 손가락 동상을 입었음에도 불구하고 장갑을 잃은 대원에게 자신의 장갑을 서슴없이 벗어주었다. 인듀어런스 호 침몰 후 이동하는데 불필요한 물건을 버리는 과정에서 가장 먼저 금시계, 금 담배 케이스 등을 버리는 모범을 보였다. 또한, 위험한 일에는 늘 앞장서는 모습을 보였다. 탐험대 중 가장 힘이 세고 거칠었던 존 빈센트를 곁에 두고 관리했던 이도 섀클턴이었다. 리더는 어려운 일에 앞장서야 한다.

치과에 환자가 없다? 누가 환자 유치를 위해 노력해야 할까? 누가 모객(募客)에 힘 써야 할까? 리더인 원장이 해야 한다.

진상 응대(대응)는 누구의 몫일까? 리더인 원장의 몫이다.

조직 내에서 분란을 일으키는 직원[12)]은 누가 전담 마크해야 할까? 리더인 원장이 해야 한다.

12) 관심 사병 또는 트러블메이커(trouble maker)

<핵심 정리> 섀클턴으로부터 배우는 위기 극복의 리더십

③ 절대 포기하지 마라

여기서 '포기하지 않는다'는 말은 '인간이 할 수 있는 모든 노력들을 전력을 다해 한다'는 뜻이다. 위대한 여정에서 섀클턴이 그러하였듯이 말이다.

치과 경영이 위기에 봉착했을 때 원장은 할 수 있는 모든 노력들을 전력을 다해 실행해야 한다. 첫째, 출근길에 그냥 치과에 총총총 걸어 들어가서는 안 된다. 가는 길에 최소 한곳 이상의 상점 또는 병의원을 들러서 작은 선물(칫솔 또는 커피 등)을 전하며 치과를 홍보해야 한다. 둘째, 자습과 세미나 참석을 통해 진료의 질을 향상시켜야 한다. 셋째, 진료를 마친 후 바로 다음 환자가 대기하고 있는 상황이 아니라면 절대 원장실로 곧장 들어가서는 안 된다. 환자와 소소한 대화(small talk)를 나누며 엘리베이터까지 배웅해야 한다. 생일, 명절 등 특별한 날에는 작은 선물을 전한다면 환자는 충성 고객이 되지 않을 수 없을 것이다. 넷째, 환자가 없는 시간 동안 원장실에서 컴퓨터나 휴대전화를 붙잡고 허송세월해서는 안 된다. 연예인 사진이나 오타니가 홈런을 치는 장면을 담은 야구 동영상을 보는 행위는 치과 경영에 하등 도움이 되지 못한다. 그 귀한 시간 동안 치과를 홍보하는 게시물을 소셜미디어(SNS) 또는 네이버 블로그에 올리는 편이 백번 낫다. 그렇지 않으면 치과 VIP들에게 치약, 칫솔, 핸드크림, 화장품 등 작은 선물을 택배로 보내라. 그러면 그들은 소개 환자로 화답할 것이다. 다섯째, 진료를 마친 후 순순히 집으로 바로 들어가서는 안 된다. 치과 인근 상점(들)에 들러 작은 선물(칫솔 또는 커피 등)을 전하며 치과를 홍보한 다음에 귀가할 자격이 주어진다.

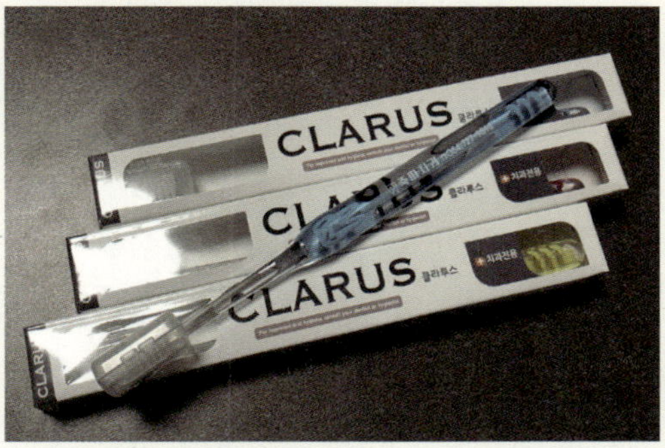

〈칫솔〉 사진: 김병국

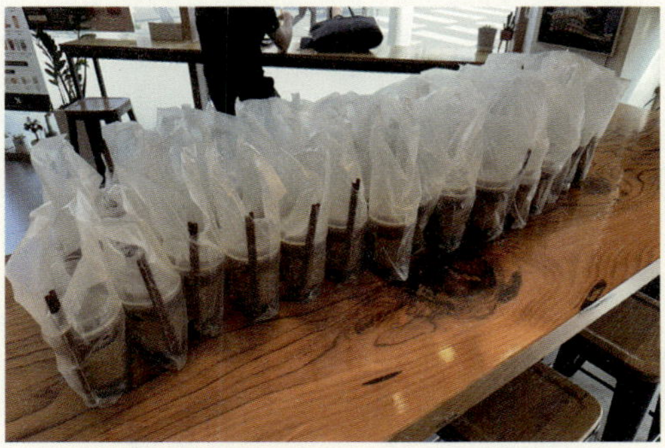

〈아이스 아메리카노(ice americano)〉 사진: 김병국

<핵심 정리> 섀클턴으로부터 배우는 위기 극복의 리더십

④ 팔로워들의 마음 건강까지 챙겨라

인간은 일만 하는 기계 또는 로봇이 아니다. 감정을 지닌 동물이다. 섀클턴은 인듀어런스호 침몰 전에는 음악 감상, 축구 경기 등으로 대원들을 독려했다. 배 침몰 후 불필요한 물건들을 버리는 순간에도 밴조(Banjo: 미국의 대표적인 민속 현악기)와 카메라는 버리지 못하게 했다. 밴조는 대원들의 정서적 위안을 위해, 카메라는 기록을 위해 보존한 것이다. 미래가 없는 사람은 기록을 남기지 않는다. 대원들에게 일기 쓰기를 명령한 것도 카메라를 남긴 것과 같은 의미다. '우리는 반드시 살아 돌아간다'는 강력한 의지의 표현이었다.

원장은 업무뿐만 아니라 섀클턴처럼 직원들의 마음 건강까지 챙겨야 한다. 직원들이 좋아하는 상황들을 제공하고, 싫어하는 상황들을 줄이거나 없앰으로써 만족도를 높여야 한다. 이 같은 노력을 통해 직원들의 만족도는 높이고 퇴사 의욕은 낮출 수 있다. 이는 동기부여 이론들 중 프레드릭 허츠버그(Frederick Herzberg)의 2요인 이론(two-factor theory), 동기-위생 이론(motivation-hygiene theory)의 핵심 내용이다. 보다 자세한 내용은 'III.직원관리' 중 '동기부여' 부분에서 다룰 예정이다.

12 원장을 위한 감성지능(EI)

추천곡 Emotions by Mariah Carey

영감을 주는 한마디

“ 리더는 감정을 이해하고 관리하는 사람이다. ”

- 다니엘 골먼(Daniel Goleman)

[brain storming with hashtags]

#T #감성지능 #EmotionalIntelligence #행복은성적순이아니잖아요 #데이비드맥클렐런드 #자기인식 #SelfAwareness #자기규제 #SelfRegulation #동기부여 #motivation #공감능력 #empathy # 사교능력 #SocialSkill

너 T야?

위 표현은 젊은이들 사이에서 자주 쓰이는 말이다. 앞서 잠깐 언급했던 MBTI 중 세 번째 분류 항목은 '판단기준'이며 이는 두 가지 유형으로 나뉜다. 첫째, T(thinking, 사고형). 특정 사안에 대한 판단 시 진실과 사실에 주안점을 두고 논리적·분석적·객관적 사고 과정을 통해 문제 파악(진단)과 해결책 모색(치료계획 수립)에 집중한다. 둘째, F(feeling, 감정형). 사람과 관계에 주안점을 두고 상대의 감정에 공명(共鳴)하고자 노력한다.

"너 T야?"라는 말은 화자(話者)가 사실 여부와 무관하게 감정적 지지를 받고자 호소하는 말들을 나열하는 상황에서 청자(聽者)가 사실 확인과 문제 해결에만 집중된 답을 했을 때 화자 또는 주변 사람들이 사용하는 표현이다. '공감 능력의 결여 또는 부족'을 꼬집는 말이다.

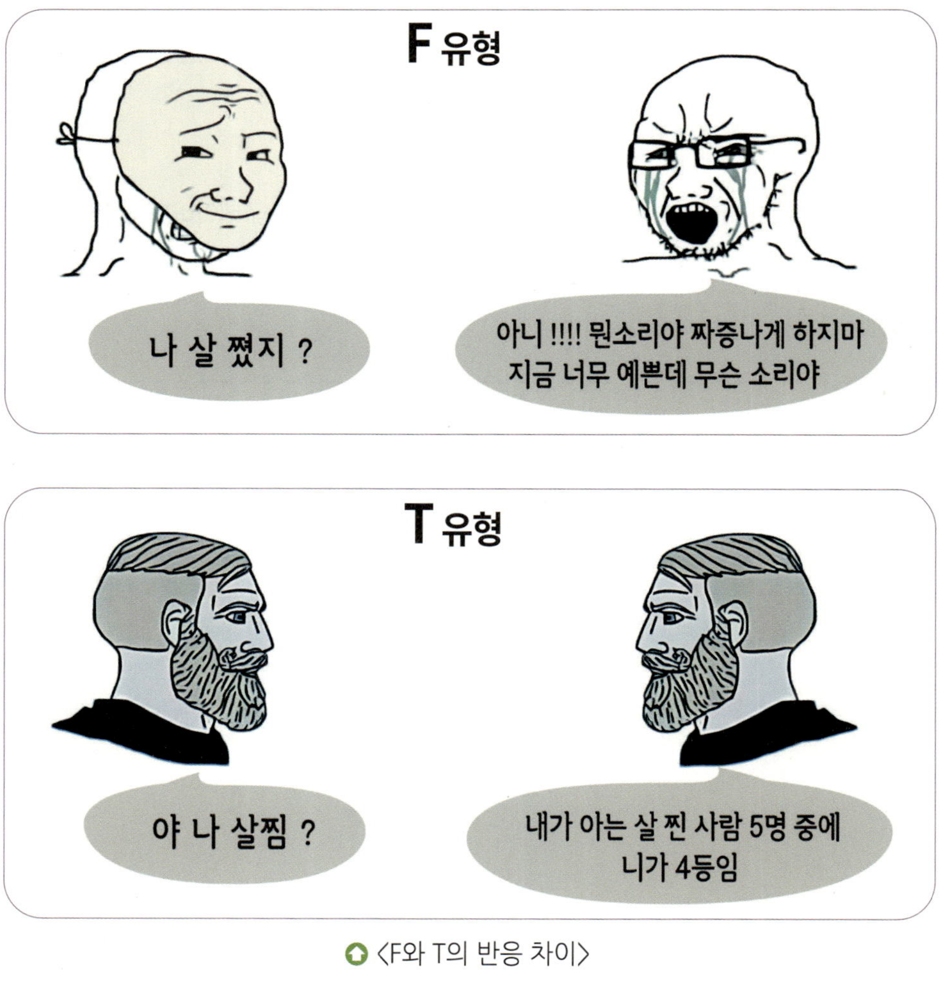

〈F와 T의 반응 차이〉

감성지능(emotional intelligence)

감성지능(emotional intelligence, EI)이란 자신이나 타인의 감정을 인지하는 개인의 능력을 의미한다. 감성지능은 심리학자 겸 과학언론인인 대니얼 골먼(Daniel Goleman)이 1995년 출간한 책 《감성지능(Emotional Intelligence - Why it can matter more than IQ)》에 의해 그 중요성을 인정받게 되었다.

행복은 성적순이 아니잖아요

영화 <행복은 성적순이 아니잖아요>는 1989년 개봉한 강우석 감독의 작품이다. 철학적 화두를 내포한 제목 덕분에 해당 영화는 공부하기 싫어하는 수많은 학생들의 핑계거리로 활용되기도 하였다.

치과의사들의 성공 역시 성적순이 아니다[1]. 사실 성공이라는 것 자체가 본질적으로 많은 요인들(multifactorial)이 발현된 결과이기에 감성지능을 성공의 핵심요소 또는 키포인트로 지목하는 것은 논리적으로 비약이다. 그러나 원장이 뛰어난 리더십을 발휘하기 위해 반드시 갖추어야 할 덕목인 것은 분명하다.

흥미로운 연구 결과들

감성지능에 대한 호기심 또는 학구열을 자극하는 흥미로운 연구 결과들이 있어서 소개하고자 한다.

첫째, 조직행동론과 동기부여의 대가인 데이비드 맥클렐런드(David McClelland)[2]의 1996년 연구. 글로벌 식음료(F&B, food and beverage)기업을 조사한 결과, 경영자의 감성지능이 높은 경

1) 이른바 '명문대', '좋은 학교'의 대명사인 서울치대, 연세치대를 졸업한 경우, 그렇지 않은 경우보다 성공할 가능성이 높은 것은 사실이다. 그러나 학력이 성공을 100% 보장해주는 것은 아니다.

2) '인간의 동기부여가 세 가지 핵심 욕구에 기반한다'고 주장하는 욕구이론(theory of needs)의 창시자이다. 첫째, 성취 욕구(need for achievement, nAch)는 일련의 정해진 기준을 성취하고 탁월해지고자 하는 욕구이다. 둘째, 권력 욕구(need for power, nPow)는 다른 사람을 그들이 행동하지 않는 방식으로 행동하게 만들려고 하는 욕구이다. 셋째, 친교 욕구(need for affliation, nAff)는 친밀하고 가까운 대인관계에 대한 욕구이다.

우 그가 경영하는 부서는 연간 수익 목표를 20%씩 초과달성하는 결과를 보였다. 반면에 감성지능이 낮은 경영자들은 약 20% 낮은 성과를 기록했다. 놀랍고도 신기한 점은 맥클렐런드가 진행한 프로젝트가 미국 본사뿐만 아니라 아시아와 유럽 지사에서도 유사한 결과를 보였다는 사실이다.

둘째, 대니얼 골먼은 188개 글로벌 기업들(브리티쉬에어웨이, 크레디트스위스 등)의 고성과자들을 분석한 연구. 업무 능력(일머리), 지적 능력(IQ), 감성지능(EI)을 탁월한 성과를 내는 세 가지 재료라는 가정하에 비교했을 때 감성지능이 다른 두 가지 능력들보다 두 배는 중요하다는 결론을 얻었다. 이러한 경향은 모든 직급에서 동일하게 나타났다. 또 다른 중요한 사실은 감성지능이 조직에서 높은 직급으로 올라갈수록 더욱 더 중요해진다는 점이다. 이와 반대로 업무 능력은 높은 직급으로 승진할수록 무시해도 무방한 요인으로 전락한다. 고위 임원들 중 높은 성과를 보이는 임원과 그렇지 않은 임원을 비교해보면 분석능력은 비슷한 반면, 차이의 90%는 감성지능에서 드러난다고 한다.

감성지능의 다섯 구성요소

① 자기인식(self-awareness)

자신의 강점과 약점을 아는 것. 구강악안면외과 전문의가 다른 진료과목들을 배제(trade off)하고 사랑니 발치 및 소수술 전문 치과를 개원한 사례 또는 보철과 비전공자가 하악 총의치를 치료계획으로 채택하지 않는 것 등이 명확한 자기인식의 예이다.

② 자기규제(self-regulation)

방해가 되는 분위기나 충동을 조절하거나 다른 방향으로 돌리는 능력. 예를 들어 환자가 이미 대기실에 와 있는데 정작 보철물은 기공소에서 오지 않았고 이를 치과 내 구성원 그 누구도 사전에 체크하지 못한 상황이 발생했을 때, 직원들을 크게 꾸짖거나 질책하지 않고 시스템의 부족한 점을 찾아 보완하는 원장을 보고 자기규제가 탁월하다고 한다.

③ 동기부여(motivation)

스스로의 기준에 맞춰 성과를 즐기는 것. 새로운 도전에 대한 열정(에너지)과 실패를 낙관적으로 받아들이는 태도가 이 요소를 가진 이의 특징이다.

④ 공감능력(empathy)

다른 사람들의 감정 상태를 이해하는 능력. 초진설문지에 "신경치료하고 크라운 한 치아가 아파요. 그 치아 바깥쪽 잇몸도 개구리 배처럼 볼록하게 부풀어 올랐어요. 처음 치료한 치과에 다시 가고 싶지 않아요."라고 적은 신환(新患)과의 대화를 통해 이 환자가 좋은 결과에 대한 열망이 강한 착한 환자인지, 그냥 까다롭기만 한 진상인지를 능숙하게 판단하는 치과의사는 공감능력이 탁월하다 할 수 있다.

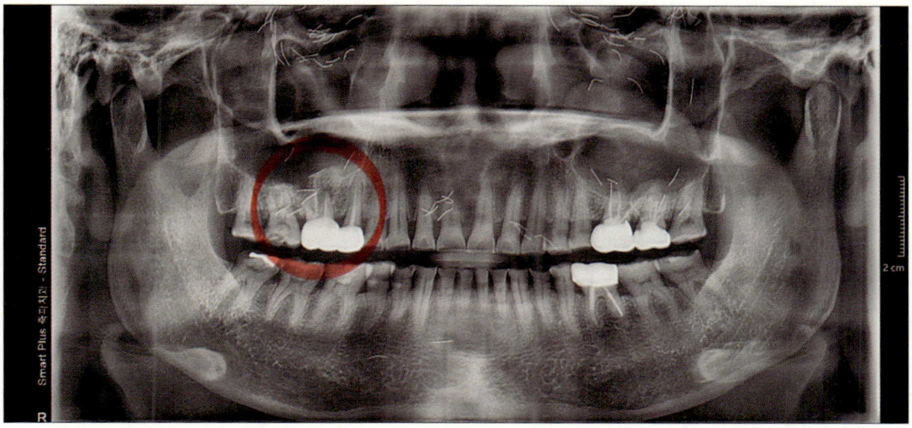

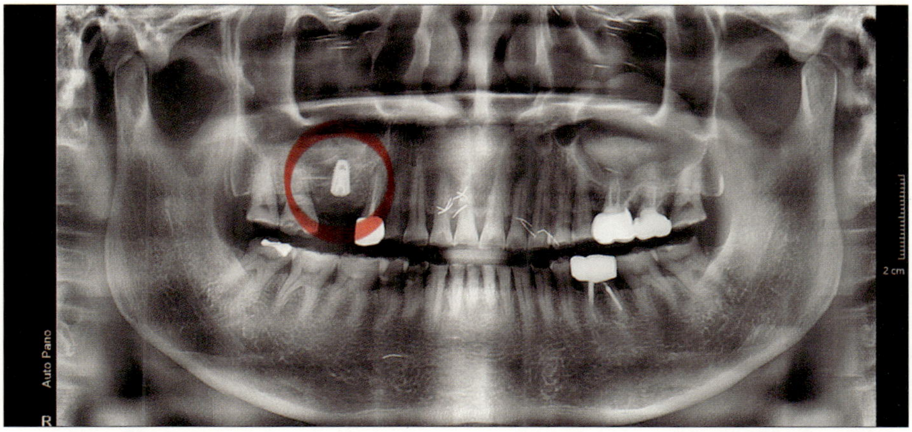

〈초진설문지에 주요 불편감에 대해 "신경치료하고 크라운 한 치아가 아파요. 그 치아 바깥쪽 잇몸도 개구리 배처럼 볼록하게 부풀어 올랐어요. 처음 치료한 치과에 다시 가고 싶지 않아요."라고 적었던 환자의 파노라마 사진.
처음 마주한 순간에는 의사와 환자 모두 서로에게 경계의 끈을 놓을 수 없었지만 결과는 해피엔딩(happy ending)!〉 사진: 김병국

⑤ 사교능력(social skill)

다른 사람들을 원하는 방향으로 이끌기 위해 좋은 관계를 쌓아 가는 것. 치과 주변 상점들에서 일하는 이들과 평소에 우호적인 관계를 맺어 자연스러운 내원을 유도하는 원장은 탁월한 사교능력의 소유자이다.

원장을 위한 감성지능

탁월한 업무 능력이나 지적 능력(IQ)은 탁월한 리더십을 위한 필요조건 중 하나다. 그러나 감성지능이 없다면 리더십은 결코 완벽해질 수 없다. 이는 치과 원장에게도 적용되는 이야기이다. 한때는 감성지능이 비즈니스 리더들에게 '있으면 좋고 없으면 말고' 정도로 치부되던 시절이 있었다. 그러나 이제는 감성지능이 훌륭한 성과를 내기 위해 리더들이 반드시 갖추어야할 덕목으로 인식되고 있다. 그런 의미에서 감성지능이 훈련을 통해 학습될 수 있다는 사실은 참으로 다행스러운 일이다.

원장 입장에서 뛰어난 감성지능을 갖춘다는 것은 탁월한 리더이자 훌륭한 전문가에 한 걸음 더 다가섰다는 것을 의미한다. 그러므로 충분히 노력할 가치가 있는 일이라고 생각한다.

13 콜린 파월의 13가지 원칙

추천곡 Call On Me by Starley

영감을 주는 한마디

"긍정적인 태도는 리더십의 핵심이다."

– 조엘 오스틴(Joel Osteen)

[brain storming with hashtags]

#성형 #투자 #정치

멈추어야 할 때를 아는 것이 중요한 세 가지 – 성형, 투자(투기), 정치

세상 사람들은 '멈추어야 할 때를 아는 것이 정말 중요한 세 가지'로 흔히 성형, 투자(투기), 정치를 꼽는다. 과도한 성형 수술로 인해 본래 모습과 더불어 아름다움까지 상실한 사람들이 셀 수 없이 많다. 투자(투기) 역시 마찬가지다. '조금만 더! 조금만 더!' 하는 마음으로 욕심내다가 끝이 보이지 않는 나락으로 빠지는 것은 상악동에 퐁당 빠뜨린 임플란트뿐만이 아니다. 2008년 전, 대한민국에

'1인 1펀드'열풍이 불었을 때가 딱 그랬다. 계속 오를 것만 같던 주가는 미국발(發) 서브프라임모기지론(subprime mortgage loan) 사태가 촉발한 전 세계적, 범 지구적 불황으로 인해 순식간에 바닥으로 꼬꾸라졌다. 당시 주식과 펀드에서 투자금을 뺄 타이밍을 놓쳤던 많은 이들은 유동성 위기를 겪었다. 그중 한 사람이 바로 나다. 정치 역시 마찬가지다. 본인의 그릇과 올라갈 수 있는 한계를 스스로 깨우치는 것이 정말 중요하다. 지지자들의 펌프질에 정신을 잃고 설레발 치다 패가망신(敗家亡身)한 정치인들의 수(數) 역시 적지 않다.

오바마 전(前) 오바마

줄리어스 어빙(Julius Erving)이라는 유명한 농구선수가 있다. 1993년 NBA 명예의 전당에 헌액 될 정도로 뛰어난 실력과 높은 명성을 겸비했다. 다른 선수들에 비해 농구를 얼마나 잘했으면 별명이 'Dr.J'다. 굳이 우리말로 옮기자면 '농구박사 J' 정도? 그에 관한 두 미국인의 대화가 굉장히 인상적이었다.

"How good was Dr.J? (닥터J는 얼마나 잘했어? / 닥터J는 뛰어난 선수였어?)"

"He was Jordan before Jordan! (그는 조던 전 조던이었지! / 그 당시의 조던이었지!)"

무릎을 탁 치게 만드는 현답(賢答)이다.

앞으로 이야기할 콜린 파월(Colin Powell)[1] 역시 이와 비슷하다. 누군가 그를 어떤 사람이었냐고 묻는다면 오바마 전(前) 오바마(Obama before Obama), 오바마가 등장하기 전 유색인종(흑인) 중 가장 강력한 정치적 영향력을 가졌던 군인이자 관료이자 정치인이라고 답하고 싶다. 그는 오바마 이전에(1996년 미 대선을 앞두고) 흑인 대통령 후보로 대두되었던 인물이다. 파월은 매사에

1) 1937년 미국 뉴욕에서 자메이카 출신 이민자의 아들로 태어났다. 뉴욕시립대학교에서 학도군사훈련단(ROTC) 장교 임관 이후 1962~1963년, 1968~1969년 베트남전쟁에 참전하였다. 한국과의 인연도 있다. 중령이었던 1970년대 후반, 한국 동두천에서 복무했다. 그 후 레이건 행정부에서는 국가안보담당 대통령 보좌관을 지냈다.
1989년에는 4성 장군이 되었고, 그해 8월부터 1993년까지 흑인 최초의 미국합동참모본부의장으로서 부시, 클린턴 대통령을 보좌했다. 합동참모본부의장으로 재직할 당시 1989년 파나마전쟁, 1991년 걸프전쟁을 승리로 이끌면서 국민적 인기를 얻었다. 1993년 9월 퇴역 후 1995년에는 자서전《나의 미국여행 My American Journey》을 출간과 동시에 정치일선에서 은퇴했다.
1996년 대통령 선거 때 출마 여부가 관심사가 되었지만 출마하지 않았으며, 2001년 국무장관이 되었다. 온건파이며, 어느 당에도 치우치지 않는 인물로, 아이젠하워 이후로 가장 존경받는 군인으로 평가되고 있다.
장군 출신이지만 군사력 사용은 외교적으로 최대한 노력을 기울인 다음 최후에 선택해야 한다는 전쟁신중론을 펴온 것으로 유명하며, 만약 어쩔 수 없이 전쟁에 개입하는 상황이 발생한다면 압도적인 군사력으로 가장 빠른 시일 안에 승리를 해야 한다는 그의 철학을 가리켜 파월독트린이라고 한다.

진중함이 돋보이던 온건파였다. 파월은 로널드 레이건(보수), 조지부시(보수), 빌 클린턴(진보), 조지 W.부시(보수)까지 네 명의 대통령을 보좌할 정도로 탁월한 좌우 균형 감각과 탁월한 업무 처리 능력의 소유자였다.

콜린 파월의 13가지 원칙

1989년 8월, 흑인 최초의 미국합동참모본부의장에 임명되면서 미국 유명 잡지 <퍼레이드(Parade)[2]>에 콜린 파월의 기사가 실렸다. 당시 기사를 쓴 데이비드 월레친스키(David Wallenchinsky)가 인터뷰 말미에 콜린 파월에서 인생의 '원칙'에 관해 물었다. 그러자 콜린 파월은 본인의 책상을 덮은 유리 밑에 모아둔 짧은 글 열세 개로 답했다. 그 글은 그가 오랜 기간에 걸쳐 수집했거나 직접 만든 경구들과 인용구들이었다. 이 원칙들은 <퍼레이드>에 실린 이후 대중들에게 큰 인기를 끌게 되었다.

원장은 치과의 리더이다. 리더로서 직무를 수행하다 보면 수많은 난관들과 마주하게 된다. '콜린 파월의 13가지 원칙'을 통해 영감과 위안을 얻기를 바란다.

2) 1941년에 창간된 미국 대표 잡지로 매주 일요일에 발행된다. 미국에서 가장 대중적인 잡지인 퍼레이드는 5,000만 명 이상의 독자를 보유하고 있는 것으로 유명하다.

<콜린 파월의 13가지 원칙>

① 생각하는 것처럼 나쁘지 않다. 아침이면 더 나아 보일 것이다.
It ain't as bad as you think. It will look better in the morning.

② 화내라. 그리고 극복하라.
Get mad, then get over it.

③ 자존심을 자신의 상황과 지나치게 결부시키지 마라. 상황이 나빠지면 자존심도 망가진다.
Avoid having your ego so close to your position that when your position falls, your ego goes with it.

④ 해낼 수 있다.
It can be done.

⑤ 함부로 결정하지 마라. 곤경에 빠질 수 있다.
Be careful what you choose : You may get it.

⑥ 부정적인 상황이 좋은 결정을 막지 못하게 하라.
Don't let adverse facts stand in the way of a good decision.

⑦ 남의 선택을 대신 해 줄 수 없다. 남이 선택을 대신 하게 해서도 안 된다.
You can't make someone else's choices. You shouldn't let someone else make yours.

⑧ 사소한 것들을 점검하라.
Check small things.

⑨ 공적은 나누어라.
Share credit.

⑩ 침착성을 잃지 마라. 친절하라.
Remain calm. Be kind.

⑪ 비전을 가져라. 많은 것을 요구하라.
Have a vision. Be demanding.

⑫ 두려움과 비관론에 귀 기울이지 마라.
Don't take counsel of your fears or naysayers.

⑬ 지속적 낙관주의는 전력 강화 요소다.
Perpetual optimism is a force multiplier.

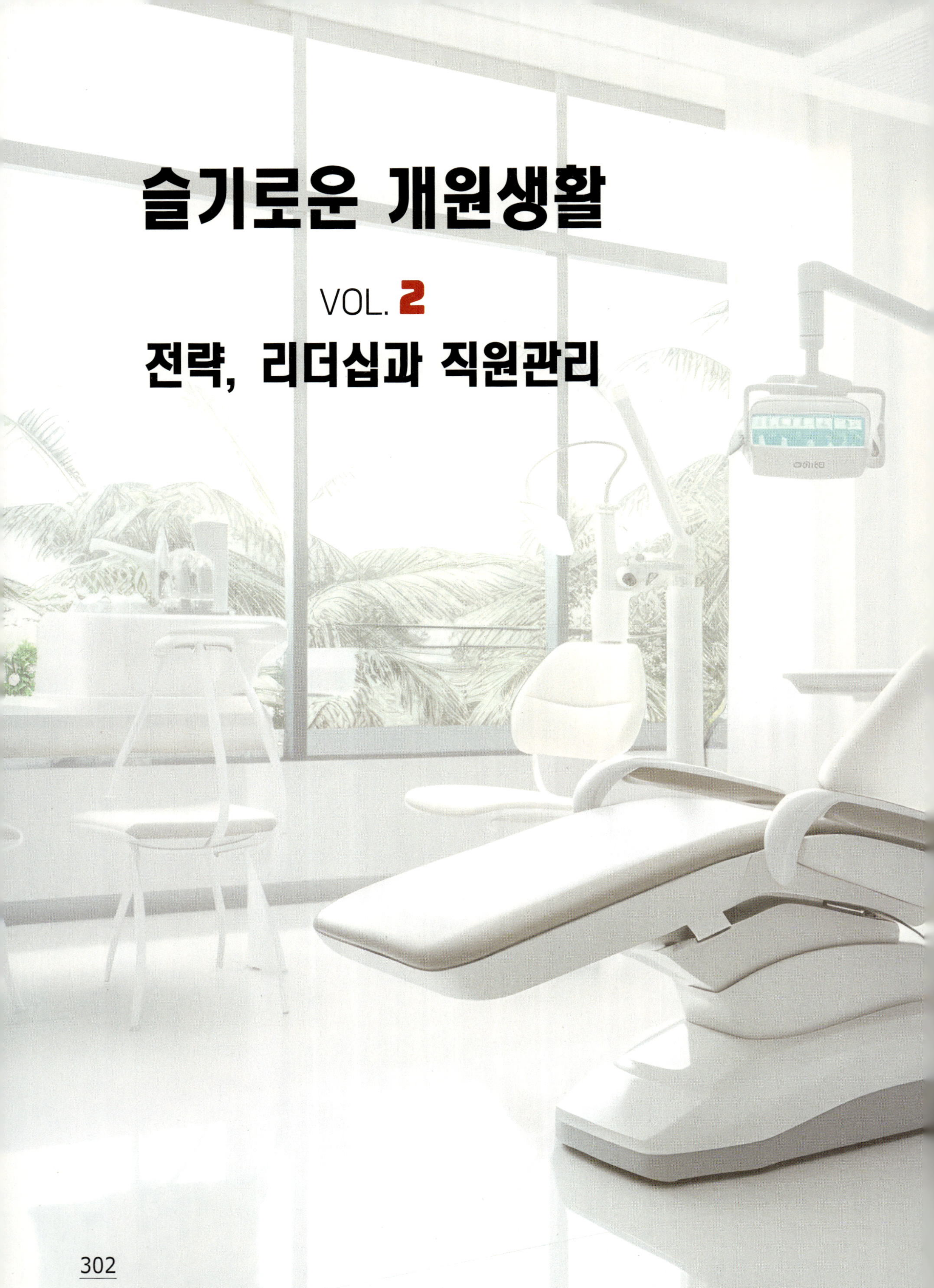

슬기로운 개원생활

VOL. 2

전략, 리더십과 직원관리

III _ 직원관리

01. 직원관리? 이건 학교에서 안 배웠는데...
02. 노무 최소한 이것만은
03. 우리가 극복해야만 하는 직원관리의 모순들
  - 치과 병의원에 집중하여
04. 모집
05. 선발
06. 신입 직원에게 보내는 편지
07. 가장 효율적인 직원 구성
08. 근태불량직원을 어떻게 할 것인가?
09. 교육
10. 동기부여
11. 환자님은 오셨는데 크라운님께서 아직 도착하지 않으셨습니다?!
12. 원장님! 저희 다 나갈게요!

01 직원관리? 이건 학교에서 안 배웠는데…

추천곡 CHAMPION by Bishop Briggs

영감을 주는 한마디

"교육의 목적은 단순히 다른 세대가 했던 것을 반복하는 것이 아니라 새로운 것을 할 수 있는 개인을 만드는 것이다
(The purpose of education is to create individuals sho are capable of doing new things, not simply repeating what other generations have done)."

- 피터 드러커(Peter Drucker)

[brain storming with hashtags]

#직원관리 #인사 #人事 #HR #HRM #인재관리 #모집 #선발 #배치 #평가 #보상 #복리후생 #훈련 #계발 #커뮤니케이션 #조직설계 #직원관리의목적 #가치창출 #성과향상 #경쟁력향상 #경쟁우위확보 #전략의 실행 #StrategyExecution #행정능률 #AdministrativeEfficiency #직원의기여 #EmployeeContribution #변화역량 #CapacityForChange #네가지 #본원적결과물 #산출물 #GeneticOutcomes #인재확보 #공정한대우 #기업의가치관형성 #화두 #話頭 #치과직원관리의특수성 #실행 #execution

---

직원관리? 이건 학교에서 안 배웠는데…

직원들을 이끄는 것은 인생의 여정 중에 현재까지 병의원의 원장들이 해왔던 일들과는 많이 다르다. 학생 또는 직장인(다른 직장에서 근무한 경험이 치전원생의 경우) 시절에는 각자의 위치에서 맡은 임무(공부 또는 업무)만 열심히 하는 것으로 충분했다. 하지만 원장이 되는 순간 사람(직원들), 일, 목표 등을 포괄적이고 총체적으로 관리해야만 하는 과제를 직면하게 된다. 이와 관련하여 많은 전문가들은 '관리자 대 전문가(specialist)'의 구도를 활용하여 설명을 한다. 전쟁터로 비유하자면, 관리자는 많은 부하들을 통솔하는 대장이고 전문가는 혼자 은밀하게 활동하는 저격수(sniper)다.

적지 않은 원장들이 처음에는 직원들을 관리하는 것이 자기 관리 또는 자기 경영(self management)의 연장이라고 생각한다. 본인의 업무와 직원들의 일을 더 촘촘하게 관리하는 것이 추가되었을 뿐 평소에 하던 대로 하면 된다고 생각하는 것이다. 그러다가 원장들은 예전에는 경험하지 못했던 낯설고 이상한 세상으로 깊이 들어가야만 함을 깨닫는다. 마치 이상한 나라의 엘리스처럼.

직원관리의 의의(意義)

'직원관리'란 조직의 목표를 이루기 위해 필요한 인적 자본을 확보·개발·활용하는 활동을 계획하고 관리하는 일련의 과정이다. 유의어로는 인사(人事), HR, HRM[1], 인재관리[2] 등이 있다.

구체적인 직원관리 활동에는 모집, 선발, 배치, 평가, 보상, 복리후생, 훈련, 계발, 커뮤니케이션, 조직설계 등이 있다.

직원관리의 가장 큰 목적 두 가지는 조직의 가치 창출(성과 향상)과 경쟁력 향상(경쟁 우위 확보)이다.

직원관리가 성공적으로 이루어질 때 조직 또는 기업은 '전략의 실행(strategy execution), 행정 능률(administrative efficiency), 직원의 기여(employee contribution), 변화역량(capacity for change) 등 네 가지 본원적 결과물 또는 산출물(genetic outcomes)을 기대할 수 있다.

인재의 확보, 직원에 대한 공정한 대우, 기업의 가치관 형성 등은 예나 지금이나(앞으로도) 직원관리의 핵심적인 화두(話頭)다.

1) 넓은 의미의 HRM(human resource management, 인적자원관리)을 지칭한다. 좁은 의미의 HRM은 HRD(human resource development, 인적자원개발)과 결합되었을 때 온전한 의미의 직원관리, 인사, 인재관리 등과 동등한 의미를 지닌다. 다시 말해, HR을 HRM과 HRD로 나눌 수 있다.

2) 최근 사용 빈도가 늘어나고 있는 용어다. 인적 자원의 중요성과 희소성을 강조한 용어로 평가된다.

치과 직원관리의 특수성

치과의 직원관리는 일반 기업의 직원관리와 비교했을 때 다음과 같은 특수성을 지닌다.

첫째, 소수 정예. 이는 대부분의 치과의원에 의사(원장)이 한 명만이 존재함에 따른 필연적 결과다. 치과는 현대차(車) 또는 삼성전자와 같은 거대 기업이 아니다. 대부분의 치과들은 근로기준법상 둘(5인 미만 사업장 또는 5인 이상 사업장) 중 하나에 속한다[3].

둘째, 업무 편중. 현실적으로 원장 혼자 직원관리 업무를 담당한다. 앞서 언급했듯이 대부분의 치과들은 소수정예의 직원들로 운용되기 때문에 직원관리만을 위해 별도의 직원을 고용하는 것은 원장 입장에서 불가능에 가깝다. 따라서 필연적으로 원장이 직접(혼자) 직원관리 업무를 담당하는 경우가 태반이다. 이로 인해 치과 내 직원관리는 제대로 되는 경우가 극히 드물다. 관계법령에서 강제하는 의무사항을 겨우겨우 수행하는 수준에 그치고 있는 것이 현실이다.

셋째, 극단적 성비(性比). 치과 내에 남자 직원은 극히 드물다. 이러한 극단적 여초(女超)[4] 현상은 남자 원장과 여자 원장 모두에게 어려움으로 다가온다. 남자 원장은 여자들의 특성에 대해 잘 알지 못하기 때문에 고충을 겪는다. 여자 원장은 여자들의 특성을 너무 잘 알기 때문에 직원들과 갈등을 겪는다. 아울러 진화심리학적 관점에서 바라봤을 때, 인간은 동성(同性)보다 이성(異性)에게 보다 더 관대하게 행동하도록 설계되어 있다.

이상의 특수성들로 인해 일반 기업 또는 일반 HR 교과서의 이론들을 치과에 직접 대입하기 어려운 것이 현실이다. 무리하게 접목시킬 경우, 그 효과는 현저히 떨어지는 경우가 태반이다. 여기서 나를 비롯한 우리 치과의사들, 치과원장들의 고민은 시작된다. 즉, 이 지점이 우리들의 고뇌와 공부(직원관리)의 출발점이다. 어떻게 하면 기존의 이론들을 치과의 현실에 맞게 접목·대입·활용할 수 있을까? 이어지는 내용들을 통해 함께 확인할 예정이다.

3) 근로기준법 상 근로자 수가 증가함에 따라 사업주의 의무 사항들 역시 증가한다. 이 때 '근로자 인원 기준'은 5인 미만, 5인 이상, 10인 이상, 30인 이상, 50인 이상, 100인 이상이다.

4) 여초(女超)는 한 인구 집단 내에서 여성(女)의 수가 남성의 수를 초과(超)하는 상태를 말한다. 인구 성비 불균형 외에도 특정 업종이나 환경에서 여자 비율이 높은 현상도 여초라고 일컫는다.

직원관리를 제대로 하기 위해 필요한 것은 공부뿐만이 아니다

직원관리에 능한 원장이 되려면 직원관리에 관한 새로운 지식과 기술을 습득해야 할 뿐만 아니라 태도 역시 바꾸어야 한다. 즉, 고통을 수반하는 개인적 변화도 능히 견뎌내야 한다.

원장이 되면 자신과 자신의 업을 새로운 시각으로 바라보는 법을 익혀야 한다. 개원의는 단순히 치과의사가 아니다. 개원의는 실무자이자 관리자(경영자)이자 투자자이다. 개원의는 의료서비스를 제공하는 핵심 실무자이다. 개원의는 직원들을 관리하고 병의원을 경영하는 관리자이자 경영자이다. 개원의는 병의원 개설과 운영에 필요한 자금을 조달하는 투자자이다.

개원의가 유능한 관리자로 거듭나기 위해서는 기꺼이 변화할 각오를 단단히 해야 한다. 객관적이고 깊이 있게 자신을 이해해야 한다. 정서적으로 나날이 성숙해져야 한다. 현명한 판단력을 길러야 한다. 자신과 직원들, 그리고 조직 전체의 발전을 위한 방책을 수시로(시시때때로) 모색해야 한다.

유능과 관리자로 다시 태어나기 위해서는 끊임없이 학습하고 변화해야 한다. 즉, 평생에 걸쳐 지식을 습득하는 것만으로는 충분치 않다. 이와 동시에 보다 발전적인 방향으로 태도를 변화시켜야 한다. '음, 이건 좋은 내용이네'라고 깨닫고 공감하는 선에서 멈춰서는 안 된다. 적극적으로 스스로의 행동과 태도를 변모시켜야 한다. 좋은 내용을 배웠으면 배운 대로 움직여야 한다. 이 문단에서만 같은 이야기를 총 4회에 걸쳐 반복·강조했다는 것은 매우 중요하다는 뜻이다. 실행(execution)이 핵심이다.

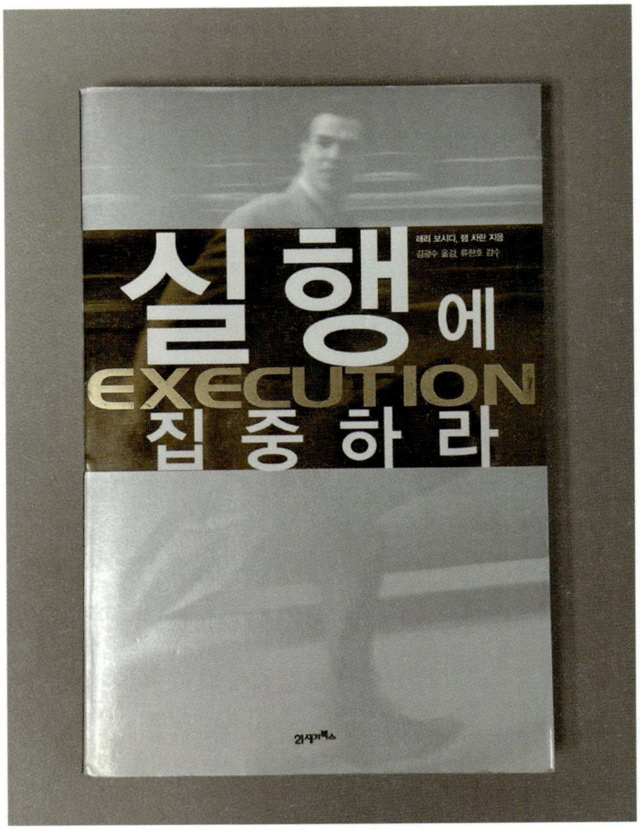

〈실행에 집중하라(Execution〉 사진: 김병국

리더십과 HR에 강점을 보이는 CEO 래리 보시디(Larry Bossidy)와 리더십과 전략에 능한 교수이자 컨설턴트 램 차란(Ram Charan)이 함께 쓴 책이다. 현대 비즈니스의 3대 핵심 프로세스인 인재, 전략, 운영에 있어서 실행의 중요성을 강조한다. 예리한 시각과 통찰을 통해 기업을 정상 궤도에 올려놓는 방법을 묻는 질문에 해답을 제시한다.

02 노무 최소한 이것만은

추천곡 Don't Look Back In Anger by Oasis

영감을 주는 한마디

"사람들에게 일을 하는 방법을 알려주지 말고 무엇을 해야 하는지 알려주고 결과로 당신을 놀라게 하라."

- 조지 S. 패튼(George Smith Patton)

[brain storming with hashtags]

#노무 #최소한이것만은 #5인이상 #5인미만 #4인이하 #사업장 #상시근로자 #근로자유형 #유의사항 #운용전략 #휴무변동근로자 #아르바이트 #파트타임 #단시간근로자 #휴직자 #배우자 #동거친족

진료는 의사에게
약은 약사에게

'직원관리(HR)'에는 모집, 선발, 배치, 평가, 보상, 복리후생, 훈련, 개발, 커뮤니케이션, 조직설계 등이 포함된다. 그러나 실제 치과 경영 관련 강연들과 서적들을 살펴보면 직원관리 영역들 중 근로기준법과 관련된 내용들은 따로 떼어서 '노무(勞務)'라는 별도의 카테고리(category)로 다루고 있다. 따라서 이 책에서는 '노무를 제외한 직원관리'에 집중하여 다룰 예정이다.

노무 최소한 이것만은

직원관리에 대해 본격적으로 논하기 전에 노무 관련 핵심 사항들만을 간단히 훑고 지나가겠다. 치과의사 국가시험 준비에 비하자면 소위 '호족(호텔 족보, 호텔에서 보는 정말 중요한 기출 문제, 지방 호족 아님 주의)'에 해당하는 내용들이다.

① 5인 미만 사업장 VS 5인 이상 사업장

i) 관련 법규 – 근로기준법

<제11조 (적용 범위)>

① 이 법은 상시 5명 이상의 근로자를 사용하는 모든 사업 또는 사업장에 적용한다. 다만, 동거하는 친족만을 사용하는 사업 또는 사업장과 가사(家事) 사용인에 대하여는 적용하지 아니한다.

② 상시 4명 이하의 근로자를 사용하는 사업 또는 사업장에 대하여는 대통령령으로 정하는 바에 따라 이 법의 일부 규정을 적용할 수 있다.

③ 이 법을 적용하는 경우에 상시 사용하는 근로자 수를 산정하는 방법은 대통령령으로 정한다. <신설 2008. 3. 21.>

ii) 5인 미만 사업장에 적용되지 않는 주요 법규

■ 상시 근로자 수 5인 미만 사업장에 적용되지 않는 주요 법규정

근로기준법 조문	내용	5인 미만 사업장의 경우
제23조(해고 등의 제한)	정당한 이유 없이 해고하지 못함	해고사유 제한 없음
제27조(해고사유 등의 서면통지)	해고 시 사유와 시기를 서면으로 통보하여야 함	해고 시 서면통보 불필요
제28조(부당해고 등의 구제신청)	근로자는 노동위원회에 부당해고 구제신청을 할 수 있음	해고 시 부당해고 구제신청 불가
제46조(휴업수당)	사용자의 귀책사유로 휴업하는 경우 휴업수당을 지급하여야 함	휴업 시 휴업수당 지급의무 없음
제50조(근로시간)	1일 근로시간은 8시간, 1주 근로시간은 40시간을 초과할 수 없음	근로시간 제한 없음
제55조(휴일)	공휴일을 유급휴일로 보장하여야 함	공휴일을 별도로 휴일로 보장할 필요 없음
제56조(연장 야간 및 휴일근로)	시간외근로 시 가산수당을 지급하여야 함	시간외근로 시 시급의 1배만 지급하면 됨
제60조(연차유급휴가)	법정 연차유급휴가 및 연차수당을 지급하여야 함	휴가제도 재량으로 운영 가능
제73조(생리휴가)	여성근로자에게 월 1일의 무급 생리휴가를 주어야함	생리휴가 지급의무 없음

② 상시근로자 수

상시근로자 수 계산식 (근로기준법시행령 제7조의2 제1항: 원칙을 규정)

상시근로자 수 = 근로자의 연인원 / 1개월 중 가동한 일수

정말 중요한 추가고려사항! (근로기준법시행령 제7조의2 제2항: 예외를 규정)

"가동한 일수 중 5인 이상 일하는 날이 과반이면 평균 숫자에 관계없이 무조건 5인 이상 사업장으로 규정하고, 가동한 일수 중 5인 미만 일하는 날이 과반이면 평균 숫자에 관계없이 무조건 5 인 미만 사업장으로 규정한다"는 것이다.

<법적 취지>

결국 5명 내외, 즉 4~6명의 근로자를 사용하는 사업장에서 가동 일수 중 극히 일부를(하루 또는 이틀) 5인 미만을 사용하며 5인 이상 사업장의 기준이 적용되는 것을 피하려는 꼼수를 막기 위한 입법자의 안전장치인 것으로 사료된다.

<계산 예1>

1개월 중 21일 진료하는 A치과가 있다. 첫 번째 주는 주중 모든 날을 4명의 직원들이 근무했다. 두 번째 주는 주중 모든 날을 6명, 세 번째 주는 주중 모든 날을 8명, 네 번째 주는 주중 모든 날을 4명의 직원들이 근무했다. 그리고 마지막 하루도 4명이 근무했다. 근로자의 연인원을 일별로 나열 시 이하와 같다.

44444 66666 88888 44444 4

근로자의 연인원 / 1개월 중 가동한 일수 = 114/ 21= 5.4

원칙규정에 따라 계산한 결과, 상시근로자 수 5.4명으로 산출된다. 그러나 예외규정까지 검토한 결과 5인 미만 근무일이 21일 중 11일로 과반이므로 A치과의 경우 5인 미만 사업장에 해당된다.

<계산 예2>

마찬가지로 1개월 중 21일 진료하는 B치과가 있다. 첫 번째 주와 두 번째 주는 주중 모든 날을 4명의 직원들이 근무했다. 세 번째 주와 네 번째 주는 주중 모든 날을 5명의 직원들이 근무 했다. 그리고 마지막 하루도 5명이 근무다. 근로자의 연인원을 일별로 나열 시 이하와 같다.

44444 44444 55555 55555 5

근로자의 연인원/ 1개월 중 가동한 일수= 95/ 21= 4.52

원칙규정에 따라 계산한 결과, 상시근로자 수가 4.52명으로 산출된다. 그러나 예외규정까지 검토한 결과 5인 이상 근무일이 21일 중 11일로 과반이므로 B치과의 경우 5인 이상 사업장에 해당된다.

③ 근로자 유형에 따른 유의사항과 운용 전략

i) 휴무변동 근로자

유의사항: 통상의 근로자인 교대제 근로자는 상시(계속) 근무하나, 근무표에 따라 특정일에 휴무일이 발생하는 상황으로 사회통념상 상시 근무하는 것으로 보는 것이 합리적이므로 상시근로자 수 산정 시 매 가동일의 연인원에 모두 포함된다. 즉, 근무표에 따라 월요일부터 토요일 중 1일을 쉬는(휴무하는) 근로자의 경우 병의원 운영일수 전체의 상시근로자 산정에 포함된다.

운용 전략: 개별 근로자별로 휴무일을 사전에 특정(A는 수요일, B는 목요일 각각 휴무)하여 근로계약을 체결할 필요가 있다. 단, 근로자에 대한 배려(복지) 차원에서 사용자(원장)의 관여 없이 근

로자 간 상호 협의를 통해 서로 휴무일 교환을 허용하는 방식으로 완충 장치(영역)을 확보하는 전략이 유용하다.

ii) 아르바이트(파트타임 근로자)

유의사항: 특정일만 근무하기로 약정한 파트타임, 일용직, 아르바이트 등은 해당 근무일에는 상시 근로자 산정에 포함된다.

운용 전략: 사전에 상시근로자 수를 고려하여 아르바이트(파트타임 근로자)의 근무일을 정하는 전략이 유용하다.

iii) 단시간 근로자

유의사항: 청소인력, 기구 세척 전담 여사님 등 단시간 근로자도 근무시간의 장단과 무관하게 근무일에는 상시근로자 산정에 포함된다.

운용 전략: 청소인력은 용역, 파견 등을 통해 외주하여 상시근로자 수에서 제외시키는 것이 좋다. 주6일 4시간 근로자를 2명 고용하는 경우에는 매일 상시근로자 수가 2명이지만 주3일 8시간 근로자를 2명 고용하는 경우에는 매일 상시근로자 수가 1명이므로 시간 단위보다는 일 단위로 고용하는 편이 사용자(원장)에게 유리하다.

iv) 휴직자

유의사항: 휴직자, 결근자 등도 고용관계가 유지되고 있는 한 상시근로자 수 산정범위에 포함된다.

운용 전략: 휴직 허용 이후 대체 근로자를 고용하지 않는 경우라도 상시근로자가 유지되므로 유의해야 한다. 단, 휴직자에 대한 대체 근로자는 휴직자와 포함하여 1명으로 간주된다.

v) 배우자 등 동거친족

유의사항: 동거친족 외 근로자가 1명이라도 있는 경우에는 동거친족도 상시근로자 수 산정에 포함된다.

운용 전략: 상시근로자 수를 고려하여 근무일을 확정하는 전략이 유용하다.

④ 상시근로자 수 관리의 노하우(knowhow)

- 상시근로자 수 5인 미만 사업장으로 유지하는 경우 해고, 휴가, 휴일 등의 근로기준법 규정을 적용받지 아니하므로 원활하게 의원을 운영할 수 있는 장점이 있다. 단, 해고예고, 주휴일, 근로자의 날(5월 1일), 출산전후휴가 등 모성보호규정은 적용됨에 유의해야 한다.

- 5인 미만 사업장이라 하더라도 휴가, 휴일 등을 지나지게 부여하지 아니하는 경우 신규직원 채용 및 기존직원 고용관계 유지가 어렵다. 즉, 휴무일이 극단적으로 적은 직장에서 기꺼이 근무하고자 하는 근로자는 세상에 존재하지 않는다. 그러므로 근로자와 협의하여 적당한 수준에서 재량휴일 및 재량휴가를 부여하는 운용의 묘(運用之妙, 운용지묘)[1]를 발휘해야 한다.

1) 송(宋)나라의 역사를 다룬 《송사(宋史)》 중 용장 악비(岳飛)가 한 "그때그때 변하는 상황에 따라 활용하고 대처하는 것은 사람의 마음에 달린 것이다"란 말에서 나왔다. 아무리 좋은 제도라도 그것을 운용(運用)하는 사람의 마음 여하에 달린 것이기 때문에 임기응변이나 융통성의 중요함을 강조한 말이다.
여진족이 세운 금(金)나라 대군이 남쪽으로 밀고 내려와 송나라 수도 개봉을 함락시켰다. 황제 휘종과 그 아들 흠종 그리고 황후 고관들이 사로잡혀 북방으로 끌려갔다. 이로써 송나라는 사실상 멸망한 것이다. 이때까지의 9대 168년간을 북송(北宋)이라 하고 흠종의 동생인 고종이 강남으로 난을 피해 항주에 도읍하여 송나라를 이은 후부터 남송이라 한다.
이때 남쪽으로 내려가지 않고 금나라에 항전한 사람이 종택(宗澤)이었다. 그의 휘하에 악비라고 하는 젊은 장수가 있었다. 그는 과감한 작전으로 수차례 공을 세웠다. 어느 날 종택은 악비에게 말했다. "그대의 용기와 능력은 옛 맹장도 못 미칠 것 같네. 하지만 한 가지 해주고 싶은 게 있어. 그대는 야전(野戰)을 좋아하는데 그건 최상책이라고 할 수는 없네."
이렇게 말하면서 종택은 군진을 펴는 방식을 그린 진도(陳圖)를 펼쳐 보였다. 그러나 악비는 수긍하지 않고 말했다. "진을 쳐놓고 싸우는 건 전술의 상식입니다. 하지만 그 진을 운용하는 묘는 마음 하나에 달려 있다(運用之妙 存乎一心)고 생각합니다." 악비는 백성들의 추앙을 받는 명장이 되어 금나라 군사를 무찔렀지만 금나라와 화친을 주장하는 진회(秦檜)의 모함으로 목숨을 잃는다.

03 우리가 극복해야만 하는 직원관리의 모순들 - 치과 병의원에 집중하여

추천곡 Hanging Tough by New Kids On The Block

영감을 주는 한마디

"믿음을 갖는 것은 성공의 첫걸음이다."

- 빈스 롬바르디(Vince Lombardi)

[brain storming with hashtags]

#책임 #대표 #귀속 #개인 #팀 #변화 #일관성 #현재 #미래 #이보전진 #일보후퇴 #머리 #가슴 #이성 #감성 #내부구성원 #외부관계자 #mz세대 #라떼 #프레임 #불가근불가원 #不可近不可遠 #BCG #매트릭스 #matrix #star #cashcow #? #dog #존중 #취업규칙 #내규 #매뉴얼 #안전거리 #경청 #오희영원장님 #피드백 #협상 #달인 #협상바이블 #류재언변호사 #세바시 #세상을바꾸는시간15분

우리가 극복해야만 하는 직원관리의 모순들

직원관리는 개원의에게 있어서 본인이 대표로 있는 병의원을 폐업하는 그 순간까지 끈질기게 쫓아다니는 그림자와 같다. 동시에 모범답안이나 정답이 없는 난제(難題)다. 직원관리가 까다로운(tricky)한 이유는 다음과 같은 여러 모순적 상황들이 허들경기의 장애물들처럼 원장 앞에 놓여있기 때문이다[1]. 이에 대한 현명한 해결책은 모순적 상황 속에서 각자에게 적합한 균형점(均衡點, equilibrium point)을 찾는 것이다. 원장은 영화 <왕의 남자> 중 장생(감우성 배우) 또는 공길(이준기 배우)처럼 외줄타기를 해야만 하는 숙명을 받아들여야만 한다. 그게 싫으면 절대 개원하지 않고 평생 봉직의(페이닥터)로 살든가. 다시금 강조하지만 해결책은 중용(中庸)에 있다.

<우리가 극복해야만 하는 직원관리의 모순들>

1) 모든 책임은 대표에게 귀속된다
2) 다양한 개인들을 모아 끈끈한 팀을 만들어야 한다
3) 변화에 대응함과 동시에 일관성을 유지해야 한다
4) 현재의 실적과 미래의 성과를 함께 챙겨야 한다
5) 이보 전진을 위한 일보 후퇴를 감수해야 한다
6) 직원들의 머리와 가슴을 함께 움직여야 한다
7) 팀 내부 구성원들과 외부 관계자들을 모두 관리해야 한다

1) David L. Bradford and Allan R. Cohen, Managing for Excellence: The Guide to Developing Hight Performance in Contemporary Organizations(New York: John Wiley, 1984); and Kenwyn K. Smith and David N. Berg, Paradoxes of Group Life; Understanding Conflict, Paralysis, and Movement in Group Dynamics(San Francisco: Jossey-Bass, 1987)

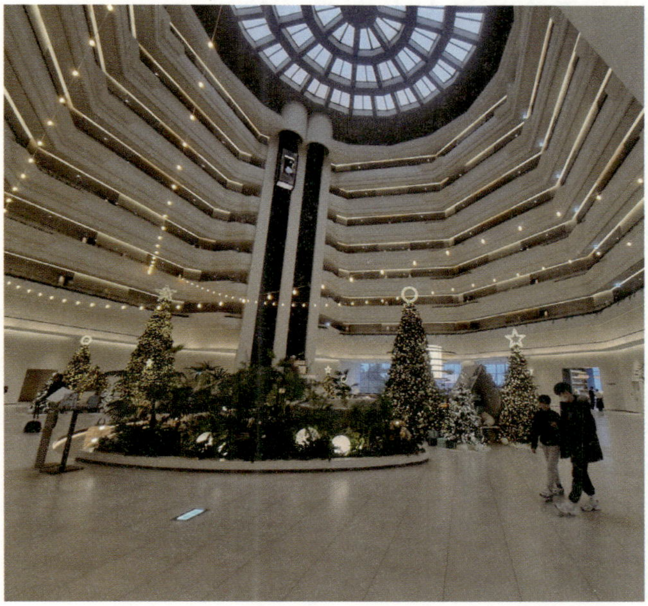

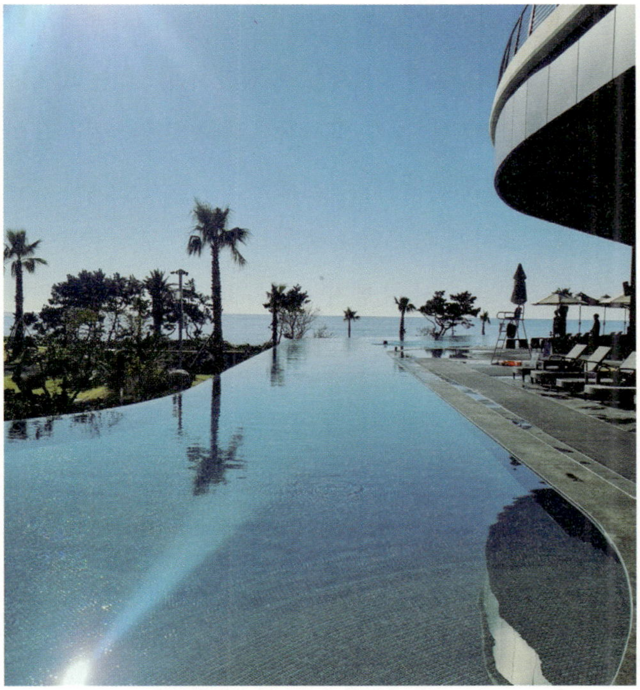

〈파르나스 호텔 제주〉 사진: 김병국

드라마 <킹 더 랜드>의 촬영지. 호텔에서 발생한 문제가 즉시 해결되지 않는 경우 고객들은 지배인을 찾는 경향이 있다.

1) 모든 책임은 대표에게 귀속된다

모든 책임은 대표가 진다. 다르게 표현하자면, 대표는 본인이 하지 않은 일들까지도 책임질 의무가 있다. 앞서 언급한 호텔뿐만 아니라 백화점에서 불만족이 발생한 경우에도 고객들의 반응은 크게 다르지 않다. "여기 책임자가 누구야?"라는 일갈(一喝) 또는 고성(高聲)은 드라마뿐 아니라 현실에서도 쉽게 접할 수 있는 대사다.

치과 의료서비스는 일종의 패키지 상품이다. 즉, 크라운 치료에 관하여 생산자와 소비자 양측이 동의하여 계약한 경우 해당치료의 처음(치아 삭제)부터 끝(크라운 영구 접착)까지 진행되는 과정 중 발생하는 문제들에 대한 책임은 해당 치과의 대표 원장에게 귀속된다. 데스크 담당 서비스 코디네이터의 불친절한 응대, 치과위생사의 여러 차례 인상채득[2](impression taking), 객관적으로 잘못 제작된 불량 기공물 또는 환자 주관적으로 불만족스러운 보철물 등 치과 치료 과정 중 발생한 문제들의 책임은 대표 원장에게 있다.

외주(하청) 업체에게 책임을 전가하는 행위는 온당치 않다. 혹여 객관적(실제적) 오류가 기공 과정에서 발생했더라도 보철물 재제작 과정으로 인한 시간 소모, 불편, 번거로움에 관해서 환자에게 양해를 구하거나 사과할 책임과 의무는 원장에게 있다. 유명 호텔 레스토랑에서 형편없는 맛이나 식중독으로 인해 고객 불만이 제기된 경우 "글쎄요? 왜 그랬을까요? 원자재 납품 업체가 엉망인 식재료를 제공해서 그럴 겁니다."라는 책임 회피성 발언 또는 유체이탈화법은 고객들의 분노에 기름을 붓는 행위다. 치과 내 문제 발생 시 그 내용과 절차를 불문하고 총체적 책임은 모두 원장에게 있다. 타인 또는 타 기관(단체)에 책임 전가하는 것은 누워서 침 뱉기나 다름없다. 이러한 무책임한 행태는 의료 소비자들의 의구심 또는 반발심(reactance) 자극하여 역풍(逆風)을 맞을 우려 있다.

'대표는 본인이 한 일들뿐만 아니라 하지 않은 일들에 관해서도 책임을 져야한다'는 직원관리의 대표적인 모순 앞에서 우리들은 어떻게 균형을 잡아야 할까? 첫째, '권한(결정·선택)과 책임은 함께 간다'는 사실을 교육해야 한다. 업무 과정 중 본인의 권한 범위를 벗어나거나 결정이 애매한 문제를 직면했을 때 즉시 멈추고 직속상관 또는 원장에게 묻고 확인 받을 것을 주지시켜야 한다.

둘째, 각 업무 절차의 핵심, 체크 포인트를 교육해야 한다. 이 같은 사전 교육은 치과 업무라는 자동차가 문제라는 낭떠러지로 가는 상황에서 자동긴급제동장치(Autonomous Emergency Braking, AEB)로 작동한다.

---

2) 치과 보철물 제작을 위해 본을 뜨는 과정

셋째, 문제 발생 시 원인을 파악하고 행동 매뉴얼(프로토콜) 정립해야 한다. 그래야만 동일한 문제 발생 시 보다 빠르고 효율적으로 해결 가능하다. 이를 통해 고객의 불만은 줄이면서 조직의 안정성은 높일 수 있다.

2) 다양한 개인들을 모아 끈끈한 팀을 만들어야 한다

원장은 다양한 개인들을 모아 끈끈한 팀을 만들어야 한다. 즉, 다양한 개인들로 응집력 있는 팀을 만들어야 한다는 모순적 목표를 달성해야 한다. 부드러운 재료로 탄탄한 집을 짓는 게 더 쉬울 것 같기도 하다. 그럼에도 불구하고 완전히 불가능한 목표는 아니다. 마돈나와의 열애, 시즌 중 라스베이거스에서의 난잡한 파티, 주먹으로 TV 중계 카메라 부수기 등 수많은 기행과 악행으로 유명한 NBA 대표 악동 데니스 로드맨(Dennis Rodman)을 데리고 마이클 조던(Michael Jordan), 스코티 피펜(Scottie Pippen)과 합심하여 1996년부터 1998년까지 3년 연속 챔피언십을 차지한 명장 필 잭슨(Phil Jackson) 감독도 있으니 말이다.

다양한 구성원들로 응집력 있는 팀을 만들기 위한 여정에서 만난 수 있는 대표적인 난관들은 다음과 같다.

첫째, 세대 간 불협화음. 사실 개성과 주관이 뚜렷한 젊은(MZ[3]) 세대들과 사고와 행동이 대부분 굳어버린 기성세대들 사이의 갈등은 어제, 오늘만의 일은 아니다. 고대 그리스인들이3000년 전에 남긴 문헌에도 "요즘 어린 것들은 싸가지가 없다"는 말이 등장할 정도니 말이다. 적은 자녀를 출산하는 세태와 개인주의의 만연은 세대 간 갈등을 가속화시키는 촉매다. "라떼 프레임[4]"으로 기성세대를 공격하고 궁지로 모는 것은 온당치 않다. 실제로 젊은 세대들이 명명백백한 잘못을 저지른 상황에서 기성세대들이 옳은 조언을 하는 경우도 적지 않기 때문이다. 아주 적은(다섯 살 내외의) 나이 차이에도 불구하고 세대 간 갈등은 발생할 수 있다. 시기에 따라 다른 유행, 시대상으로 인해 경험의 차이가 존재하기 때문이다. 그만큼 급격한 변화가 일상화된 시대를 우리는 살고 있다.

둘째, 개인의 성향 차이. 나이 또는 세대가 유일한 갈등의 방아쇠(trigger)는 아니다. 개인의 성향 차이라 함은 성격, 가치관 등의 다름을 말한다. 이는 태생적·근원적·본질적인 특성이 있다. 사람들마다 각자의 MBTI(Myers-Briggs Type Indicator)를 가지고 있다. 동일한 MBTI를 가진 사람들이더라도 세부적으로는 차이를 보인다. 심지어 일란성 쌍둥이들조차 똑같은 성격을 가진 경우는 없다.

3) MZ세대는 밀레니얼 세대와 Z세대를 통틀어 지칭하는 대한민국의 신조어다. 일반적으로 1981년부터 2010년까지 출생한 사람으로 정의한다. 무려 30년에 걸친 광범위한 시간 범위로 인해 공통점보다 차이점이 더 많아 한 세대로 묶기에는 무리가 있다는 비판도 있다.

4) '나 때는 말이야'로 시작되는 소위 '꼰대'들의 과한 참견과 언사를 비꼬는 말

셋째, 배려 없는 업무 분장. 사실 단순 노동(소위 '잡일')이 1년차 또는 저연차 구성원에게 몰리는 (소위 '몰빵') 현상은 비단 치과만의 문제는 아니다.

결국 다시 핵심과 본론으로 돌아와 '다양한 개인들을 모아 응집력 있는 팀을 만들어야'하는 직원관리의 모순적인 상황에서 원장은 개성과 자부심 강한 프로 선수들을 다독여 챔피언 팀을 만드는 감독이 되어야만 한다. 이를 위해 고려해봄직한 해결책(solution)들은 다음과 같다.

① 의·치·한의대 교수들이 전공의(레지던트) 제자들의 문제 해결 방식을 존중해주는 태도와 그 이유에서 교훈 얻기

이는 세대 간 차이, 성향 차이로 인한 직원들 사이의 갈등에 대한 해결책이 될 수 있다. 의·치·한 교수들은 다년간 복수의 전공의들에게 동일한 미션을 던져주면서 그 방식이 제 각각이더라도 일단 믿고 맡긴다. 각 전공의들이 지능과 업무처리능력을 신뢰하기 때문이다. 대부분의 의·치·한의대 교수들은 제자들을 독립된 인격체와 전문직업인(의사)로서 존중하기 때문에 문제 해결 과정을 일단 지켜보다가 정말 엉뚱한 방향으로 가고 있을 때 또는 크게 잘못되기 직전에 조언 또는 살짝 바로잡아주는 정도로만 개입(intervention)한다. 이는 <탈무드(Talmud)>를 통해 유대인들이 '자식들에게 물고기를 잡아줄 것이 아니라 물고기 잡는 법을 가르치라'라고 조언했던 것과 동일한 교육 방식이다.

② 취업규칙, 내부, 업무 매뉴얼을 통해 각 구성원들 간 업무 상 안전거리 확보하기

이는 저연차 직원들에 대한 존중과 배려를 위한 정책이다. 왜냐하면 대부분의 치과들에서 허드렛일(잡일)들은 1년차 또는 저연차 직원들에게 편중되어 있는 것이 현실이기 때문이다. 이러한 정책 시행과 동시에 초심자 또는 저연차 직원들에게도 연차에 따라 경험과 실력 차이가 존재하며 그로 인해 맡는 업무들이 다를 수 있음을 인정하는 자세가 필요하다. 실제로 유명 호텔 레스토랑에서도 설거지, 쓰레기 배출 등과 같은 단순 작업은 신입 직원의 몫이다. 같은 맥락으로 입 안을 수술한 환자의 봉합사를 제거하는 일(stitch out)은 치과대학병원 인턴 또는 레지던트 1년차의 대표적인 업무(job)다. 총 주방장(책임 셰프)가 설거지를 하는 호텔 레스토랑이나 정교수(professor)가 봉합사를 제거하는 치과대학병원은 대한민국에 존재하지 않는다.

③ 경청

경청하라. 최소한 경청하는 척이라도 해라.

모든 치과, 모든 팀의 조직력이 탕후루의 표면처럼 끈적끈적하다면 얼마나 좋을까? 하지만 현실은 결코 녹록치 않다. 직원들 사이의 갈등 또는 불협화음이 자체적으로 해결되지 않는 경우 직원들은 최종 보스인 원장에게 호소하기 시작한다. 이 때 직원들의 이야기를 듣는 원장의 자세, 태도가 굉장히 중요하다. 사람은 누구나 상대방이 본인의 이야기를 경청(집중하여 듣는 것)할 때 존중받는다고 느낀다.

원장이자 리더로서 직원들의 이야기를 경청하는 태도와 관련하여 한비자[5](한비)의 조언이 참고할 만하다.

[《한비자[6](韓非子)》 제8편 양각[7](揚搉)]

신하의 말을 듣는 태도는 마치 술에 취한 듯해야 하니 입술이든 이(齒)든 먼저 움직이지 말아야 하며 이든 입술이든 바보처럼 입을 다물어야 한다. 저편에서 스스로 말해오면 나는 그것을 통하여 알게 되며, 사방팔방에서 의견들이 폭주하더라도 군주는 맞서 상대하지 않는다. 텅 비고 고요한 상태로 아무것도 하지 않는 것이 도의 성정이다.

5) 전국시대의 철학자로 본명은 한비(韓非)이다. 전국시대 말기 한(韓)나라 왕족 출신이다. 법치주의를 주장했으며 법가를 집대성한 철학자로 널리 알려져 있다. 보통이라면 본명의 '한'을 따서 '한자(韓子)'라고 해야겠지만, 후에 당의 유가 사상가 한유를 한자라 부르게 되면서, 법가 사상가인 한비의 우선순위가 낮기 때문에 한비 쪽을 이름 전체를 넣어서 한비자라고 부르게 된 것이다.

6) 유가를 배척하고 공정한 법 집행을 통한 다스림을 추구한 한비의 글을 엮은 책이다. 전국시대 법가사상을 집대성한 작품이다. 훗날 중국의 지도자들이 즐겨 읽고 통치에 활용하기도 했다. 사상뿐만 아니라 문학적으로도 뛰어난 가치가 있다.

7) 대강, 요강, 강령이라는 뜻

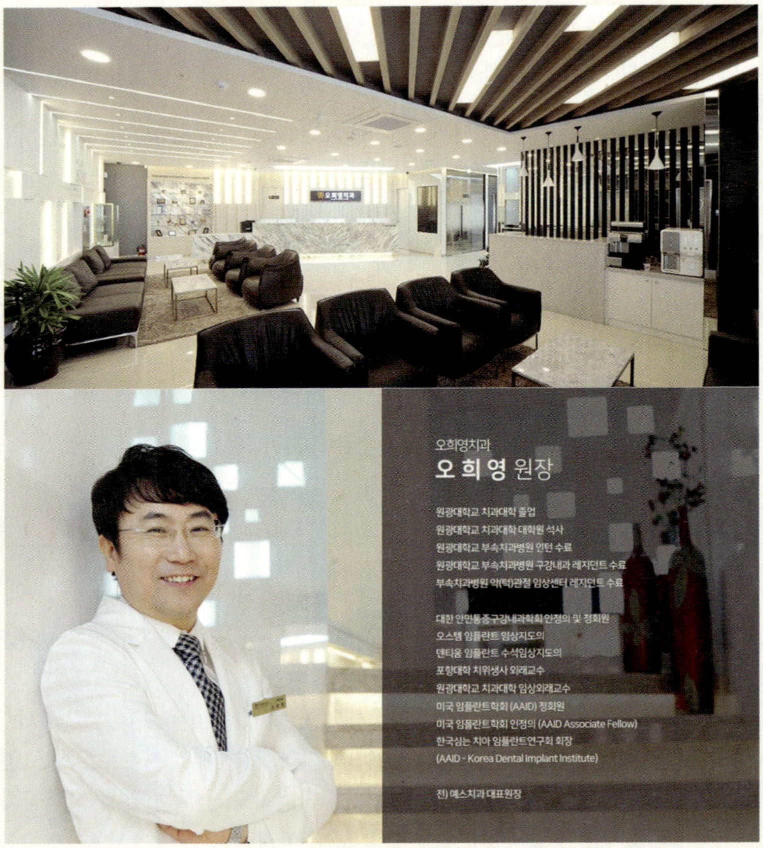
오희영치과
오 희 영 원장
원광대학교 치과대학 졸업
원광대학교 치과대학 대학원 석사
원광대학교 부속치과병원 인턴 수료
원광대학교 부속치과병원 구강내과 레지던트 수료
부속치과병원 악(턱)관절 임상센터 레지던트 수료
대한 안면통증구강내과학회 인정의 및 정회원
오스템 임플란트 임상지도의
덴티움 임플란트 수석임상지도의
포항대학 치위생사 외래교수
원광대학교 치과대학 임상외래교수
미국 임플란트학회 (AAID) 정회원
미국 임플란트학회 인정의 (AAID Associate Fellow)
한국심는 치아 임플란트연구회 회장
(AAID - Korea Dental Implant Institute)
전) 예스치과 대표원장

〈오희영치과 오희영 원장님〉 사진출처: 오희영치과 홈페이지

나는 현재 경북 포항시 '죽도파출소(죽파)' 맞은편에서 죽파치과를 운영 중이다. 사실 2016년 3월, 봉직의(페이닥터) 면접을 위해 시외버스터미널에 도착했던 것이 생애 첫 포항 방문이었다. 친가, 외가를 통틀어서 아무런 연고도 없다. 무(無)연고지에 정착할 수 있도록 기회와 도움을 주신 분을 꼽으라면 가장 먼저 오희영치과의 오희영 원장님이 떠오른다. 면접, 취직, 퇴사 후 죽파치과 개원과 경영 전반에 걸쳐 조언과 지원을 아끼지 않으셨다.

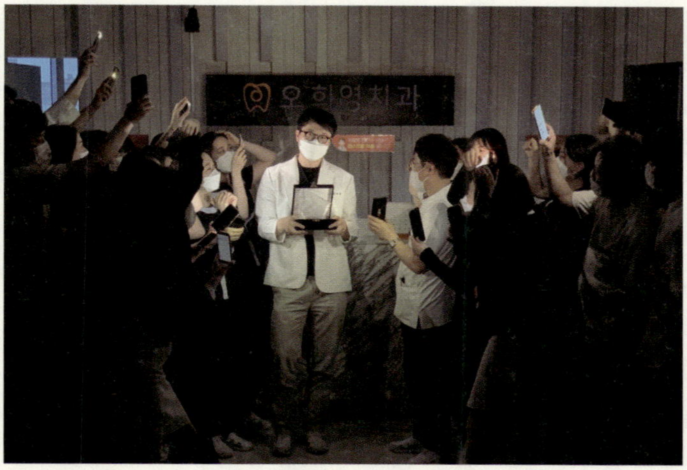
오희영치과

<김태윤 원장님 환송식>

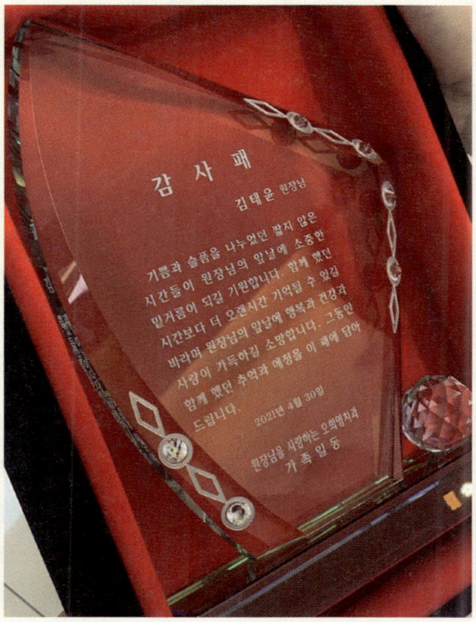
감 사 패
김태윤 원장님
기쁨과 슬픔을 나누었던 짧지 않은
시간들이 원장님의 앞날에 소중한
밑거름이 되길 기원합니다. 함께 했던
시간보다 더 오랜시간 기억될 수 있길
바라며 원장님의 앞날에 행복과 건강과
사랑이 가득하길 소망합니다. 그동안
함께 했던 추억과 애정을 이 패에 담아
드립니다.
2021년 4월 30일
원장님을 사랑하는 오희영치과
가 족 일 동

<감사패>

박찬호를 보고 야구를 시작한 이들을 '박찬호 키즈', 박세리를 보고 골프를 시작한 이들을 '박세리 키즈', 김연아를 보고 피겨스케이팅을 시작한 이들을 '김연아 키즈'라 한다. 동일한 맥락에서 오희영 원장님을 보고 성공의 꿈을 키우며 포항에 개원한 나는 '오희영 키즈' 중 한 명이다. 휴아치과 명태수 원장님과 연세더편한치과 김태윤 원장님 역시 오희영 키즈다. 현재는 대구 칠곡으로 이전한 레오치과 서성훈 원장님이 포항에 거주하던 시절, 다섯 명이 모두 함께 한 식사 자리에서 오 원장님으로부터 다음의 조언을 들었다.

"젊은 치과의사 선생님들에게 꼭 해주고픈 조언들 중 하나는 직원들의 말을 들을 때는 그 내용의 옳고 그름, 합리성, 우수성과 무관하게 중요하게 받아들이는 듯 고개를 끄덕이며 경청하는 거예요. 사실 직원들이 하는 이야기들이 모두 영양가가 있는 것은 아니에요. 하지만 원장이 진지하게 듣는 자세를 취하면 직원들은 신이 나서 마음 속 이야기를 털어놓기 때문에 그들의 의중을 정확히 파악할 수 있어요. 그리고 나중에 그 직원의 아이디어대로 실행했을 때 좋지 않은 결과가 생기더라도 그 자체로 교육의 효과를 거둘 수 있어요."

오 원장님의 견해와 동일한 견해를 피력한 동양 사상가가 있다. 바로 한비자(한비)다.

한비자는 군주의 덕목으로 '마음을 비우고 고요해지는 것(虛靜,허정)'과 '하지 않음(無爲, 무위)'을 강조한다. 이를 위해서는 '경청'이 선행되어야 한다. 즉, 한비자는 '군주는 신하의 말을 들을 때 입을 먼저 움직이지 말고 바보처럼 해야 한다'고 이야기한다. 이는 신하들이 자유롭게 말할 수 있는 분위기를 조성해주고 군주는 그 말을 잘 경청해야 한다는 의미다. 앞서 언급한 '마치 술에 취한 듯해야 하니'라는 표현은 고개를 끄덕이거나 '응' 또는 '음'과 같은 긍정적 반응을 지속적으로 보이면서 상대방의 말이 완전히 끝날 때까지 절대로 본인(듣는 사람)의 입을 열지 않는 자세를 쭉 유지해야 함을 말한다. 마치 유부남 형들이 형수님들의 이야기(잔소리)를 들을 때 속으로는 다른 생각을 하더라도 겉으로는 긍정과 경청의 제스쳐와 추임새를 유지하는 것과 같다. 이러한 행위에는 다음과 같은 의의(意義)가 있다.

첫째, 신하의 이야기를 잘 들어야 신하의 속마음을 정확히 알 수 있다. 만약 한비자의 조언과 반대로 군주가 신하의 이야기를 잘라버리고[8] 자신의 이야기를 하기 시작하면 신하는 곧바로 군주의 의도가 어떤 것인지를 간파하고 군주의 의중에 맞춰서 발언하게 된다. 마치 중식당에서 열린 치과 회식 자리에서 대표원장이 "이 집은 짜장면이 참 맛있어. 난 짜장 보통!"을 외치면 다른 직원들이 자동적으로 원장의 눈치를 보며 주문하는 불편한 상황과 같다. 그렇게 되면 군주는 신하의 진심을 알 수 없다. 뿐만 아니라 신하의 지혜를 활용할 수도 없게 된다.

둘째, 군주는 신하의 이야기를 충분히 들어야 그의 뜻을 물어 정책을 시행하도록 할 수 있다. 만약 정책의 결과가 신하가 보고한 대로 되지 않았다면 그에 대한 책임을 물을 수 있으며, 책임까지 묻지 않더라도 교육의 결과를 달성할 수 있다. 즉, 치과에서 한 직원이 특정 정책 또는 아이디어를 제안했을 때 원장 입장에서 그 결과가 나쁠 것이 명명백백(明明白白)하더라도 직원의 의견대로 실행하는 것이 결과적으로는 굉장히 훌륭한 교육 효과를 거둘 수 있다. 본인의 의견이 늘 옳다고 우기는 동시에 불을 꼭 만져봐야 뜨겁다고 깨닫는 이들이 세상에 적지 않기 때문이다. 그런데 신하의 이야기를 중간에 잘라버리고 군주가 자신의 뜻을 밀어붙여 정책이 입안되었다면, 그 정책은 군주가 만든 정책이므로 그 책임 역시 군주에게 귀속된다. "결정과 책임은 함께 간다"는 격언이 있다. 치과 안에서도 마찬가지다.

요약하자면 한비자가 군주에게 신하의 말을 경청하라고 한 것은 그렇게 해야 신하의 지혜를 빌려 쓸 수 있고, 또한 신하로 하여금 책임지는 자세로 일할 수 있도록 할 수 있기 때문이다. 원장들이 마음에 새긴다면 활용도가 높은 조언이다.

8) 사실 상대가 말을 하는 도중에 말허리를 자르고 들어오는 행위 자체가 무례함의 전형이자 극치다.

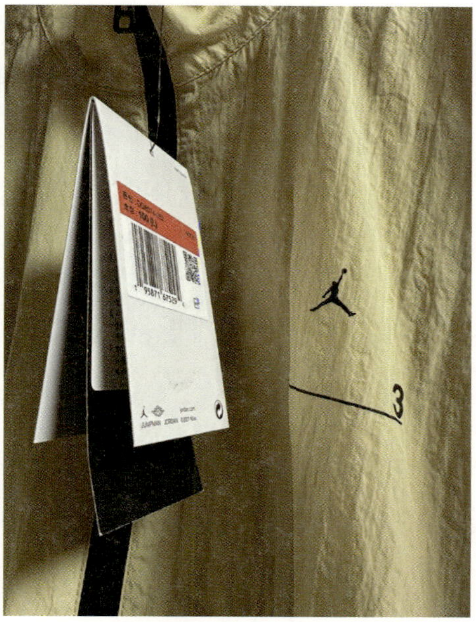

<가격표(price tag)> 사진: 김병국

"인터넷에서 산 가짜 상품에도 택이 있다"는 농담이 있다. 원장이라면 일부 굉장히 자기중심적인 직원들이 객관적 사실(fact)이 결여된 주관적 호소(택도 없는 소리[9])를 하더라도 경청하거나 경청하는 척이라도 해줄 의무가 응당 있다.

④ 피드백은 금상첨화

협상의 달인으로 널리 알려진 류재언 변호사가 세상을 바꾸는 시간 15분(세바시) 특강 '관계가 행복해지는 협상의 기술' 중 다음과 같이 말한 장면이 있다.

"제 친여동생은 홍대입구역에서 플라워 샵을 운영합니다. 어느 날 저녁에 제게 전화를 해서 '오빠! 폭스바겐 골프 알아?'라고 물었습니다. 그러더니 폭스바겐 골프의 장점들을 이야기하기 시작합니다. 30년 넘게 그녀를 봐 온 저로서는 수가 너무 보이죠. '500만원만 빌려줘'라는 형식을 취한 실질적인 무상증여를 원하고 있습니다. 자초지종(自初至終)을 들어봤더니 한 달 전에 초등학교 동창회를 갔는데 숙명의 라이벌 관계였던 친구가 폭스바겐 새 차를 뽑아왔던 것이죠. 질투심에 불 타 올라서 저에게 그렇게 이야기했던 것입니다. 자, 여러분들! 같이 한 번 읽어보실까요? 우리는 감정적인 이유로 결정하고 논리적인 이유를 댄다!"

9) 원래 표준어는 '턱도 없는 소리'

앞서 이 짧은 글의 제목을 '피드백은 필수'라 하지 않고 '피드백은 금상첨화'라고 표현한 이유는 앞 문단의 마지막에 있다. 직원들 중 일부가 "똑똑똑. 원장님, 드릴 말씀이 있는데 들어가도 될까요?"라며 원장실 문을 두드리는 경우가 종종 있다. 그런 다음 감정적·자기중심적·주관적 호소(예를 들어 타 직원에 대한 험담)를 늘어놓는다면 이에 대해 피드백을 줄 의무는 원장에게 없다. "응. 그래. 의도는 충분히 알아들었어. 심사숙고해볼게." 정도면 충분한 답이다. 장기간의 침묵 또는 무응답 자체가 '일고(一顧)의 가치가 없다'는 대답이자 응답인 셈이다.

직원들의 언행들 중 감정적 발언과는 다른 종류의 것들에 대해서는 어떻게 반응하는 것이 좋을까? 종류에 따라 그 대응도 달라야 한다.

첫째, 권위에 대한 정면도전 또는 월권행위. 특히 타인들(환자, 보호자, 다른 직원들 등) 앞에서의 항명(抗命) 또는 원장의 고유권한을 침범하는 행위는 그 즉시 크게 꾸짖어야("이게 지금 뭐하는 짓이야?"라고 일갈)한다. 아울러 준엄한 경고를 함과 동시에 경위서[10)](시말서)를 작성케 해야 한다.

둘째, 직원 본인에게 일방적으로 유리한 제안. 협상과 관련된 아주 기본적인 상식들 중 하나는 '제안을 하는 쪽과 받는 쪽이 이익을 공유할 수 있을 때 그 제안은 채택될 가능성이 높다'는 것이다. 이를 알지 못하는 일부 이기적인 직원들이 본인들에게만 절대적으로 유리한(치과 또는 원장에게는 절대적으로 불리한) 제안을 하는 경우가 종종 있다. 장기간 경력이 단절되었거나 임상 실력이 현저히 떨어지는 본인의 친구, 선후배, 지인 등을 직원으로 추천하는 경우가 대표적인 예다. 이 상황에서 육아 때문에 특정 요일 또는 특정 시간만을 근무하기를 희망한다는 단서까지 달면 이는 그야말로 설상가상(雪上加霜)이다. 이런 경우 답은 하나다. 거절[11)].

지금까지 함께 살펴본 심란한 상황과는 반대로 직원들이 치과에 도움이 되는 치과 긍정적이고 건설적인 제언을 하는 경우는 원장 입장에서는 언제든 대환영이다. 이때는 호응, 격려, 칭찬, 피드백을 아낌없이 표해야 한다.

10) 추후 분쟁 발생 시 사건의 실체적 진실을 밝히고 원장을 보호하는 장치 역할을 한다.

11) 거절의 적절한 시점은 상황에 따라 다르다. 즉시 하는 편이 나을 때가 있고 약간의 시간차(심사숙고하는 척하는 시간)를 두고 하는 편이 나을 때가 있다. 각자의 재량과 눈치에 맡긴다.

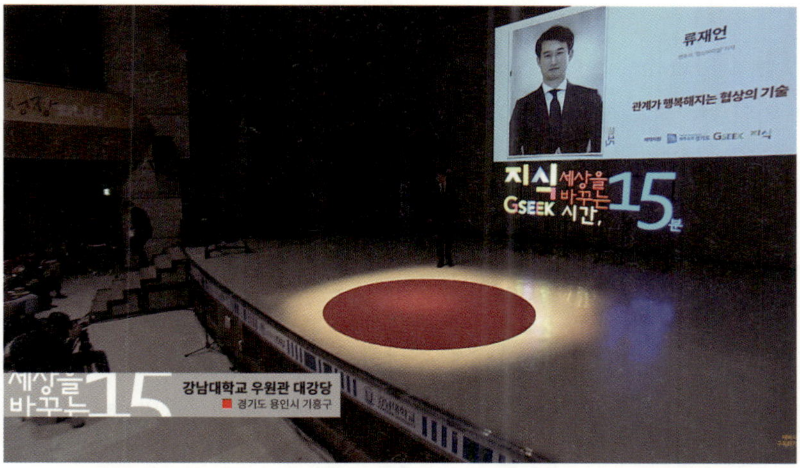

<류재언 변호사의 세상을 바꾸는 시간 15분(세바시) 특강 '관계가 행복해지는 협상의 기술' 중 한 장면> 사진: 유튜브 채널 '세바시 강연' 캡쳐

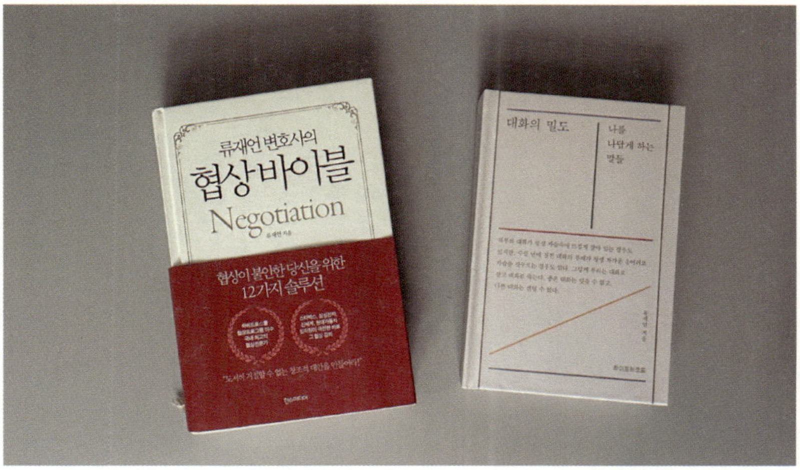

<류재언 변호사의 저서들> 사진: 김병국

⑤ 불가근불가원(不可近不可遠)

"우리들이 서로 각별히 친한 것도 아니고. 너희에게 화가 날 때가 더 많았다. (하지만)우리 팀은 최고다. 고맙다." - 채치수 (<슬램덩크>, 산왕공고와의 후반전 중)

불가근불가원(不可近不可遠)이란 너무 가깝지도 너무 멀지도 않은 관계를 의미한다. 리더와 팔로워, 원장과 직원 사이에는 적정 거리가 필요하다. 지나치게 가까운 경우 공(公)과 사(私)의 구분이 희미해져 조직의 위계질서가 무너지고 원활한 업무 진행이 어려워질 수 있다. 지나치게 먼 경우 리더와 팔로워, 원장과 직원 사이의 의사소통이 어려워 조직의 발전을 위해 머리를 맞대는 일은 고사하고 직원들의 갑작스런 퇴사라는 최악의 결과가 줄줄이 일어날 수 있다.

직원들 사이의 거리 역시 마찬가지다. 무조건 친하다고 좋은 것이 아니다. 직원들 중 일부 또는 전부가 지나치게 끈끈하면 파벌(派閥)을 형성하여 패싸움을 하거나 원장과의 충돌 시에 집단 퇴사하는 참사가 발생할 수 있다.

원장들이 흔히 하는 착각들 중 하나가 '멋진 곳으로 단체 여행을 다녀오면 조직력과 충성도가 올라갈 것이다'라는 것이다. 실상은 전혀 그렇지 않다. 치과에서 보내주는(현실은 그냥 원장 통장에서 돈이 빠져나가는 것) 해외여행을 다녀온다고 해서 직원들에게 원래 없던 조직력 또는 충성심이 생기지 않는다. 일할 때와 놀 때 작동하는 뇌의 영역과 에너지 레벨은 극명하게 다르다. 어차피 퇴사할 직원은 치과(원장) 돈으로 해외여행을 120% 즐긴 다음 뒤도 돌아보지 않고 떠난다.

3) 변화에 대응함과 동시에 일관성을 유지해야 한다

안정된 실행(시간, 예산, 목표 등에 따른 틀에 짜인 업무처리)과 변혁(변화, 혁신)은 모든 조직에게 주어진 모순적 과제다. 즉, 모든 조직은 성공의 궤도를 유지함과 동시에 발전을 위한 변화를 지속적으로 시도해야만 한다. 이는 직원관리 측면에서 역시 마찬가지다.

마케팅 영역에서 흔히 사용되는 SWOT분석 시에는 기업과 조직이 가진 변수들을 안과 밖, 통제 가능한 것들과 불가능한 것들로 나눈다. 치과 안팎에는 호황과 불황(특히 불경기), 관련 제도들의 변화, 직원들 일신상의 변화(결혼·출산·육아·이혼·이사 등), 주변 신규 치과들의 유입 가능성, 치과 매출과 수익의 부침(浮沈, up&down) 등 엄청나게 많은 변수들이 존재한다. 이 변수들은 정량(定量)적 차원에서 직원 수, 급여와 복지 등과 직결된다. 잘못된 분석과 판단은 무리한 확장과 증원으로 이어질 수 있으며 이는 시간이 흐를수록 치과 경영에 큰 부담으로 작용할 가능성이 크다. 원장은 많은 변수들을 종합적으로 고려하여 최적의 균형점을 찾아야 한다.

치의학과 그 연계 기술의 발전·발달은 정성(定性)적 측면에서 치과 병의원과 그 구성원들에게 많은 변화, 교육, 지식습득을 강요한다. 디지털 치의학이 발달함에 따라 이를 도입·활용하기 위해 기존 직원들뿐 아니라 신규 직원들에게도 교육해야할 내용들이 점차 증가하는 추세이다.

4) 현재의 실적과 미래의 성과를 함께 챙겨야 한다

지금 아무리 잘 나가는 치과라도 현재의 실적과 미래의 성과를 함께 챙겨야 한다. 즉, '현재 잘 하고 수익 높은 분야에 계속 조직의 역량을 집중할 것인가' 대(對, versus) '미래 먹거리(다른 분야 또는 치과 확장 등)에 투자할 것인가'는 정답과 경중을 가리기 힘든 모순적 난제이다.

사실 이러한 고민을 할 수 있는 원장은 행복한 사람이다. 잘 되는 병원의 원장은 내실 다지기와 외연 확장 사이에서 고민한다. 반면에 안 되는 병원의 원장은 오늘의 생존과 내일의 생존 사이에서 고뇌한다. 이래서 개원은 생존 가능성, 성공 가능성이 높은 곳에서 해야 한다. 저자가 '대도시(수도권 또는 광역시) 개원'을 필사적으로 만류하는 이유이다. 수도권과 광역시는 개원 입지라는 측면에서 바라봤을 때 이미 '핏빛 레드 오션'이다.

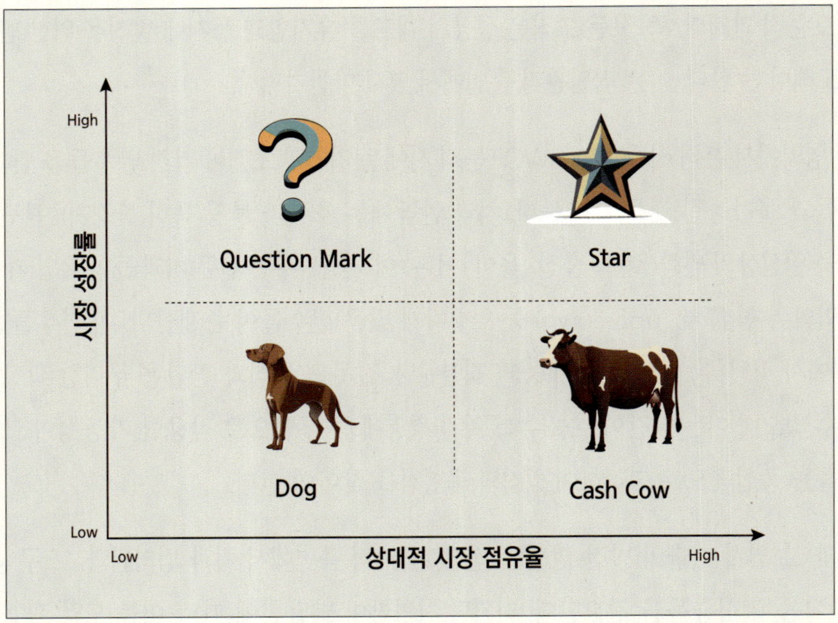

<BCG 매트릭스(Boston Consulting Group Matrix)>

BCG 매트릭스(BCG Matrix)는 보스턴컨설팅그룹(Boston Consulting Group)에 의해 1970년대 초반 개발된 것으로, 기업의 경영전략 수립에 있어 하나의 기본적인 분석도구로 활용되는 사업포트폴리오(Business Portfolio) 분석기법이다. 이는 자금의 투입, 산출 측면에서 사업(전략사업 단위)이 현재 처해있는 상황을 파악하고, 이 상황에 적합한 처방을 내리기 위한 분석도구이다. '성장-점유율 매트릭스(growth-share matrix)'라고도 불리며, 산업을 '점유율'과 '성장성'으로 구분해 4가지로 분류하고 있다.

BCG 매트릭스는 X축을 '상대적 시장점유율'로 하고, Y축을 '시장성장률'로 한다. 미래가 불투명한 사업을 물음표(Question Mark), 점유율과 성장성이 모두 좋은 사업을 스타(Star), 투자에 비해 수익이 월등한 사업을 캐시카우(Cash Cow), 점유율과 성장률이 둘 다 낮은 사업을 도그(Dog)로 구분했다. 그 각각의 뜻은 다음과 같다.

① 스타(star) 사업: 성공사업. 수익성과 성장성이 크므로 지속적인 투자가 필요하다.

② 캐시카우(Cash Cow) 사업: 수익창출원. 기존의 투자에 의해 수익이 계속적으로 실현되므로 자금의 원천사업이 된다. 그러나 시장성장률이 낮으므로 투자금액이 유지·보수 차원에서 머물게 되어 자금 투입보다 자금 산출이 더 많다.

③ 물음표(Question Mark) 사업: 신규사업. 상대적으로 낮은 시장점유율과 높은 시장성장률을 가진 사업으로 기업의 행동에 따라서는 차후 스타(star)사업이 되거나, 도그(dog)사업으로 전락할 수 있는 위치에 있다. 일단 투자하기로 결정한다면 상대적 시장점유율을 높이기 위해 많은 투자금액이 필요하다.

④ 도그(dog)사업: 사양사업. 성장성과 수익성이 없는 사업으로 철수해야 한다. 만약 기존의 투자에 매달리다가 기회를 잃으면 더 많은 대가를 치를지도 모른다.

BCG 매트릭스는 사업의 성격을 단순화, 유형화하여 어떤 방향으로 의사결정을 해야 할지를 명쾌하게 제시하는 반면, 사업의 평가요소가 상대적 시장점유율과 시장성장률뿐이어서 지나친 단순화의 오류에 빠지기 쉽다는 단점이 있다.

5) 이보 전진을 위한 일보 후퇴를 감수해야 한다

직원관리를 하다보면 원장은 대의명분 또는 미래의 이익을 위해 손해를 감수해야 한다.

① 대의명분을 위해 손해를 감수해야 한다.

직원들이 치과 업무를 수행하는 과정에서 환자의 소지품 또는 치과 물품을 손상시키는 경우 복구를 위한 비용이 발생한다. 치과 내 취업규칙 또는 내규에 이와 관련된 조항이 있다고 하더라고 이는 실제로는 유명무실(有名無實)한 경우가 대부분이다. 인상채득 과정에서 인상재가 환자의 옷에 묻어 배상이 필요한 사례에서 원장이 일단 먼저 변제를 한 다음 직원에게 구상권(求償權)을 청구하는 것은 사실상 불가능에 가깝다. 직원의 사기 저하가 불 보듯 뻔 하기 때문이다. 또한, 동일한 금액이더라도 그 손실의 여파가 원장과 직원에게 미치는 영향은 차이가 크다. 이재용 회장에게 100억 원이 갖는 의미(임팩트)와 우리에게 100억 원이 갖는 그것에는 큰 차이가 있는 것과 일맥상통한다.

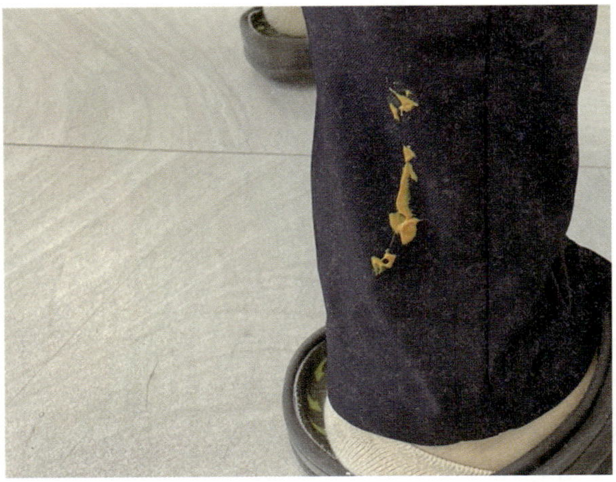

〈인상재 묻은 유니폼〉 사진: 김병국

치과용 인상재(본 뜨는 재료)는 옷감에 묻으면 이염(移染) 작용을 일으키며 잘 떨어지지 않는다.

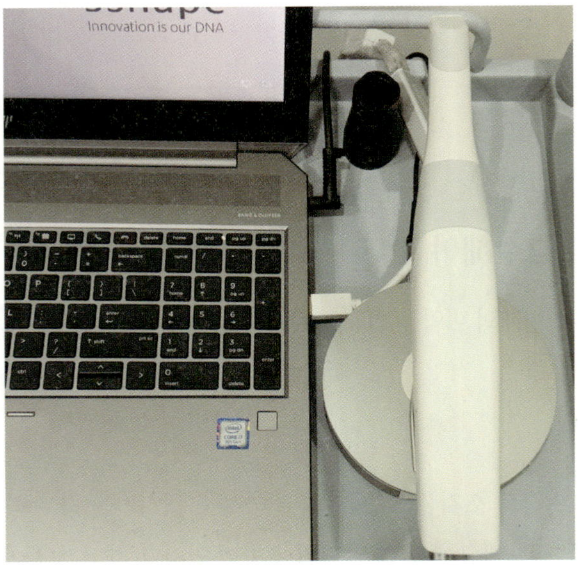

〈구강 스캐너〉 사진: 김병국

대표적인 고가(高價) 장비로 떨어뜨릴 경우 기본 수리비는 수백만 원이다.

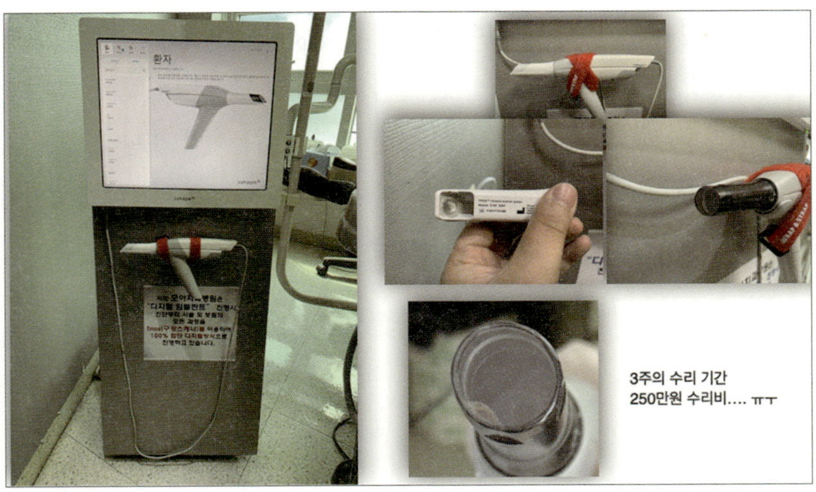

〈구강 스캐너 파손의 실제 사례〉 사진제공: 여수모아치과 장정록 원장님

꼬리에 꼬리를 무는 이야기

〈시간과 관련된 의료서비스의 특성〉

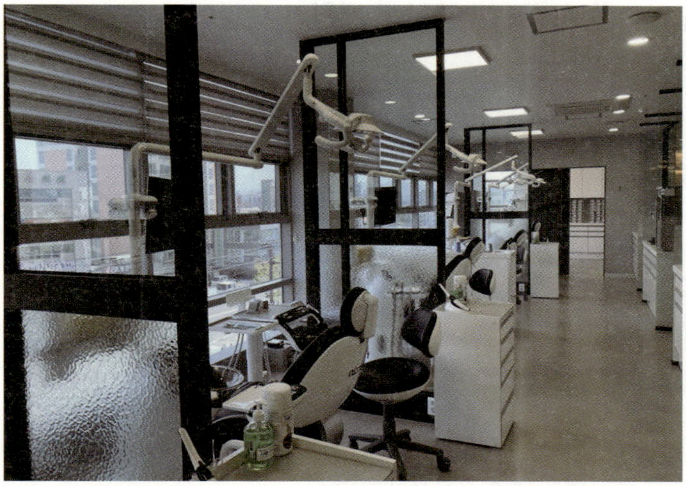

〈텅 빈 진료실〉

의료서비스의 대표적인 특성들 중 하나는 '누군가 구매하지 않으면 소멸된다'는 점이다. 텅 빈 진료실의 모습에서 '니가 없는 거리에는 내가 할 일이 없어서 마냥 걷다 걷다보면 추억을 가끔 마주치지'로 시작되는 성시경의 대표곡 <거리에서>가 떠오른다.

첫째, 누군가 구매하지 않으면 소멸된다. 야간진료를 제외한 통상적인 치과의 근무시간은 하루 8시간이다. 예약표 가장 앞줄을 차지하는 주요 진료(임플란트 수술 등과 같은 많은 시간과 노력이 투여되는 진료-저자 주) 예약 환자 두세 명이 연이어 약속을 펑크 낸 상황을 떠올려보자. 금보다 값지고 소중한 진료 시간 중 두세 시간이 허공에 붕 뜨게 된다. 직원들 중 눈치 없는 일부는 긴 병원 복도에서 런지(lunge)를 하거나 휴대폰으로 "꽁꽁 얼어붙은 한강 위로 고양이가 걸어 다닙니다(2024년에 급부상한 밈[12])" 인스타그램 릴스[13] (Instagram Reels)를 찍고 있다. 시간은 저축할 수 없다. 지금 이 순간을 놓치면 치과 병의원과 원장 입장에서는 그 손실을 만회할 수 없다. 치과 원장들은 환자들이 약속을 부도 낼 때마다 시간과 노동의 소중함과 신성함을 다시금 깨닫게 된다.

12) meme

13) 인스타그램에서 제공하는 짧은 동영상 서비스로 유튜브의 쇼츠와 유사하다.

꼬리에 꼬리를 무는 이야기

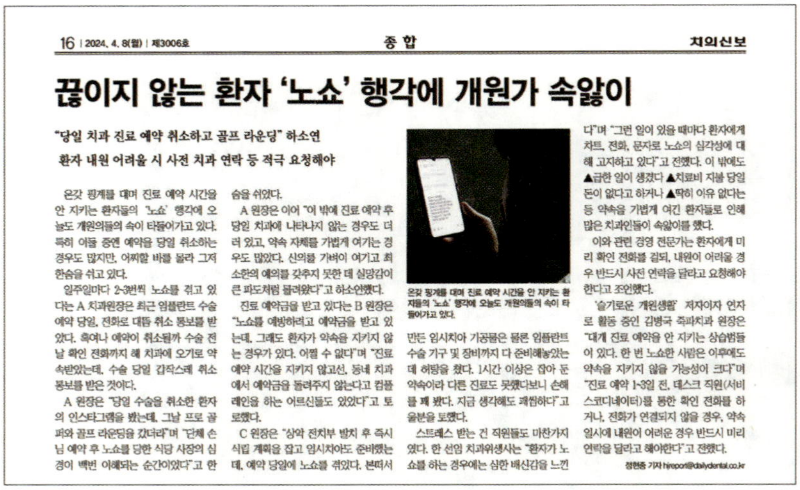

16 | 2024. 4. 8(월) | 제3006호 종 합 치의신보

끊이지 않는 환자 '노쇼' 행각에 개원가 속앓이

"당일 치과 진료 예약 취소하고 골프 라운딩" 하소연

환자 내원 어려울 시 사전 치과 연락 등 적극 요청해야

온갖 핑계를 대며 진료 예약 시간을 안 지키는 환자들의 '노쇼' 행각에 오늘도 개원의들의 속이 타들어가고 있다. 특히 이들 중엔 예약을 당일 취소하는 경우도 많지만, 어찌할 바를 몰라 그저 한숨을 쉬고 있다.

일주일마다 2-3번씩 노쇼를 겪고 있다는 A 치과원장은 최근 임플란트 수술 예약 당일, 전화로 대뜸 취소 통보를 받았다. 혹여나 예약이 취소될까 수술 전날 확인 전화까지 해 치과에 오기로 약속받았는데, 수술 당일 갑작스레 취소 통보를 받은 것이다.

A 원장은 "당일 수술을 취소한 환자의 인스타그램을 봤는데, 그날 프로 골퍼와 골프 라운딩을 갔더라"며 "단체 손님 예약 후 노쇼를 당한 식당 사장의 심경이 백번 이해되는 순간이었다"고 한숨을 쉬었다.

A 원장은 이어 "이 밖에 진료 예약 후 당일 치과에 나타나지 않는 경우도 더러 있고, 약속 자체를 가볍게 여기는 경우도 많았다. 신의를 가벼이 여기고 최소한의 예의를 갖추지 못한 데 실망감이 큰 파도처럼 몰려왔다"고 하소연했다.

진료 예약금을 받고 있다는 B 원장은 "노쇼를 예방하려고 예약금을 받고 있는데, 그래도 환자가 약속을 지키지 않는 경우가 있다. 어쩔 수 없다"며 "진료 예약 시간을 지키지 않고선, 동네 치과에서 예약금을 돌려주지 않는다고 컴플레인을 하는 어르신들도 있었다"고 토로했다.

C 원장은 "상악 전치부 발치 후 즉시 식립 계획을 잡고 임시치아도 준비했는데, 예약 당일에 노쇼를 겪었다. 본떠서 만든 임시치아 기공물은 물론 임플란트 수술 기구 및 장비까지 다 준비해놓았는데 허탕을 쳤다. 1시간 이상은 잡아 둔 약속이라 다른 진료도 못했다보니 손해를 꽤 봤다. 지금 생각해도 괘씸하다"고 울분을 토했다.

스트레스 받는 건 직원들도 마찬가지였다. 한 선임 치과위생사는 "환자가 노쇼를 하는 경우에는 심한 배신감을 느낀다"며 "그런 일이 있을 때마다 환자에게 차트, 전화, 문자로 노쇼의 심각성에 대해 고지하고 있다"고 전했다. 이 밖에도 ▲급한 일이 생겼다 ▲치료비 지불 당일 돈이 없다고 하거나 ▲딱히 이유 없다는 등 약속을 가볍게 여긴 환자들로 인해 많은 치과인들이 속앓이를 했다.

이와 관련 경영 전문가는 환자에게 미리 확인 전화를 걸되, 내원이 어려울 경우 반드시 사전 연락을 달라고 요청해야 한다고 조언했다.

'슬기로운 개원생활' 저자이자 연자로 활동 중인 김병국 죽파치과 원장은 "대개 진료 예약을 안 지키는 상습범들이 있다. 한 번 노쇼한 사람은 이후에도 약속을 지키지 않을 가능성이 크다"며 "진료 예약 1~3일 전, 데스크 직원(서비스코디네이터)를 통한 확인 전화를 하거나, 전화가 연결되지 않을 경우, 약속 일시에 내원이 어려운 경우 반드시 미리 연락을 달라고 해야한다"고 전했다.

온갖 핑계를 대며 진료 예약 시간을 안 지키는 환자들의 '노쇼' 행각에 오늘도 개원의들의 속이 타들어가고 있다.

정현중 기자 hireport@dailydental.co.kr

〈노쇼(no show) 관련 치의신보 기사〉

노쇼는 치과 경영난을 더욱 더 심각하게 만든다.

첫째, 누군가 구매하지 않으면 소멸된다. 야간진료를 제외한 통상적인 치과의 근무시간은 하루 8시간이다. 예약표 가장 앞줄을 차지하는 주요 진료(임플란트 수술 등과 같은 많은 시간과 노력이 투여되는 진료-저자 주) 예약 환자 두세 명이 연이어 약속을 펑크 낸 상황을 떠올려보자. 금보다 값지고 소중한 진료 시간 중 두세 시간이 허공에 붕 뜨게 된다. 직원들 중 눈치 없는 일부는 긴 병원 복도에서 런지(lunge)를 하거나 휴대폰으로 "꽁꽁 얼어붙은 한강 위로 고양이가 걸어 다닙니다(2024년에 급부상한 밈)" 인스타그램 릴스(Instagram Reels)를 찍고 있다. 시간은 저축할 수 없다. 지금 이 순간을 놓치면 치과 병의원과 원장 입장에서는 그 손실을 만회할 수 없다. 치과 원장들은 환자들이 약속을 부도 낼 때마다 시간과 노동의 소중함과 신성함을 다시금 깨닫게 된다.

꼬리에 꼬리를 무는 이야기

둘째, 환자의 요구에 즉시 반응해야 한다. 요즘 같은 무한경쟁 시대에는 짧은 반응시간(short response time)이 요구된다. 의료기관이 환자의 요구에 즉시 반응하지 않으면 시간이 지체될수록 환자가 가진 의료기간에 대한 호감도는 뚝뚝 떨어진다. 대기실에서 오랫동안 기다린 환자일수록 의료진에게 불친절한 경향이 있다. 최악의 상황은 치료가 지체되어 환자를 다른 병의원에 빼앗기는 상황이다. 저자 역시 이 뼈아픈 고통을 경험했다. 그것도 수 차례나.

< 빼앗긴 들에도 봄은 오는가? >

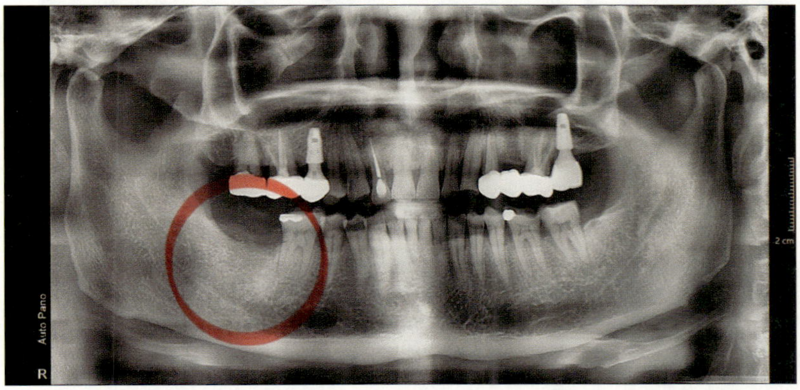

a. 만 67세, 남자 환자의 초진 파노라마.
#47 결손 부위에 임플란트를 식립하기로 했다.

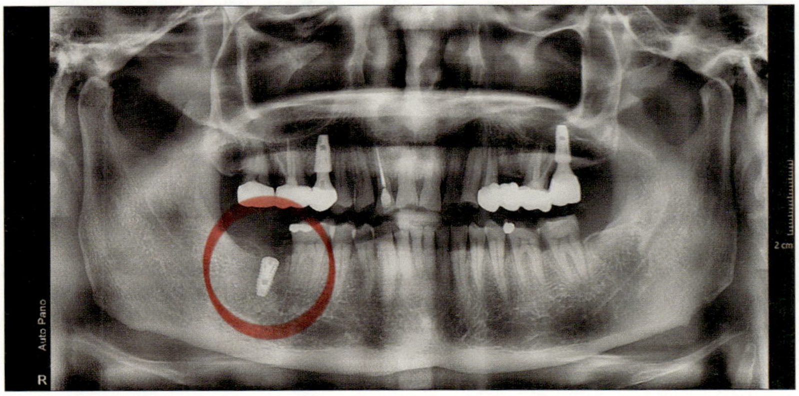

b. #47 임플란트 수술 후 파노라마.

꼬리에 꼬리를 무는 이야기

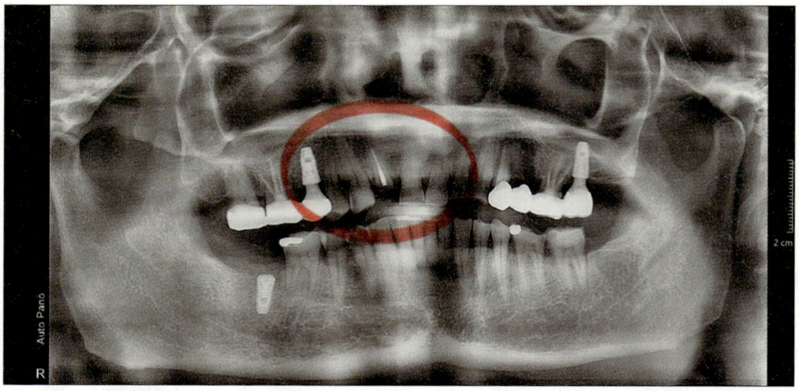

c. 굉장히 바빴던 월요일, 앞니가 부러졌다며 불쑥 내원했다. 예약환자들이 빠짐없이 내원한 상황에서 신환들이 몰려 정신없이 바쁜 상황이라 수술을 할 짬이 도무지 나지 않았다. 내비게이션(가이드) 임플란트 수술을 설명하고 동의를 얻었다. CT를 찍고 입안을 스캐닝한 다음 수술 일시를 따로 잡았다.

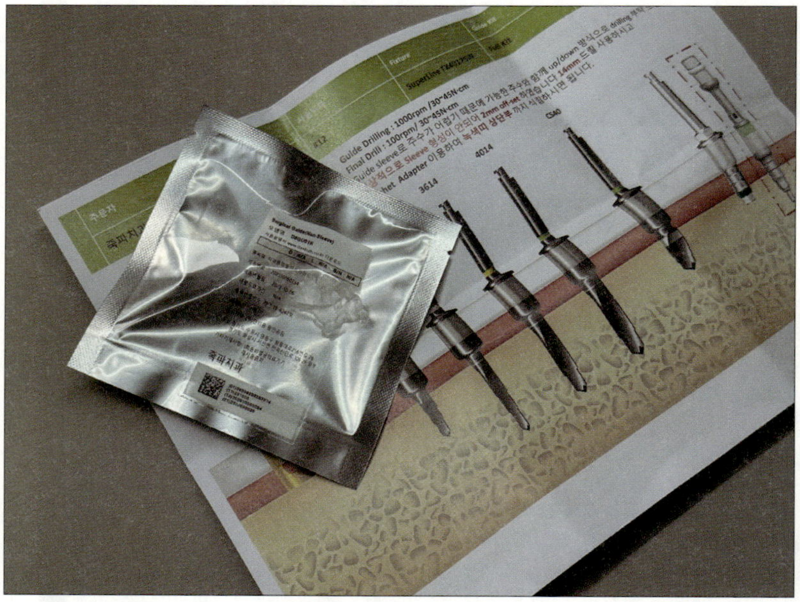

d. 외주 제작한 임플란트 수술용 장치(가이드)

꼬리에 꼬리를 무는 이야기

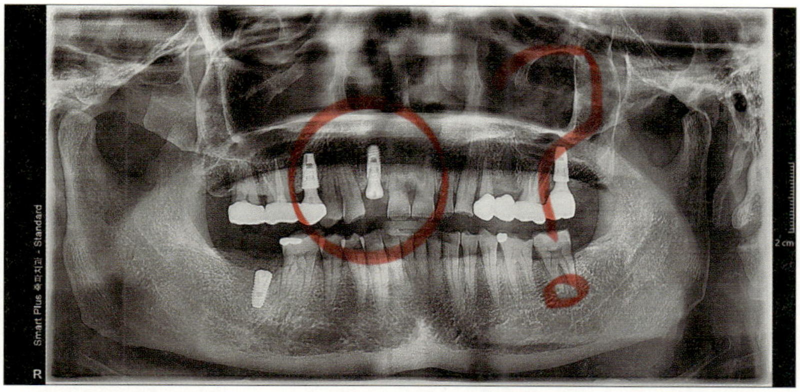

e. 약속 전날 환자가 임플란트 수술을 취소하더니 얼마 후 #47 임플란트 정기 검진하는 날에 처음 보는 임플란트를 #12 부위에 달고 나타났다.

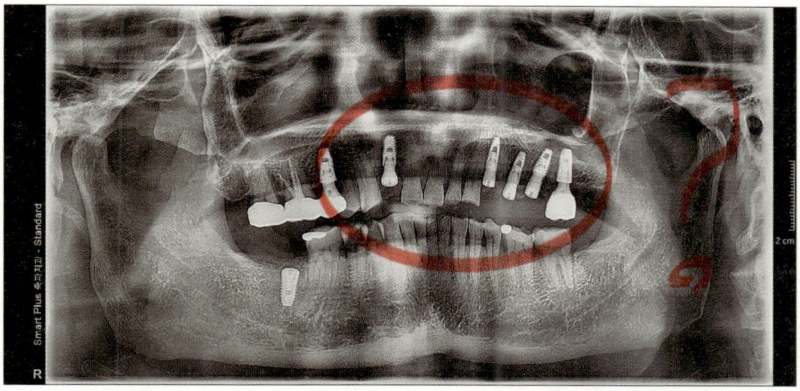

f. 그 다음 약속일에는 #24, 25, 26 부위에 다른 임플란트를 추가하고 나타났다.

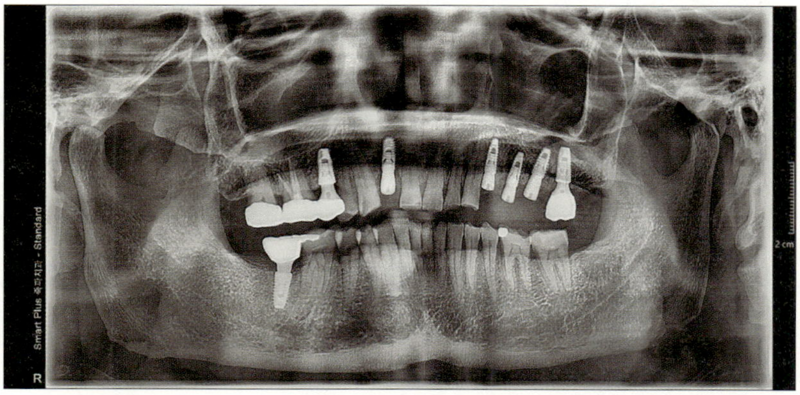

g. 죽파치과에서 수술한 #47 임플란트 픽스쳐에 보철을 장착한 직후 촬영한 파노라마. 환자의 요청에 즉시(빠르게) 반응하지 못한 결과 치료의 주도권(hegemony)을 타 치과에 완전히 내어주고 말았다.

꼬리에 꼬리를 무는 이야기

셋째, 의료서비스는 미리 만들어 놓을 수 없다. 즉, 휴대전화나 TV처럼 미리 생산해서 재고로 쌓아둘 수 없다. 치과에는 환자가 몰리는 시간대가 분명히 있다. 토요일 오후에 교정치과를 방문해보라. 필시 정신없이 뛰어다니는 원장과 직원들을 목격할 수 있을 것이다. 이처럼 환자 입장에서 방문하기 편한 토요일, 문을 연 치과가 정말 드문 일요일, 휴일 다음 날인 월요일, 그 외 긴 연휴 다음 날은 요일을 불문하고 대기실이 인산인해(人山人海)를 이룬다. 반면 수요일과 목요일 오전에는 대부분의 치과들이 프랑스의 수도 같다. 파리낼리. 치과 진료를 미리 만들어둘 수 없기 때문에 붐비는 시간대에 제공되는 의료서비스는 그 양과 질이 떨어질 수밖에 없다. 이로 인해 의료소비자인 환자와 보호자의 만족도 역시 동반 하락한다. 결국 물밀 듯이 밀려오는 환자들에게 진료를 제공하기 위해서는 평소에 충분한 인력과 장비를 구비한 상태로 대기해야만 한다.

② 실제 필요한 인력보다 더 많은 인력을 고용해야 한다.

치과 입장에서는 실제 필요한 인력보다 더 많은 인력과 장비를 구비한 상태로 환자들을 기다리고 있어야 한다. 그 이유는 크게 세 가지이다.

첫째, 앞서 언급한 '시간과 관련된 의료서비스의 특성' 때문이다. 의료서비스는 소비되지 않으면 소멸되고, 짧은 반응 시간이 요구되며, 재고를 미리 만들어 놓을 수 없다.

둘째, 직원 퇴사의 충격파를 줄이기 위함이다. 12만 명이 넘는 직원들이 근무하는 삼성전자에서 직원 한 명이 그만 두는 것은 대수롭지 않은 일이다. 이에 반해 대부분의 치과들은 소규모의 인력으로 운영된다. 그렇기 때문에 직원 한 명 한 명이 차지하는 비중이 어마어마하다. 원장 한 명, 직원 네 명으로 구성된 동네 치과에서 직원 한 명의 퇴사는 전체전력의 20~25%의 상실을 의미한다. 이러한 현실 때문에 언제 갑작스레 발생할지 모르는 직원들의 퇴사에 대비하여 여유 인력을 사전에 확보해두어야 한다.

셋째, 사용자 대 피용자 관계에서 궁지에 몰리는 상황을 예방하기 위함이다. 내원 환자에 딱 맞춰서 빡빡하게 직원 수를 운용하다보면 일부 직원들이 퇴사 의사를 밝혔을 때 원장은 을(乙)이 될 수밖에 없다. 직원의 입에서 "원장님, 저 그만 두고 싶어요"라는 말이 튀어나오는 순간 원장은 약자의 자세(태도)를 취할 수밖에 없다. 업무량과 직원 수가 여유 없이 빡빡하게 돌아가는 치과에서는 직원 단 명의 퇴사도 남은 직원들의 업무 과중으로 직결된다. 결국 평소에 실제 필요 전력에 비해 130% 내외의 인적 자원을 확보하고 있어야 직원이 퇴사를 종용하더라도 원장이 숨 쉴 수 있는 여유가 생긴다.

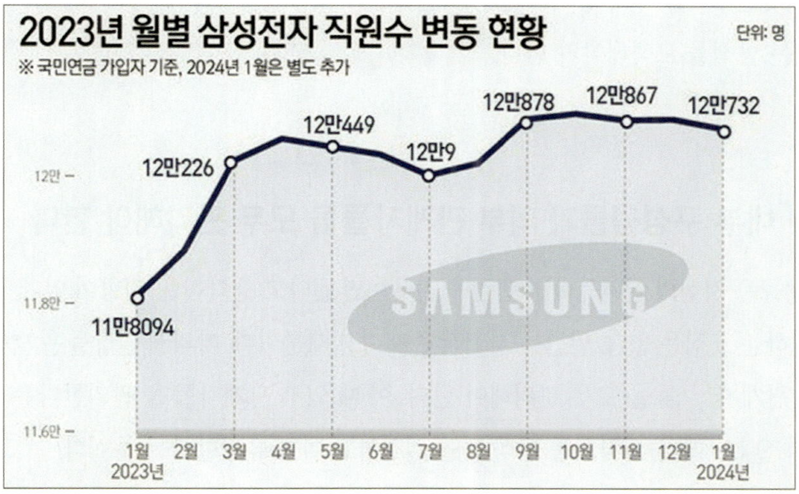

〈삼성전자 직원 수 변동 현황〉 자료출처: 한국CXO연구소

2024년 3월 5일 기업분석전문 한국CXO연구소에 따르면 지난해(2023년) 삼성전자 직원 수는 국민연금 가입자 기준 1월 11만8094명에서 12월 12만877명으로 2783명 늘었다. 올해 1월에는 12만732명을 기록했다.

6) 직원들의 머리와 가슴을 함께 움직여야 한다

부모-자식 관계를 상상하면 직원들에게 단순히 교육·지시·지적해서는 적극적인 태도 변화 또는 참여를 이끌어내기 어렵다는 사실을 깨달을 수 있다. 미혼인 독자들 역시 예나 지금이나 누군가의 자식이기 때문이다. 부모님들의 말씀이 이성적으로는 옳다고 판단하면서도 감성적으로는 엇나가거나 반대로 행동하고자 애를 썼던 우리들의 어린 시절을 떠올려보면 직원들의 이성과 감성을 모두 납득시키는 일이 얼마나 까다롭고 모순적인 임무인지 다시금 느낄 수 있다.

원장을 비롯한 보스, 리더, 관리자들은 직원들을 격려·지원·교육하면서 머리와 가슴을 동시에 움직일 수 있는 방책을 모색해야만 한다.

7) 병원 내부 구성원들과 외부 관계자들을 모두 관리해야 한다

흔히 원장들은 자신의 직원들에만 관심을 기울이면 된다고 생각하는 경향이 있다. 그러나 이 세상에 홀로 일하는 조직은 없다. 인간은 사회적 존재이기 때문이다. 따라서 원장들은 병원 내부 구성원들과 외부 관계자[14)]들을 모두 관리해야 한다. 이 때 외부 관계자들을 관리한다는 의미는 그들과의 관계, 비즈니스 매너, 의사소통 방식 등을 설정하고 이를 유지한다는 뜻이다.

---

14) 건물주, 주차관리인, 기공소장님, 기공소 직원들, 치과재료상, 임플란트 회사 직원들, 주변 상인들 등

04 모집

추천곡 What You Gonna Be by NEFFEX

영감을 주는 한마디

" 마, 함 해보입시더! "

- 최동원

[brain storming with hashtags]

#구인난 #석션보조시스템 #무인접수 #키오스크 #kiosk #누가내직원을옮겼을까? #누이많은총각은결혼하기힘들다? #치과규모에따라 #유리한점들 #불리한점들 #대형 #소형 #직원 #모집 #리크루팅 #recruiting #최소한이것만은 #10%rule #10percent #rule #약속 #최선 #장길산 #해동청보라매 #은행나무침대 #황장군 #진인사대천명 #盡人事待天命 #태도 #attitude

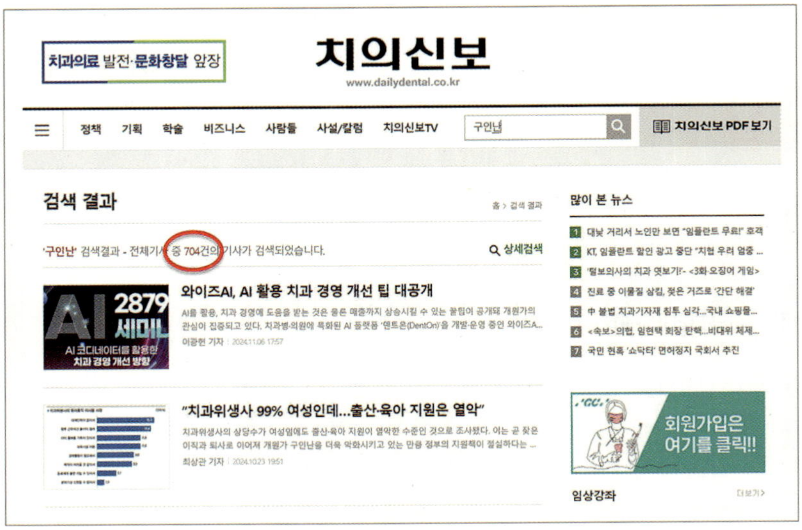
치과의료 발전·문화창달 앞장
치의신보
www.dailydental.co.kr
정책 기획 학술 비즈니스 사람들 사설/칼럼 치의신보TV
구인난
치의신보 PDF 보기
검색 결과
홈 > 검색 결과
'구인난' 검색결과 - 전체기사 중 704건의 기사가 검색되었습니다.
상세검색
와이즈AI, AI 활용 치과 경영 개선 팁 대공개
AI를 활용, 치과 경영에 도움을 받는 것은 물론 매출까지 상승시킬 수 있는 꿀팁이 공개돼 개원가의 관심이 집중되고 있다. 치과병·의원에 특화된 AI 플랫폼 '덴트온(DentOn)'을 개발·운영 중인 와이즈A...
이광헌 기자 | 2024.11.06 17:57
AI 2879 세미나
AI 코디네이터를 활용한 치과 경영 개선 방향
"치과위생사 99% 여성인데...출산·육아 지원은 열악"
치과위생사의 상당수가 여성임에도 출산·육아 지원이 열악한 수준인 것으로 조사됐다. 이는 곧 잦은 이직과 퇴사로 이어져 개원가 구인난을 더욱 악화시키고 있는 만큼 정부의 지원책이 절실하다는 ...
최상관 기자 | 2024.10.23 19:51
많이 본 뉴스
1 대낮 거리서 노인만 보면 "임플란트 무료!" 호객
2 KT, 임플란트 할인 광고 중단 "치협 우려 엄중 ...
3 '털보의사의 치과 엿보기!'- <3화 오징어 게임>
4 진료 중 이물질 삼킴, 젖은 거즈로 '간단 해결'
5 中 불법 치과기자재 침투 심각...국내 쇼핑몰...
6 <속보>의협, 임현택 회장 탄핵...비대위 체제...
7 국민 현혹 '쇼닥터' 면허정지 국회서 추진
회원가입은 여기를 클릭!!
임상강좌
더보기>

〈치과계 구인난은 어제 오늘의 일이 아니다〉 출처: 치의신보 누리집

구인난

치의신보 누리집(인터넷 홈페이지)에서 "구인난"이라는 키워드로 검색 시 700개가 넘는 기사들이 뜬다. 치과계 구인난이 어제 오늘의 일이 아니라는 방증이다. 다양한 형태의 석션 보조 시스템(인력 투입 없이 자동으로 석션을 해주는 장치), 무인 접수 키오스크 등은 구인난을 극복하기 위한 노력의 산물이다.

누가 내 직원을 옮겼을까? 작금(昨今)의 구인난은 치과 업무가 유발하는 높은 수준의 육체적·정신적 고충, 치과 대신 선택할 수 있는 새로운 직장(직업)들의 출현 등 다양한 요인들이 복합적으로 작용한 결과이다.

어떻게 하면 구인난이라는 크고 높은 장애물을 넘어 직원 모집에 성공할 수 있을까? 함께 그 해결책을 모색해보자.

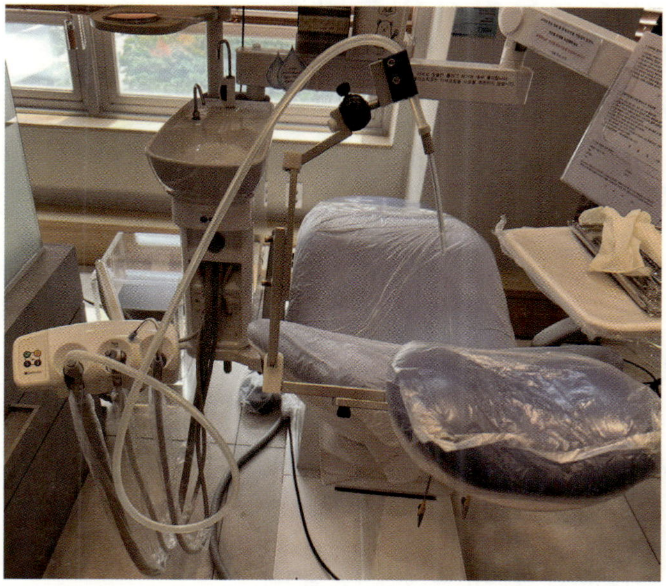

〈석션 보조 시스템〉

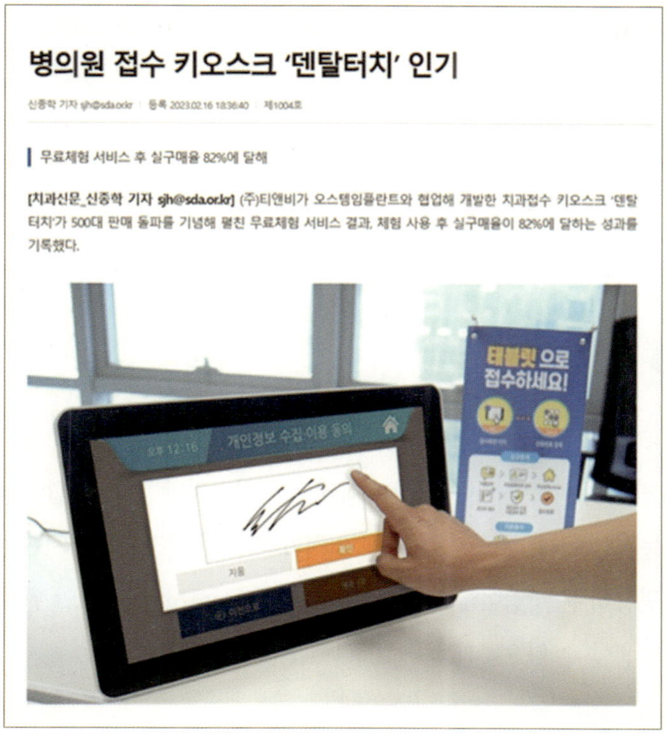

병의원 접수 키오스크 '덴탈터치' 인기

신종학 기자 sjh@sda.or.kr | 등록 2023.02.16 18:36:40 | 제1004호

무료체험 서비스 후 실구매율 82%에 달해

[치과신문_신종학 기자 sjh@sda.or.kr] (주)티앤비가 오스템임플란트와 협업해 개발한 치과접수 키오스크 '덴탈터치'가 500대 판매 돌파를 기념해 펼친 무료체험 서비스 결과, 체험 사용 후 실구매율이 82%에 달하는 성과를 기록했다.

〈치과 접수 키오스크(kiosk)〉 사진출처: 치과신문

누이 많은 총각은 결혼하기 힘들다?

누이 많은 총각은 결혼하기 힘들다? 내 외가가 딱 그러하다. 딸 여섯이 연이어 태어났다. 나의 모친이 다섯째 딸이고 아래 여동생이 한 명 더 있다. 이후 다행히도 아들 셋이 연이어 태어났다. 나의 외조부는 어쩜 그리도 많은 X염색체를 갖고 계셨는지? 다시 본론으로 돌아와서 누나 여섯 명이 한 마디씩만 해도 여섯 마디다. 한국 여자들 사이에서 누이 많은 총각은 결혼 기피 대상 1호다. 이처럼 누이가 많은 집안은 규모가 큰 치과와 닮아 있다. 신규 직원이 들어왔을 때 한 해 선배들이 한 마디씩만 해도 열 마디, 스무 마디가 된다. 바로 위 선배에게 찍히면 대부분 오래 버티지 못하고 사직서를 제출한다.

직원 모집 시 치과 규모에 따른 유불리

① 대형 치과

큰 규모가 주는 아우라(aura), 한국인들 특유의 대물(大物) 선호 사상, '잘 짜인 시스템 안에서 체계적으로 일을 배울 수 있다'는 인식(대형 치과의 경우 시스템이 없이는 존속할 수 없기에 어느 정도는 일리가 있는 의견이다) 때문에 구직자들 사이에서 선호도가 높다. 따라서 직원 모집 시 소형 치과에 비해 유리하다.

불리한 점도 있다. 많은 인원, 엄격한 위계질서 탓에 입사 초반에 적응하지 못하는 직원들은 대부분 튕겨져 나간다.

② 소형 치과

대형 치과와 정확히 반대의 위치에 있다. 직원 모집에는 불리하지만, 치과에 합이 맞는 인재가 들어오면 장기 근속할 가능성이 높다. 구성원 수 자체가 적기 때문에 인간관계에서 오는 스트레스도 현저히 더 낮다는 점은 굉장히 큰 장점이다. 그렇다고 원장이 방심해서는 절대 안 된다. 직원이 둘 뿐인 치과에서도 다툼은 발생할 수 있으니까.

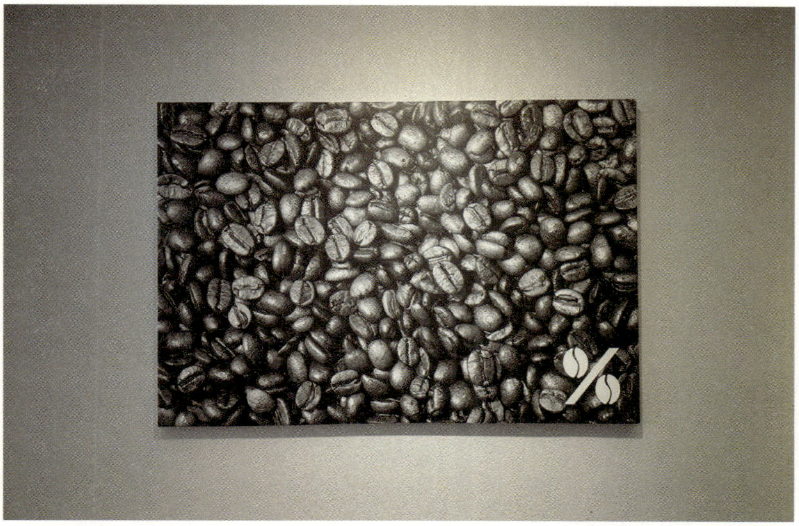

〈10% 룰(10 percent rule)〉 사진: 김병국

모집 최소한 이것만은

① 10% 룰(10 percent rule)

동종업계 경쟁자(다른 치과)들에 비해 최소 10% 높은 급여 및 복지를 제공해야 승산이 있다. 이는 나의 사견(私見)이 아니다. 수많은 HR, 헤드헌팅 전문가들의 공통된 견해이다.

인간은 본능적으로 비교하는 동물이다. 2002년, 대니얼 카너먼(Daniel Kahneman)에게 노벨 경제학상을 안겨주었던 그의 전망이론(prospect theory)가 이를 뒷받침한다. 전망이론이 이야기하는 경제활동 시 인간의 세 가지 인지적 특성은 기준 의존성(reference dependency), 손실 회피(loss aversion), 민감도 체감성(diminishing sensitivity)이다. 이 중 기준 의존성은 인간이 경제적 선택 또는 판단을 함에 있어서 제로베이스(zero base)가 아니라 특정 지점을 기준 잡으려는 경향을 의미한다. 동일한 진리(진실) 조건 하에서도 기준에 따라 만족도(만족 또는 불만족하는 정도)의 차이가 현저하다.

치과 직원들이 동종 업계 종사하는 동료들 또는 대학 동기들을 만나면 무슨 이야기를 할까? '80:20 법칙'으로 유명한 파레토의 법칙에 근거하여 추론컨대 대화 중 80%는 남자 이야기, 20%는 직장 이야기일 것이다. 직장 이야기를 하다보면 필연적으로 급여 및 복지 관련 대화가 오간다. 같은 경력을 가지고 동종 업계에 하는데 누구는 높은 급여를 받고 다른 누구는 낮은 급여를 받는다면 후자에게 상대적 박탈감이 생길 수밖에 없다.

급여와 복지 비교는 온라인(online) 상에서도 만연하다. 치과 종사자들은 인터넷 카페, 밴드 등을 통해 정보를 공유하고 있다.

"10% 룰(10 percent rule)"은 치과의 신규 직원 모집과 고용 관계 유지에 힘을 실어준다. 반드시 유념하기 바란다.

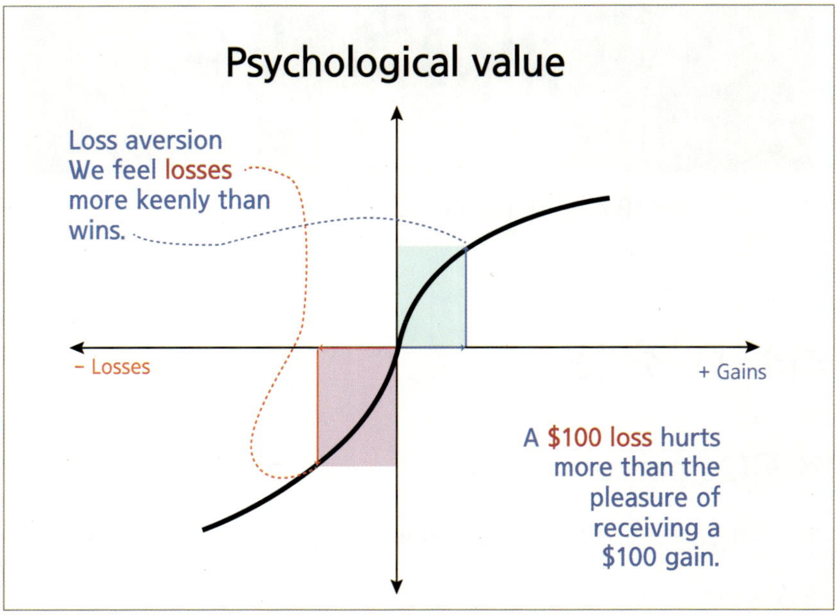

<전망이론(Prospect Theory)>

② 약속

첫째, 약속은 지켜져야 한다. 동일한 문구인 '약속은 지켜져야 한다(Pacta sunt servanda).'라는 로마의 유명한 법언(法諺)이기도 하다. 원장은 직원 모집 시 했던 약속들을 응당 지켜야 한다. 그렇지 않으면 직원들은 조용히 사직서를 준비할 것이다.

둘째, 너무 많은 것을 약속하지 마라. "덜 약속하고 더 해주어라(Underpromise; overdeliver)."는 피터 드러커, 마이클 포터와 더불어 "현대 경영학의 3대 구루(guru)"로 추앙 받는 톰 피터스의 명언이다. 지나치게 크고 많은 약속들은 경영자(원장)에게 족쇄로 작용한다. 동일한 금액의 보너스라도 미리 약속한 것은 당연하게 받아들이는 반면, 미리 약속하지 않았던 것은 깜짝 선물이자 환희(surprise and delight)로 받아들이는 것이 인간의 본성이다.

③ 최선

관계에 있어서 늘 최선을 다하라. 이는 직원과의 관계뿐만 아니라 가족, 친구, 선후배, 지인 등 모든 관계에 있어서 적용되어야(지켜야하는) 황금률(golden rule)이다.

"긍정적인 사람은 한계 없고, 부정적인 사람은 한 게 없다"라는 격언이 있다. 직원들에게 마음의 상처를 입고 흑화(黑化)되어 부정적인 언사(言辭)를 쏟아내는 원장들이 있다(존재한다).

배신, 실망 등은 실패자(loser,패배자), 테이커[1)](take)들의 언어다. 이들의 특징은 애초에 상대에게 과도한 기대(expectation)를 한 다음 스스로 실망한다는 것이다. 실패자, 패배자, 테이커들이 자주 사용하는 표현으로 "잡은 물고기에게는 먹이를 주지 않는다"라는 말이 있다. 정말 어리석기 그지없다. 상대의 눈치를 살살 보면서(상대를 간 보면서) 야금야금 이득을 취하는 사람 곁에 남아있을 바보는 없다.

이와 반대로 '현재 주어진 상황에 최선을 다하고 결과에 승복하는 태도'가 승리자(winner), 기버(giver)들의 특징이다. 사용자 입장에서 최선을 다해 피용자(근로자)들에게 최상의 조건들을 제공하면 제발 그만두라고 해도 절대 그만두지 않는다. 이는 연애와 같다. 멋지고 좋은 사람은 상대에게 제발 이별해달라고 해도 연애 상대가 절대 떠나지 않는다. 다시는 같은 사람, 동일한(비슷한) 조건의 좋은 사람을 만날 수 없다는 것을 그 누구보다 잘 알고 있기 때문이다.

주어진 상황에 최선을 다하고 결과에 승복하라. 그럼에도 불구하고 직원(들)이 떠나가더라도 너무 실망마라. 내일은 내일의 태양이 떠오를 것이다. 내일은 또 다른 새 직원이 치과 문을 두드릴 것이다. 당신이 좋은 원장이라면.

1) 애덤 그랜트(Adam Grant)의 책 《기브앤테이크(Give and Take)》에서 등장하는 인간 분류 중 하나. 그는 인간을 받은 것보다 많이 베푸는 기버(giver), 꼭 받은 만큼만 되돌려주는 매처(matcher), 모든 상황에서 본인이 이득을 봐야지만 직성이 풀리는 테이커(taker)로 분류했다. 아울러 "성공의 피라미드 최상층에서 가장 많은 비중(portion)을 차지하는 인간 유형은 기버"라는 핵심 메시지를 전했다.

꼬리에 꼬리를 무는 이야기

〈장산곶의 수호신 해동청보라매로부터 배우는 직원관리의 본질〉

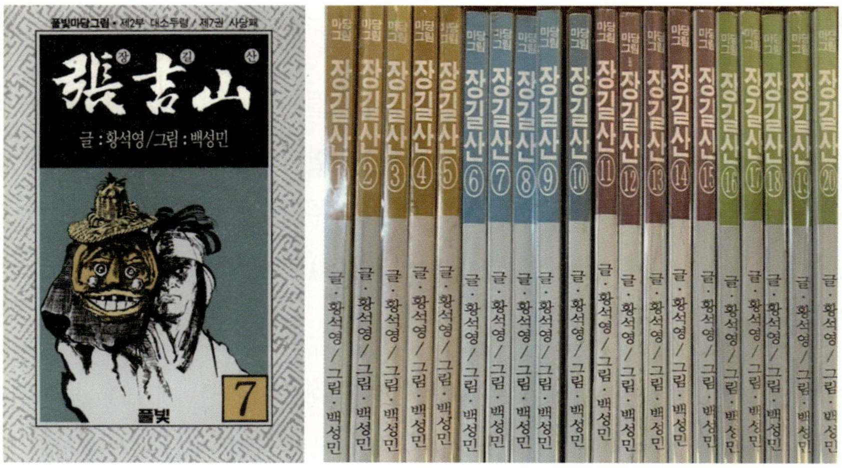

〈마당그림(만화)《장길산》 도서출판 풀빛〉 사진제공: 아버지

장길산과 보라매

사춘기 때 아버지 서재에 자주 들락 거렸다. 만화로 된《장길산》을 보기 위함이었다. 수십 번이 아니라 수백 번 봤다. 특히 야한 장면만 골라서. 그림이 예쁘고 야해서 참 좋았다. 아직까지도 기억에 남는 몇 가지가 있다.

첫째, 성명학(姓名學)적으로 길할 길(吉)자는 사용하지 않는 것이 관례라는 사실이다. 주인공 장길산의 이름에 길할 길(吉)자가 쓰였다는 사실이 아이러니였다.

둘째, 장길산과 뜨거운 사랑을 나눴던 여인의 이름은 묘옥이었다.

셋째, 장산곶의 수호신 해동청보라매에 관한 이야기였다.

곶은 '바다를 향해 툭 튀어나온 땅'을 뜻하는 순우리말이다. 장산곶이라는 바닷가 마을 당산나무에 기거하던 해동청보라매가 있었다. 마을 사람들은 그 매를 장산곶의 수호신으로 여겼다. 매 역시 사람들의 손을 멀리하지 않았다. 한 사람이 아이디어를 냈다.

"다른 사람들이 우리 마을의 수호신인 매 님이 멋있게 생겼다고 납치해 가면 안 되니 발목에 띠를 묶어 표식으로 삼읍시다."

대다수의 동의하에 매의 다리에 리본처럼 띠를 묶었다.

꼬리에 꼬리를 무는 이야기

얼마 후 매가 평소처럼 당산나무에 앉아 휴식을 취하고 있을 때 어디선가 나타난 큰 구렁이(뱀)가 갑자기 공격했다. 매는 하늘로 피하려 했지만 공교롭게도 발목의 띠가 나뭇가지에 걸려 높이 날아갈 수 없었다. 결국 나무 근처에서 혈투(血鬪)가 벌어졌다. 매와 뱀, 둘 다 치명상을 입고 죽었다.

마을 사람들은 뒤늦게 후회했다.

"띠를 발목에 묶지 않았더라면 우리의 수호신이 죽지 않았을 텐데. 매 님은 태어난 이후 쭉 우리 마을 당산나무를 터나신 적이 없었어. 이미 마음속으로 탄탄한 관계를 겉으로 드러내고자 했던 우리의 욕심이 매 님을 죽인거야."

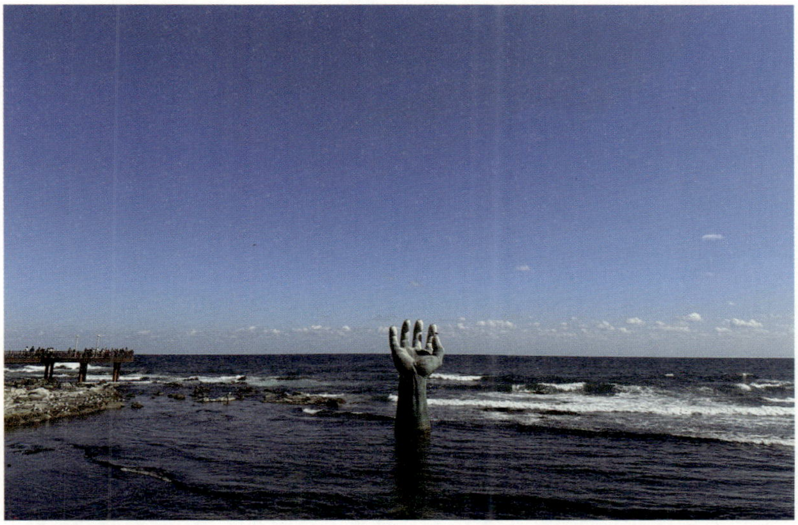

〈포항 호미곶〉 사진: 김병국

'호미(虎尾)'라는 한자어에서 유추할 수 있듯이 '호랑이 꼬리'라는 의미가 담겨 있다.

Ⅰ 생존 전략

Ⅱ 리더십

Ⅲ 직원관리

꼬리에 꼬리를 무는 이야기

<은행나무침대>의 황장군

영화 <은행나무침대>의 황장군은 짝사랑과 처절한 기다림의 대명사다. 함박눈이 펑펑 쏟아지는 한 겨울, 땅바닥에 무릎을 꿇고 하염없이 짝사랑의 상대를 기다리는 장면은 황장군의 상징(signature)이다. 하지만 연애 고수 또는 사람 마음이 움직이는 방식을 이해하고 있는 이들은 황장군의 노력이 얼마나 허망한 것인지 안다. 마음이 없는 또는 마음이 이미 돌아선 상대방의 집 앞에서 1박2일이 아니라 몇 박 며칠을 기다려도 바뀌는 것은 아무것도 없다.

진인사대천명(盡人事待天命)

진인사대천명(盡人事待天命)은 '자신의 할 일에 최선을 다하고 하늘의 명(命)을 기다린다'는 뜻이다. 원장과 직원, 사용자와 피용자, 고용주와 근로자의 관계에서 마음에 새겨야할 말이다. 근로계약서로 이미 떠나버린 직원의 마음을 치과에 붙잡아둘 수 없다.

직원 모집 및 고용관계 유지에 대한 태도(attitude)

결국 원장 입장에서 직원 모집 및 고용관계 유지와 관련하여 견지해야할 태도와 마음가짐은 다음과 같다.

첫째, 매 순간 직원들에게 최선을 다한다.

둘째, 너무 큰 기대를 하지 않는다. 기대가 크면 실망도 큰 법이다.

셋째, 치과를 위해 헌신하는 직원들에게 감사하는 마음을 잊지 않는다.

넷째, 떠나려는 직원은 시원하게 보내준다. 이미 마음이 붕 떠버린 직원은 원장, 다른 직원들, 환자 및 보호자 등 모든 이들에게 백해무익(百害無益)하다. 성의 없이 근무하기 때문이다.

다섯째, 너무 조급하게 생각마라. 좋은 원장과 좋은 치과에는 직원들이 끊임없이 유입될 수밖에 없다. 단, 반대의 경우라면 스스로를 돌아보라.

05 선발

추천곡 **서울 서울 서울** - 조용필

영감을 주는 한마디

"처음에는 잘 가르치고 열심히만 하면 좋은 성적이 나올 거라고 믿었다. 하지만 그게 아니더라. 좋은 선수를 모으는 것이 70%, 잘 가르치고 관리하는 것이 30%임을 깨달았다. 그래서 스카우트에 힘을 쏟게 됐다."

- 최희암

[brain storming with hashtags]

#이미테이션게임 #ImitationGame #앨런튜링 #AlanTuring #천재 #수학자 #애니그마 #Enigma #암호 #자기소개서 #복붙 #Copy&Paste #획일 #천편일률 #이상 #현실 #괴리 #과대포장 #과대평가 #해독법 #negative #filtering #극단 #외딴섬 #위험 #덤핑치과근무이력 #시용시용시용

이미테이션 게임

2015 아카데미 8개 부문 노미네이트에 빛나는 영화가 있다. 베네딕트 컴버배치(Benedict Cumberbatch), 키이라 나이틀리(Keira Knightley)가 주연한 영화 <이미테이션 게임(The Imitation Game)>이 바로 그것이다. 실존인물인 앨런 튜링(Alan Turing)의 실화를 바탕으로 나치 독일의 암호기 에니그마(Enigma)[1]를 해독하는 과정을 그린 영화다.

앨런 튜링은 천재 수학자이자 컴퓨터과학자였다. 제2차 세계대전이 발발하자 영국 정부의 요청에 따라 나치 독일군의 에니그마 암호 해독을 맡았다. 1943년, 영국군은 앨런 튜링이 독일군의 에니그마를 해독하여 얻은 정보를 역이용해서 독일 해군 주력부대인 U보트(잠수함)를 궤멸시킬 수 있었다. 이 결과 연합군은 대서양 해상로를 확보할 수 있었고, 이는 1944년 노르망디 상륙작전 성공의 발판이 되었다. 즉, 앨런 튜링은 에니그마 해독을 통해 제2차 세계대전 기간 단축시킴으로써 해당기간에 전사할 뻔 했던 1,400만 명의 목숨을 구한 셈이다.

1) 에니그마(독일어: Enigma)는 회전자로 작동하는 암호 기계의 한 종류로, 그 이름은 고대 그리스어로 '수수께끼'를 뜻하는 아이니그마(고대 그리스어: αἴνιγμα)라는 말에서 따온 것이다. 암호의 작성과 해독이 가능하며 보안성에 따라 여러 모델이 있다.

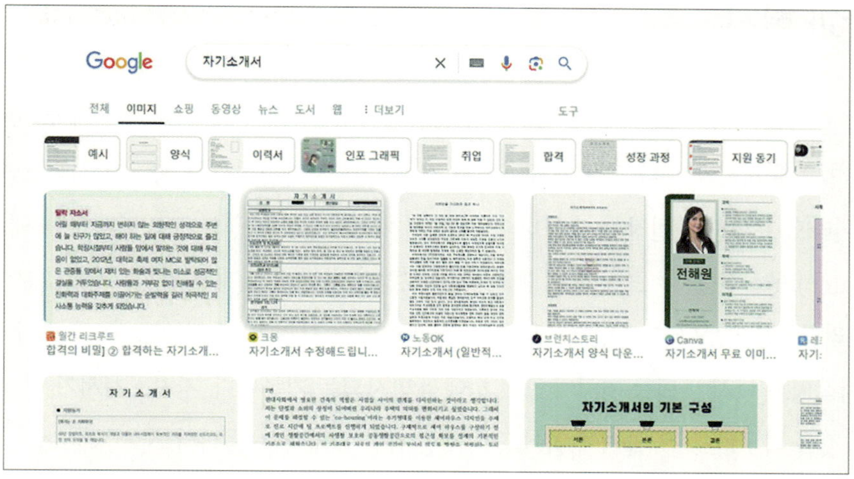

<“자기소개서”라는 키워드로 구글링한 결과> 사진: 김병국

자기소개서들 속 공통된 표현들

치과를 운영하다보면 적지 않은 자기소개서를 접하게 된다. 개업부터 폐업까지 직원이 단 한 명도 그만두지 않은 치과는 없다. 회자정리(會者定離)라는 말처럼 만났다면 언젠가는 헤어지기 마련이다.

여러 자기소개들 속에는 마치 약속이나 한 것처럼 공통된 표현들이 존재한다. ‘엄격하지만 자애(慈愛)로운 부모님[2)], 섬세한 작업에 능숙함, 이타심과 배려심 많음, 손재주 있음, 협동심 강함, 성실, 인내, 끈기, 어린 시절부터 치과 업무에 관심’ 등이다. 동일한 사이트 또는 동일한 자기소개서 원본을 긁어 붙였나(copy and paste)?

2) 고등학교 윤리 교과서에 나오는 ‘엄부자모(嚴父慈母)’라는 표현을 변용한 것으로 추정하고 있다.

이상과 현실

이상과 현실은 대부분의 경우에 일치하지 않는다. 자기소개서 속 인물과 실제로 고용한 직원 역시 그러하다. 현저히 다르다. 자기소개서에서 스스로를 치과위생사들 중 "마이클 조던(Michael Jordan)"이라고 표현한 지원자를 고용하여 일을 시켜보면 실상은 정면으로 날아오는 패스도 제대로 잡지(catch) 못하는 농구 초보자에 불과하다. 그렇기 때문에 내게 장황한 자기소개서는 노래 <독도는 우리땅>의 악보나 다름없다. "울릉도 동남쪽 뱃길 따라 이백 리 외로운 섬 하나 새들의 고향"으로 시작되는 가사가 뇌를 거치지 않고 혀에서 발사되는 기분이다. 자기소개서가 현실과 동떨어져 있다는 것을 너무나도 잘 알기에 읽어도 아무런 감흥이 없다는 뜻이다.

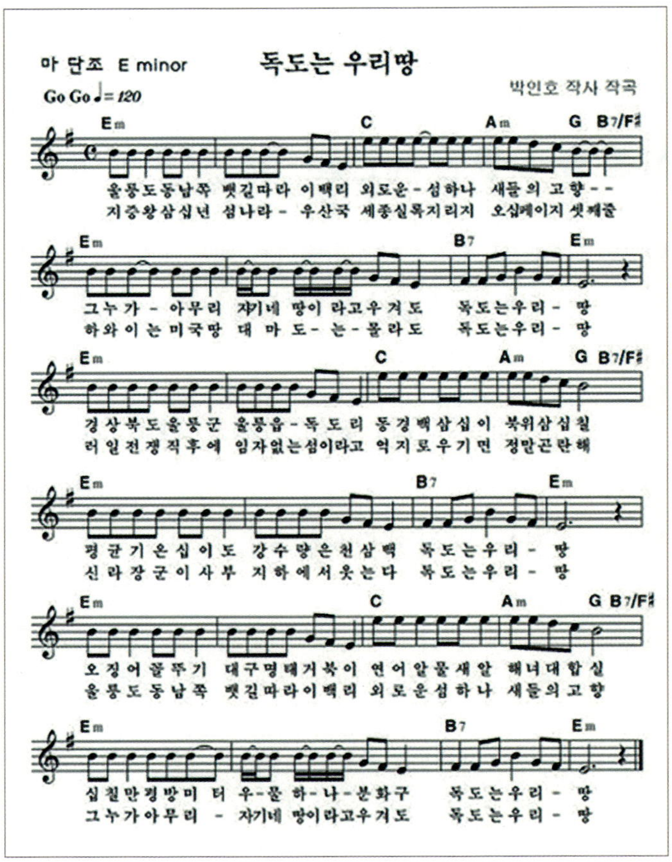
마 단조 E minor
독도는 우리땅
박인호 작사 작곡
Go Go ♩= 120
Em C Am G B7/F♯
울릉도동남쪽 뱃길따라 이백리 외로운-섬하나 새들의 고향--
지증왕삼십년 섬나라- 우산국 세종실록지리지 오십페이지 셋째줄
Em B7 Em
그누가-아무리 자기네 땅이 라고우겨도 독도는우리-땅
하와이는미국땅 대 마 도-는-몰라도 독도는우리-땅
Em C Am G B7/F♯
경상북도울릉군 울릉읍-독도리 동경백삼십이 북위삼십칠
러일전쟁직후에 임자없는섬이라고 억지로우기면 정말곤란해
Em B7 Em
평균기온십이도 강수량은천삼백 독도는우리-땅
신라장군이사부 지하에서웃는다 독도는우리-땅
Em C Am G B7/F♯
오징어꼴뚜기 대구명태거북이 연어알물새알 해녀대합실
울릉도동남쪽 뱃길따라이백리 외로운섬하나 새들의고향
Em B7 Em
십칠만평방미터 우-물하-나-분화구 독도는우리-땅
그누가아무리 - 자기네 땅이라고우겨도 독도는우리-땅

〈독도는 우리땅 악보〉 사진: 김병국

자기소개서 해독법 - negative filtering

그렇다면 에니그마 암호문보다 난해한 자기소개서를 어떻게 해독해야 할까? 내가 고안한 "negative filtering(부정요소들을 통해 지원자를 걸러내는 시스템)"을 제안한다. 이를 통해 평균적인 범위에서 많이 벗어나 있는 지원자들을 걸러낼 수 있다.

기준은 크게 세 가지이다.

첫째, 지나치게 짧은 근속 기간. 한 치과에서 오랜 기간 근무하지 못하고 이 치과, 저 치과를 옮겨 다니며 짧게 짧게 근무한(초단타로 치고 빠지는 듯한) 경력은 다른 이들과의 어울려 일하는 능력(친화력·융화력·조화력)에 의문부호를 남긴다.

둘째, 불안정한 정신 건강(stress, burnout, depression). 부정적인 내용을 자기소개서에 직접 기재하는 용기 있는 지원자는 드물기 때문에 이 사항은 전 직장의 원장에게 전화 또는 인편(휴민트)을 통해 문의해서 확인해야 한다. 실제로 대학동기들보다 10살이나 많은 나이에 졸업한 다음 대형 치과에 취직해서 6개월도 채 되지 않아 극심한 스트레스로 인해 휴직한 다음 퇴사한 치위생사의 입사지원서와 자기소개서를 받은 경험이 있다. 그 지원자(이하 가명인 '홍길순'으로 표기)는 굉장한 용기를 낸 것인지, 아니면 좁은 지역사회에서 어차피 숨길 수 없는 사실이라고 판단한 것인지 전술(前述)한 내용을 직접 자기소개서에 적었다. 그러면서 "이번에 저를 뽑아주신다면 평생을 죽파치과를 위해 헌신하겠다"는 극단적이고 과격한 표현을 덧붙였다. 나는 그를 뽑을 용기를 내지 못했다.

셋째, 독특함, 특이함, 범상치 않음. 이는 종합적으로 판단해야 한다. 말, 행동, 외부 자극에 대한 반응이 다른 사람들과 아주 많은 차이를 보이는 사람은 요주 인물이다. 치의들 사이에 통용되는 우스갯소리들 중에서 "선 캡(sun cap) 또는 개량한복을 착용한 환자를 조심하라"는 말이 있다. 앞서 언급한 패션 아이템들 자체가 위험하다는 뜻이 아니라 남들 시선에 아랑곳하지 않고 자기 마음대로 입고 말하고 행동하는 태도가 위험하다는 뜻이 담겨 있다. 실제로 만70세를 넘긴 나이에 사시사철 긴 말총머리, 선글라스, 빨간 체크바지(심지어 실내용 수면바지)를 고집하는 할아버지 환자는 주치의인 내 말도 듣지 않고 아내의 말도 듣지 않는다. 행태(행동과 태도)가 특이한 이들은 언제나 경계의 대상이다.

양 극단의 위험성

우리들은 학창시절을 통해 동기들로부터 멀어지면, 소위 '외딴섬'이 되는 것이 얼마나 위험한지 잘 알고 있다. 외딴섬이 되면 동기들의 1년 후배가(유급을 당해 한 학년을 꿇게) 될 가능성이 기하급수적으로 증가한다. 직원 선발 역시 마찬가지다. 표준정규분포에서 양 극단은 위험부담이 너무 크다(too risky).

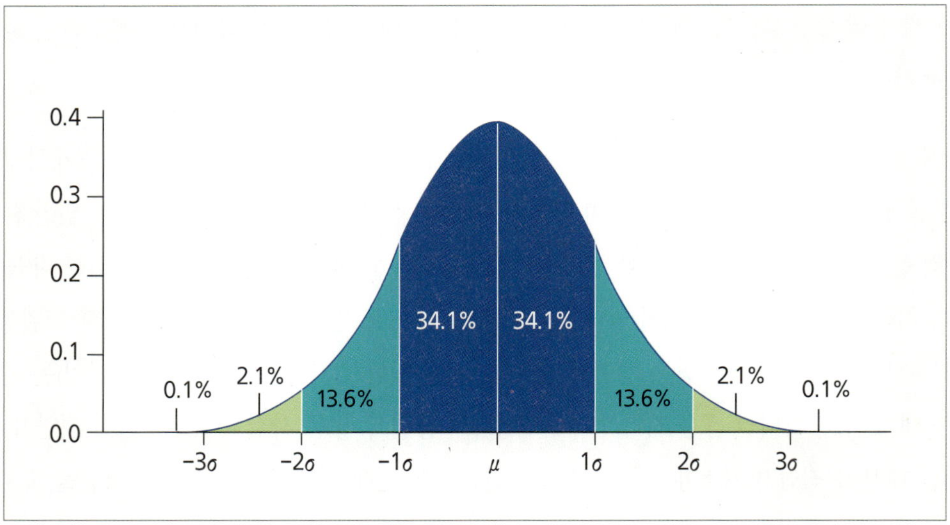

덤핑치과 근무이력

덤핑치과 근무이력을 가진 지원자를 어떻게 할 것인가? 이에 대한 입장은 크게 둘로 갈린다.

첫째, 절대 뽑지 않는다는 쪽. 이런 태도를 견지하는 치의들은 다음과 같은 견해를 피력한다.

> "수영 선수들은 한 번이라도 도핑 테스트에서 약물 복용 사실이 드러난 선수와 절대 악수하지 않는다. 금지약물은 정맥주사를 통해 장기간에 걸쳐 꾸준히 투여된다. 주사를 통해 본인의 혈관(정맥)에 특정 약물이 주입되는데 이를 인지하지 못할 바보는 없다. 마찬가지로 본인이 지원해서 입사(취직)한 치과가 덤핑치과인지 모르고 다니는 직원은 단 한명도 없다. 다 알고 지원하고 다 알고 다니는 것이다."

둘째, 뽑아서 교화(敎化)시킨다. 이런 선택을 하는 원장(치의)들은 자존감이 높고 자신감이 넘친다. 본인이 타인을 변화시킬 수 있다는 믿음이 강하다.

선택과 책임은 각자의 몫이다.

수습사원과 시용사원의 차이

차 이 점

구분	수습	시용
근로계약 체결 여부	정식 근로계약 체결 후 업무적격성을 판단하는 기간으로 시행	정식 근로계약 체결 이전에 일정한 기간을 두어 시험적으로 시행, 주로 사용기간을 명시
임금	최저임금법 제5조 제2항에 의거 수습 기간 동안 최저임금의 90% 지급 가능 (단 1년 이상 근로계약 체결)	약정한 임금 전액
해고요건	근로기준법상 해고의 정당한 이유가 있어야 하나, 그 정당성의 범위는 일반 근로자에 비해 넓음	사회통념상 합리적인 이유

시용 시용 시용 – 시용가

① 들어가는 말(introduction)

첫 번째 미션(mission). 앞서서 조용필의 <서울 서울 서울>을 추천곡으로 설정한데는 다 이유가 있다. "서울! 서울! 서울!"이라고 외치는 대신에 "시용! 시용! 시용!"이라고 외쳐보자. 지금 이 책을 읽고 있는 곳이 공공장소라면 조용히 말하거나 마음속으로 외쳐도 좋다.

두 번째 미션. "처용가[3] 대신 시용가!"라고 외쳐보자. 그 방식은 앞의 설명과 동일하다.

3) 처용가(處容歌)는 통일신라 시기 처용이라는 사람이 역신에게 아내를 빼앗긴 후 지었다고 전해지는 8구체 향가이다. 《삼국유사(三國遺事)》 제2권 처용랑 망해사(處容郎望海寺) 편에 수록되어 있다.
처용가의 내용은 다음과 같다. 용(龍)의 아들인 처용은 헌강왕을 따라 수도 서라벌에 와서 벼슬을 하는데 어느 날 밤 역신(疫神)이 자기 아내와 함께 동침하고 있는 것을 발견했다. 처용이 그걸 보고도 태연하게 노래를 지어 부르며 춤을 추었더니 역신이 모습을 나타내 처용의 관대함에 감복하여 용서를 빌었다. 그리고는 앞으로 대문에 처용의 얼굴을 그린 그림을 붙여 둔다면 그 집에는 절대로 들어가지 않겠다고 하였다.
그 후부터 백성들은 처용의 형상을 그려 문간에 붙여 귀신을 물리치고 경사가 나게 하였다. 그리고 헌강왕이 세운 절 이름을 망해사(望海寺), 혹은 신방사(新房寺)라고 하였다고 한다. 망해사는 울산 울주군 청량읍 울주군청 뒤에 있었는데 지금은 절터와 대한민국의 보물로 지정된 승탑만 남아 있다.
여담으로 탈 등에 남아있는 처용의 외모가 배우 신현준을 연상시키는 서남아시아(중동) 지역 사람과도 비슷하다고 해서 이것이 신라와 중동의 교역 증거라는 학설도 존재한다.

② 삼성, 현대(차), SK, LG에게도 직원 해고는 불가능에 가깝다

위 제목 그대로다. 사용자에게 절대적으로 불리한 근로기준법과 강성 노조 탓에 삼성, 현대(차), SK, LG에게도 직원을 해고한다는 것은 불가능에 가깝다. 이런 노무(勞務) 환경(근로기준법과 기타 관련 법규) 속에서 우리 치과의사들은 어떻게 해야 할까?

③ 시용과 수습의 차이

I) 시용

i) 의의

'시용'이란 본채용 또는 근로계약 확정 전에 일정 기간을 설정하고 해당기간 동안 근로자의 업무 적격성, 자질, 인품 및 본채용 여부 등을 판단하기 위해 시험적으로 고용하는 것을 의미한다.

ii) 성립요건

취업규칙에 신규직원 채용 시 시용기간이 적용될 수 있음을 선택적으로 규정하는 경우(예시 : "회사는 필요한 경우 3개월 이내의 시용기간을 둘 수 있다.") 시용기간 적용 여부와 기간을 근로계약서상에 명시하여야 한다. 그렇지 않으면 시용 근로자가 아닌, 정식 사원으로 채용되었다고 본다.

II) 수습

i) 의의

수습이란 정식 근로계약 체결 시 일정기간을 근로자가 업무능력을 갖추고, 업무에 적응할 수 있도록 둔 훈련기간이다. 수습은 이미 본채용(정식근로계약 체결) 된 것이나 마찬가지이므로 시용과 같이 적격성 평가가 예정되어 있지 않다.

ii) 성립요건

근로계약서에 수습기간에 관련 내용이 명시되어있어야 한다. 수습기간이 명시되지 않은 경우에는 수습기간 없이 정식채용된 것으로 본다. 1년 이상 기간을 정한 근로계약 체결 시 최대 3개월간 최저임금의 90%를 지급할 수 있다. 단, 단순노무직종 근로자는 최저임금을 감액할 수 없다.

④ 원장을 위한 마지막 보루 - 시용

이미 수차례 강조하였듯이 치과병의원의 직원은 한 명 한 명이 소중하다. 이렇게 이야기하는 것이 극심한 구인난 때문만은 아니다. 대부분 치과들의 직원 수(數)가 5인 내외인 현실 속에서, 직원으로서 최소한의 요건도 갖추지 못한(일머리·손재주·센스·인성·태도 등의 부족) 사람이 한 명만 입사해도 해당 치과는 초토화된다. 그렇기 때문에 치과 원장뿐만 아니라 자영업자, 소상공인, 중소기업 사장들은 시용 제도를 적극 활용해야 한다.

<핵심 정리>

시용 vs 수습 비교

계약형태	시용	수습
정식채용 여부	X	○
해고사유 범위	보통해고보다 넓게	근로기준법 제23조의 정당한 사유 필요

06 신입 직원에게 보내는 편지

추천곡 Warning by Green Day

영감을 주는 한마디

"우리가 뭘 몰라서 곤경에 빠지는 것이 아니라, 확실히 알고 있다면 곤경에 빠지지 않으리란 착각 때문에 곤경에 빠지는 것이다."

- 마크 트웨인(Mark Twain)

[brain storming with hashtags]

#신입 #편지 #신입에게보내는편지 #취지 #최선 #기밀유지 #겸직금지 #반드시글로전달 #메모 #구두전달금지 #실수방지 #비가역적 #불가역적 #irreversible #결론부터말하라 #사실 #감정 #의견 #분리 #최대한빨리보고하라 #ASAP #놀라게하지마 #이별만은아름답도록 #아름다운이별 #beautiful #farewell

취지

신입 직원과 일을 함께 하기 시작할 때 내가 그들에게 기대하는 바를 미리 알려주면 서로에게 큰 도움이 되었다. 그들은 새로운 시작을 두려워하고 불안해하며 나와 기존 직원들(선배들)의 눈치를 보는 경향이 있다. 독자 여러분과 신입 직원과의 초반 관계 설정에 도움이 되기를 바라며 신입 직원에게 보내는 편지를 공유한다.

1) 늘 최선을 다하라

나와 우리 치과는 여러분들의 경력, 능력, 역량 등과 업계 평균을 고려했을 때 최고의 급여, 복지, 근무 환경 등을 제공하고 있다. 최고의 대접을 받는 만큼 늘 최선을 다하라.

프로와 아마추어의 차이는 보수(pay)의 유무에 있다. 같은 일을 하더라도 프로는 돈을 받고 아마추어는 돈을 받지 못한다. 많은 이들이 즐기는 축구, 농구, 배구, 야구 등을 상기해보면 쉽게 이해할 수 있다. 아마추어는 즐길 수 있지만, 프로는 즐길 수 없다. 돈을 받기 때문이다. 보수를 받는다면 받을 자격이 있도록 늘 최선을 다하라.

아무도 당신을 지켜보지 않는 순간조차 당신 자신은 스스로를 보고 있다. 그러니 스스로를 실망시키지 마라.

2) 기밀 유지

환자의 개인 정보, 업무 관련 정보, 근로계약 세부사항 등은 관련 법규 및 근로계약서에 명시된 대로 모두 기밀(confidential)이다. 프로답게 기밀을 유지하기 바란다.

3) 겸직 금지

인간의 체력, 에너지는 유한하다. 앞서 근로계약서에 명기한대로 본업을 제외한 타 업무 겸직은 금지되어 있다. 직접 한 날인(서명)의 효력은 법정에서도 뒤집히지 않는다. 스스로 한 약속을 지키기 바란다.

4) 진료 내용과 부위(치아 번호)은 반드시 글로 전달하라

우리는 인체를 다루는 섬세하고 중대한 일을 하고 있다. 말에 의존한 부정확한 정보 전달은 잘못된 치아를 빼거나 갈아내는 돌이킬 수 없는(irreversible) 사고를 유발할 가능성이 매우 높다. 진료 내용과 부위는 두 번, 세 번 확인 후 반드시 글로 전달하라.

5) 잘 모를 때는 즉시 멈추고 윗사람에게 물어라

업무의 내용이나 윗사람의 지시를 완벽하게 이해하지 못한 채로 행동하는 것은 너무나 위험천만하다. 혼란스러울 때는 즉시 하던 일을 멈추고 윗사람에게 물어라. 그 편이 돌이킬 수 없는 대형 사고를 치는 것보다 백 배 낫다.

6) 결론부터 말하라

나는 이야기를 그룹 '클론(CLON)'의 노래 제목처럼 '빙빙빙' 돌리는 것을 좋아하지 않는다. 그런 일에 시간을 낭비하는 것 또한 아깝다. 보고할 때는 결론부터 말하라.

7) 사실과 의견(감정)을 분리하라

사실과 의견, 감정, 소회 등을 분리하라. 사실부터 전하고 나머지는 뒤에 말하거나 생략하라.

8) 최대한 빨리 보고하라

"문제는 발생 즉시 보고하라."는 동서고금(東西古今)을 막론하고 쉽게 접할 수 있는 격언이다. 특히 나쁜 소식일수록 그러하다. 나쁜 소식은 포도주와 달리 오래 묵힌다고 더 좋아지지 않는다. 그 반대인 경우가 대부분이다. 눈덩이 효과(snowball effect)에 의해 더 나빠지지나 않으면 다행이다.

문제가 발생했다는 사실을 내가 아는 것은 중요하다. 그러나 더 중요한 것은 해결을 위한 첫 걸음을 떼는 것이다. 일단 문제가 생기면 나쁜 소식을, 문제 전체를, 하나도 빠짐없이 샅샅이 내게 알려 달라. 내게 보고할 때는 모든 것을 말해야 한다.

9) 나를 놀라게 하지 마라

미국 국무장관을 역임한 콜린 파월(Colin Powell)은 "만일 나와 일하고 싶으면 나를 놀라게 하지 말아야 한다. 그리고 내게 보고할 때는 모든 것을 말해야 한다."라는 명언을 남겼다. 나 역시 마찬가지다. 내가 놀랄 일은 하지 말라. 기습공격을 받는 것을 좋아하는 사람은 없다. 나 역시 그러하다.

10) 이별만은 아름답도록

떠날 때는 좋은 추억만 안고 가길 바란다. 나 역시 최대한 배려하겠다. 기꺼이 박수 쳐 주겠다. 더욱 더 밝은 미래를 기원한다. 마지막으로 근로계약서에 명기되어 있고 당신이 날인한대로 최소한 퇴사 희망일 30일 전에는 이야기해주기 바란다. 그래야 우리도 최대한 빨리 충원할 수 있으니까.

<BK summary> 신입 직원에게 보내는 편지

1) 늘 최선을 다하라
2) 기밀 유지
3) 겸직 금지
4) 진료 내용과 부위(치아 번호)은 반드시 글로 전달하라
5) 잘 모를 때는 즉시 멈추고 윗사람에게 물어라
6) 결론부터 말하라
7) 사실과 의견(감정)을 분리하라
8) 최대한 빨리 보고하라
9) 나를 놀라게 하지 마라
10) 이별만은 아름답도록

07 가장 효율적인 직원 구성

추천곡 Bang! by After School

영감을 주는 한마디

> "혼자서는 작은 한 방울이지만 함께 모이면 바다를 이룹니다."
>
> - 류노스케 사토로(Ryunosuke Satoro)

[brain storming with hashtags]

#수 #數 #직원수 #역할 #role #실장은꼭필요한가? #상시근로자 #적용법규 #3!4! #적정업무량 #파레토의법칙 #ParetoPrinciple #빌프레도파레토 #VilfredoPareto #퓨리 #fury #조화 #최선 #서장훈 #우승공식

수(직원 수)
역할
실장은 꼭 필요한가?

<핵심정리> 상시근로자 수에 따라 적용되는 법규

구분	5인 미만 사업장 적용	5인 이상 사업장 적용
근로계약	•근로계약서 작성 및 교부 의무 •근로계약 불이행에 대한 위약금, 손해배상액 예정 금지	•법령 및 취업규칙(10인 이상) 주지 게시 •취업규칙 작성·신고(10인 이상)
해고 관련	•산재로 인한 휴업기간과 산전후 휴가기간 및 이후 30일 동안의 절대적 해고 금지 •해고예고(수당)	•정당한 이유 없는 해고 제한 규정 •경영상 해고 제한 규정 •해고 사유와 시기 서면 통보 •노동위원회 부당해고 구제신청
임금	•임금의 직접·통화·전액·정기 지급 원칙 •최저임금 •임금명세서 작성 및 교부 의무	•휴업수당 •근로시간 및 연장근로 제한 •연장·야간·휴일 근로 가산수당
휴게·휴일·휴가	•휴게시간 •휴일(주휴수당)	•연차 유급휴가
기타	•4대보험 적용 •퇴직금 적용 •직장 내 성희롱	•2년 초과 기간제 사용 시 무기계약직 전환 •기간제법상 차별적 처우 금지 및 시정 신청 •직장 내 괴롭힘

가장 효율적인 직원 수(數) – 신규 개원은 3! 4!

신규 개원 치과 원장 입장에서(개원 초반) 가장 효율적인 직원의 수는 3~4명이다. 그 근거는 다음과 같다.

첫째, 관련 법규. 작은 사업장(치과 포함)을 운영하는 사용자(원장·사장·대표 등) 입장에서 5인 미만 사업장의 근로기준법 상 허용범위가 5인 이상 사업장의 허용범위에 비해 훨씬 더 넓기 때문에 치과를 처음 시작하면서부터 5인 이상을 고용하는 것은 일종의 과잉투자(overshooting)다. 개원 초반에는 환자가 많지 않기 때문에 5인 이상의 직원이 필요하지 않다.

둘째, 두 명은 너무 적다. 왜냐하면 무균(aseptic) 조건 하에서 수술 진행 시 직원 한 명은 수술 간호사(scrub nurse), 다른 한 명은 순환 간호사(circulating nurse)의 역할을 각각 수행해야만 한다. 즉, 한 명은 멸균·소독된 가운과 장갑을 착용하고 퍼스트 어시스턴트(1st assistant) 역할을 수행하고, 다른 한 명은 수술 영역(surgical field) 밖에서 임플란트 픽스처(fixure)를 개봉하거나 기타 기구들을 운반하는 등의 역할을 수행해야만 한다. 이런 상황에서 데스크에서 전화벨이 울리거나 추가로 다른 환자들(구환이야 예약을 통해 사전에 일정 조율이 가능하지만 신환은 그야말로 예고 없이 찾아온다)이 내원하게 되면 원장뿐만 아니라 직원들 역시 굉장한 압박감을 느끼게 된다.

따라서 신규 개원 치과 원장 입장에서(개원 초반) 가장 효율적인 직원의 수는 3~4명이다[1].

직원 수에 따른 적정 업무량 – 파레토의 법칙

① 파레토의 법칙 (80대20 법칙)

i) 의의(意義)

파레토 법칙(Pareto principle) 또는 80대20 법칙(80–20 rule)은 '전체 결과의 80%가 전체 원인의 20%에서 일어나는 현상' 또는 '전체 결과가 80대20으로 배분되는 현상'을 의미한다. 이 용어를 최초로 경영학에 대입·활용한 사람은 미국의 경영 컨설턴트인 조셉 M. 주란(Joseph M. Juran)

1) AI(artificial intelligence, 인공지능) 프로그램을 활용해서 전화 응대를 하고, 키오스크(kiosk)를 활용해서 무인 접수대를 마련하는 등 인력 감축을 위한 최첨단 자동화 시스템을 가동하더라도 직원 두 명은 통상의 치과 업무를 소화하기에 부족한 인원이다. 사람과 사람(생산자와 소비자) 사이에서 이루어지는 서비스업의 특성 상, 기계가 하는 응대는 사람이 하는 응대를 따라올 수 없다.

이다. '이탈리아 인구의 20%가 이탈리아 전체 부의 80%를 가지고 있다'라고 주장한 이탈리아의 경제학자 빌프레도 파레토(Vilfredo Pareto)의 이름에서 따왔다.

ii) 예시

상위 20%의 남녀가 연애경험의 80%를 보고한다.

가장 조회 수가 높은 영상 20%가 유튜브 조회 수의 80%를 차지한다.

주식 시장에서 상위 20% 기업이 전체 시가총액의 80%를 차지한다.

전체 주가상승률의 80%는 상승기간의 20%의 기간에서 발생한다.

국가 영토의 20%에 80%의 인구가 거주한다.

가장 잘 팔리는 제품 20%가 시장 매출의 80%를 차지한다.

가장 부유한 시민 20%가 국부의 80%를 차지한다.

상위 20%의 작곡가의 곡이 전체 재생 횟수의 80%를 기록한다.

상위 20%의 축구선수가 80%의 골을 넣는다.

운동선수 중 20%가 전체 상금 80%를 싹쓸이한다.

올림픽에서 상위 20%의 국가가 메달의 80%를 가져간다.

부분유료화 온라인, 모바일 게임에서 상위 결제 유저 20%가 게임 수익 80%에 영향을 준다.

통화한 사람 중 20%와의 통화시간이 총 통화시간의 80%를 차지한다.

즐겨 입는 옷의 80%는 옷장에 걸린 옷의 20%에 불과하다.

20%의 운전자가 전체 교통위반의 80% 정도를 차지한다.

20%의 범죄자가 80%의 범죄를 저지른다.

성과의 80%는 근무시간 중 집중력을 발휘한 20%의 시간에 이뤄진다.

두뇌의 20%가 문제의 80%를 푼다(뇌의 20%만 사용하여 문제 해결에 필요한 80%를 해결한다).

우수한 20%의 인재가 80%의 문제를 해결한다.

인터넷 유저의 20%가 80%의 양질의 정보를 생산한다.

② 직원 수에 따른 적정 업무량과 그 근거

특정 치과의 최대 업무 역량(maximum capacity)을 100이라고 했을 때 적정 업무량(진료 예약)은 80이다. 나머지 20은 만일의 사태를 대비한 여유 자원(human resource)이다. 마이너스 통장을 한도에 도달할 듯 말 듯(소위 '목구멍까지 달랑달랑할 정도로') 아슬아슬하게 사용하는 경우, 엄청난 스트레스와 현금 유동성(cash flow)의 위기를 경험하게 되는 것과 동일한 이치다. '적정 업무량 80'은 나 혼자만의 생각이 아니다. ≪잘되는 병원 안되는 병원≫의 저자인 박상섭 원장님(리빙스톤치과)을 비롯하여 박태일 원장님, 오희영 원장님, 이재윤 원장님 등 산전수전을 겪은 치과계 선배님들의 공통된 견해이다.

진료 예약을 최대 업무 역량의 80 수준으로 조절·유지(동일한 내용을 다르게 표현하자면 '상시 필요한 직원 수에 비해 20%를 더 고용해서 데리고 있어야 한다'는 의미)해야 하는 이유(근거)는 다음과 같다.

첫째, 신환에 대한 대비. 신환은 예고 없이 찾아온다. 치과 내 모든 인력이 이미 일을 하고 있는 경우, 추가 신환에 대한 응대는 불가능하다.

둘째, 갑작스런 결원(휴직·퇴직 등)에 대한 대비. 이는 '원활한 업무 수행'과 '비즈니스 협상에서 우월한 지위 선점'이라는 두 가지 측면에서 모두 중요하다.

셋째, 연차 사용 상황에 대한 대비. 5인 이상 사업장의 경우, 직원들의 근속기간에 비례하여 연차는 증가할 수밖에 없다. 장기 근로자들이 연차를 사용하는 근무일에 대비하여 여유 인력을 평소에 확보해두어야 한다.

역할(role)

때는 바야흐로 2023년 2월 어느 날이었다. 두 번째 책을 하루 빨리 탈고해야한다는 압박감에 시달리고 있었다. 아이러니컬하게도 스트레스가 심화될수록 글은 써지지 않았다. 몇 시간을 컴퓨터 앞에 앉아있었음에도 불구하고 단 한 줄도 적지 못하던 시기가 있었다. ≪변하는 것과 변하지 않는 것≫, ≪브랜드가 되어간다는 것≫을 연이어 베스트셀러 반열에 올린 작가이자 마케터 강민호 역시 동일한 고충을 본인의 책에 고백한 적이 있다.

스트레스로 인한 편두통을 해소하기 위해 넷플릭스를 켜고 영화 목록을 스크롤했다. 옆머리를 깔끔하게 밀어버린 깔끔한 헤어스타일을 한 브래드 피트가 눈에 들어왔다. 영화 <퓨리(Fury)>의 포스터였다. 클릭 후 134분 동안 나는 영화에서 눈을 뗄 수 없었다. 그 이유는 두 가지였다. 첫째, 영화의 높은 완성도. 둘째, 치과의원의 조직구성과 거의 완벽하게 대응되는 전차군단의 조직구성.

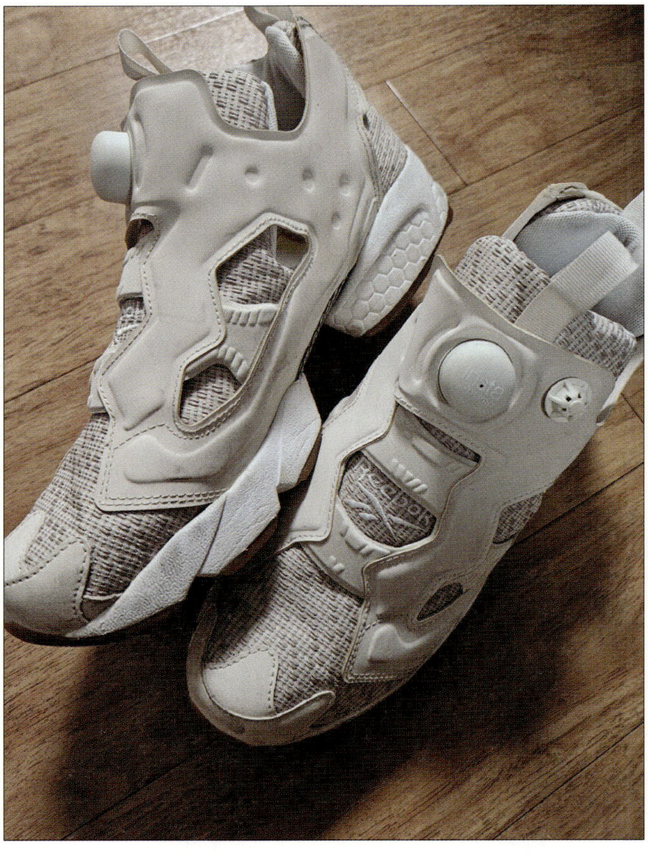

〈퓨리(Fury)〉 사진제공: 류준상 님
영화 <퓨리>와 동명의 신발

영화 <퓨리>의 등장인물

① 돈 워대디 컬리어(Don Wardaddy Collier, 브래드 피트)

: 퓨리(티거 전차의 별명)의 베테랑 전차장(電車長). 뛰어난 전투능력과 리더십을 갖춘 외강내유(外剛內柔)형의 지도자. 치과로 치면 원장.

② 보이드 바이블 스완(Boyd Bible Swan, 샤이아 라보프)

: 팀 내 2인자이자 포수. 명언을 인용하듯 성경 구절을 입에 달고 살기에 Bible(성경)이라는 별명으로 불림. 치과로 치면 실장.

③ 트리니 고르도 가르시아(Trini Gordo[2] Garcia, 마이클 페냐)

: 팀 내 넘버3이자 조종수. 치과로 치면 중간 연차 직원. 상사들과 부하들을 연결하는 가교 역할을 수행 함.

④ 그레이디 쿤애스 트래비스(Grady Coon-Ass[3] Travis, 존 번설)

: 팀 내 서열 4위이자 탄약수. 치과로 치면 막내 바로 위 고참. 막내 티를 벗어던지고 1인분 이상의 업무소화능력을 보여주는 직원.

⑤ 노먼 머신 엘리슨(Norman Machine Ellison, 로건 러먼)

: 본래 특기는 타자(typing)인 행정병이지만 불행히도 전차 부대에 뚝 떨어진 신병. 팀 내 막내이자 보조 조종수. 치과로 치면 신입 1년차 치위생사. 소위 '막내'. 1인분 이상 업무를 소화하기 위해서는 많은 시간과 노력이 필요한 상태로 자대 배치 받음.

<이상적인 치과 직원 구성 - 갖추어야할 조건들의 나열

고(高)연차: 병장, 충직, 과묵, 실력 있음, 담대함, 노련함

중(中)연차: 상병, 허리(가교) 역할, 에너제틱, 의욕적, 배우려는 자세

저(低)연차: 일병, 더 이상 미숙하면 안 됨(막내 아님 주의), 치과 업무에 익숙해져야만 하는 시기, 의욕 + 위기의식

신입: 이병, 막내, 생존, 뭔가 이상한 느낌이 들면 즉시 멈추고 고참들에게 물어보기, 애매하면 물어보기

2) 에스파냐어(스페인어)로 '뚱보'

3) 미국에서 케이준, 즉 루이지애나 근방의 프랑스계 미국인들을 깎아내리는 말

조화와 최선

인생은 계획대로 되지 않는다. 변수와 돌발 상황의 연속이다. 직원 구성 역시 그러하다. 직원들 중 우두머리가 똥꼬 발랄하고 막내가 과묵한 경우도 적지 않다. 구성원들 각각의 재능(才能), 성정(性情) 등과 별개로 성공적인 조직 운영을 위해 반드시 필요한 두 가지 조건은 조화와 최선이다.

① 조화

조화가 중요하지 않은 조직이 어디 있으랴? 하지만 치과는 그 어떤 조직보다 구성원 간의 조화가

<조화의 중요성> 서장훈의 우승 공식

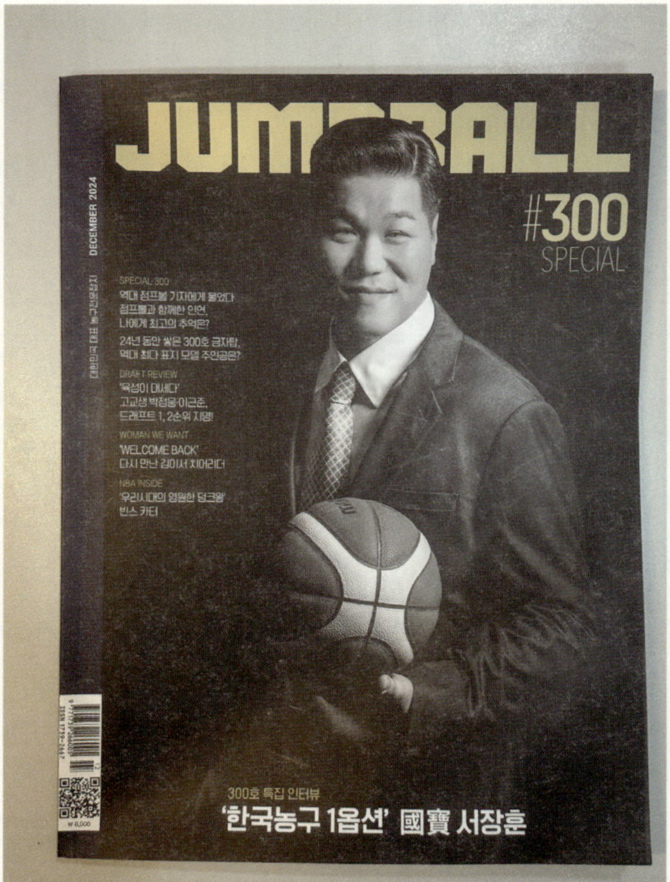

중요하다. 치과의 조직은 프로 스포츠 팀의 조직과 닮았다. 금전적 보상[4], 개인의 성과가 아닌 팀의 성과로 종합적인 평가를 받는다는 점, 구성원들 간의 관계가 업무 수행과 결과에도 지대한 영향을 미친다는 점 등 수많은 유사점들을 가지고 있다. 어설픈 개인 고과 평가 및 개인 별 인센티브 제도는 조직력을 와해시키고 치과를 따로국밥으로 만들 위험성을 내포한다.

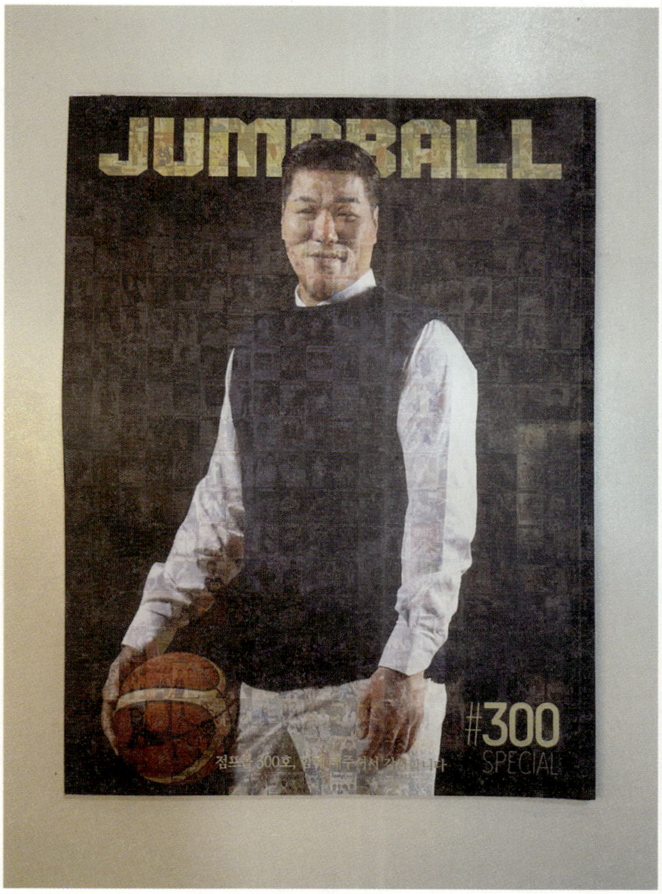

〈대한민국 대표 농구 잡지 〈점프볼〉 300호 특집호 앞뒤 표지를 모두 장식한 서장훈〉 사진: 김병국

'한국 농구 1옵션' 국보(國寶) 서장훈이라는 표제가 인상적이다. 이런 최상급 수식어가 붙을 정도로 서장훈은 자타가 공인하는 대한민국 농구계 대표 선수이자 역대 최고의 선수다.

4) 프로와 아마추어를 구분 짓는 가장 중요한 기준

개성과 재능 있는 멤버들 + 조화 = 우승

농구에서 개성과 재능 있는 멤버들이 조화를 이루면 우승할 수 있다. 치과에서 개성과 재능 있는 멤버들이 조화를 이루면 성공할 수 있다.

서장훈의 우승 공식

MZ세대 젊은 친구들이나 그보다 더 어린 친구들은 서장훈을 '키 큰 예능인'으로만 알고 있을 수도 있겠다. 하지만 서장훈은 KBL(한국프로농구) 통산 최다 득점(13,231점)에 빛나는 대한민국 농구계 대표 선수이자 역대 최고의 선수다.

최고의 개인능력을 가진 선수라면 매해 우승할 수 있을까? 결코 그렇지 않다. '농구 황제' 마이클 조던의 선수 시절을 돌이켜 보더라도 긴 프로 생활 중에서 우승을 한 해(年)는 6년(여섯 차례)에 불과하다.

늘 우승할 수 있는 건 아니지만 우승 공식의 빈 칸이 모두 채워진다면 우승할 수 있다. 즉, 조화로운 팀이 꾸려지면 우승(성공)할 수 있다.

본인이 최고의 신체능력과 기량을 유지한다는 전제 하에 서장훈의 우승공식은 다음과 같다.

<서장훈의 우승 공식>

볼을 잘 투입해주는 포인트가드(PG) + 정확한 3점슛 능력을 갖춘 슈터(SG[5]/SF[6]) + 궂은일을 도맡아 해주는 빅맨(PF[7]/C[8]) = **우승**

5) shooting guard, 슈팅 가드
6) small forward, 스몰 포워드
7) power forward, 파워 포워드
8) center, 센터

<실제 우승 사례>

93~94년 농구대잔치 최초 대학팀 우승(연세대): 홍대부고 시절부터 고교 랭킹 1위 포인트가드 이상민 + 이충희에 버금가는 슈터 문경은 + 3점슛 능력까지 갖춘 수비수 김훈 + 서장훈 본인 = **우승**

2000년 SK 나이츠(Knights) 창단 이후 첫 우승: 국가대표 가드 황성인 + 스나이퍼 조상현 + 수비왕 로데릭 하니발 + 리바운드와 블락의 달인 재키 존스 + 서장훈 본인 = **우승**

2006년 삼성 썬더스(Thunders) 우승: 국가대표 가드 이정석 + 2대2 공격의 달인 강혁 + 득점기계 네이트 존슨 + 리바운드왕 올루미데 오예데지 + 서장훈 본인 = **우승**

치과의 성공 공식

원장 본인이 최고의 신체능력과 기량(진료능력)을 유지한다는 전제 하에 치과의 성공공식은 다음과 같다.

첫째, 고연차 직원들은 '실력'과 '신뢰'를 갖추어야 한다. 실력이 없으면 아래 연차 직원들이 선배를 선배로 보지 않게 되고 이러한 현상은 조직 전체의 위계질서에 큰 악영향을 미친다. 원장과 고연차 직원 사이에 신뢰 관계가 형성되어 있지 않으면 다른 직원들 역시 원장을 따르려 하지 않는다.

둘째, 중연차 직원들은 발전·개선·자기계발의 태도를 갖추고 있어야 한다. 구성원의 입출(入出, in and out)이 없는 조직은 없다. 직원들 중 우두머리가 갑작스런 개인 사정으로 인해 치과를 그만두는 일은 언제든 일어날 수 있다. 그러므로 중연차 직원은 본인의 미래를 위해서라도 늘 실력을 갈고 닦아야 한다. 조직 전체를 봤을 때 중연차 직원들의 업무능력만큼이나 중요한 것이 직원 수(數)다. 허리라인 직원들의 수가 일정 수준이상으로 유지되어야만 조직이 안정적으로 운영될 수 있다.

셋째, 저연차 직원들(소위 '막내'로 불리는 1년차 포함)은 겸손한 태도와 배우려는 자세를 가져야 한다. "3월에 대학병원에 가서는 안 된다" 또는 "매년 3월은 1년 중 대학병원에서 가장 많은 환자들이 죽어 나가는 달(月)이다"라는 말이 있다. 우리나라는 매년 3월 1일을 기점으로 인턴이 레지던트 1차로 진급하기에 이들이 진료와 업무(사무)에 익숙하지 않은(미숙한) 시기라는 뜻을 내포하고 있다. 의료계 또는 법조계에서 "1인분"이라는 표현이 있다. "직업인 1인이 능히 해내야할 업무의 질과 양"이라는 의미를 가지고 있다. 저연차 직원들 중 치과 업무 1인분을 해내지 못하는 이들이 결코 적지 않다[9). 그렇기 때문에 늘 겸손한 태도로 배우려는 자세를 유지해야 한다.

실장은 꼭 필요한가?

실장이 꼭 필요한 것은 아니다. 그 근거는 다음과 같다.

첫째, 경제적 부담. 같은 직원이 같은 일을 수행함에도 불구하고 '실장'이라는 직함을 다는 순간부터 더 많은 급여를 지급하는 것이 대한민국 치과계의 관례이다. 이는 경영자 입장에서 비용의 증가(부담)로 작용한다.

둘째, 승진을 통한 조직 정비를 위한 비장의 카드. HR과 관련하여 경영계에는 "직위·직책은 연차에 우선 한다"는 말이 있다. 즉, 경력이 짧은 사람이 상관으로 부임하더라도 그의 업무 상 명령·지시를 응당 따라야 한다는 뜻이다. 가장 높은 연차의 근무태도가 엉망인 경우 상대적으로 연차가 낮은 다른 직원 또는 외부 인물을 실장 또는 팀장으로 임명함으로써 조직 개편, 분위기 쇄신을 꾀할 수 있다.

9) 책임과 의무를 다 한 국민만이 권리를 주장할 수 있다. 조직에서도 마찬가지다. 책임과 의무를 다 한 구성원만이 권리를 주장할 수 있다.

08 근태불량직원을 어떻게 할 것인가?

추천곡 **즐거운 생활 (품행제로 OST)** - 45RPM

영감을 주는 한마디

" 능력은 내가 감당하는 수준을 뜻한다. 동기는 내가 어떤 일을 할지 결정한다. 태도는 내가 얼마나 잘 할지 결정한다. "

— 루 홀츠(Lou Holtz)

[brain storming with hashtags]

#근태 #근무태도 #태도 #attitude #100점 #솔선수범 #率先垂範 #정주영 #현대 #회장 #언어 #세계 #한계 #비트겐슈타인 #Wittgenstein #월급루팡 #월급도둑 #월급벌레 #가짜노동 #울지않는두견새 #오다노부나가 #도요토미히데요시 #도쿠가와이에야스 #스페셜액션플랜

태도(attitude)의 중요성

A B C D E F G H I J K L M N O P Q R S T U V W X Y Z
가 각각

1 2 3 4 5 6 7 8 9 10 11 12 13 14 15 16 17 18 19 20 21 22 23 24 25 26
에 대응한다고 가정해보자.

luck(행운) = L+U+C+K = 12+21+3+11 = 47

knowledge(지식) = K+N+O+W+L+E+D+G+E = 11+14+15+23+12+5+4+7+5 = 96

attitude(태도) = A+T+T+I+T+U+D+E = 1+20+20+9+20+21+4+5 = **100**

태도의 중요성은 아무리 강조해도 지나침이 없다. 근면, 성실, 겸손, 배우려는 자세(불치하문) 등 긍정적인 태도가 결여된 사람은 언제, 어느 위치에 가더라도 발전이 없다. 치과대학 재학 시절 수많은 초중고교생들에게 과외 수업을 했다[1).]

태도가 불량한 학생들은 정말 답이 없었다. 수능모의고사 전날에 일부러 PC방에서 밤을 샌 다음 모의고사 당일 답을 한 번호로 찍고 책상에 엎드려 잔다는 학생들에게 어떤 미래가 있을까? 이런 애들 부모에게는 "과외 선생으로서의 양심 상 더 이상 수업을 진행하기 어렵다. 아이에게 투자될 사교육비를 차라리 적립식 펀드에 투자한 다음 나중에 파리바게트라도 차려주는 편이 자녀의 미래를 위해 더 나을 것이다."라는 말을 남기고 내 스스로 물어난 적이 있을 정도다.

정반대의 사례도 있다. 당시 비평준화 지역이었던 순천에서 고교 서열 4위 학교에 다니던 2학년 남학생을 맡게 되었다. 과외 시작 당시 그 친구의 모의고사 성적은 순천대, 순천제일대, 순천청암대 합격권이었다. 성적은 낮았지만 학생 스스로 학습의 필요성을 절감하고 있다는 점이 고무적이었다.

1) 교수인 아버지, 간호사인 어머니 덕분에 생계형 과외 선생은 아니었다. 부모님은 대학 졸업 때까지 용돈을 챙겨주셨다. 과외비는 모두 유흥비로 소진되었다. 내 스스로 과외비로 번 돈을 가장 멋지게 썼다고 기억하는 순간은 여동생에게 최신형 휴대전화(당시 갓 출시되었던 모토로라 레이저)를 사줬을 때와 20대 초중반 당시 친구들을 풀코스(일단 약속장소까지만 오면 장어정식, PC방 이용료, 치킨에 맥주, 귀가 시 택시비까지 full coverage)로 대접했을 때이다. 그 때 애써 번 돈을 멋지게 쓰는 맛을 제대로 느꼈다.

정신자세가 올바르니 태도 역시 훌륭했다. 예습, 과외 수업, 복습 과정에서 집중력을 잃지 않는 성실한 태도가 인상적이었다. 11개월을 함께 열심히 노력했다. 그 결과 국민대[2]에 진학했다. 다른 제자들이 SKY(서울대·연세대·고려대)에 진학했을 때보다 훨씬 더 기뻤다. 내 과외 역사상 가장 기쁘고 보람된 순간이었다. 훌륭한 태도는 성공과 기적을 부른다.

솔선수범(率先垂範)

IMF 외환 위기가 터진 1997년 11월 23일에 시작하여 2001년 11월 4일, 189회를 마지막으로 막을 내린 MBC 다큐멘터리 교양 프로그램 <성공시대>의 첫 회 주인공을 기억하는가? 바로 현대그룹의 창립자 정주영 회장이었다.

정 회장은 대한민국을 대표하는 1세대 기업인이다. 파란만장했던 대한민국 근현대사 속에서 소학교 졸업이라는 학력을 극복하고 현대그룹이라는 세계적 기업을 세운 자수성가형 위인이자 입지전지적 인물이다. 1995년에는 미국 포브스(Forbes)가 발표한 세계 부자 순위 9위에 오르기도 했다. 맨손으로 이룬 기업이 얼마나 거대했는지는 그의 사후(死後)에 더 확연히 드러난다. 범 현대를 아들들이 나눠가졌는데 정몽구가 물려받은 현대자동차 단독으로 재계 2위에 랭크되었을 뿐더러 정몽헌의 현대, 정몽준의 현대중공업 역시 모두 20위 이내에 자리했다. 맨 손으로 이런 위대한 업적을 이루기까지 정주영 회장이 보여 준 근면, 성실, 냉철함, 용단, 추진력 등은 밤을 새워 이야기해도 시간이 부족할 것이며 글로 적고 또 적어도 맺음말을 적기 힘들 것이다. 그가 솔선수범했기에 그 태도를 아들 정몽구와 손자 정의선이 본받아 1990년대 미주 시장에서 '돈 없는 흑인들이나 히스패닉들이 타는 차'라는 조롱과 멸시를 받던 현대자동차를 2024년 포춘(Fortune) 선정 '글로벌 자동차 브랜드 TOP 10'의 반열에 올려놓을 수 있었다.

자식은 부모의 거울이다. 학생은 선생의 거울이다. 팔로워는 리더의 거울이다. 그러므로 리더의 솔선수범은 직원들의 근무태도를 논하기 전 선결조건이다. 리더는 반드시 솔선수범해야 한다.

2) 국민대의 입학 성적은 꽤 높다. 순천고등학교 동기 녀석도 국민대 입학·졸업 후 감정평가사 시험에 합격하여 호의호식(好衣好食) 중이다.

내 언어의 한계는 내 세계의 한계다

비트겐슈타인(Ludwig Josef Johann Wittgenstein: 1889~1951)은 "내 언어의 한계는 내 세계의 한계다(The limits of my language means the limits of my world)"라는 명언을 남겼다. 이는 언어가 사람들의 사고에 영향을 미치고 이 사고가 사람들의 행동에 영향을 끼쳐 잠재적으로 다양한 구현 가능성이 있는 세계 중에서 어떤 특정한 세계가 만들어 진다 뜻이다. 즉, 언어는 전에 없던 것들을 만들어낼 수 있는 강력한 힘을 가지고 있다. 당연히 부정적 언어는 부정적 현상을 만들어 내고 확산시킬 가능성이 높다[3]. '원조교제(援助交際)'라는 표현이 전형적인 예이다. 1990년대 중반, TV 뉴스를 통해 '일본에서 횡행하고 있는 현상이자 표현'으로 우리나라 국민들에게 소개된 이후로 전에 비해 폭발적으로 증가했다. 구체적인 표현이 생기면서 현상 자체가 증가하는 경향을 보인 것이다. 최근 젊은이들 사이에서 유행하는 용어인 '월급 루팡'이란 표현 역시 마찬가지다. 2011년부터 유행한 신조어로, 맡은 일은 제대로 하지 않으면서 월급이나 축내는 직원을 말한다. 월급 도둑, 월급 벌레라고 부르기도 한다.

가짜 노동

직원들의 연차가 올라갈수록 태도에 문제를 보이는 경우가 빈번하다. 특히나 직원들 중 최고참의 근무태도는 주목할 만하다. 원장 외에는 견제할 인물이 없기 때문이다. 그 결과 접수 및 환자 응대를 전담하는 서비스 코디네이터가 치과 접수대 1번 컴퓨터 자리에 엄연히 존재함에도 불구하고 하루 근무시간 8시간 중 대부분을 치과 접수대 2번 컴퓨터 자리에서 소진하는 직원들이 대한민국 치과계에는 상당수 실존하고 있다. 치과의 하루 근무시간이 8시간이라고 가정했을 때, 원장이 7시간 이상을 견마지로(犬馬之勞)하는 반면 특정 직원이 7시간 이상을 인터넷 검색·쇼핑·소셜미디어(SNS) 등에 소진하는 어이없는 상황이 발생하기도 한다. 이것들은 '가짜 노동'이다.

3) 썩은 언어는 생각과 행동 역시 썩게 만든다.

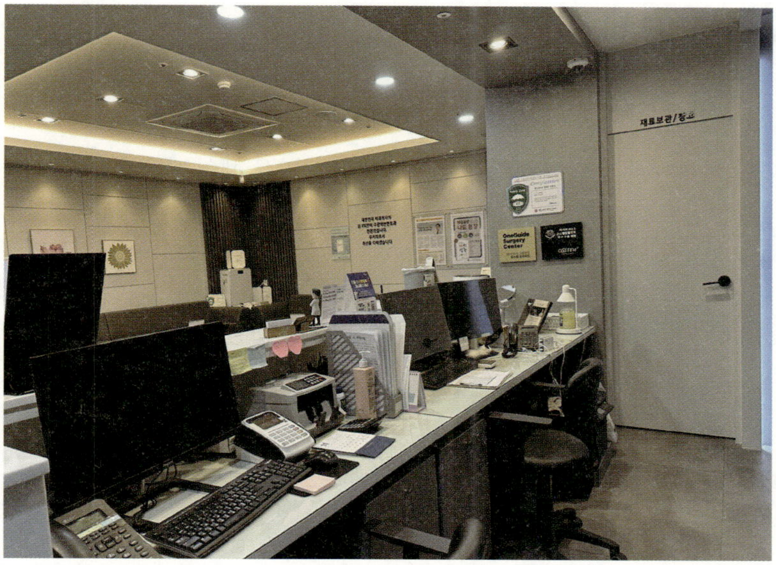

〈치과 접수대 2번 컴퓨터〉 사진: 김병국

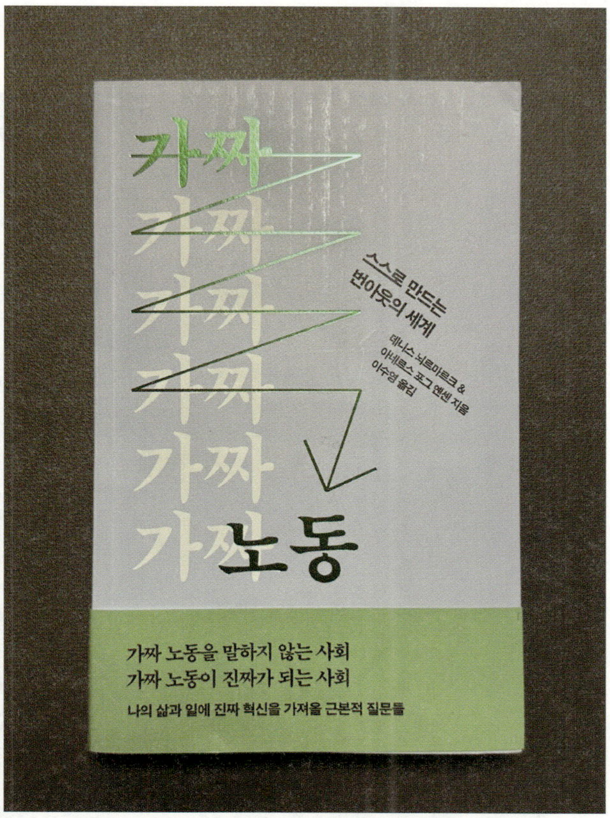

〈가짜 노동〉 사진: 김병국
절친한 후배인 미소지은치과 임재명 원장의 선물

울지 않는 두견새 이야기

일본 전국시대 말엽 '전국 3영걸(영웅호걸, 英雄豪傑)'이라 불리는 오다 노부나가, 도요토미 히데요시, 도쿠가와 이에야스 세 명의 성격을 두견새가 울지 않을 때의 반응에 비유한 이야기다. 그 내용은 다음과 같다.

울지 않으면 죽여 버릴 터이니 두견새야 - 노부나가

울지 않으면 울려 보이마 두견새야 - 히데요시

울지 않으면 울 때까지 기다리마 두견새야 - 이에야스

이 이야기는 세 영걸의 성격을 반영한 것으로 알려져 있다. 다혈질이고 성질이 급한 노부나가는 두견새가 울지 않으면 죽여 버리고, 꾀돌이인 히데요시는 어떻게든 새를 울게 만들려고 노력하며, 신중하면서 느긋한 이에야스는 새가 울 때까지 기다린다는 것이 핵심이다.

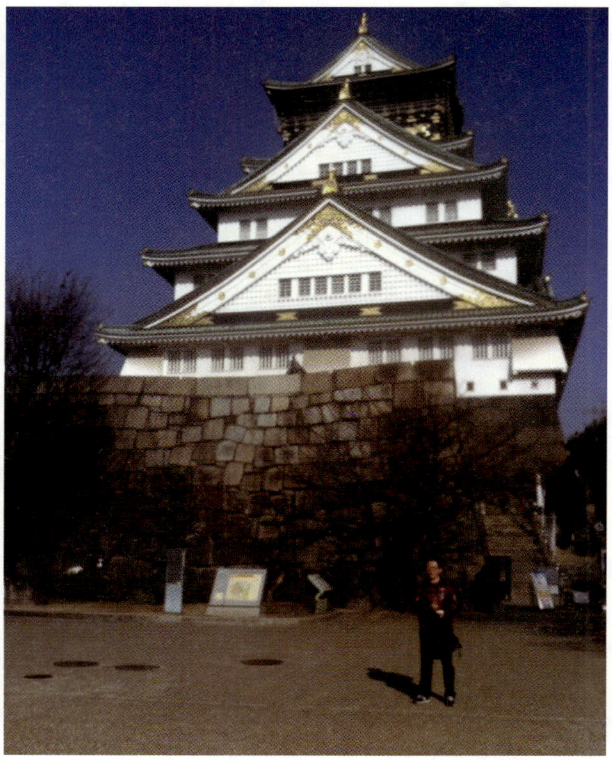

〈오사카 성 (2013년 1월)〉 사진: 김병국

근태불량직원을 어떻게 할 것인가? – 원장의 스페셜 액션 플랜

① 오다 노부나가 스타일

- **액션 플랜:** 자른다(해고한다). 조속한 퇴장을 위해 필요 시 해고예고수당 지급도 불사한다.
- **장점:** 빠르다. 다른 직원들에게 본보기로 삼을 수 있다.
- **단점:** 해당 직원의 강한 반발을 유발할 수 있다. 출퇴근 전후 또는 토·일요일에 관청을 방문해야하는 불상사가 생길 수 있다. 또한 직원들 사이에 고용불안감이 팽배해질 수 있다.

② 도요토미 히데요시 스타일

- **액션 플랜:** 행정부 직원은 접수대에만, 진료부 직원은 진료실에만 상주하도록 내규(취업 규칙)를 보완 입법한다. 필요 시 원장이 진료 이후 쉬는 시간에 원장실로 들어가지 않고 접수대의 2번 컴퓨터 자리를 지키는 특단의 조치를 고려할 수 있다. 또 다른 극약 처방으로 중간 연차 직원을 실장으로 승진시킨다("직위·직책은 연차에 우선 한다").
- **장점:** 직원의 자연스러운 행동 변화를 부드럽게 유도한다. 일할 의지가 없는 직원은 자진 퇴사하게 된다.
- **단점:** 내규(취업 규칙)가 엄격해질수록 근태불량직원뿐만 아니라 모든 직원들의 운신의 폭은 줄어드는 것이 사실이다. 이는 스트레스의 증가로 이어질 수 있다. 또한 내규(취업 규칙)이 엄격할수록 입사 지원이 감소할 수 있다.

③ 도쿠가와 이에야스 스타일

- **액션 플랜:** 기다린다.
- **장점:** 표면적으로 갈등이 없다.
- **단점:** 근태불량직원 외 모든 사람들(원장과 타 직원들)이 스트레스를 받게 된다. 전체 업무 효율 역시 감소한다. 치과가 놀자판이 될 수 있다. 성실하고 착한 다른 직원(들)이 지쳐서 그만둘 수 있다.

09 교육

추천곡 25 Minutes by Michael Learns To Rock

영감을 주는 한마디

" 교육은 빛나는 미래를 위한 씨앗이다. "

- UNESCO

[brain storming with hashtags]

#교육 #중요성 #방향 #지속적인교육 #ContinuingEducation #매뉴얼 #manuel #문서화 #documentation #저장 #유지 #계승 #매뉴얼제작 #최적기 #인수 #인계 #퇴사 #외부 #외주 #집중력 #향상 #몰입도 #증가

교육의 중요성과 방향

교육은 직원관리의 핵심요소들 중 하나이다. 지속적인 교육(continuing education)을 통해 조직 전체와 구성원 각각의 역량을 동시에 향상시킬 수 있다.

직원 교육은 개념 및 원리를 숙지시키는 과정을 반드시 포함해야 한다. 그래야만 기억에 오래 남을뿐더러 돌발 상황에서 임기응변과 유연한 대처(어시스트)가 가능하다.

당구를 1000,2000,3000이 가르칠까?

당구계에는 "당구 초심자에게 가장 좋은 스승은 1000, 2000, 3000을 치는 초고수가 아니라 100, 150을 치는 이들이다."라는 격언이 있다. '초심자들이 겪는 애로사항들을 잘 파악하고 있는 이들이 초심자들을 가장 잘 교육할 수 있다'는 의미로 해석된다. 직원 교육 역시 마찬가지다.

개원 초에는 부득이하게 원장이 모든 사항들에 대해 처음부터 끝까지 세세하게 교육해야 한다. 그래야만 해당 치과 직원 교육의 큰 틀이 잡힌다. 이후 입사하는 신규 직원들의 교육은 원장의 관리·감독 하에 선배가 후배를 가르치는 방식으로 이루어지는 것이 좋다. 일종의 자체 교육 시스템 확립하는 것이 최선이다.

매뉴얼

매뉴얼의 시대다. 지식을 문서화(documentation)하여 휘발되지 않도록 저장·유지·계승하는 것이 중요하다.

매뉴얼의 기본 저장 방식은 워드 파일이 추천된다. 보조 저장 방식으로 사진, 동영상, 파워포인트 등을 활용하는 것도 좋다.

매뉴얼 제작의 최적기는 환자 수가 비교적 많지 않은 '개원 초'와 '직원들의 무더기(집단) 퇴사[1)]' 시점이다. 역설적으로 무더기 퇴사를 겪는 시기가 치과의 매뉴얼 정립하기에 최적기다. 퇴사를 앞둔 직원들에게 근엄하게 다음의 명령을 내리면 평소보다 훨씬 더 우수한 결과물을 양산해낸다.

1) "원장님! 저희 다 나갈게요!" 신공

“나갈 때 나가더라도 프로답게 확실히 인수인계한 다음 나가길 바란다. 퇴사 전 모일 모시(특정 시점 지정)까지 치과 내 본인들의 업무와 세부 수행 방법을 워드 파일로 정리해서 제출하라. 가장 기본적인 틀은 체크리스트다. 필요 시 사진, 동영상, 파워포인트 등을 추가하는 것도 허용된다. 그 어떤 사람이 후임자로 오더라도 조직이 문제없이 돌아갈 수 있을 정도로 프로답게 확실하게 인수인계하고 나가리라 믿는다(2회째 강조).”

이는 듣는 이로 하여금 그대로 행동하게끔 하는 마법 주문과도 같다. 위 명령은 상대방의 마음에 무거운 돌을 하나 놓는 행위와 동일한 효과를 보인다. 대부분의 사람들은 비난(특히 “프로답지 못하다”, “무책임하다”, “일을 못한다” 등의 악평)을 꺼리기 습성을 지니고 있기에 평소 업무 수행 능력을 초월하는 인수인계 결과물(매뉴얼)을 만들어 놓고 퇴사하는 경우가 대부분이다[2].

2) 그럼에도 불구하고 인수인계를 제대로 하지 않고 퇴사하는 직원이 발생하면 어떡하냐고? 그 때는 여지없이 “프로답지 못하다”, “무책임하다”, “일을 못한다”고 판단·결론 내리면 된다.

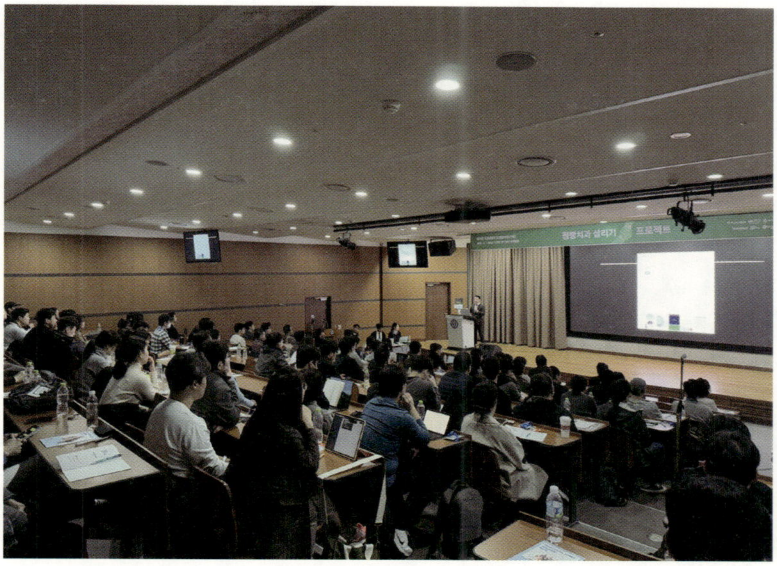

〈외부 교육(세미나)〉

외부(외주) 교육의 필요성과 장단점

직원들에게 외부 교육이 꼭 필요한가? 내부 교육이 완벽할 수는 없다. 즉, 모든 영역을 커버할 수는 없다. 필요 시 외부 교육 받는 것이 좋다. 이는 더 나은 내일을 위한 투자다.

외부 교육의 단점은 시간과 돈이 든다는 점이다. 대부분 비싸다.

외부 교육의 장점은 내부 교육을 할 때보다 직원들이 더 긴장하고 더 집중한다는 점이다. '비용을 지불'하고 '외부 권위자에게 교육을 받는다'는 두 가지 요인이 복합적으로 작용한 결과라고 생각한다.

내부 교육과 비교했을 때 외부 교육이 직원들의 객관적 실력을 훨씬 더 향상시켜준다고 말하기는 어렵다. 다만 외부 교육 후 직원들이 표현하는 성취감과 만족도가 내부 교육 후의 그것들보다 더 큰 것은 사실이다. 무언가를 배우고, 해당 코스를 소화했다는 자기만족감이 작용한 결과라고 생각한다.

10 동기부여

추천곡 For The Record by Ooyy

영감을 주는 한마디

"성공은 우연이 아니라 의지의 결과다."

- 스티브 잡스(Steve Jobs)

[brain storming with hashtags]

#레고 #LEGO #몰입 #동기부여 #motivation) #동기 #動機 #motive #동인 #動因 #핵심요소 #강도 #방향 #지속성 #욕구단계 #HierarchyOfNeeds #에이브러햄매슬로 #AbrahamMaslow #2요인이론 #TwoFactorTheory #프레드릭허츠버그 #FrederickHerzberg #매클렐런드 #McClelland #욕구이론 #needs #성취 #achievement #권력 #power #GD #권지용 #친교 #affiliation #자기결정이론 #SelfDeterminationTheory #SDT #직무열의이론 #강화 #reinforcement #사회학습 #SocialLearning #기대 #expectancy #빅터브룸 #VictorVroom #목표설정 #GoalSetting #개리레이섬 #GaryLatham #에드윈로크 #EdwinLocke #자기효능감 #SelfEfficacy #자율성 #역량 #자신감 #자랑스러움 #욕구 #정신적보상 #물질적보상 #잡일 #퇴사 #방아쇠 #trigger #보상 #매출 #수익 #연동 #피그말리온효과 #PygmalionEffect #낙인 #stigma #스티그마효과 #댄애리얼리 #DanAriely #행동경제학 #심리학 #치킨 #상책 #上策 #중책 #中策 #하책 #下策

레고(LEGO)와 몰입

어린 시절 내 꿈은 레고를 원 없이 조립하는 것이었다. 이 꿈 앞에는 레고를 원 없이 구입할 수 있어야 한다는 선결 조건이 붙는다. 레고가 예나 지금이나 워낙 고가(高價)인 탓에 생일 또는 어린이날에만 선물 받을 수 있었다. 그래서 어린 시절의 나는 더더욱 아쉬웠다. 너무나 재밌는 장난감을 가끔 선물 받을 수 있다는 현실이.

조카들을 살펴보면 레고는 여전히 인기 장난감이다. 내가 그러하였듯 아이들은 레고를 조립하는 시간만큼은 부모(누나 부부 또는 여동생 부부)를 귀찮게 하지 않는다. 꽤 긴 시간을 레고 조립에 몰입한다. 몰입은 인간으로 하여금 자발적으로 집중·노력하도록 만드는 힘이 있다.

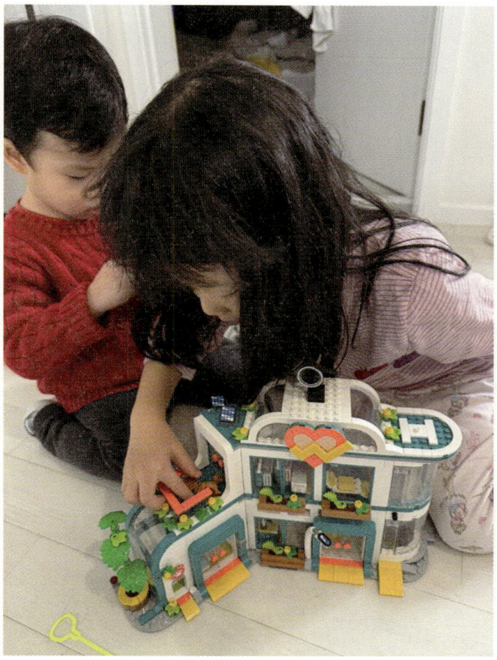

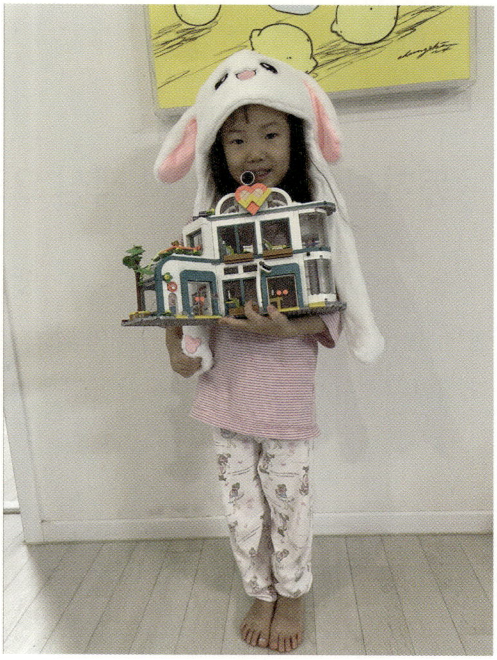

〈마성의 장난감 레고〉 사진: 류우상·김민옥 님 제공

집중력 유지 시간이 극히 짧아 5분마다 엄마를 찾아대는 아이들도 레고를 가지고 놀 때만큼은 무서울 정도로 몰입한다.

동기부여의 의의

동기부여(motivation)란 어떤 목적(목표)를 지향하여 생각·행동하도록 하는 원인 또는 일을 의미한다. 유의어로 동기(動機, motive), 동인(動因) 등이 있다.

동기부여는 직원관리 영역의 핵심이다. 직원들이 자발적으로 움직이고 노력하게끔 하는 원동력이다.

치과의사들은 바보가 아니다. 앞서 언급했던 레고에 몰입하는 어린이들 수준의 동기부여가 직원들에게 가능하리라 감히 기대하지 않는다. 치과 원장들이 기대하는 수준의 동기부여는 '치과에의 소속감, 상사 및 동료들에게 능력을 인정받고 있다는 만족감(안정감), 치과 종사자로서의 자아실현, 근속의 의지, 직업인으로서 더욱 더 발전하고자 하는 자기계발의지' 등의 감정들 중 일부(전부면 좋겠지만 그 역시 불가능에 가까운 기대임을 치의들은 인지하고 있다)를 직원들이 갖도록 격려하는 정도이다.

동기부여의 세 가지 핵심 요소

동기부여의 세 가지 핵심 요소는 강도, 방향, 지속성이다. 첫째, '강도'란 개인의 노력 정도를 의미한다. 둘째, 동기부여는 조직에 이익이 되는 '방향'으로 이루어져야만 의미가 있다. 셋째, '지속성'이란 직원(구성원)이 얼마나 오랫동안 노력을 유지할 수 있는가를 의미한다.

동기부여의 고전 이론

① 욕구 단계(hierarchy of needs) 이론

가장 유명한 동기부여 이론은 에이브러햄 매슬로(Abraham Maslow)의 욕구 단계 이론이다. 이 이론과 관련하여 우리가 주목할 만한 매슬로의 견해는 두 가지이다. 첫째, 하위의 욕구가 충족되면 그보다 상위(위 단계)의 욕구를 갈망하게 될 가능성이 높다. 둘째, 상황에 따라 특정 욕구는 다른 욕구에 선행할 수 있다. 즉, 생리적 욕구가 모든 구성원들의 출발점이 아니라는 뜻이다. 존중의 욕구 또는 자아실현 욕구를 갖고 있는 한 개인이 한두 끼를 연이어 굶었거나 밤을 새고 철야근무를 한 그 순간만큼은 생리적 욕구의 충족이 1순위일 수 있다는 뜻이다.

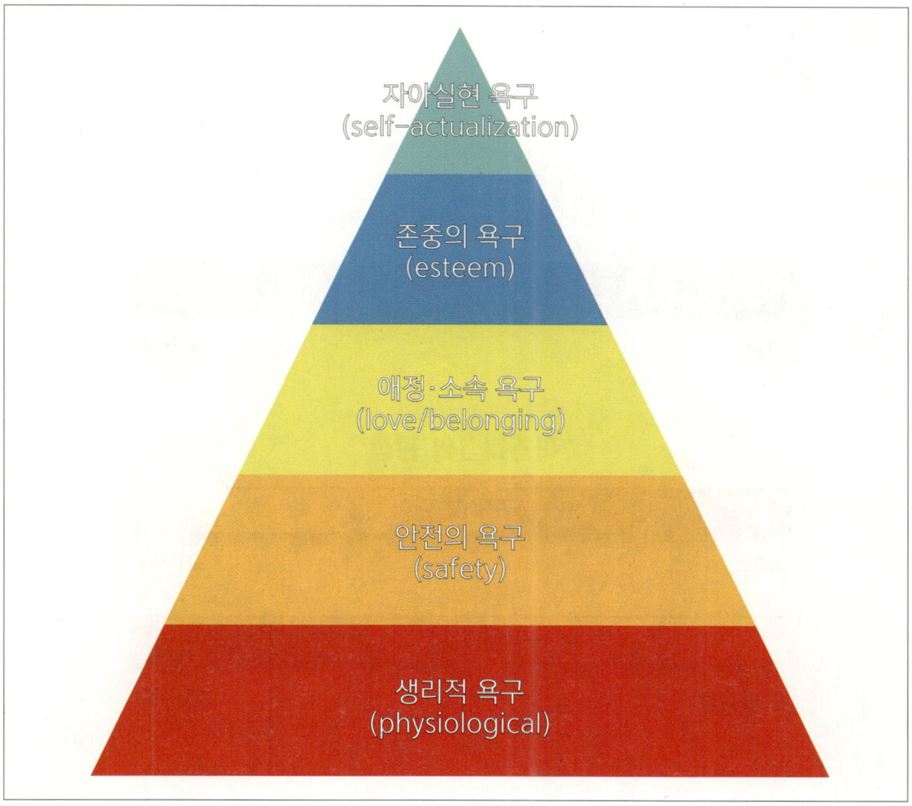

〈매슬로의 욕구단계설(Maslow's hierarchy of needs)〉

② 2요인 이론(two factor theory)

프레드릭 허츠버그(Frederick Herzberg)의 창의적 관점이 돋보이는 이론으로 동기-위생 이론(motivation-hygiene theory)로도 불린다. 동기-위생 이론은 직무 상황의 만족과 불만족에 따른 직무 태도가 동기 요인과 위생 요인이라는 두 개의 이질적인 요인에 의해 결정된다는 이론이다. 동기 요인은 잠재 능력의 실현, 개인적 성장과 관련된 요인으로서 동기 요인의 충족은 만족으로 이어진다. 위생 요인은 불안이나 고통을 피하려는 욕구와 관련된 요인으로서 위생 요인의 결핍은 불만족으로 이어진다. 두 요인은 근본적으로 다른 개념이다. 따라서 동기 요인이 결핍되었다고 해서 불만족이 생기지 않으며, 위생 요인이 충족되었다고 해서 만족이 생기지는 않는다. 예를 들어 위생 요인인 작업 환경을 쾌적하게 만든다고 해서 직무 수행이 증가하지는 않는다. 반대로 동기 요인인 칭찬은 직무 수행을 높일 수 있다.

이 이론에서 허츠버그의 창의성이 가장 빛나는 포인트는 '만족의 반대가 불만족이 아니다'라고 제안한 점이다. 그는 2개의 다른 연속성을 제안했다. '만족'의 반대는 '만족이 없는 것'이고, '불만족'의 반대는 '불만족이 없는 것'이다.

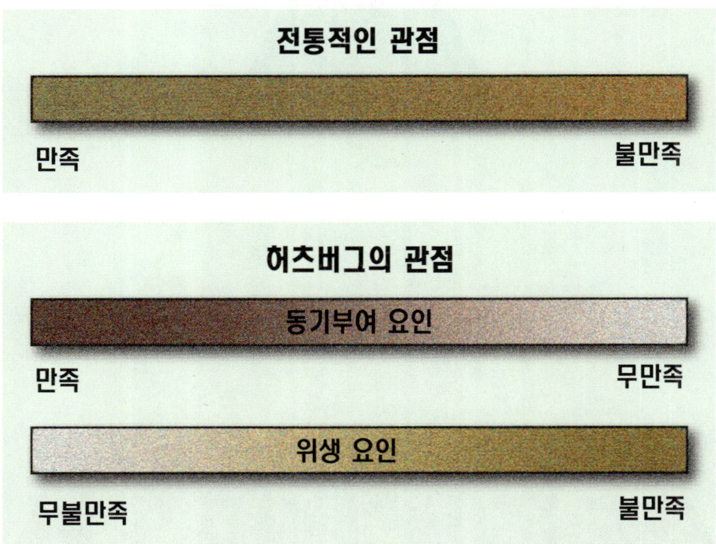

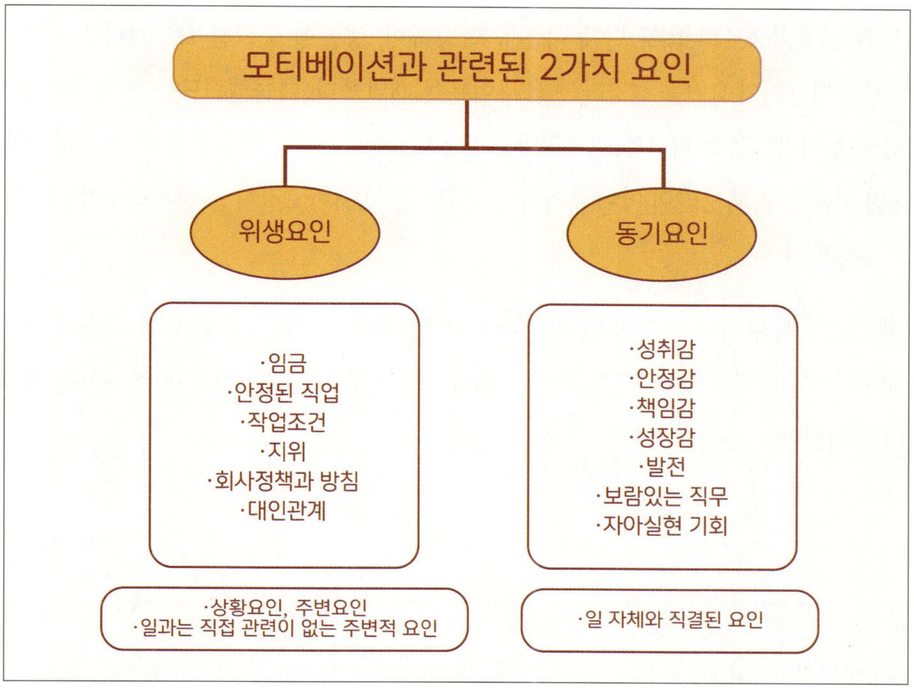
모티베이션과 관련된 2가지 요인
위생요인
동기요인
·임금
·안정된 직업
·작업조건
·지위
·회사정책과 방침
·대인관계
·성취감
·안정감
·책임감
·성장감
·발전
·보람있는 직무
·자아실현 기회
·상황요인, 주변요인
·일과는 직접 관련이 없는 주변적 요인
·일 자체와 직결된 요인

③ 매클렐런드의 욕구 이론(McClelland's theory of needs)

매클렐런드는 매슬로의 욕구 단계 이론을 확장하여, 생존에 국한된 욕구보다는 관리적 맥락에서 개인의 동기부여의 요인을 설명하는 욕구이론을 개발했다. 매클렐런드는 한 사회의 경제 성장은 기본적으로 기업가들의 역할에 달려있다고 보았다. 기업가들이 기업 활동에 열중하는 것은 단순히 경제적 이윤추구 때문만이 아니라 성공한 기업으로 성취하고자하는 성취욕구가 더 강하게 작용한다고 주장했다.

맥클렐런드의 욕구이론은 조직 내 직무수행 과정에서 나타나는 세 가지 욕구(성취 욕구, 권력 욕구, 친교 욕구)를 다루고 있다. 그는 세 가지 욕구 중 각 개인이 가장 강하게 추구하는 욕구에 따라 행동이 발현된다고 주장한다.

- **성취 욕구**(need for achievement, nAch): 탁월해지고자 하고, 기준을 정하여 성취하고자 하고, 성공하고자 노력하는 욕구
- **권력 욕구**(need for power, nPow): 다른 사람을 그들이 행동하지 않는 방식으로 행동하게 만들려고 하는 욕구
- **친교 욕구** (need for affiliation, nAff): 친밀하고 가까운 대인관계에 대한 욕구

동기부여 현대 이론 – 일반론

앞서 동기부여 고전 이론 세 가지에 관해 살펴봤다. 이이서 동기부여 현대 이론에 관해 간략하게 살펴보고자 한다. 학자들은 현대 이론을 '내용', '상황', '과정'이라는 각각의 기준에 따라 범주화한다. 내용 이론 은 주로 모든 사람에게 공통된 동기부여 상태의 근본적인 동기와 개인차에 초점을 맞춘다. 이 범주에는 자기결정 이론, 조절초점 이론, 직무 몰입 이론 등이 포함된다. 상황 이론은 사람이 처한 상황으로부터 파생되는 동기부여의 원천에 대해 논의한다. 예를 들어 강화 이론, 행동주의 이론, 사회학습 이론이 상황 이론에 포함된다. 마지막으로 과정 이론은 목표를 설정하고 달성하기 위해서 노력하는 과정에 초점을 맞춘다. 기대 이론, 목표설정 이론, 자기효능감 이론 등이 포함된다.

동기부여 현대 이론 1 – 내용 기반

① 자기결정 이론(self-determination theory, SDT)

동기부여가 자율적(예: 전적으로 자유로운 선택)일수도 있고 통제(예: 타인의 압력 또는 지시)될 수도 있다고 보는 이론이다. 이 이론에 따르면 개인의 동기부여는 자율권, 내적 동기부여, 외적 동기부여, 심리적 만족 등 여러 요소들이 작용한 결과로 본다.

② 조절 초점 이론

사람이 동기부여 과정에서 목표를 추구하면서 생각과 행동을 조절하면서 두 가지 전략(향상 초점, 예방 초점)을 섞어서 사용한다는 이론이다. 향상 초점(promotion focus)은 발전과 성취를 통해 목표를 달성하기 위해 노력하는 것을 의미하는 자기규제 전략이다. 예방 초점 (prevention focus)은 책무와 의무를 충족함으로써 목표를 달성하기 위해 노력하는 것을 의미하는 자기규제 전략이다.

예를 들어 저자가 사랑니 관련 책을 집필한다고 가정해보자. 사랑니 발치 관련 이론들과 사진들을 정리하는 것과 같이 향상 초점에 맞춘 활동을 활용할 수도 있고, 휴대전화처럼 집중에 방해가 되는 일을 자제하는 것과 같은 예방 초점에 맞춘 전략을 활용할 수도 있다.

③ 직무 열의 이론

직무 성과를 위해 각 구성원이 투입하는 신체적, 인지적, 감정적 에너지가 동기부여 정도와 직결된다는 이론이다. 그렇다면 에너지 투입(동기부여) 정도를 결정하는 요인에는 무엇이 있을까? 첫째, 개인 특성이다. 이는 긍정적인 정서와 감정을 느끼는 경향성이다. 이러한 경향이 클수록 해당 구성원은 강하게 동기부여 되고 본인의 업무에 몰입하는 경향이 있다. 둘째, 상황적 요인들이다. 개인-조직 적합도, 직무 특성, 업무 수행에 필요한 충분한 자원, 효율적이고 감동적인 리더십 등이 직무 열의에 영향을 끼친다.

동기부여 현대 이론 2 - 상황 기반

① 강화 이론(reinforcement theory)

보상은 행동을 강화하고, 강화는 이에 대한 피드백으로 특정 행동을 조건화한다고 주장하는 이론이다. 여기서 조건화란 사람이 원하는 것을 얻거나 원하지 않는 것을 피하기 위해 특정한 행동을 하는 것을 의미한다. 즉, 치과에서 원장이 사랑니 발치를 하는 과정에서 치위생사(직원)이 특정한 진료 보조 행위를 한 다음 큰 칭찬을 들었다면 다음에도 동일하게 행동하려고 노력할 것이다.

② 사회학습 이론(social-learning theory)

직접 경험뿐만 아니라 타인들에게 일어나는 일을 듣거나 관찰하는 것을 통해서도 동기부여될 수 있다는 이론이다. 즉, 이 이론을 치과에 대입하면 막내 치위생사는 선배들의 행동을 보고 자율적으로 일을 할지, 윗사람에 물어보고 확인(confirm)을 받은 다음에 일을 할지, 효율적으로 일을 할지 등에 대해 동기부여 된다.

동기부여의 현대 이론 3 - 과정 기반

① 기대 이론(expectancy theory)

특정 방식으로 행동하려는 경향의 정도는 행동이 주어진 결과를 수반할 것이라는 기대의 강도와 개인에 대한 결과 매력에 달려 있다는 이론이다. 빅터 브룸(Victor Vroom)에 의해 제안되었다. 이를 치과에 대입하면, 직원 입장에서 자신의 노력이 훌륭한 성과 평가를 양산하고, 훌륭한 성과 평가는 내적 보상, 급여 인상, 보너스, 인센티브 등으로 연결되고, 이러한 보상이 직원의 개인 목표를 충족시킬 것이라고 믿을 때 높은 수준의 노력을 발휘하도록 동기 부여된다.

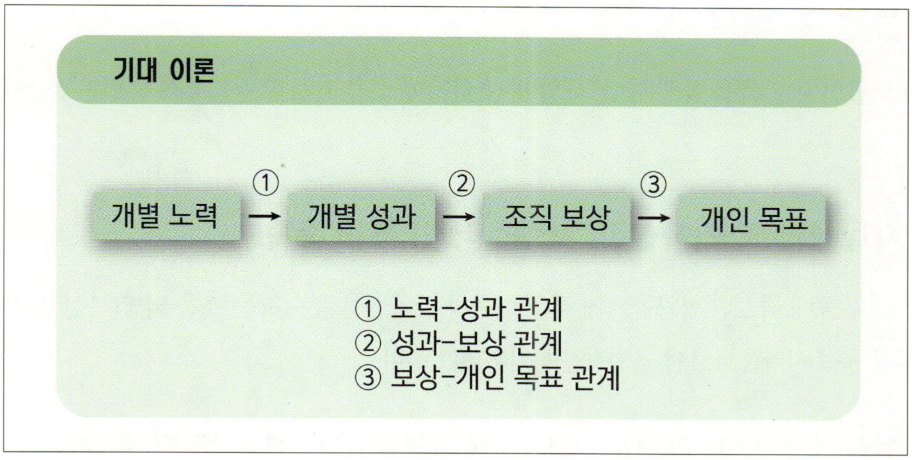

기대 이론은 아래의 세 가지 관계에 초점을 둔다.

- 기대: 노력-성과 관계. 노력 강도가 성과를 결정할 것이라고 개인이 믿는 정도
- 수단성: 성과-보상 관계. 성과가 원하는 결과를 가져올 수 있다고 개인이 확신하는 정도
- 유의성: 보상-개인 목표 관계. 조직적 보상이 개인의 목표 또는 욕구를 충족하는 정도

② 목표 설정 이론(goal-setting theory)

목표를 향해 일하려는 의도가 동기부여의 주요 원천이라고 주장하는 이론이다. 개리 레이섬(Gary Latham)과 에드윈 로크(Edwin Locke)에 의해 지지되었다. 목표 설정에 영향을 주는(도움을 주거나 방해가 되는) 요인들에는 목표 몰입, 과업 특성, 피드백, 목표 성향, 목표 갈등 등이 있다.

③ 자기효능감 이론(self-efficacy theory)

자기효능감이란 특정 과업을 수행할 수 있다는 스스로를 향한 믿음이다. 자기효능감이 높으면 성공에 대해 더 큰 확신을 가지는 경향이 있다. 성격과 지능은 자기효능감과 직결된다. 성실하면서 정서적으로 안정되고 높은 지능을 가진 이는 대체적으로 높은 자기효능감을 가진다. 해결하기 어려운 문제를 직면한 상황에서 높은 자기효능감을 가진 사람은 해결을 위해 더욱 더 열심히 노력하는 반면 낮은 자기효능감을 가진 사람은 쉽사리 포기해버리는 경향이 있다.

내일 당장 치과에 적용 가능한 동기부여 방법론

앞서 언급한 이론들을 종합하여 "내일 당장 치과에 적용 가능한 동기부여 방법론"을 만들어 보았다.

① 자율성과 역량(자신감, 자랑스러움) 욕구 충족

많은 연구들에 따르면 직원들에게 적정 수준의 자율성을 부여하는 것은 역량(자신감, 자랑스러움) 욕구를 충족시켜줌으로써 긍정적인 동기부여가 된다.

② 정신적 보상과 물질적 보상은 동기부여 측면에서 둘 다 중요하다

칭찬, 격려, 교육, 미래에 대한 청사진 제시 등과 같은 정신적 보상과 보너스, 인센티브, 선물, 간식 등과 같은 물질적 보상은 둘 다 중요하며 필요하다.

③ 잡일과 퇴사의 방아쇠

치위생사로서 자존감을 무너뜨리고 자괴감이 들게 만드는 수준 낮은 잡일은 퇴사의 방아쇠를 당긴다. 그러므로 원장 입장에서는 자동화, 디지털화를 통해 직원들의 허드렛일을 줄이려는 노력을 멈춰서는 안 된다.

④ 물질적 보상과 매출(수익) 연동

원장은 호구와 짠돌이, 양 극단을 모두 피해야 한다. 물질적 보상을 매출(수익) 연동시킴으로써 직원들에게 동기부여를 할 수 있다. 열심히 노력해서 높은 매출과 수익을 거두면 그 과실(果實)이 본인들에게도 돌아온다는 사실을 자각한 직원들은 스위스 용병부대원들처럼 움직인다.

⑤ 피그말리온 효과(Pygmalion effect)를 활용하라

피그말리온 효과라는 용어는 자신이 조각한 조각상과 사랑 에 빠진 조각가 피그말리온에 관한 그리스 신화에서 유래되었다. 피그말리온 효과는 어떤 것을 믿을 때 실제로 그것이 이루어질 수 있다는 자기실현적 예언의 한 형태다. 피그말리온 효과는 타인에게도 발휘될 수 있다. 원장이 직원을 재능 있고, 성실하며, 센스 있다고 믿고 더욱 더 발전할 것이라는 신뢰의 신호를 지속적으로 보내면 해당 직원이 실제로 그렇게 될 가능성이 높다.

이와 반대되는 효과를 낙인효과 또는 스티그마(stigma) 효과라고 한다. 부정적으로 낙인찍히면 실제로 그 대상이 점점 더 나쁜 행태를 보이고, 또한 대상에 대한 부정적 인식이 지속되는 현상을 의미한다. 과거의 어떤 행위나 모습만을 보고 단정 지어 생각하고 낙인을 찍어 평가하기 시작하면 그 평가의 대상이 된 사람은 점점 행동이 위축돼 평소 가진 능력마저도 제대로 발휘하지 못하는 현상. 사회제도나 규범을 근거로 특정인을 일탈자로 인식하기 시작하면 그 사람은 결국 범죄인이 되고 만다는 '낙인이론'에서 유래됐다. 치과 직원을 자꾸 과소평가하고 무시하면 해당 직원은 자신감을 잃고 무능력하게 될 가능성이 높다.

꼬리에 꼬리를 무는 이야기

<치킨 속 행동경제학 - 동기부여에 집중하여>

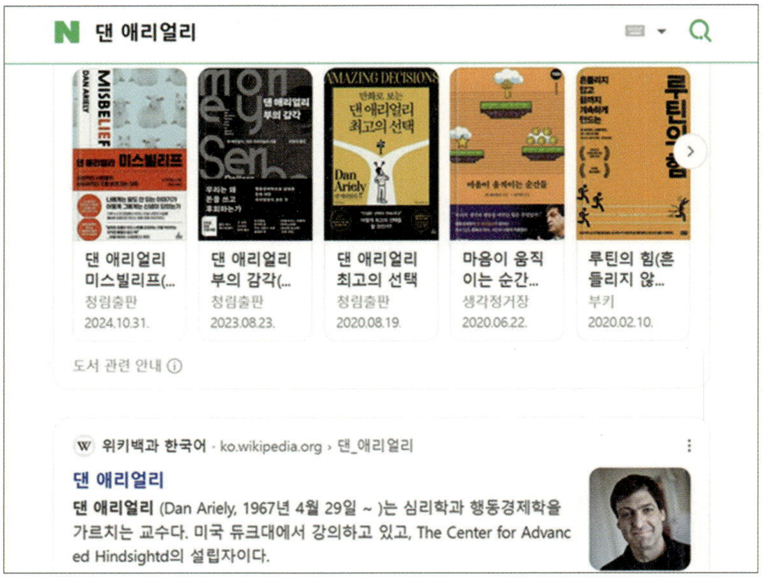

<"댄 애리얼리"라는 키워드로 검색한 결과>

댄 애리얼리(Dan Ariely)는 미국을 대표하는 행동경제학자이다. 미국에도 교촌치킨이 "본촌치킨"이라는 이름으로 이미 진출해있다. 댄 애리얼리가 한국 스타일의 양념치킨을 좋아하는지는 모르겠지만 그의 이론(댄 애리얼리는 본인의 저서에서 피자를 예로 들었다)과 치과 직원들에게 자주 선물하는 치킨을 결합해보면 다음과 같은 결론을 내릴 수 있다.

삼국지에서 유비가 책사인 봉추선생이라는 별명을 가진 방통에게 익주를 차지할 계책을 물었다. 방통은 유비에게 상책(上策), 중책(中策), 하책(下策)을 제안했다. 치과를 위해 헌신한 직원들에게 '1인1닭'을 선물할 때도 원장 입장에서 상책, 중책, 하책이 존재한다.

꼬리에 꼬리를 무는 이야기

① **상책(上策): 퇴근 시간 10~20분 전[1]에 치킨이 도착하도록 미리 예약해서 치과로 배달시키는 것** – 음식은 입으로만 먹는 것이 아니다. 오감을 통해 음미하는 것이다. 치킨의 향기는 거부할 수 없는 유혹이다. 치킨을 들고 귀가해서 사랑하는 가족들과 나눠먹었을 때 직원(들)의 만족도와 애사심은 올라갈 수밖에 없다.

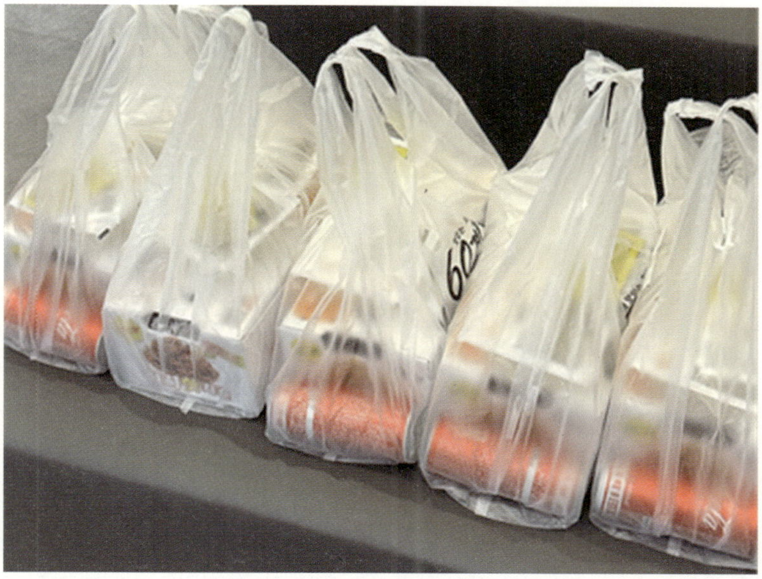

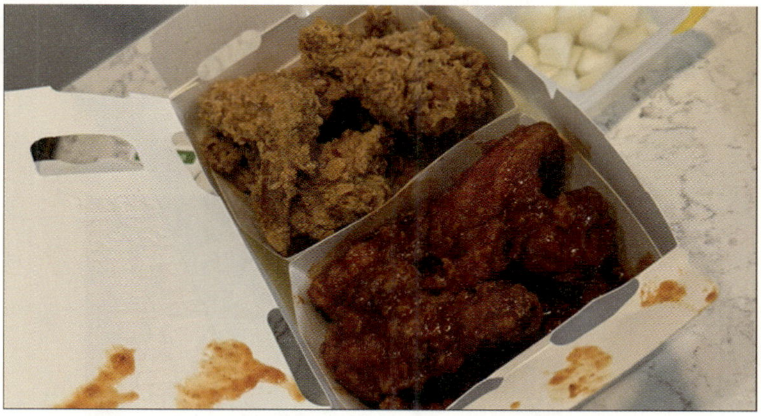

1) 치킨이 늦게 도착하는 바람에 퇴근 시간이 늦어지면 직원들의 행복감과 만족도는 감소할 수 있으므로 매우 유의할 것

꼬리에 꼬리를 무는 이야기

② 중책(中策): **쿠폰(기프티콘)으로 선물하기** – 실제 치킨과 비교했을 때 무기명 채권에 해당하는 쿠폰(기프티콘)은 감동과 임팩트가 떨어진다. 또 다른 단점은 중고나라 또는 당근마켓 등을 통해 약간의 손해를 감수하고 현금화할 수 있다는 점이다.

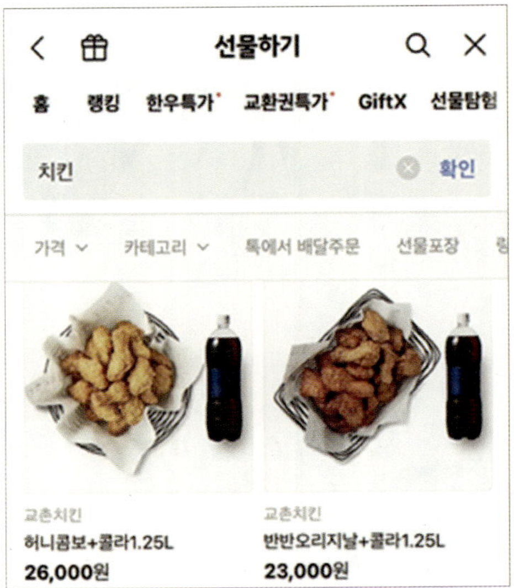

③ 하책(下策): **치킨 값을 직접 현금으로 주는 것** – 직원들이 실제로 치킨을 사먹지 않고 다른 용도로 사용할 가능성이 굉장히 높다. 아울러 현금은 다른 선물(실물)에 비해 기억에 남기 굉장히 어렵다. 즉, 쉽게 잊혀진다. 따라서 감동도 거의 없다.

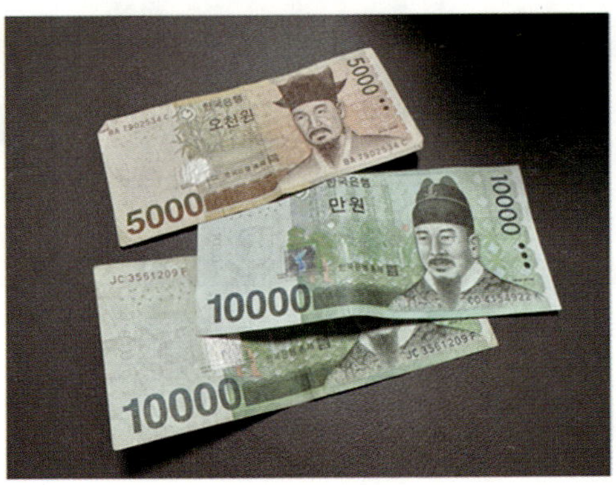

11 환자님은 오셨는데 크라운님께서 아직 도착하지 않으셨습니다?!

추천곡 Me, Myself and Miami by Feder (feat. Kairos Grove)

영감을 주는 한마디

"신뢰는 긴 시간이 필요하지만, 한순간에 파괴될 수 있습니다."

– 워런 버핏(Warren Buffett)

[brain storming with hashtags]

#문법 #오류 #그럼에도불구하고 #실수 #근무태만 #참사 #정신상태 #해이 #뇌 #뇌과학 #멀티태스킹 #불가능 #스위칭 #전환 #switching #모랄해저드 #moral #hazard #직업윤리 #WorkEthic #결여 #문제의근원 #시스템 #부재 #문제파악 #해결책 #진단 #치료계획 #신뢰 #trust #회복 #recovery #고객 #만족 #CS #customer #satisfaction #문제해결3종세트 #진솔한사과 #재발방지약속 #보상 #리워드 #reward #비온뒤땅이굳는다

주문하신 아이스 아메리카노 나오셨습니다

사물에 대한 존댓말이 문법에 어긋난다는 사실은 이미 주지하고 있는 바이다. 그럼에도 불구하고 제목을 "환자님은 오셨는데 크라운 님께서 아직 도착하지 않으셨습니다?!"로 정한 데는 다 이유가 있다. "해당 상황" 자체가 문법에 어긋난 표현보다 훨씬 더 이상하고 불쾌한 감정을 유발하기 때문이다.

평온한 어느 날 오후 3시 정각, 정말 평이한 #46 크라운 세팅(setting) 약속 시간에 해당 환자는 예의바르고 센스 있게 약속시간보다 일찍 도착해서 이미 대기실 소파에 앉아있는데 치과 직원들의 표정이 사색(死色)이 되어있다. 직원들 중 우두머리가 쭈뼛거리며 다가오더니 "원장님, 홍길동 님은 오셨는데 크라운이 아직 안 왔어요. 어떡하죠?"

실수인가 근무태만인가

위와 비슷한 사건도 비일비재(非一非再)하다. 임플란트 수술을 위한 가이드(내비게이션) 장치 외주 제작하는 경우, 자료(CT와 구강스캔)와 주문서 전송을 "완료"해야지만 장치가 제작되어 배송된다. 그러나 주문서 전송 버튼을 누르지 않은 것과 같이 중간 과정이 누락된 경우, 수술 당일에 환자는 이미 대기실에 있는데 임플란트 가이드 장치는 치과에 오지 않은 상황(대참사)이 발생할 수 있다.

위와 같은 누락의 원인의 대부분 직원 개인에게 있다. 전송 중간에 인터넷 연결이 끊어지거나 컴퓨터가 다운되는 불상사는 거의 일어나지 않는다. 주문서 전송 버튼을 클릭하지 않은 원인이 단순히 실수라면 차라리 다행이다. 이 정도는 애교로 봐줄 수 있다. 단, 1회에 한해서. 단순 반복 작업을 수행하면서 동일한 잘못을 2회, 3회, 4회 반복한다는 것은 실수가 아니라 주의력 부족으로 보는 것이 옳다. 정말 슬프고도 분통 터지는 상황은 직원이 상담실 또는 치과 내 특정장소에서 주문서를 작성하는 중간에 휴대전화 속 카카오톡 또는 인스타그램에 한 눈을 판 나머지 집중력을 상실하여 중요한 과정을 누락한 경우다.

인간의 뇌는 멀티태스킹을 할 수 없다. 이 학설은 IF(impact factor)가 높은 뇌과학 학술지들에서 이미 수차례 검증이 된 결과 콘크리트처럼 단단한 정설로 굳어졌다. 멀티를 잘하는 것처럼 보이는 사람은 뇌의 전환(switching)이 빠른 것이다.

다시 본론으로 돌아와 직장 업무를 하다 개인 사유로 휴대전화를 보는 나쁜 행동 때문에 돌이킬 수 없는 실수가 발생했다면 이는 조직과 개인 모두에게 슬픈 일이다. 이는 '모랄 해저드(moral hazard)'인 동시에 '직업윤리(work ethic)의 결여' 그 자체다. 초중고교생을 가르치는 과외 선생도 휴대전화를 끈 상태에서 수업에 임한다. 본업에 임하는 중간에 휴대전화를 보지 않은 것은 기본 예의다.

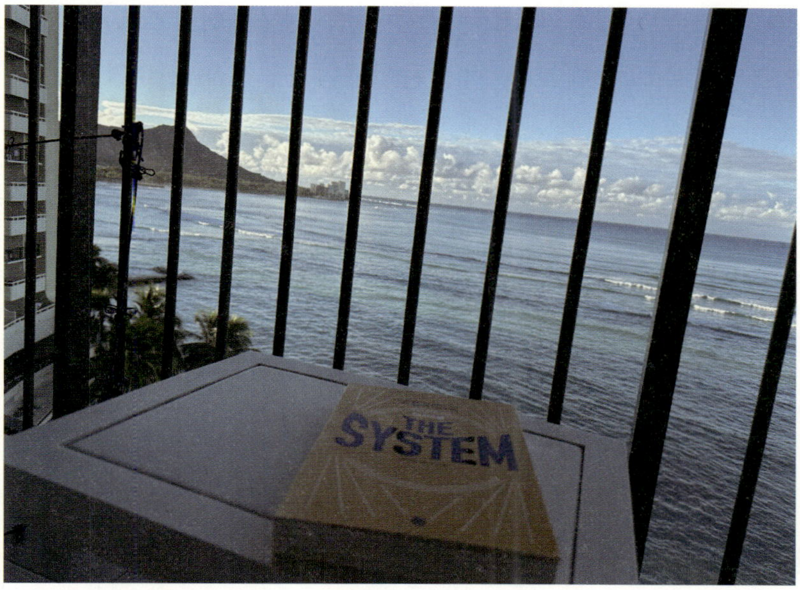

〈스콧 애덤스의 책 《더 시스템》〉 사진: 김병국
시스템의 유무가 성패를 결정한다.

문제의 근원

환자는 도착했는데 크라운은 도착하지 않은 상황에서 문제의 근본원인은 '시스템의 부재(不在)'다. 시스템이 없다면 만들어야 한다. 시스템이 잘못되었다면 바로 잡아야한다.

문제 파악과 해결책

조직이 병들어 있다. 진단 결과 '시스템의 부재'로 판명되었다. 시스템 구축이 시급하다. 앞서 제시한(크라운이 도착하지 않은) 상황에 대한 해결책(맞춤형 시스템)은 다음과 같다.

첫째, 기공장부와 별도로 눈에 잘 띄는 곳에 체크리스트를 만들어 보철물 '의뢰'와 '수령(도착)'을 모두 체크한다. 이 체크리스트를 관리하는 전담 직원을 두 명(정·부) 배정한다. 모두의 임무는 그 어느 누구의 임무도 아니기 때문이다. 책임자를 확실하게 정해야 일처리가 확실해진다.

둘째, 보철물 수령(도착)하는 날과 세팅하는 날 사이 시간 여유를 최소 하루는 두도록 한다. 환자의 급한 사정으로 인해 부득이하게 보철물을 받는 날에 세팅을 해줘야한다면 평소보다 더욱 더 집중해야 한다.

셋째, 보철물이 치과에 도착하는 즉시 예약부의 세팅 예약일에 '보철물 도착'이라고 표기한다.

넷째, 담당 직원을 정해 매일 퇴근 1시간 전에는 다음 날 세팅할 보철물들이 모두 도착했는지 예약부 상 '보철물 도착' 표기를 확인한다.

이 시스템을 통해 동일한 참사가 발생하는 것을 막을 수 있다.

신뢰 회복

조직의 시스템을 정비하는 것과 환자 및 보호자의 무너진 신뢰를 회복하는 것은 별개다. 문제 사례에서 환자는 분명히 '약속한 일시에 치과에 왔는데 내 크라운이 아직 안 왔다고? 이 치과 시스템이 없네!'라고 생각할 것이다. 사건은 이미 발생했다. 사고는 이미 터졌다. 이후 수습이 정말 중요하다. 이 과정에서 원장의 역할은 절대적이다.

고객만족(CS, customer satisfaction)과 관련하여 "가장 무서운 고객은 불만사항을 업체에 말하지 않는 고객이다"라는 격언이 있다. 이 무서운 고객은 불쾌한 경험 또는 불만을 해당 업체(기업)에 말하지 않고 영원히 떠나버린다(다시는 찾아오지 않는다).

서비스업에서 생산자의 실수로 소비자에게 피해(이 사례에서는 '시간 손실')가 발생한 경우, 가장 빠르고 효과적인 해결책 3종 세트는 '진솔한 사과, 재발 방지 약속, 적절한 보상(리워드, reward)[1)]' 이다.

> **진솔한 사과:** "안녕하세요? 저희들의 실수로 보철물이 누락되었습니다. 귀한 시간을 빼앗게 되어 진심으로 사과드립니다."
>
> **재발 방지 약속:** "다시는 같은 실수를 반복하지 않도록 시스템을 정비하고 직원들을 교육하겠습니다."
>
> **적절한 보상:** "위로가 될지 모르겠지만 특별 주문한 칫솔 한 다스와 미백 치약, 시린이 전용 치약 세트입니다. 사과의 의미로 받아주시면 감사하겠습니다."

"비 온 뒤에 땅이 굳는다"는 말이 있다. 기업과 고객, 생산자와 소비자, 치과와 환자의 관계 역시 그러하다. 위와 같은 위기 상황을 현명하게 극복한다면 환자는 기꺼이 해당 치과의 충성 고객, 홍보 대사, 찐팬(fan)이 되어 줄 것이다.

1) 호텔, 항공사 등도 자신들의 실수로 인해 고객이 피해를 입게 된 경우 그에 합당한 리워드를 제공한다.

12 원장님! 저희 다 나갈게요!

추천곡 Viva La Vida by Coldplay

영감을 주는 한마디

" 우리는 답을 찾을 것이다. 늘 그랬듯이
(We will find a way. We always have). "

- 영화 <인터스텔라> 중에서

[brain storming with hashtags]

#똑똑똑 #KnockKnockKnock #공포 #fear #ALL #out #집단 #전체 #퇴사 #이유 #원인 #기여인자 #수습 #해결 #관련서류 #서류 #documents #퇴사 #절차 #통보 #구인 #파견 #이직 #협상 #자동화 #디지털화 #무인화 #업그레이드 #예방 #파벌금지

똑똑똑(knock knock knock)

똑똑똑! 치과의사들 사이에서 유명한 이른바 "공포의 노크 소리"다. 직원(들)이 원장실 문을 두드리는 순간, 원장의 마음을 '철렁'하고 한 번 크게 내려앉는다. 심장이 벨트 근처까지 뚝 떨어졌다가 다시 올라가는 기분이다. 치과에서 '원장-직원' 관계는 무소식이 희소식이다. 원장실 문을 두드린 직원의 입에서 나오는 소식이 좋은 것일 경우 원장 입장에서는 본전이다. 왜냐하면 큰 틀에서 현재의 고용 관계가 유지되는 것 외에 다른 긍정적인 변화가 여지가 없기 때문이다. 이와 반대로 나쁜 소식은 말 그대로 정말 나쁘다. 안타까운 점은 직원들은 대부분 나쁜 소식을 은밀하게 전하기 위해 원장실 문을 두드린다는 점이다. 파레토의 법칙에 입각해서 판단컨대 직원들이 원장실 문을 두드리는 사례들 중에 80%는 나쁜 소식이다.

원장님! 저희 다 나갈게요!

"원장님! 저희 다 나갈게요!"

겉(표면적)으로는 "저희가 원장님이나 이 치과 망하게 하려고 이러는 거 아니에요."라고 말은 하지만 원장만 덩그러니 남은 치과는 사실상 개점휴업 상태나 다름없다. 원장 혼자 할 수 있는 일? 고객 응대, 접수, 방사선 사진 촬영, 진단, 스케일링. 딱 여기까지가 한계다. 이것만 하면서 먹고 살려고 병의원을 개원한 치과의사는 대한민국에 단 한 명도 없다. 피용자인 직원들의 실제 의도는 차치하더라도 결과만 놓고 보면 집단(또는 전부) 퇴사는 사용자인 원장의 아킬레스건을 공격하는 것이나 다름없다. 인적자원이 핵심인 서비스업에서 집단(또는 전부) 퇴사는 잔혹한 실력행사다.

확실한 한 가지

급여, 복지, 근무환경, 내규(취업규칙), 원장과의 관계, 동료들과의 관계(단독 퇴사에 국한) 등 다양한 원인이 있을 수 있다. 일단 확실한 것 한 가지는 '지금 이 대접 받고 여기서 더 이상 일하기 힘들다'는 결심이 섰다는 것이다. 이 점은 연인 사이의 이별, 부부 사이의 이혼과도 무섭도록 닮아있다.

사건의 재구성

무언이 원인이었을까? 고통스럽지만 원인을 파악해야 문제의 재발을 미리 막을 수 있다. 직원들의 단체(또는 전부) 퇴사의 기여 인자들은 다음과 같다.

첫째, 불량 원장. 폭언, 과도한 질책, 분노조절장애, 결정 장애, 책임회피 등을 평소 일삼는 원장에게 변명의 여지는 없다. 치과의사들 모두가 인격적으로 성숙하고 좋은 사람이 아니라는 평범한 진리를 우리는 치과대학(치전원)을 재학하는 6년(4년) 동안 이미 충분히 체감한 바 있다.

둘째, 낙후된 근로 환경. 오래된 건물, 후진 시설, 고장이 잦은 치과 장비들 등은 직원들의 퇴사 열망에 불을 지핀다.

셋째, 과도한 잡일. 치과위생사 또는 치과 종사자로서 '내가 이런 일까지 해야 하나?'라는 자괴감을 유발하는 수준의 잡일 역시 직원들의 퇴사 가능성을 높인다.

넷째, 지나치게 느슨했던 분위기. 이를 바로 잡기 위해 치과 내 규율·규칙을 정비하는 행위(작용)에 대한 반발(반작용)로 집단 퇴사가 발발(勃發)하는 경우가 있다.

다섯째, 특정 사건. 교통사고처럼 결정적으로 큰 사건 하나가 집단 퇴사의 원인이 되는 경우도 있다. 전형적인 수순(sequence)은 다음과 같다.

> 직원 전체(또는 일부) 실수 → 전체 집합("상담실로 다 모여!") → 교육, 훈육 → 직후 또는 다음날 아침 "원장님, 저희 다 나갈게요!" 신공

수습책 (해결책)

① 관련 서류 확보

"직원들의 집단 퇴사 시에는 첫째도 서류, 둘째도 서류!"를 기억하라. 주요 서류들을 빠르게 확보하는 행위가 미래의 분쟁과 갈등을 막아준다.

<직원들이 집단 퇴사 의사를 밝히자마자 챙겨야할 서류들>

퇴직연금에 가입한 경우 → 사직서, 퇴직연금 신청서

퇴직연금에 가입하지 않은 경우 → 사직서, 퇴직금 신청서, 주민등록등본

② 공식적인 퇴사 절차 진행 및 통보

세무 및 노무를 대행해주는 법인을 통하는 것이 효율적이다. 특히, 집단 퇴사를 강행하는 직원들에게 본인들의 행위가 비(불)가역적인 것이라는 경종을 울리는 효과(예. 세무 및 노무법인이 우편을 통해 자진퇴사 절차 진행을 통보하는 문서 발송 등)가 있다.

③ 구인

i) 경로

가능한 모든 경로를 활용하여 최선을 다해야만 이 위기를 벗어날 수 있다.

ii) 조건

조건은 평소에 비해 약간 높아질 수밖에 없다. 하다못해 대리운전도 경매 방식으로 이루어진다. 수요가 많은 주말 저녁에 대리운전기사를 구하는 것은 '하늘의 별 따기'다. 이때도 업계 평균 가격을 기준으로 1.5, 2, 3배 등을 가격이 올릴수록 대리기사는 더욱 더 신속하게 배정되는 경향이 있다. 일단 치과 운영을 위한 최소 인원인 3명(데스크1+진료실2) 확보가 급선무다. 그렇다고 해서 급한 마음에 너무 많은 양보를 해서는 안 된다. 두고두고 족쇄가 되기 때문이다.

iii) 파견

대형치과에는 늘 유휴(遊休) 인력이 존재한다. 같은 지역 내 대형치과 원장들에게 직원 파견을 요청해볼 수 있다.

iv) 이직

프로축구에 비유했을 때, 파견이 선수 임대라면 이직은 완전 이적이다. 세부 조건은 조율하기 나름이다. 저쪽(기존 치과)에서 흔쾌히 직원을 보낸다는 뜻은 해당 직원의 업무능력이 탁월(우수)하지

않다는 뜻이다. 즉, 에이스는 아니라는 뜻(평균 또는 그 이하일 가능성도 배제할 수 없다)이다. 그러나 비상시국을 맞이한 원장은 찬밥 더운 밥 가릴 처지가 아니다.

꼬리에 꼬리를 무는 이야기

〈협상 최소한 이것만은〉

"악마는 내가 위기 빠졌을 때 손을 내민다."

위 문구를 반드시 기억하기 바란다. 구인 광고를 내면 휴민트(인맥)를 통해 물밑 작업이 들어오는 경우가 있다. 현재 급여, 연차를 제시하면서 그 이상을 요구하는 치위생사들이 있다. 당연히 부풀려 이야기하는 이들도 적지 않다. 물론 협상이 진척되는 과정에서 "근로소득원천징수영수증", "재직증명서"를 통해 사실관계 확인(fact check)은 얼마든지 가능하다.

나의 위기를 본인의 기회로 활용하는 직원이 향후 조직에 충성할 수 있을까? 장기근속할 수 있을까? No! 잠깐 있다가 더 좋은 자리가 생기면 냉큼 옮길 가능성이 높다.

아무리 궁지에 몰린 상황이라도 모든 것을 내어줄 수는 없다. 로마에게 모든 것을 내어줬던 카르타고는 지도에서 사라졌다.

③ 자동화, 디지털화, 무인화(키오스크), 장비 업그레이드

이 과정은 인력 0.5~1인분을 줄여준다.

④ 개별 협상

성동격서(聲東擊西). 집단 퇴사자들 중 마음을 돌릴 가능성이 높은 직원들의 감정을 흔들어라. 이때 부모, 가족(이모 등), 친구 등 지인들을 적극 활용해서 물밑 작업을 펼쳐라. 한두 명의 마음만 되돌려도 대성공이다.

⑤ 파트타임 근무 제안

주동자를 제외한 나머지 멤버들에게 "개별적"으로 공식적인 퇴사 처리 후 후임자들이 구해질 때까지 파트타임 근무(feat.좋은 급여 조건)를 제안하라. 일부가 마음을 돌릴 가능성이 높아진다.

예방법

첫째, 평소 악마 또는 짐승은 되지 말자. 앉은 자리에 풀이 안 나서야 되겠는가?

둘째, 경청의 자세. 원장의 경청은 직원의 퇴사를 막는다.

셋째, 파벌 금지. 직원들 안에서 파벌이 형성되는 것은 반드시 막아야할 최악의 사건이다. 이런 연유로 친구 관계에 있는 치위생사들 2인 이상의 동반 입사는 반드시 피해야 한다. 추가모집 시 기존 직원과 친구(또는 지인) 관계인 지원자를 선발하는 것 역시 피해야 한다. 치과 내 파벌은 후일 집단 행동의 씨앗이 될 수 있다.

넷째, 평소 직원들에게 잘해주기. 원장이 평소에 직원들에게 잘하면 직원들 중 일부가 집단퇴사를 선동하더라도 다른 직원들이 동조하지 않는다. 다시는 이렇게 좋은 치과에 입사할 수 없다는 것을 본능적으로 알기 때문이다.

다섯째, 평소에 주변 원장들과 교류하기. 평화로운 시기에 미리 덕을 쌓아두라. 위기의 순간에 구원의 손길을 뻗어줄 것이다.

마치는 글

Life has ups and downs(인생에는 좋은 일과 나쁜 일이 번갈아 일어난다).

뮌헨 비행기 참사[1)] 이후 맨체스터 유나이티드 구단이 팀을 재건(rebuilding)하는데 10년이라는 세월이 걸렸다. 위기가 닥치더라도 우리는 1~2년 안에 다시 일어설 수 있다. 반드시 일어나서 전보다 더 높은 곳으로 올라갈 것이다. 고군분투하는 동료들에게 격려의 박수를 보낸다.

우리는 답을 찾을 것이다. 늘 그랬듯이(We will find a way. We always have).

---

1) 1950년대 잉글랜드 축구협회는 특유의 오만함으로 인해 자국 리그 우승 팀의 유러피언컵(현재의 챔피언스리그) 출전을 막아왔다. 이전 리그 우승팀이었던 첼시 FC 등은 그런 협회의 의견을 받아들여 출전하지 않았다. 이에 반해 당시 맨체스터 유나이티드 FC의 감독 맷 버스비는 세계적인 팀들과 겨루어야 한다는 신념으로 축구협회의 권고를 무시하고 유러피언컵에 참가하게 된다. 당시 유러피언컵 원정은 리그와 일정이 촉박해 버스비 감독은 잉글랜드 축구협회에 리그 일정을 미뤄 줄 것을 부탁했지만, 오히려 잉글랜드 축구협회는 버스비가 자신들을 무시했다는 것에 앙심을 품고 일정에 맞춰 돌아오지 못하면 승점 삭감을 감수해야 한다는 엄포를 놓았다. 이에 압박감을 느낀 맨유 선수단은 일정에 쫓겨 서둘러 비행기에 탑승했다.
참사는 1958년 2월 6일, 맨유가 유고슬라비아의 FK 츠르베나 즈베즈다와의 유러피언컵 8강 원정 경기를 치르고 선수단 비행기로 귀국하는 중에 발생했다. 유고슬라비아에서 잉글랜드로 돌아오던 영국 유러피언 항공 609편(British European Airways Flight 609) 비행기가 경유지 뮌헨 공항에서 이륙하던 도중에 전복되고 만 것이다. 이 사고로 맨체스터 유나이티드 선수단 중 8명을 포함하여 구단 스태프, 취재기자단을 통틀어 23명이 사망하는 대형 참사가 일어났다.
당시 맨체스터 유나이티드는 맷 버스비 감독 체제 아래 구단의 첫 번째 전성기를 맞이하면서 당시 최강이라 불리던 레알 마드리드에게 뒤지지 않는다는 평가를 듣던 화양연화(花樣年華)를 누리고 있었다. 그렇기에 아쉬움은 더욱 더 컸다.
팀의 핵심 멤버들을 한순간에 잃어버린 맨유의 전력은 그야말로 추락했다. 간신히 살아남은 선수들 역시 회복을 위해 상당한 시간을 필요로 했기 때문에 참사 직전에 잉글랜드 1부 리그 최강팀이었던 맨유는 기나긴 암흑기에 빠지게 되었다. 그리고 사건 이후 당시의 전력을 회복하는 데에는 10년 이상이 걸렸다.
누구를 탓할 것도 없이 잉글랜드 전체가 비통함에 빠졌던 사건이며, 맨체스터 유나이티드 역사에서 지우고 싶은 손실이자 비극이다. 영국 현지에서는 사건 이후부터 지금에 이르기까지 매년 희생자들의 추도 묵념의 시간을 가진다.
당시 잉글랜드 팀의 유럽 대회 참여를 못 마땅히 여긴 잉글랜드 축구협회의 비협조로 경기 일정이 촉박해진 맨체스터 유나이티드가 비행기를 선택했던 탓에 일어난 사고였기 때문에 맨체스터 유나이티드 팬들 중에서는 축구협회를 비난하는 의견도 있다.
2024년 발생한 '12·29 제주항공 여객기 참사' 희생자들의 명복을 빈다.

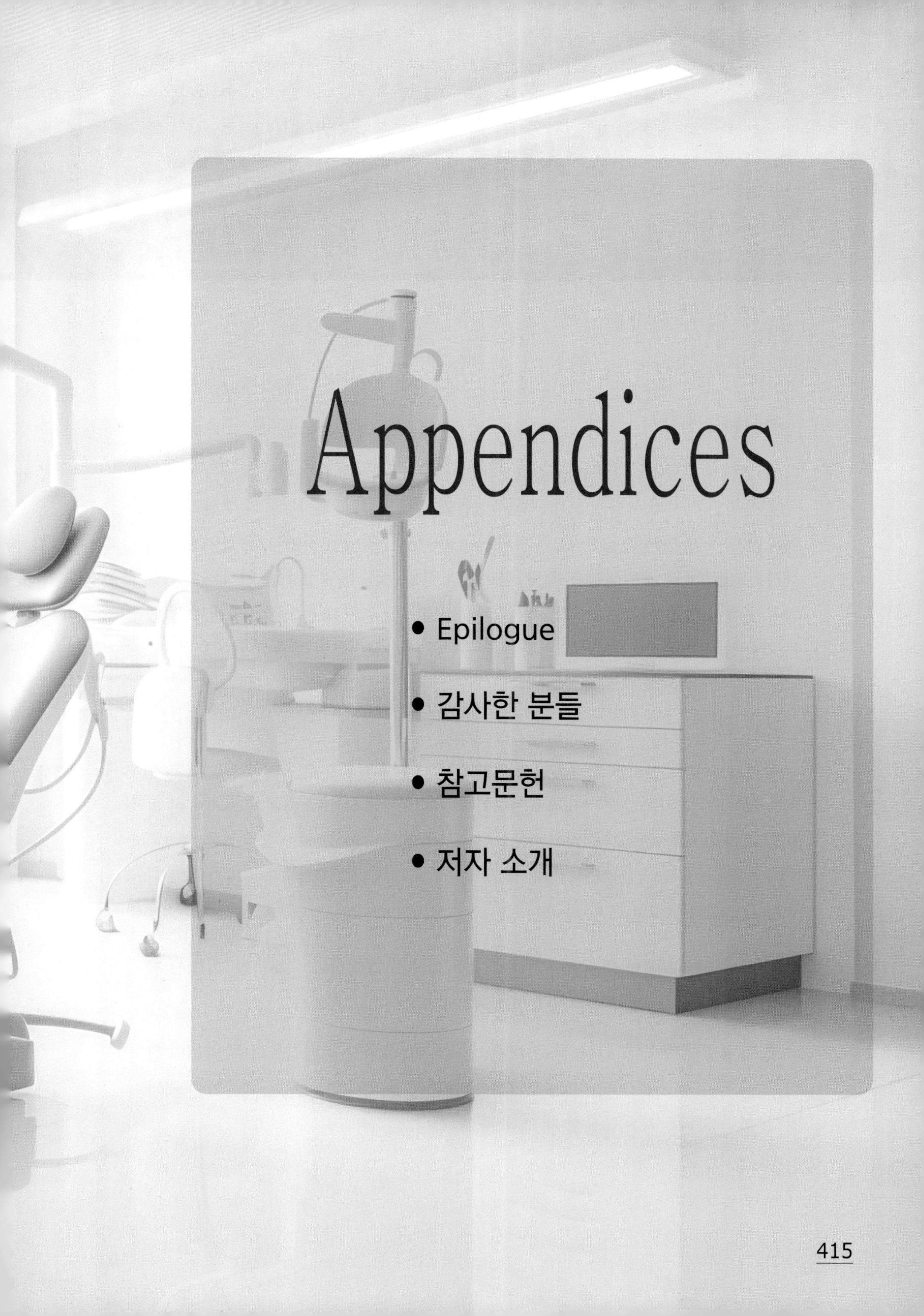

Appendices

- Epilogue
- 감사한 분들
- 참고문헌
- 저자 소개

Epilogue

독자님들께 감사

가장 먼저 전작(前作)인《슬기로운 개원생활 2》,《누가 내 환자를 옮겼을까?》에 대한 전폭적인 지지와 사랑을 보내준 독자님들께 감사드린다. 독자님들의 성원이 없었더라면 내게 세 번째 책을 쓸 수 있는 기회는 주어지지 않았을 것이다. 뒤집어 이야기하자면《슬기로운 개원생활 2-전략, 리더십과 직원관리》이 일정 수준 이상의 호응을 얻지 못한다면 책은 나의 마지막 저서가 될 것이다. 매 경기가 은퇴경기가 될 수도 있는 가능성(risk)을 안고 시합에 임하는 슬램덩크 북산고 3학년 부주장 권준호처럼.

생존 전략

실력과 규모를 겸비한 치과들과의 경쟁에서 살아남기 위해서 전략은 반드시 필요하다. 치의마다 저마다 특기(specialty)를 가지고 있다. 이를 계발해서 자신만의 맞춤형 전략을 수립 · 구사한다면 생존을 넘어 성공할 수 있다.

리더십

세상에는 각 리더의 외모만큼이나 다양한 형태의 리더십이 존재한다. 리더십 관련하여 반드시 기억해야 하는 중요한 메시지는 다음의 두 가지다.

첫째, 훌륭한, 본받을 만한, 좋은, 바른, 권장되는, 유익한 리더십을 두루 익혀야 한다. 이는 투수가 커브, 슬라이더, 포크볼, 스플리터 등 다양한 구종을 체득하는 것과 같다. 미리 익혀두어야 필요할 때 꺼내 쓸 수 있다.

둘째, 상황에 맞는 리더십을 활용해야 한다. 중요한 내용이라 재차 강조하자면 “입안에서는 교합력이 왕이다. 교합력과 교합 양상을 거스르는 보철물은 버텨낼 수 없다”는 치과계의 격언처럼 리더십은 상황이 왕이다. 주변 환경, 팔로워들의 역량과 현재 컨디션 등 각 상황에 적절한 리더십을 활용해야 한다. 투수가 상대 타자들의 개인별 특성을 고려하지 않고 한 구종만을 고집하다간 난타 당하는 일을 피할 수 없다.

직원관리

직원관리와 관련하여 가장 중요한 선결과제는 “훌륭한 시스템과 근무환경”을 갖추는 것이다. 이것들이 정립되면 조직(기업)은 순항할 수 있다. 반대로 직원관리에 어려움을 겪고 있다면 원장인 치과의사 자신을 되돌아봄과 동시에 본인 치과의 시스템을 반드시 점검해야 한다. 미흡한 점을 스스로 인정하지 않고서는 반성할 수 없다. 반성하지 않고서는 발전(개선)할 수 없다.

정파(正派) 치과의사 동료들의 무운(武運)과 건투(健鬪)를 빈다.

2025년 1월 19일

죽파치과 **김 병 국**

감사한 분들

가장 먼저 《슬기로운 개원생활》, 《누가 내 환자를 옮겼을까?》에 이어 세 번째 책 출간의 기회를 주신 도서출판 웰 봉기철 대표님과 출판사 식구들께 깊은 감사를 드립니다.

자칫 부담스러울 수 있는 요청임에도 불구하고 흔쾌히 추천사를 적어주신 국가대표 치과의사님들의 은혜는 평생 마음에 간직하겠습니다.

Surgeon으로서 귀감이 되어주시는 진격의 전남대 구강악안면외과의 거인(巨人) 오희균·박홍주·국민석·정승곤·류재영 교수님, 중앙대 구강악안면외과 이의룡 교수님, 한림대학교성심병원 이상민 교수님, 선병원 구강악안면외과 유길화 과장님, 경희대 구강악안면외과 이정우 교수님, 보라매병원 구강악안면외과 한윤식 교수님, 서울대 구강악안면외과 한정준 교수님께 감사드립니다.

학생, 공중보건의, 전공의 시절을 거쳐 현재까지 변함없는 지지와 격려를 보내주는 선후배, 동료들–김명인, 김준화, 오제석, 윤갑희, 이고운, 고수희, 오철중, 정현우, 허정우, 조민성, 윤성환, 하지원, 류상호, 장두형, 권창렬, 차혜진, 박슬지, 이수연, 구자윤, 이강호, 조용화, 강현욱, 강성호, 서문 혁, 김성수, 김재수, 최경환, 김상철, 김상욱, 김태영1, 정혜윤, 김수광, 이종복, 이종형, 임동금, 허성수, 이현중, 나성훈, 정윤식, 송창헌, 윤준호, 안병훈, 이종천, 이원진, 남상욱, 신대웅, 태희성, 고미선, 김재근, 김정수, 김형락, 이동혁, 박승민, 최우형, 인희선, 이진경, 권고은, 소정원, 김진영1, 이필언, 김진영2, 전세원, 김영태, 김민욱, 김민균, 조용제, 신은정, 이인석, 박재형, 엄준식, 김정환, 이재현1, 임향아, 김택승, 이미진, 유승환, 홍성빈, 염학렬, 오민석, 황종민, 부경돈, 박창진, 김석범, 강호덕, 권영철, 김민석, 오유근, 송종운, 손영휘, 백승, 한창훈, 한만승, 이승엽, 양재식, 양경선, 최근락, 김기영, 조병용, 김원중, 신영근, 명혜왕, 정민욱, 김상헌, 정재화, 서한빈, 윤창호, 김회량, 서장원, 김태영2, 박원영, 김휘강, 권오중, 김영빈, 김원빈, 박광훈, 임민혁, 주승우, 김현진, 임재명, 이제우, 김희준, 김민희, 김선욱, 안형수, 이종권, 엄효선, 이강운, 박재봉, 박현철, 최송제, 박병기, 이혜진, 나유석, 이종현, 김진영3, 장동진, 이재왕, 김광석, 안준형, 박상훈, 양선미, 김철진(김우리), 임유란, 나의리, 이중혁, 마보영, 김혜란, 김영훈, 김세민, 김현희, 이정실, 박하연, 이소은, 김도희, 조유현, 이현주, 반민희, 윤지혜, 고성혁, 김두율, 유형주, 윤희균, 문선일, 한백용, 배문석, 강병일, 김수, 조제현, 임효준, 김태우, 문종욱, 이규형, 조형준, 강훈, 승바위, 안규현, 진문환, 정진안, 이규민, 이준영, 이재현2, 김태영3, 박수범, 강노을, 김경원, 이경찬, 이보람, 조현태, 권윤중, 김민중, 김건희, 김진모, 염문섭, 지영덕, 김현종, 엄상호, 신홍수, 이진균, 이동운, 윤우혁, 최보영, 김아현, 황성욱, 남창욱, 선주림, 이승환, 김병훈, 김범진–선생님께 고마움을 표합니다.

변함없는 격려를 보내주시는 강동술, 곽정원, 곽지윤, 김대용, 김성환, 김세진, 김소연, 김용태, 김일영, 김정순, 김지영, 김항진, 김효진, 김다솜, 박상희, 박우현, 박은주, 안재철, 박지연, 박진경, 석승훈, 선우일권, 왕혜령, 유기영, 윤선희, 이창훈, 이민하, 이은혁, 이지현(교수님), 이진용, 정희준, 진주영, 차은숙, 최경연, 최수진, 이희찬, 한응규, 한현상, 황동환, 이다운, 장성욱 원장님께 감사드립니다.

젊은 치과의사 모임의 곽홍재, 김준엽, 김철만, 김동국, 송재근, 윤태승, 이용빈, 이지훈, 이창민, 정승원, 정영욱, 정종현, 정현태, 최진욱 원장님의 빛나는 아이디어들은 책의 내용을 더욱 더 풍성하게 만들었습니다.

여행을 사랑하는 치의들 모임 단톡방 멤버인 김동민, 김성훈, 김준용, 남욱, 김언희, 손혜숙, 송현종, 신유정, 임은섭 원장님들께 큰 감사를 전하고 싶습니다. 진학 상담을 했던 학생들-한장흔(채흔·정원), 최민석, 김현균, 김민재1, 주시헌, 유윤 군-의 밝은 미래를 위해 기도하겠습니다.

포항 개원 선배님이신 오준기, 이재윤, 양성일, 송기범, 김동수1, 조이수, 김경탁, 채승엽, 김종천, 이지수, 박찬용, 김상민, 강인식, 송준호, 오종식, 김종천, 김세경, 박광진, 송찬호, 김도엽, 서인애 원장님의 변함없는 격려에 감사드립니다.

매일 지식과 에너지를 공유하는 한맥치과임상연구회 식구들-수장(首長) 이근용 원장님과 박종환, 유현상, 배정인, 임진열, 박지영, 박효선, 박성재, 박정배, 백영재, 정상봉, 방경환, 박흥철, 설문희, 양환희, 김형민, 이세현, 이승민1, 이영애, 장세정, 조영지, 허소진, 김솔아, 도세영, 기민석, 김덕호, 김태윤2, 안호석, 이다니엘, 이용신, 이준석, 이현진, 임시완, 정유철, 김주용, 명현아, 문성호, 박경열, 서준희, 설기욱, 성현미, 신혜전, 엄주현, 유정빈, 이광현, 이승민2, 이승민3, 조용범, 조창기, 하대성, 황이선, 김성광, 김태훈1(EH), 김태훈2, 이병국, 김민재2, 양승건, 정대균, 정상교 원장님-에게도 늘 고마운 마음뿐입니다.

포항에서 만나 결성한 모임 SMC의 김지훈(김효은), 서성훈, 명태수, 김태윤1 원장님과 김남규 원장님의 격려와 응원은 집필 과정 내내 큰 힘이 되었습니다.

업무 일선에서 저와 함께 협업 중인 배영호, 현순철, 김동수2, 김명덕, 이영채, 최병용, 음금도, 김준환, 강경모, 유병재, 허장원, 전천우, 이창성, 김선만, 정소영, 복하림, 가하린, 정유경, 김대훈, 김민재3, 오진권, 박영재, 나인택, 백종로, 허영학, 이용진, 이진규, 반창윤, 김경은, 김종기, 서석호, 이재규, 김종식, 오승연, 안정진, 박성아, 조우철, 노원기, 남건욱, 박대희, 김재환 님께 감사드립니다.

거친 원장과 함께 일 해주는 죽파치과의 소중한 보물들 김윤정, 이지은, 황예빈, 김가연, 최유승 직원들에게 늘 감사할 따름입니다.

늘 칭찬과 격려를 아끼지 않으시는 작은아버지와 작은어머니-한미치과 이상선, 강정욱 원장님-께 마음 깊이 감사드립니다.

무슨 일을 추진하든 전폭적으로 지지해주시는 가족들-늘 바른 길만을 걸으시는 아버지, 사랑과 지혜의 여신(女神) 어머니, 늘 남동생에게 좋은 것을 양보해 준 누나, 순천의 이효리인 누나와 살아주는 매형, 매형의 수려한 외모와 누나의 성격을 물려받은 조카 현서, 누나 뱃속에서 나와서 걸어 다니는 대박이 지호, 얌전하고 성실한 여동생 부부와 희라노사우르스 희서와 순둥이 은호-에게 공(功)을 돌립니다. 희서와 은호의 주치의이신 우리가족소아치과 김지현 원장님께도 깊은 감사를 드립니다.

마지막으로 짧지 않았던 기간 동안 책과 함께 하는 데이트를 용인해주고 편하게 독서를 할 수 있도록 운전까지 해 준 제 연인(戀人)에게 가장 큰 애정과 감사를 전합니다.

참고문헌

생존 전략

경영 전략의 역사, 고토사카 마사히로, 센시오, 2020

전략 사전, 랄프 쇼이스, 옥당, 2010

전략의 원칙, 데이비드 요피·마이클 쿠수마노, 2016

마케터의 생각법, 황부영, 갈라북스, 2018

위대한 기업을 위한 경영 전략, 짐 콜린스·윌리엄 레지어, 위즈덤하우스, 2002

성공하는 기업들의 8가지 습관, 짐 콜린스·제리 포라스, 2002

당신의 경쟁전략은 무엇인가?, 조안 마그레타, 진성북스, 2016

전략의 교실, 스즈키 히로키, 다산북스, 2015

당신은 전략가입니까, 신시아 A. 몽고메리, 리더스북, 2014

좋은 기업을 넘어 위대한 기업으로(20주년 뉴에디션), 짐 콜린스, 김영사, 2021

사업을 한다는 것, 레이 크록, 센시오, 2019

마케팅 불변의 법칙, 알 리스·잭 트라우트, 비즈니스맵, 2008

리더십

리더는 항상 옳다, 우미영, 북스톤, 2024

나침반 리더십, 빌 조지·피터 심스, 청림출판, 2007

팔로워의 마음을 훔치는 리더들, 랍 거피·가레스 존스, 세종서적, 2011

리더는 어떻게 성장하는가, 맨프레드 F.R. 케츠 드 브리스, 더블북, 2022

일의 격, 신수정, 턴어라운드, 2021

통찰의 시간, 신수정, 알투스, 2022

거인의 리더십, 신수정, 앳워크, 2023

나는 작은 회사 사장입니다, 강덕호, 몽스북, 2024

절대적이며 상대적인 리더십의 물리학, 진원재, 비즈니스북스, 2022

사장은 어떻게 일해야 하는가, 톰 피터스 외, 메디치미디어, 2018

결정적 순간의 리더십, 고현숙, 쌤앤파커스, 2017

88연승의 비밀, 존 우든·스티브 제이미슨, 클라우드나인, 2014

한비자, 한비자 지음, 김원중 옮김, 휴머니스트, 2016

한비자 관계의 기술, 김원중, 휴머니스트, 2017

리더는 하루에 백 번 싸운다, 조우성, 인플루엔셜, 2019

행복의 기원, 서은국, 21세기북스, 2014
이끌지 말고 따르게 하라, 김경일, 진성북스, 2015
행복에 걸려 비틀거리다, 대니얼 길버트, 김영사, 2006
스패닝 사일로, 데이비드 아커, 비즈니스북스, 2009
88연승의 비밀, 존 우든·스티브 제이미슨, 클라우드나인, 2014
개인주의자 선언, 문유석, 문학동네, 2022
군주론, 니콜로 마키아벨리 지음, 김운찬 옮김, 현대지성, 2021
군주론, 니콜로 마키아벨리 지음, 권혁 옮김, 돋을새김, 2015
처세의 지혜, 프란체스코 귀치아르디니, 노브16, 2006
아주 세속적인 지혜, 발타자르 그라시안, 페이지2출판사, 2023
신뢰의 힘, 조엘 피터슨·데이비드 캐플런, 가나출판사, 2017
리더는 마지막에 먹는다, 사이먼 사이넥, 36.5출판사, 2014
성공한 남자는 모두 비정했었다. 쓰게 이쓰카, 창심소, 2019
섀클턴의 위대한 항해, 알프레드 랜싱, 뜨인돌, 2001
인듀어런스, 캐롤라인 알렉센더, 뜨인돌, 2003
어니스트 섀클턴 극한상황 리더십, 데니스 N. T. 퍼킨스, 뜨인돌, 2017
섀클턴의 위대한 리더십, 마고 모렐·스테파니 케이퍼렐, 미다스북스, 2023

직원관리

인사이드 아웃, 강성춘, 21세기북스, 2020
HR Champions, 데이브 울리히, 미래경영개발연구원, 2003
가짜 노동 스스로 만드는 번아웃의 세계, 데니스 뇌르마르크·아네르스 포그 옌센, 자음과모음, 2024
조직행동론(19판), 스티븐 P. 로빈스·티모시 A. 저지, 생능, 2024
사장을 위한 심리학, 천서우룽, 센시오, 2019
더시스템, 스콧 애덤스, 베리북, 2024
실행에 집중하라, 래리 보시디·램 차란, 21세기북스, 2004
실행이 답이다, 이민규, 더난출판, 2011
왜 양말은 항상 한 짝만 없어질까?, 댄 애리얼리, 사회평론, 2017
만화로 보는 댄 애리얼리 최고의 선택, 댄 애리얼리, 청림출판, 2020

죽파치과 원장
구강악안면외과 전문의

김 병 국

학력 및 약력

- 치과 구강악안면외과 전문의(보건복지부인증)
- 대한악안면성형재건외과학회 인정의
- 오스템임플란트 임상자문위원
- 덴티움임플란트 임상자문위원

- 순천고등학교 졸업
- 원광대학교 치과대학 졸업
- 전남대학교 대학원 치의학과 석사 취득
- 전남대학교 대학원 치의학과 박사 과정
- 전남대학교 치과병원 인턴 수료
- 전남대학교 치과병원 구강악안면외과 레지던트 수료

수상경력

- 2010 대한공중보건의사협의회 심미수복학술대회 1위
- 2011 대한공중보건의사협의회 심미수복학술대회 2위
- 2014 Osstem World Meeting Gold Award
- 2014 대한구강악안면임플란트학회 학술대회 최우수상
- 2015 전남대학교 치과병원 전공의학술대회 대상

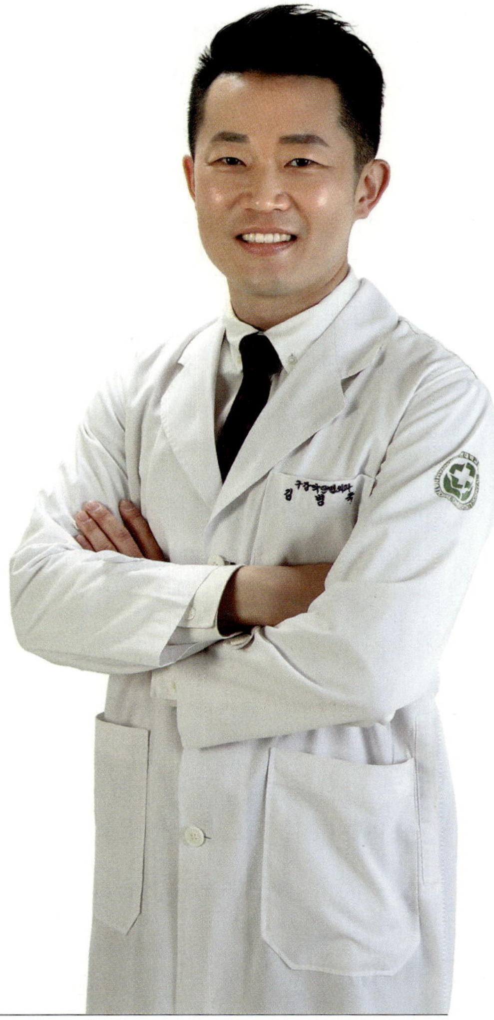

판	권
소	유

※ 저자와의 협의에 의해 인지 생략

슬기로운 개원생활 VOL. 2

전략, 리더십과 직원관리

인 쇄 일	2025년 02월 10일
발 행 일	2025년 03월 01일
저 자	김 병 국
발 행 인	봉 기 철
출 판 기 획	임 훈
ISBN No	978-89-97113-84-2 93510
출판등록번호	제 9-146호
발 행 처	도서출판 웰 서울 강북구 삼양로118길 22 1층 TEL (02) 907-2872, FAX (02) 907-2873 www.wellpub.net

정가 : **85,000**원